伤寒来苏集

白话解

（清）柯　琴　原著
谷　松　主编

北方联合出版传媒（集团）股份有限公司
辽宁科学技术出版社

图书在版编目（CIP）数据

伤寒来苏集白话解 / (清) 柯琴原著；谷松主编 .
沈阳：辽宁科学技术出版社，2024.11. -- ISBN 978-7
-5591-3776-0

Ⅰ. R222.29

中国国家版本馆 CIP 数据核字第 2024K1H001 号

出版发行：辽宁科学技术出版社
　　　　　（地址：沈阳市和平区十一纬路 25 号　邮编：110003）
印　刷　者：辽宁新华印务有限公司
经　销　者：各地新华书店
幅面尺寸：170mm×240mm
印　　张：32
字　　数：540 千字
出版时间：2024 年 11 月第 1 版
印刷时间：2024 年 11 月第 1 次印刷
责任编辑：丁　一
封面设计：刘冰宇
版式设计：袁　舒
责任校对：王玉宝
书　　号：ISBN 978-7-5591-3776-0
定　　价：88.00 元

编辑电话：024-23284363，15998252182
邮购热线：024-23284502
E-mail：191811768@qq.com
http://www.lnkj.com.cn

编委会

原　著　（清）柯　琴
主　编　谷　松
副主编　林大勇　赵令竹　王一珂　李　佳
编　者（以姓氏笔画排序）
　　　　马裔美　王淑静　李　斌　李令康　李惠杨
　　　　杨　涛　何江媛　邹晓明　张瀚文　范继东
　　　　赵　妍　魏宁静

前　言

　　《伤寒论》是中医经典著作之一，自金·成无己以来，历代有关《伤寒论》的注本及研究性著作有数百家之多，《伤寒来苏集》就是其中重要的一部。

　　《伤寒来苏集》作者柯琴，字韵伯，号似峰，清代医家，浙江慈溪（今属余姚）人氏，后迁居虞山（今江苏常熟）。生于明代万历末年，具体年份不详。博学多闻，能诗善文，不涉仕途，矢志医学，但不以医鸣，故知之者鲜。

　　柯氏认为，《伤寒论》成书未久，便因战火散佚，经王叔和编次，方流传于后。然叔和之编次，已失其旧。其后又经宋臣校正，去仲景原貌更远矣。又有方有执、喻昌等各以己意更定伤寒，更背仲景之旨。故仲景之文遗失者多，后人附会者亦复不少，故读《伤寒论》者，必"凝神定志，慧眼静观，逐条细勘，逐句研审""何者为仲景言，何者是叔和笔，其间若脱落、若倒句，与讹字、衍文，须一一指破，顿令作者真面目见于语言文字间"。

　　遵上述之旨，柯氏参引《黄帝内经》之旨，摒诸家之说，于康熙八年（1669）完成《伤寒论注》四卷。其后，又于康熙十三年（1674）完成《伤寒论翼》二卷、《伤寒附翼》二卷。三书合为一集，名《伤寒来苏集》，凡八卷。

　　《伤寒论注》系柯氏将《伤寒论》原文依六经方证，分立篇目，重加编次而成。首列总论一篇，后列六经脉证，每经脉证之下再分述各方证，详加注疏，突出辨证论治思想。《伤寒论翼》一书，为柯氏发挥《伤寒论注》未尽之义，为伤寒专题论著。上卷七篇概括地阐明了六经的含义、治疗，以及合病、并病、温、暑、痉、湿等病，意在说明六经辨证不仅适用于伤寒，也可用于杂病；下卷七篇论述了六经病解及制方大法。《伤寒附翼》为论方专书，以六经为纲，统摄诸方。每经诸方之前先列总论，以阐明本经立法之要，次列诸方。每方后分列组方之意及使用法则。

　　本书中《伤寒论》《伤寒来苏集》的原文部分是以周仲瑛、于文明总主编《中医古籍珍本集成·伤寒金匮卷·伤寒来苏集》（湖南科学技术出版社，2013年出版）为依据，以清·乾隆二十年乙亥（1755）昆山绥福堂马中骅校订本为底本，主要参校本为《中国医学大成》之《伤寒来苏集》（岳麓书社，1990 年出版），及赵辉贤校注的《伤寒来苏集》（上海科学技术出版社，1986 年出版）。对于底本原则上不删节、不改动，将原来竖排版改为现代横排版，故原文中"右""左"改为"上""下"，并加现代标点。繁体字一律改为规范简化字；异体字、古今字改为通行规范字，但对于通假字及个别具有特定含义的文字则予以保留。对于重点、难点的字词做了注释。

在编译过程中，每节内容按照"伤寒论原文""伤寒来苏集"（分别为"伤寒论注""伤寒论翼""伤寒附翼"三部分）"白话解"的模式进行编排。其中，"伤寒论原文"是《伤寒来苏集》原著中引用的《伤寒论》原文，照录不解，同时亦保留其所列方剂的原貌。"白话解"是在尊重原著学术观点的基础上，尽可能地使用现代中医通俗易懂的语言，对《伤寒来苏集》各部分内容进行解释，是本书的主要内容，以帮助读者更好地学习、理解《伤寒来苏集》的原文及柯琴的学术思想。

辽宁中医药大学　谷　松
2024 年 3 月

伤寒来苏集白话解
总目录

伤寒论注

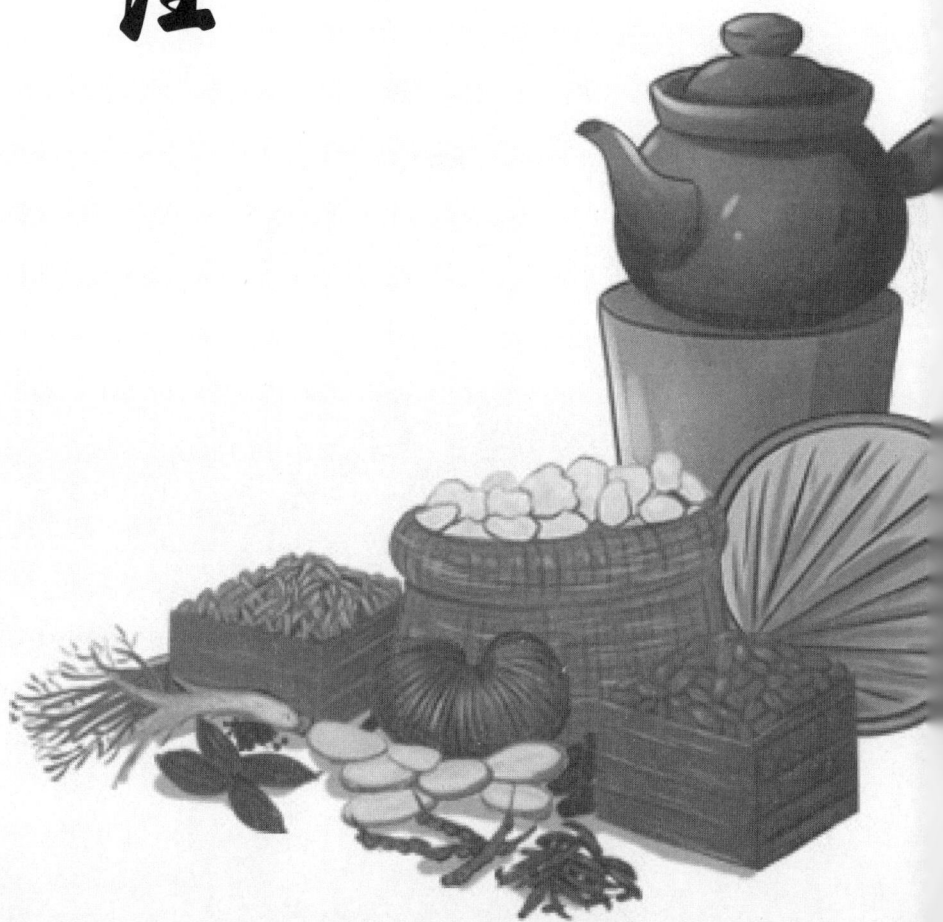

自　序

　　尝谓胸中有万卷书，笔底无半点尘者，始可著书；胸中无半点尘，目中无半点尘者，才许作古书注疏。夫著书固难，而注疏更难。著书者往矣，其间几经兵燹，几番播迁，几次增删，几许抄刻，亥豕者有之，杂伪者有之，脱落者有之，错简者有之。如注疏者着眼，则古人之隐旨明、尘句新；注疏者失眼，非依样葫芦，则另寻枝叶，鱼目溷珠，碔砆胜玉矣。《伤寒论》一书，经叔和编次，已非仲景之书。仲景之文遗失者多，叔和之文附会者亦多矣。读是书者，必凝神定志，慧眼静观，逐条细勘，逐句研审，何者为仲景言，何者是叔和笔，其间若脱落、若倒句，与讹字衍文，须一一指破，顿令作者真面目见于语言文字间。且其笔法之纵横、详略不同，或互文以见意，或比类以相形，可因此而悟彼、见微而知著者，须一一提醒。更令作者精神见于语言文字之外，始可羽翼仲景，注疏《伤寒》。何前此注疏诸家，不将仲景书始终理会，先后合参？但随文敷衍，故彼此矛盾，黑白不辨，令碔砆与美璞并登，鱼目与夜光同珍。前此之疑辨未明，继此之迷涂更远，学者将何赖焉？如三百九十七法之言，既不见于仲景之序文，又不见于叔和之序例，林氏倡于前，成氏程氏和于后，其不足取信。王安道已辨之矣。而继起者，犹琐琐于数目，即丝毫不差，亦何补于古人，何功于后学哉？然此犹未为斯道备累也。独怪大青龙汤，仲景为伤寒中风无汗而兼烦躁者设，即加味麻黄汤耳。而谓其伤寒见风，又谓之伤风见寒，因以麻黄汤主寒伤营，治营病而卫不病；桂枝汤主风伤卫，治卫病而营不病；大青龙主风寒两伤营卫，治营卫俱病。三方割据瓜分，太阳之主寒多风少、风多寒少，种种蛇足，羽翼青龙，曲成三纲鼎立之说，巧言簧簧，洋洋盈耳，此郑声所为乱雅乐也。夫仲景之道，至平至易，仲景之门，人人可入，而使之茅塞如此，令学人如夜行歧路，莫之指归，不深可悯耶？且以十存二三之文，而谓之全篇，手足厥冷之厥，混同两阴交尽之厥，其间差谬，何可殚举？此愚所以执卷长吁，不能已于注疏也。丙午秋，校正《内经》始成，尚未出而问世。以《伤寒》为世所甚重，故将仲景书校正而注疏之，分篇汇论，挈其大纲，详其细目，证因类聚，方随附之，倒句讹字，悉为改正，异端邪说，一切辨明。岐伯、仲景之隐旨，发挥本论各条之下，集成一帙，名《论注》。不揣卑鄙，敢就正高明，倘得片言首肯，亦稍慰夫愚者之千虑云尔。

慈水柯琴韵伯氏，题时己酉初夏也。

凡 例

《伤寒论》一书，自叔和编次后，仲景原篇不可复见。虽章次混淆，犹得寻仲景面目。方、喻辈各为更定，《条辨》既中邪魔，《尚论》浸循陋习矣，大背仲景之旨。琴有志重编，因无所据，窃思仲景有太阳证、桂枝证、柴胡证等辞，乃宗此义，以症名篇，而以论次第之。虽非仲景编次，或不失仲景心法耳。

起手先立总纲一篇，令人开卷便知伤寒家脉症得失之大局矣。每经各立总纲一篇，读此便知本经之脉症大略矣。每篇各标一症为题，看题便知此方之脉证治法矣。

是编以症为主，故汇集六经诸论，各以类从。其症是某经所重者，分列某经，如桂枝、麻黄等症列太阳，栀子、承气等症列阳明之类。其有变证化方，如从桂枝症更变加减者，即附桂枝症后，从麻黄症更变加减者，附麻黄证后。

叔和序例，固与仲景本论不合，所集脉法，其中有关于伤寒者，合于某证，即采附其间，片长可取，即得攀龙附骥耳。

六经中有症治疏略，全条删去者，如少阴病下利白通汤主之、少阴病下利便脓血桃花汤主之等类，为既有下利脉微者与白通汤、腹痛小便不利与桃花汤主之之详，则彼之疏略者可去矣。又有脉症各别，不相统摄者。如太阳病发汗太多因致痉，与脉沉而细，病身热足寒等症，三条合一，论理甚明，故合之。

本论每多倒句，此古文笔法耳。如太阳病血症麻黄汤主之句，语意在当发其汗下。前辈但据章句次序，不审前后文理，不顾衄家禁忌，竟谓衄后仍当用麻黄解表。夫既云衄乃解，又云自衄者愈，何得阵后兴兵？衄家不可发汗，更有明禁，何得再为妄汗？今人胶柱者多，即明理者，亦多为陶氏所惑，故将麻黄、桂枝、小青龙等条，悉为称正。

条中有冗句者删之，如桂枝症云：先发汗不解，而复下之，脉浮者不愈；浮为在外，须解外则愈。何等直捷。在外下更加而反下之，故令不愈，今脉浮，故知在外等句，要知此等繁音，不是汉人之笔。凡此等口角，如病常自汗出条，亦从删例。

　　条中有衍文者删之，有讹字者改之，有阙字者补之。然必详本条与上下条有据，确乎当增删改正者，直书之。如无所据，不敢妄动，发明注中，以俟高明之定夺。

　　加减方分两、制度、煎法，与本方同者，于本方下书本方加某味、减某味。或一篇数方，而后方煎法与前方同者，于方末书煎法同前。方中药味修治同前者，如麻黄去节、杏仁去皮之类，但不再注。附子必炮，若有生用者注之。

　　可汗不可汗等篇，鄙俚固不足取，而六经篇中多有叔和附入，合于仲景者取之。如太阳脉浮动数三阳明论脾约脉症等条，与本论不合，无以发明，反以滋惑，剔出附后，候识者辨焉。

　　正文逐句圈断，俱有深意。如本论中一字句最多，如太阳病，脉、浮、头、项、强、痛六字，当作六句读，言脉气来尺寸俱浮，头与项强而痛。若脉浮两字连读，头项强痛而恶寒，作一句读，疏略无味。则字字读断，大义先明矣。如心下温温欲吐，郁郁微烦之类，温温、郁郁，俱不得连读，连读则失其义矣。

伤寒论注
目 录

卷 一

★伤寒总论

【伤寒论】病有发热恶寒者，发于阳也；无热恶寒者，发于阴也。

【伤寒论注】无热，指初得病时，不是到底无热。发阴，指阳证之阴，非指直中于阴。阴阳指寒热，勿凿分营卫经络。按本论云：太阳病，或未发热，或已发热。已发热，即是发热恶寒；未发热，即是无热恶寒。斯时头项强痛已见，第阳气闭郁，尚未宣发，其恶寒、体痛、呕逆、脉紧，纯是阴寒为病，故称发于阴，此太阳病发于阴也。又《阳明篇》云：病得之一日，不发热而恶寒。斯时寒邪凝敛，身热恶热，全然未露，但不头项强痛，是知阳明之病发于阴也。推此，则少阳往来寒热，但恶寒而脉弦细者，亦病发于阴。而三阴之反发热者，便是发于阳矣。

【白话解】无热，指的是得病之初，并不是病程始终无热。病发在阴，指阳证中属阴者，而不是指直中于阴。阴阳，指寒热，不必要明确分清营、卫、经、络的归属。按《伤寒论·辨太阳病脉证并治上》所云："太阳病，或已发热，或未发热。"已发热，是指发热恶寒，未发热，是指无热恶寒。这时头项强痛已经出现，但阳气闭塞郁滞，还不能宣散升发，所出现的恶寒、周身疼痛、呕吐上逆、脉紧，纯属阴寒为病的症状，因此称之为发于阴，这便是太阳病发于阴的表现。又有《伤寒论·辨阳明病脉证并治》云："病得之一日，不发热而恶寒。"这时寒邪凝涩收敛，身体发热恶热的症状并没有显现出来，然而不见头项强痛，因此可知这是阳明病发于阴者。由此推知，少阳病恶寒发热交替出现，然而只恶寒并见脉弦细者，也是病发于阴。而三阴病反而发热者，便是病发于阳了。

【伤寒论】发于阳者七日愈，发于阴者六日愈，以阳数七，阴数六故也。

【伤寒论注】寒热者，水火之本体；水火者，阴阳之征兆。七日合火之成数，六日合水之成数，至此则阴阳自和，故愈。盖阴阳互为其根，阳中无阴，谓之孤阳；阴中无阳，便是死阴。若是直中之阴，无一阳之生气，安得合六成之数而愈耶？《内经》曰：其死多以六七日之间，其愈皆以十日以上。使死期亦合阴阳之数，而愈期不合者，皆治者不如法耳。

【白话解】寒热是水火的本体；水火是阴阳的征兆。七日是火的成数，六日是水的成数，病程发展到七日或六日的时候，阴阳自然达到调和的状态，因此疾病可以痊愈。阴阳互为根本，阳中没有阴，称为孤阳；阴中没有阳，则称为死阴。倘若是邪气直中于阴，没有少阳的生发之气，怎么能符合六日合水之成数而病愈呢？《素问·热论》曰："其死皆以六七日之间，其愈皆以十日以上。"假使死亡的日期也符合阴阳之数，而病愈的日期不符合的话，那都是治疗不得法的缘故。

【伤寒论】问曰：凡病欲知何时得，何时愈？答曰：假令夜半得病者，明日日中愈；日中得病者，夜半愈，何以言之？日中得病夜半愈者，以阳得阴则解；夜半得病明日日中愈者，以阴得阳则解也。

【伤寒论注】上文论日期合阴阳之数而愈；此论愈时于阴阳反盛时解，何也？阴盛极而阳生，阳盛极而阴生，阴阳之相生，正阴阳之相得，即阴阳之自和也。然此指病在一二日愈者言耳。如六七日愈者，则六经各以主时解，是又阳主昼而阴主夜矣。

【白话解】前文论述了疾病的日期符合阴阳之数而痊愈；此条文论述疾病痊愈之时在于阴阳反盛之时，这是为什么呢？阴盛到极点的时候，阳气始生；阳盛到极点的时候，阴气始生。阴阳的相互滋生，正体现出阴阳之间的互根，即阴阳之间相互自行调和。然而，在这里是指疾病在一二日痊愈而言。如疾病六七日痊愈的话，则是六经病各自以其当令之时解除，这也是白昼归属于阳而黑夜归属于阴的缘故。

【伤寒论】问曰：脉有阴阳，何谓也？答曰：凡脉浮、大、滑、动、数，此名阳也；脉沉、弱、涩、弦、微、迟，此名阴也。

【伤寒论注】脉有十种，阴阳两分，即具五法：浮沉是脉体，大弱是脉势，滑涩是脉气，动弦是脉形，迟数是脉息，总是病脉而非平脉也。脉有对看法，有正看法，有反看法，有平看法，有互看法，有彻底看法。如有浮即有沉，有大即有弱，有滑即有涩，有数即有迟，合之于病，则浮为在表，沉为在里；大为有余，弱为不足；滑为血多，涩为气少；动为搏阳，弦为搏阴；数为在腑，迟为在脏，此对看法也。如浮、大、滑、动、数，脉气之有余者，名阳，当知其中有阳胜阴病之机；沉、弱、涩、弦、迟，脉气之不足者，名阴，当知其中有阴胜阳病之机，此正看法也。夫阴阳之在天地间也，有余而往，不足随之，不足而往，有余从之，知从知随，气可与期[①]。故其始为浮、

[①]　气可与期：出自《素问·六节脏象论》，本意是预测气候变化。

为大、为滑、为动、为数，其继也反沉、反弱、反涩、反弦、反迟者，是阳消阴长之机，其病为进；其始也为沉、为弱、为涩、为弦、为迟，其继也微浮、微大、微滑、微动、微数者，是阳进阴退之机，其病为欲愈，此反看法也。浮为阳，如更兼大、动、滑、数之阳脉，是为纯阳，必阳盛阴虚之病矣；沉为阴，而更兼弱、涩、弦、迟之阴脉，是为重阴，必阴盛阳虚之病矣，此为平看法。如浮而弱、浮而涩、浮而弦、浮而迟者，此阳中有阴，其人阳虚，而阴气早伏于阳脉中也，将有亡阳之变，当以扶阳为急务矣；如沉而大、沉而滑、沉而动、沉而数者，此阴中有阳，其人阴虚，而阳邪下陷于阴脉中也，将有阴竭之患，当以存阴为深虑矣，此为互看法。如浮、大、滑、动、数之脉体虽不变，然始为有力之强阳，终为无力之微阳，知阳将绝矣；沉、弱、涩、弦、迟之脉，虽喜变而为阳，如忽然暴见浮、大、滑、动、数之状，是阴极似阳，知反照之不长，余烬之易灭也，是谓彻底看法。更有真阴真阳之看法。所谓阳者，胃脘之阳也，脉有胃气，是知不死；所谓阴者，真脏之脉也，脉见真脏者死。然邪气之来也紧而疾，谷气之来也徐而和，此又不得以迟数定阴阳矣。

【白话解】脉象有十种，可以用阴阳来划分，具体有五种划分方法：浮、沉脉是按照脉的体位而划分的；大、弱脉是按照脉的气势而划分的；滑、涩脉是按照脉的气血流通情况而划分的；动、弦脉是按照脉的形状而划分的；迟、数脉是按照脉息快慢而划分的。这些都是病时的脉象而非正常脉象。脉又分为对看法、正看法、反看法、平看法、互看法、彻底看法等六种看法。如有浮脉就有沉脉，有大脉就有弱脉，有滑脉就有涩脉，有数脉就有迟脉。将这些脉象对应具体疾病：则浮脉为病在表，沉脉为病在里；大脉为病邪强盛，弱脉为正气不足；滑脉为气血过盈，涩脉为气血亏少；动脉为邪交争于阳分，弦脉为邪交争于阴分；数脉为病在六腑，迟脉为病在五脏。这些是对看法。浮脉、大脉、滑脉、动脉、数脉，这些脉象的脉气充盛，为阳脉，应当知道在这些脉象中能体现出有阳胜阴病的机制；沉脉、弱脉、涩脉、弦脉、迟脉，这些脉象的脉气不足，为阴脉，应当知道在这些脉象中能体现出阴胜阳病的机制。这些是正看法。阴阳在天地之间，过了有余，就是不足，超过不足，就是有余，了解了有余和不足之间彼此接连随从的道理，就可以根据这个道理推测脉象阴阳消长变化的规律。开始是浮脉、大脉、滑脉、动脉、数脉，随后反而变为沉脉、弱脉、涩脉、弦脉、迟脉，这是阳消阴长，疾病在加重；开始是沉脉、弱脉、涩脉、弦脉、迟脉，随后逐渐变为微浮、微大、微滑、微动、微数之脉象，这是阳进阴退，疾病好转。这是反看法。浮脉属阳，如果浮脉兼见大脉、动脉、滑脉、数脉等阳脉，这是纯阳之脉，必然有阳盛阴虚的疾病；沉脉属阴，若沉脉更兼见弱脉、涩脉、弦脉、迟脉等阴脉，这是重阴之脉，必然有阴盛阳虚的疾病。这是平看法。如果脉象浮而弱、浮而涩、浮而弦、浮而迟，这是阳中有阴，病人阳虚，而阴寒之气早已伏藏于阳脉之中，将要出现亡阳的变化，应当以扶阳为当务之急；如果脉象沉而大、沉而滑、沉而动、沉而数，这是阴中有阳，病人阴虚，而阳邪下陷于阴脉之中，将要有阴津耗竭的隐患，应当尽早考虑存阴之法。这是互看法。如浮脉、大脉、滑脉、动脉、数脉的脉体虽然不变，然而开始是有力量的阳气强盛之象，后为无力的阳气微弱之象，可知阳气将要败绝；沉脉、弱脉、涩脉、弦脉、迟脉虽然经常可以变为阳脉，但如果是忽然见到浮脉、大脉、滑脉、动脉、数脉之状，这是阴极似阳，回光返照之象，必然好景不长，犹如余火燃尽而易灭。这是彻底看法。还有真阴真阳的看法。这里所说的阳，是指胃脘的阳气，如脉有胃气，则尚有一线生机；这里所说的阴，是指真脏脉，如脉象显现真脏者，则生机泯灭。然而，邪气的来临常常是紧急而迅速的，水谷精气的灌注往往是徐缓而平和的，因此不能仅凭脉象是沉、弱、涩、弦、微、迟或是浮、大、滑、动、数来判定阴阳生死。

【伤寒论】寸口脉浮为在表，沉为在里，数为在腑，迟为在脏。

【伤寒论注】寸口兼两手六部而言，不专指右寸也。上古以三部九候决死生，是遍求法；以人迎、寸口、趺阳辨吉凶，是扼要法。自《难经》独取寸口，并人迎、趺阳不参矣。然气口成寸，为脉之大会，死生吉凶系焉，则内外脏腑之诊，全赖浮、沉、迟、数为大纲耳。浮、沉是审起伏，迟、数是察至数，浮、沉之间，迟、数寓焉。凡脉之不浮、不沉而在中，不迟、不数而五至者谓之平脉，是有胃气。可以神求，不可以象求也。若一见浮、沉、迟、数之象，斯为病脉矣。浮象在表，应病亦为在表，浮脉虽有里证，主表其大纲也；沉象在里，应病亦为在里，沉脉虽或有表证，主里其大纲也。数为阳，阳主热，而数有浮、沉，浮数应表热，沉数应里热。虽数脉亦有病在脏者，然六腑为阳，阳脉营其腑，则主腑其大纲也。迟为阴，阴主寒，而迟有浮、沉，浮迟应表寒，沉迟应里寒。虽迟脉多有病在腑者，然五脏为阴，而阴脉营其脏，则主脏其大纲也。脉状种种，总该括于浮、沉、迟、数，然四者之中，又以独浮、独沉、独迟、独数为准则，而独见何部，即以何部深求其表里脏腑之所在，病无遁情矣。

【白话解】寸口脉是就两只手寸关尺的六部脉而言的,而并非专指右手的寸脉。上古时诊脉以三部九候来断定生死,这是遍求法;以人迎脉、寸口脉、跌阳脉辨别疾病预后吉凶,这是扼要法。自从《难经》诊脉独取寸口以后,就不再参看人迎脉、跌阳脉了。这是因为寸口是脉的大会,人的生死吉凶均与之密切相关,因此身体内外、五脏六腑的诊断,全凭借浮脉、沉脉、迟脉、数脉为大纲。浮脉、沉脉是审察脉象的起伏,迟脉、数脉是审察脉象的至数,浮、沉之间寓含着迟、数。凡是脉象不浮、不沉而在中间,不迟、不数而为五至者称之为平脉,这是有胃气的表现。体会脉象需要心领神会,无法完全描述其形象。如果一见到浮、沉、迟、数的脉象,就属于疾病的脉象。浮是在表之象,说明病位也应该在表,浮脉所主的病情虽然也有里证,但是浮脉主要是说明病在表;沉是在里之象,说明病位也应该在里,沉脉所主的病情虽然也有表证,但是沉脉主要是说明病在里。数脉属阳,阳主热,而数脉又有浮、沉之分,浮数的脉象对应表热,沉数的脉象对应里热。虽然数脉的病证也有在五脏者,但是六腑属阳,阳脉营养六腑,因此数脉主要是说明病在六腑。迟脉属阴,阴主寒,而迟脉又有浮、沉之分,浮迟的脉象对应表寒,沉迟的脉象对应里寒。虽然迟脉的病证多有在六腑者,然而五脏属阴,阴脉营养五脏,因此迟脉主要是说明病在五脏。各种脉象,总体概括为浮、沉、迟、数,然而这四种脉象之中,又以独浮、独沉、独迟、独数为准则,而某脉象单独出现在某部位,就可以针对该部位深究病证之在表在里、在脏在腑,这样就不会遗漏病情了。

【伤寒论】凡阴病见阳脉者生,阳病见阴脉者死。

【伤寒论注】起口用"凡"字,是开讲法,不是承接法,此与上文阴阳脉文同而义则异也。阳脉指胃气言,所谓二十五阳者是也,五脏之阳和发见故生;阴脉指真脏言,胃脘之阳不至于手太阴,五脏之真阴发见故死。要知上文沉、涩、弱、弦、迟是病脉,不是死脉,其见于阳病最多。若真脏脉至,如肝脉中外急,心脉坚而搏,肺脉大而浮,肾脉之如弹石,脾脉之如喙距①,反见有余之象,岂可以阳脉名之?若以胃脉为迟,真阴为数,能不误人耶?

【白话解】句首用"凡"字,这是起头开讲的意思,而不是承接上文,

---

① 喙:本义为鸟兽的上大下小、以上包下的长吻部,多指鸟类的嘴或形容像鸟类嘴一样尖锐的东西。距:《说文解字》:"距,鸡距也",指鸡爪中朝后又去的那一趾。

这句关于阴阳脉的称谓与前文的文字虽同，但文义迥异。阳脉指的是胃气，就是所谓二十五阳，五脏的阳气调和，因此见到阳脉说明预后良好，有一线生机；阴脉指真脏脉，胃脘的阳气不能到达手太阴经，五脏的真阴发露显现于外，因此见到阴脉说明预后不良。要知道前文所说的沉、涩、弱、弦、迟脉均为病脉，而不是死脉，这些脉象在阳病的病程中最为多见。如果见到真脏脉，比如肝脉中外急，心脉坚而搏，肺脉大而浮，肾脉如同弹石，脾脉如同喙距，五脏真气大虚之病反而见到有余的脉象，怎么能说是阳脉呢？如果认为胃脉的脉象是迟，真阴脉象是数的话，怎么能不耽误病情呢？

【伤寒论】寸脉下不至关为阳绝，尺脉上不至关为阴绝，此皆不治决死也。若计余命生死之期，期以月节克之也。

【伤寒论注】阴阳升降，以关为界。阳生于尺而动于寸，阴生于寸而动于尺，阴阳互根之义也。寸脉居上而治阳，尺脉生下而治阴，上下分司之义也。寸脉不至关，则阳不生阴，是为孤阳，阳亦将绝矣；尺不至关，则阴不生阳，是为孤阴，阴亦将绝矣。要知不至关，非脉竟不至，是将绝之兆，而非竟绝也，正示人以可续之机。此皆不治，言皆因前此失治以至此，非言不可治也，正欲人急治之意，是先一着看法。夫上部有脉，下部无脉，尚有吐法；上部无脉，下部有脉，尚为有根，即脉绝不至，尚有灸法。岂以不至关便为死脉哉？看"余命生死"句，则知治之而有余命，不为月节所克者多耳，此又深一层看法。脉以应月，每月有节。节者，月之关也。失时不治，则寸脉不至关者，遇月建①之属阴，必克阳而死；尺脉不至关者，遇月建之阳支，则克阴而死，此是决死期之法。若治之得宜，则阴得阳而解，阳得阴而解，阴阳自和而愈矣。

【白话解】脉象中的阴阳升降变化，以关为界限。阳气化生于尺脉，搏动于寸脉，阴气化生于寸脉，搏动于尺脉，这是阴阳互根的意思。寸脉位居于关脉之前而主阳，尺脉位居于关脉之后而主阴，寸脉与尺脉分居于关脉前后而各司其职。寸脉如果不能延伸到关脉，说明阳不生阴，这是孤阳，阳气也将要败绝；尺脉如果不能延伸到关部，说明阴不生阳，这是孤阴，阴气也将要败绝。要知道所谓寸脉、尺脉不能延伸到关部，并不只是脉气不能贯通，而是脉气将绝的征兆，然而这也不是说无法救治的脉气已绝，正是启示人们有可以续通脉气的机会。"此皆不治"是说都是因为此前不正确的治疗才出

---

① 月建：即月令，是把一年十二个月和天上的十二辰联系起来，十二支和十二月相配，依序称为建子月、建丑月、建寅月等。

现目前的状况，并不是说目前不可治疗，相反正是需要医生抓紧时间治疗，这是第一层含义。寸部有脉，尺部无脉，尚且有涌吐的方法可以治疗；寸部无脉，尺部有脉，说明脉气尚且有根，即使脉气暂时断绝不能贯通，尚且还有灸法可以治疗。怎么能只因为脉气不能贯通到关部就认为是死脉呢？由"余命生死"一句可知，及时治疗尚有生还的机会，而不因为月节所克就丧失了救治的机会，这又是深一层的含义。脉象对应于月份，每个月都有节，节是月份的关口。如果错过治疗时机，或没有及时治疗，导致寸脉不能延伸到关部，如果正逢月建地支属阴，必然克伐阳气而使病情加重，甚至不治而死。如果尺脉不能延伸到关部，如果正逢月建地支属阳，必然克伐阴气而使病情加重，甚至不治而死。这就是判断死期的方法。如果治疗得当，那么就会阴阳相得，阴阳调和而病愈。

【伤寒论】问曰：脉欲知病愈未愈者，何以别之？曰：寸口、关上、尺中三处，大小、浮沉、迟数同等，虽有寒热不解者，此脉阴阳为和平，虽剧当愈。

【伤寒论注】阴阳和平，不是阴阳自和，不过是纯阴纯阳无驳杂之谓耳。究竟是病脉，是未愈时寒热不解之脉。虽剧当愈，非言不治自愈，正使人知此为阴阳偏胜之病脉。阳剧者当治阳，阴剧者当治阴，必调其阴阳，使其和平，失此不治，反加剧矣。

【白话解】阴阳和平，不是指阴阳自和，只是指纯阴纯阳没有混杂的意思。毕竟是病脉，是疾病未痊愈时寒热不解的脉象。"虽剧当愈"并非是说不治疗会自己痊愈，而是让人们知道这是阴阳偏胜的病脉。阳盛者应当治阳，阴盛者应当治阴，一定要调整阴阳，使阴阳和平，如果不这样治疗，疾病反而会加重。

【伤寒论】伤寒一日，太阳受之，脉若静者为不传；颇欲吐，若躁烦，脉数急者，为传也。

【伤寒论注】太阳主表，故寒邪伤人，即太阳先受。太阳脉浮，若见太阳之浮，不兼伤寒之紧，即所谓静也。脉静证亦静，无呕逆烦躁可知。今又有发热恶寒，头项强痛，不须七日衰，一日自止者，正此不传之谓也。若受寒之日，颇有吐意，呕逆之机见矣。若见烦躁，阳气重可知矣。脉急数，阴阳俱紧之互文。传者，即《内经》人伤于寒，而传为热之传，乃太阳之气，生热而传于表，即发于阳者传七日之谓，非太阳与阳明少阳经络相传之谓也。欲字、若字，是审其将然，脉之数急，是诊其已然，此因脉定证之法也。

【白话解】太阳主一身之表，因此寒邪侵袭人体，太阳首先感邪发病。

太阳病脉见浮，如果太阳病的浮脉不兼有伤寒的紧脉，就是所说的静。脉象静，症状也静，从无呕逆、烦躁等表现可知。如今又有发热恶寒、头项强痛等症状，诸症不须等到七日衰减，而是一日后便自然好转，这正是疾病没有传经的体现。如果感受寒邪当日，便有呕吐的感觉，说明已经有了胃气上逆的病机。如果见到烦躁，说明阳气盛。脉急数和脉阴阳俱紧是互文。传，就是《素问·水热穴论篇》中所曰"人伤于寒，而传为热"中的"传"，这是太阳的经气，产生热而传到肌表，也就是所说的"发于阳者传七日"，而并非是太阳与阳明、少阳经络相传的意思。"欲"字、"若"字，是说将要出现症状的意思，脉的数急，是诊断出已经出现症状的意思，这是凭借脉象来判定证候发展变化的方法。

【伤寒论】伤寒二三日，阳明少阳证不见者，为不传也。

【伤寒论注】伤寒一日太阳，二日阳明，三日少阳者，是言见症之期，非传经之日也。岐伯曰：邪中于面，则下阳明；中于项，则下太阳；中于颊，则下少阳。其中膺背两胁，亦中其经。盖太阳经部位最高，故一日发；阳明经位次之，故二日发；少阳经位又次之，故三日发。是气有高下，病有远近，适其至所为故也。夫三阳各受寒邪，不必自太阳始，诸家言二阳必自太阳传来者，未审斯义耳。若伤寒二日，当阳明病，若不见阳明表证，是阳明之热不传于表也。三日少阳当病，不见少阳表证，是少阳之热不传于表也。

【白话解】伤寒发病后第一日病在太阳，第二日病在阳明，第三日病在少阳，这是说见到症状的日期，而不是说传经的日期。《灵枢·邪气脏腑病形》曰："中于面则下阳明，中于项则下太阳，中于颊则下少阳，其中于膺背两胁，亦中其经。"太阳经所处的部位最高，因此感邪第一天即发病；阳明经所处的位置低于太阳经，因此感邪第二日发病；少阳经的位置更低，因此感邪第三天发病。这是经气有位置的高低、病有所犯部位的远近不同，恰逢邪气到达某经之处即为病为患的缘故。三阳经各自感受寒邪，不一定都从太阳经发病，很多医家所说的阳明、少阳经的邪气一定从太阳经传来，是不明这其中含义的缘故。如果伤寒发病第二日，本应当是阳明病，倘若没有出现阳明经表证，这是阳明经之邪热没有传到肌表。伤寒发病第三日应当是少阳病，如果没见到少阳经表证，这是少阳经之邪热没有传到肌表。

【伤寒论】伤寒三日，三阳为尽，三阴当受邪，其人反能食而不呕，此为三阴不受邪也。

【伤寒论注】受寒三日，不见三阳表症，是其人阳气冲和，不与寒争，寒邪亦不得入，故三阳尽不受邪也。若阴虚而不能支，则三阴受邪气。岐伯曰：中于阴者，从臂胻始。故三阴各自受寒邪，不必阳经传授。所谓太阴四日、少阴五日、厥阴六日者，亦以阴经之高下，为见症之期，非六经部位以次相传之日也。三阴受邪，病为在里。故邪入太阴，则腹满而吐，食不下；邪入少阴，欲吐不吐；邪入厥阴，饥而不欲食，食即吐蛔。所以然者，邪自阴经入脏，脏气实而不能容，则流于腑。腑者胃也，入胃则无所复传，故三阴受病，已入于腑者，可下也。若胃阳有余，则能食不呕，可预知三阴之不受邪矣。盖三阳皆看阳明之转旋，三阴之不受邪者，藉胃为之蔽其外也。则胃不特为六经出路，而实为三阴外蔽矣。胃阳盛，则寒邪自解；胃阳虚，则寒邪深入阴经而为患；胃阳亡，则水浆不入而死。要知三阴受邪，关系不在太阳而全在阳明。

【白话解】感受寒邪三日，没有见到三阳病表证，这是此人阳气冲和，没有与寒邪相争的表现，寒邪也不能入侵人体，因此三阳经都不受邪气侵扰。如果三阴经正气不足，那么就会出现三阴经受邪发病。《灵枢·邪气脏腑病形》曰："中于阴者，常从臂胻始。"因此，三阴经能够各自直接感受寒邪，不一定都是从阳经传过来的。所说的"太阴四日、少阴五日、厥阴六日"，也是根据阴经的上下位置，作为出现症状的日期，并非是六经各部位次第相传的日期。三阴经感受邪气，病位在里。因此邪气侵入太阴经，就会出现腹部胀满、呕吐、食不下；邪气侵入少阴经，会出现欲吐不吐；邪气侵入厥阴经，会出现饥不欲食，强食则吐蛔虫。之所以这样，是因为邪气从阴经侵入脏，脏气充实而不能容邪，那么邪气就会流入腑。这里所说的腑是指胃，邪气入胃就不会再传，因此三阴经受邪发病，邪气进入腑者，可用攻下的方法治疗。如果胃阳亢盛，则能进饮食而不出现呕吐，由此预知三阴经不会感受邪气而发病。三阳经病证都要看阳明的起承斡旋，三阴经不受邪气，主要是靠胃腑庇护在外。因此胃腑不是特为六经的出路而设，而实际上是三阴经的外在庇护。胃阳亢盛，则寒邪可以自然解除；胃阳不足，则寒邪就可以深入阴经为病为患；胃阳败亡，则水浆不得入于口而死。要知道，三阴经是否受邪发病，主要不在于太阳，而全在阳明。

【伤寒论】伤寒六七日，无大热，其人躁烦者，此为阳去入阴故也。

【伤寒论注】上文论各经自受寒邪，此条是论阳邪自表入里症也。凡伤寒发热至六七日，热退身凉为愈。此无大热则微热尚存，若内无烦躁，亦可云表解而不了了矣。伤寒一日即见烦躁，是阳气外发之机；六七日乃阴阳自和之际，反见烦躁，是阳邪内陷之兆。阴者指里而言，非指三阴也。或入太阳之本，而热结膀胱；或入阳明之本，而胃中干燥；或入少阳之本，而胁下硬满；或入太阴而暴烦下利；或入少阴而口燥舌干；或入厥阴而心中疼热，皆入阴之谓。

【白话解】 前文论述了六经各自感受寒邪为病，本条是论述阳邪从表入里的病证。凡是伤寒发热，病至六七日，热退身凉则病愈。本条的"无大热"是说微热还存在，如果没有烦躁，也可以说是表证已经解除而身体尚且不太清爽，尚未完全恢复。如果患外感病第一日就见到烦躁，这是阳气外发的表现；到了六七日，正是阴阳自和的时候，反而见到烦躁，这是阳邪内陷的征兆。这里的"阴"指的是里，并非是指三阴经。有的邪气侵入太阳之本，进而邪热内结于膀胱；有的邪气侵入阳明之本，进而出现胃中干燥；有的邪气侵入少阳之本，进而出现胁下硬满；有的邪气侵入太阴，进而出现突然烦躁下利；有的邪气侵入少阴，进而出现口燥舌干；有的邪气侵入厥阴，进而出现心中痛热。这些都是邪气进入阴分的表现。

【伤寒论】 太阳病，头痛至七日以上自愈者，以行其经尽故也。若欲再作经者，针足阳明，使经不传则愈。

【伤寒论注】 旧说伤寒日传一经，六日至厥阴，七日再传太阳，八日再传阳明，谓之再经。自此说行，而仲景之堂无门可入矣。夫仲景未尝有日传一经之说，亦未有传至三阴而尚头痛者。曰头痛者，是未离太阳可知。曰行，则与传不同。曰其经，是指本经而非他经矣。发于阳者七日愈，是七日乃太阳一经行尽之期，不是六经传变之日。岐伯曰：七日太阳病衰，头痛少愈，有明证也。故不曰传足阳明，而曰欲再作经，是太阳过经不解，复病阳明而为并病也。针足阳明之交，截其传路，使邪气不得再入阳明之经，则太阳之余邪亦散，非归并阳明，使不犯少阳之谓也。

本论传经之说，惟见于此。盖阳明经起于鼻，旁纳太阳之脉，故有传经之义。目疼、鼻干，是其症也。若脚挛急，便非太阳传经矣。阳明经出大指端内侧，太阳经出小指端外侧，经络不相连接。十二经脉，足传手，手传足，阳传阴，阴传阳，与伤寒之六经先阳后阴，先太后少之次第迥别。不知太阳传六经，阳明传少阳之说何据乎？细审仲景转属、转系、并病、合病诸条，传经之妄，不辨自明矣。

【白话解】以前的观点认为伤寒每日传一经，第六日传到厥阴经，第七日再次传到太阳经，第八日再传到阳明经，这称为再经。自从这种说法流行以后，后世多难以登仲景之堂而入室了。其实仲景从未有伤寒每日传一经的说法，也没有邪气传到三阴经仍然出现头痛的情况。之所以说"头痛"，是因为邪气还没有离开太阳经。之所以用"行"字，则因为与"传"不同。"其经"是指本经，而不是其他经。"发于阳者七日愈"，是指七日是太阳经循行到了尽头的日期，不是六经传变的日期。《素问·热论》中"其不两感于寒者，七日巨阳病衰，头痛少愈"，就是明证。所以不说是传于足阳明经，而说是欲再经，是指邪气在太阳经循行到了尽头，仍然不能解除，邪气又传到阳明经而成为并病。针刺足阳明经的穴位，截断邪气传变的道路，使邪气不能再侵入阳明经，这样太阳经剩余的邪气也不断消散，而不是侵入阳明经，从而使邪气不侵入少阳经。

《伤寒论》传经的说法，仅见于此处。阳明经脉起于鼻根，旁边纳入太阳之脉，因此有传经之义。目痛、鼻干，这是阳明病的症状。如果出现小腿拘挛，那就不是太阳传经了。阳明经起于大指端的内侧，太阳经起于小指端的外侧，两者经络不相连接。十二经脉，足经传手经、手经传足经、阳经传阴经、阴经传阳经，这与伤寒的六经先阳后阴、先太后少的传递顺序大不相同。不知道太阳传六经、阳明传少阳的说法有何凭据？仔细审查仲景所论述的转属、转系、并病、合病各个条文，传经的错误说法，可以不辨自明了。

【伤寒论】风家表解而不了了者，十二日愈。

【伤寒论注】不了了者，余邪未除也。七日表解后，复过一候①，而五脏元气始充，故十二日精神慧爽而愈。此虽举风家，伤寒概之矣。如太阳七日病衰，头痛少愈，曰衰曰少，皆表解而不了了之谓也。六经部位有高下，故发病有迟早之不同。如阳明二日发，八日衰；厥阴至六日发，十二日衰。则六经皆自七日解，而十二日愈。夫若误治，又不在此例。

仲景分别六经，各经俱有中风伤寒脉症治法。叔和时太阳篇存者多，而失者少，他经存者少，而失者多。阳明篇尚有中风脉症二条，少阳经只症一条而不及脉，三阴俱有中风欲愈脉，俱无中风脉症。以《伤寒论》为全书，不亦疏乎？

---

① 《素问·六节脏象论》："岐伯曰：五日谓之候，三候谓之气，六气谓之时，四时谓之岁，而各从其主治焉。"

上论伤寒诊病大略。

【白话解】"不了了"的意思是残存少量邪气，尚未完全消除。病发第七日表邪解除之后，又经过五日，五脏的元气才逐渐充实，因此到了第十二日的时候，病人才能精神清爽而病愈。这里虽然仅以风家为例，但是伤寒病也都可以由此概括。比如太阳病到第七日的时候，病情衰减，头痛等症状稍有好转，之所以说"衰""少"，都是说表邪已经基本解除，而身体还在恢复之中，尚且残存少量邪气未能完全消除。六经的部位有高低之分，因此发病有迟和早的区别。如阳明第二日发病，第八日病邪衰减；厥阴第六日发病，第十二日病邪衰减。可见六经病都是七日病邪解除，而到了第十二日痊愈。如果施以错误的治疗，那又另当别论了。

仲景分六经论述疾病，每经都有中风、伤寒的脉证治法。在王叔和生活的时代，太阳病篇条文留存尚多，遗失较少，而其他经病条文留存较少，遗失较多。阳明病篇尚且留存有两条中风脉证条文，少阳病篇只留存一条中风证条文却没有记载脉象，三阴病篇都有中风欲愈脉的相关条文，但均没有中风脉证的条文。纵观《伤寒论》全书，这不也是有所疏略吗？

以上论述了伤寒病诊病的概要。

★太阳脉证

【伤寒论】太阳之为病，脉浮，头项强痛而恶寒。

【伤寒论注】仲景作论大法，六经各立病机一条，提揭一经纲领，必择本经至当之脉症而表章之。六经虽各有表症，惟太阳主表，故表症表脉，独太阳得其全。如脉浮为在表，太阳象三阳，其脉气浮而有力，与阳明之兼长大，少阳兼弦细，三阴之微浮者不侔矣。头项主一身之表，太阳经络营于头，会于项，故头连项而强痛，与阳明头额痛，少阳头角痛者少间矣。恶寒为病在表，六经虽各恶寒，而太阳应寒水之化，故恶寒特甚，与阳明二日自止，少阳往来寒热，三阴之内恶寒者悬殊矣。后凡言太阳病者，必据此条脉症，如脉反沉，头不痛，项不强，不恶寒，是太阳之变局矣。

仲景立六经总纲法，与《内经·热论》不同，太阳只重在表症表脉，不重在经络主病，看诸总纲，各立门户，其意可知。

【白话解】张仲景撰写《伤寒论》的总体思路是六经病各自确立一个病机条文，作为提纲。提纲证的条文，必然是以最恰当贴切地体现这一经病特点的脉证来加以描述。六经病虽然各自都有表证，唯独太阳主表，因此表证表脉，只有在太阳病中得以全面体现。比如，脉浮说明病在表，太阳是三阳之象，太阳的脉气浮显而且有力，这一点与阳明长大的脉象、少阳弦细的脉象及三阴微浮的脉象不同。头项主持一身之表，太阳经络萦绕于头、会于项，因此头连项而僵硬疼痛，这一点与阳明病头额痛，少阳病头角痛有所不同。恶寒说明病在表，六经病虽然都有恶寒，然而因为太阳为寒水所化，因此恶寒的表现特别严重，这一点与阳明病第二天恶寒自己消失、少阳病的恶寒发热交替出现及三阴病的体内恶寒有显著区别。后边的条文凡是说到太阳病，必然根据这条脉证，如果脉象反沉、头不痛、项不强、不恶寒，这是太阳病的变局。

仲景确立六经病总纲大法，与《素问·热论》不同，太阳病只重在表证表脉，不重在经络主病，纵观各经病提纲，各立门户，自然可以了解其中的含义。

【伤寒论】太阳病，发热，汗出，恶风，脉缓者，名为中风。

【伤寒论注】风为阳邪，风中太阳，两阳相搏，而阴气衰少。阳浮故热自发，阴弱故汗自出。中风恶风，类相感也。风性散漫，脉应其象，故浮而缓。若太阳初受病，便见如此脉症，即可定其名为中风而非伤寒矣。如寒风太厉，中之重者，或汗不出而脉反紧，其内症必烦躁，与下伤寒之呕逆有别。

【白话解】风邪是阳邪，风邪侵袭太阳经，两阳相遇，则阴气衰少。卫阳浮盛，与邪交争，因此发热；卫不外固，营阴外泄而汗出，故阴弱。中风证恶风，正是同类相感。风性宣散弥漫，脉象与之相应，则表现出浮缓之象。如果太阳经刚刚受邪发病，即见到这样的脉证，就可以确定是中风证，而不是伤寒证。如果风寒邪气过盛，得病严重的病人，有的汗不出，脉反而紧，且必然出现烦躁症状，这一点与后文所说的伤寒呕逆有所区别。

【伤寒论】太阳病，或已发热，或未发热，必恶寒，体痛，呕逆，脉阴阳俱紧者，名曰伤寒。

【伤寒论注】太阳受病，当一二日发，故有即发热者，或有至二日发者。盖寒邪凝敛，热不遽发，非若风邪易于发热耳。然即发热之迟速，则其人所禀阳气之多寡，所伤寒邪之浅深，因可知矣。然虽有已发、未发之不齐，而恶寒、体痛、呕逆之症，阴阳俱紧之脉先见，即可断为太阳之伤寒，而非中风矣。恶寒本太阳本症，而此复言者，别于中风之恶寒也。中风因见风而兼恶寒，伤寒则无风而更恶寒矣。寒邪外束，故体痛；寒邪内侵，故呕逆。寒则令脉紧，阴阳指浮沉而言，不专指尺寸也。然天寒不甚，而伤之轻者，亦有身不疼、脉浮缓者矣。

【白话解】太阳经受邪，应当第一二日发病，因此有随即发热者，也有到第二日出现发热者。因为寒邪凝涩收敛，发热症状不是很快出现，不同于感受风邪那样容易发热。然而根据发热出现的快慢，可以推知病人所禀赋阳气的多少，所感受寒邪的浅深。虽然有已经发热、尚未发热之不同，但是恶寒、体痛、呕逆等症，以及阴阳俱紧的脉象，早期就可以见到，这样就可以诊断为太阳伤寒证，而不是太阳中风证。恶寒本来是太阳病的本症，而此处又提到恶寒这一症状，是因为这个恶寒与太阳中风证的恶寒有所不同。太阳中风证因遇风而兼见恶寒，太阳伤寒证则是无风的时候也有恶寒。寒邪外束，因此身体疼痛；寒邪侵入体内，因此出现呕逆。寒邪导致脉紧，脉的阴阳指的是浮沉，不专门指寸尺。然而当感受寒邪并不严重，且机体被寒邪损伤较轻时，也有身体不疼痛、脉象浮缓的情况。

【伤寒论】太阳病，发热而渴，不恶寒者，为温病。

【伤寒论注】太阳病而渴，是兼少阴矣。然太、少两感者，必恶寒而且烦满。今不烦满，则不涉少阴。反不恶寒，则非伤寒而为温病矣。温病内外皆热，所以别于中风、伤寒之恶寒发热也。此条不是发明《内经》冬伤于寒，春必病温义，乃概言太阳温病之症如此，若以春温释之，失仲景之旨矣。夫太阳一经，四时俱能受病，不必于冬。人之温病，不必因于伤寒，且四时俱能病温，不必于春。推而广之，则六经俱有温病，非独太阳一经也。

【白话解】太阳病出现口渴说明兼有少阴病。然而太少两感，必然会出现恶寒而且烦满。现在没有出现烦满，则说明本病不涉及少阴。反而不恶寒，则是说明本病不是伤寒，而是温病。温病体内外都有热，这一点有别于太阳中风证、伤寒证的恶寒发热。这一条文不是对《素问·生气通天论》中"冬伤于寒，春必温病"的发挥，而是概括论述了太阳温病的症状特点，如果以春温来解释本条文，那么就会有失于仲景的原意。太阳经四时都能受邪发病，不一定在冬天才感受邪气。病人得温病，不一定因为伤寒，而是一年四季都能患温病，不一定在春天发病。由此可以推论，六经均有温病，并非只是太阳一经。

【伤寒论】发汗已，身灼热者，名曰风温。

【伤寒论注】此正与《内经》伏寒病温不同处。太阳中暑，亦有因于伤寒者，虽渴而仍恶寒。太阳温病，反不恶寒而渴者，是病根不因于寒，而因于风。发热者，病为在表，法当汗解，然不恶寒，则非麻黄桂枝所宜矣。风与温相搏，发汗不如法，风去而热反炽。灼热者，两阳相熏灼，转属阳明之兆也。

【白话解】这句话所论述的情况正是与《内经》所论"伏寒病温"的不同之处。太阳中暑，也有伤寒所致的，病人虽然口渴却仍然恶寒。太阳温病，反而不恶寒却口渴，这是因为疾病的根源不在于寒邪，而在于风邪。发热是病在表的体现，理应用发汗的方法祛除病邪，然而不恶寒，说明这并非是麻黄汤、桂枝汤的适应证。风邪与温邪相搏结，如果发汗不得法的话，风邪祛除的同时，邪热会加重。灼热是风邪与温邪两种阳邪相合，病将转属于阳明病的征兆。

【伤寒论】太阳病，关节疼痛而烦，脉沉而细者，此名湿痹。

【伤寒论注】上条不恶寒，是太阳变症；此条脉沉细，是太阳变脉。渴是少阴症，沉细是少阴脉，太阳少阴为表里，故脉症相似也。然湿自内发，与外感不同。湿伤于下，与伤上者不同。故同为太阳受病，而脉症与总纲异耳。湿流骨节，故疼痛；太阳之气不宣，故烦；湿气痹闭而不行，故脉应其象而沉细。太阳之脉，从风则缓，从寒则紧，从湿则细，伤上则浮，伤下则沉。当因症而合脉，勿据脉而断症。如病发热、头疼，脉当浮反沉，是表症得里脉，故谓之反。如发汗多，因致痉而沉细，与夏月中暑而弦、细、芤、迟，皆因症而然，不得概谓之反。

【白话解】前条所述的不恶寒，是太阳病的变证；本条所述的脉沉细，是太阳病的变证之脉。口渴是少阴证，沉细是少阴脉。太阳和少阴互为表里，因此太阳病与少阴病的脉证也有相似之处。然而，体内所产生的湿邪，与外感之湿邪不同。湿邪侵及人体的下部与侵及人体的上部不同。因此，同样是太阳感邪发病，其具体的脉证表现与太阳病提纲证的描述有所区别。湿邪流注于关节，因此出现疼痛；太阳之阳气被湿邪阻遏不得宣散，因此烦闷；湿邪闭塞脉道，气不得行，因此出现脉象沉细。太阳病的脉象，因感受风邪而脉缓，因感受寒邪而脉紧，因感受湿邪而脉细，因邪气侵及上部而脉浮，因邪气侵及下部而脉沉。应当根据症状表现并结合脉象进行诊断，而不要仅凭脉象就诊断是何种病证。如果出现发热、头痛，脉象应当浮却出现脉沉，这是表证出现里脉，因此称之为"反"。如果发汗多，导致痉挛而脉象沉细，与夏季中暑时出现弦、细、芤、迟的脉象，都是因为病情的发展而产生的脉象，不可以一概称之为"反"。

【伤寒论】太阳病，欲解时，从巳至未上。

【伤寒论注】巳午为阳中之阳，故太阳主之。至未上者，阳过其度也。人身阴阳，上合于天，天气至太阳之时，人身太阳之病得藉其主气而解，此天人感应之理也。

【白话解】巳时、午时是阳中之阳，因此这一段时间是太阳当令之时。到了未时，便是阳气过度。人体的阴阳，与自然界阴阳相合，到了太阳当令的时辰，人体所患的太阳病便得以借助自然界太阳的阳气隆盛于外，而病邪可以解除，这正是天人相应的道理。

【伤寒论】欲自解者，必当先烦，乃有汗而解。何以知之？脉浮，故知汗出解也。

【伤寒论注】欲自解，便寓不可妄治意。诸经皆有烦而太阳更甚，故有发烦、反烦、更烦、复烦、内烦等症。盖烦为阳邪内扰，汗为阳气外发，浮为阳盛之脉。脉浮则阳自内发，故可必其先烦，见其烦必当待其有汗，勿遽妄投汤剂也。汗出则阳胜，而寒邪自解矣。若烦而不得汗，或汗而不解，则审脉定症，麻黄、桂枝、青龙，随所施而恰当矣。

【白话解】疾病将要自行缓解，这说明其中蕴含了不可乱治之意。六经病都可见烦症，而以太阳病的烦更为严重，因此有发烦、反烦、更烦、复烦、内烦等症。烦是体内有阳邪扰乱所致，汗出是阳气向外发散所致，脉浮是阳气隆盛的脉象。脉浮说明阳气自内而发，因此必然先出现烦，烦这一症状必然等到汗出后阳气向外发散而解除，此时切勿匆忙地乱用汤剂。汗出是阳胜的表现，阳胜则寒邪可以自行解除。如果烦同时无汗出，或者汗出之后烦却不能解除，则应当审查脉证，麻黄汤、桂枝汤、大青龙汤，选择最为恰当的方药施予治疗。

【伤寒论】太阳病未解，脉阴阳俱停，必先振栗汗出而解。但阳脉微者，先汗出而解；但阴脉微者，下之而解。若欲下之，宜调胃承气汤。

【伤寒论注】言未解便有当解意。停者，相等之谓。阳脉微二句，承上之词，不得作三段看。太阳病，阳浮而阴弱，是阳强也。今阳脉微即是阴阳俱停，病虽未解，已是调和之脉，其解可知矣。脉但浮者，为阳盛，必先烦而有汗；阳脉微者，为阳虚，必先振栗而汗出。振栗是阴津内发之兆，汗出是阳气外发之征也。此阴阳自和而愈，可勿药矣。但阴脉微而阳脉仍浮，阳气重可知，与风寒初中之脉虽同，而热久汗多，津液内竭，不得更行桂枝汤，亦不得执太阳禁下之定法矣。表病亦有因里实而不解者，须下之而表自解。若欲下之，有踌躇顾虑之意。宜者，审定之词。以其胃不调而气不承，故宜之。

此条是桂枝汤变局。阳已微，须其自汗；阳尚存，当知调胃。以太阳汗多，恐转属阳明。

【白话解】言"未解"，说明其中寓有当解的意思。"停"是相等的意思。"阳脉微"这两句，承接前文，不应当作三段看待。太阳病，脉象阳浮而阴弱，说明阳脉盛。现在是阳脉微，即阴阳相等，疾病虽然尚未解除，但已经显现出调和的脉象，由此可知疾病可以解除。脉象只是呈现出浮象，是阳盛的表现，必然先出现烦的症状，而后汗出；阳脉微，则是阳虚的表现，必然先出现寒战，而后汗出。寒战是阴津内发的征兆，汗出是阳气外发的征兆。如此，阴阳自行调和而疾病痊愈，就可以不再用药治疗了。如果只是阴脉微而阳脉仍然呈现浮象，说明阳气重盛，这一脉象与初感风寒的脉象虽然相同，但是由于热的时间较为长久，汗出较多，致使津液耗竭，这样就不能再用桂枝汤治疗了，也不适合于太阳病禁下的定法了。表证也有因为里实证的存在而不能解除者，需要攻里实，而后表证可以自行解除。"若欲下之"一句中有踌躇顾虑的意思。"宜"是审定之词，因为胃气不调和，从而腑气不顺承，所以用"宜"字。

本条是桂枝汤证的变证。阳气已经微弱，需要病人自汗作解；阳气尚存，可以调和胃气。考虑到太阳病汗出过多，唯恐疾病转属阳明经。

【伤寒论】太阳病，下之而不愈，因复发汗，此表里俱虚，其人因致冒，冒家汗出自愈。所以然者，汗出表和故也。得里未和，然后复下之。

【伤寒论注】太阳病，只得个表不和，初无下症，其里不和，多由汗下倒施而得也。表里俱虚，指妄汗下亡津液言。其阳邪仍实，故表里不解。冒者如有物蒙蔽之状，是欲汗之兆也。因妄下后阳气怫郁在表，汗不得遽出耳，待汗出冒自解。然但得个表和，其津液两虚，阳已实于里，故里仍未和。里症既得，然后下之，此虽复下，治不为逆矣。

【白话解】太阳病只是表不和，最初是没有可攻下之证的，之所以会出现里气不和，多由发汗与攻下的治疗顺序颠倒所致。"表里俱虚"是针对不合理地使用了发汗、攻下导致阴津损伤而言。本病的阳邪仍然很盛，因此表里的邪气不能解除。"冒"就像眼前有东西蒙蔽的样子，这是将要汗出的征兆。是乱用攻下之后，阳气闭郁在表，汗液不能顺利外出所致，待汗出之后，"冒"的症状可以自行消除。然而，这只是表证解除，病人津液受损，阳邪已经充实在里，因此里证尚未解除。里证既然存在，应当用攻下的方法治疗，这样做虽然是重复地使用了攻下的方法，但这不是误治。

【伤寒论】问曰：病有战而汗出，因得解者，何也？答曰：脉浮而紧，按之反芤，此为本虚，故当战而汗出也。其人本虚，是以发战，以脉浮，故当汗出而解。若脉浮而数，按之不芤，此人本不虚。若欲自解，但汗出耳，不发战也。

【伤寒论注】战，即振栗之谓。治病必求其本，本者，其人平日禀气之虚实。紧者，急也，与数同而有别，盖有虚实之分焉，又必按之芤不芤，而虚实之真假毕具。

【白话解】"战"是寒战的意思。治病必求其本，所谓"本"是指平时病人所禀赋的正气是否充盛。"紧"是急的意思，与数脉同中有异，两者有虚实之别。同时还应看是否是芤脉，这样病证是虚还是实就可以断定了。

【伤寒论】问曰：病有不战不汗出而解者，何也？答曰：其脉自微，此以曾经发汗，若吐、若下、若亡血，以内无津液。此阴阳自和，必自愈，故不战不汗出而解也。

【伤寒论注】内无津液，安能作汗？战由汗发，无汗故不战也。复用"此"字须着眼，妄治之后，内无津液，阴阳岂能自和？必当调其阴阳。不然，脉微则为亡阳，将转成阴症矣。

【白话解】体内津液亏乏，怎么能够作汗外出呢？寒战是因汗出而发作的，如果没有汗出，那么也不会出现寒战。再次用了"此"字，须着重看一下，胡乱施治之后，导致体内津液亏乏，阴阳又怎么能够自行调和呢？必须调和其阴阳。否则，脉微说明阳气败亡，本证恐怕将要转变成阴证了。

【伤寒论】问曰：伤寒三日，脉浮数而微，病人身凉和者，何也？答曰：此为欲解也。解以夜半，脉浮而解者，濈然汗出也；脉数而解者，必能食也；脉微而解者，必不汗出也。

【伤寒论注】脉而浮数，今三日而转微；身初发热，今三日而身凉。即伤寒三日，少阳脉小为欲愈之义也。此伤寒本轻，不须合六七日之期，亦不必再求其有汗，夜半时阳得阴，则余邪尽解矣。此微与前条不同，因未曾妄治，津液未亡，故三日自解。阴平阳秘，不须汗出也，正教人不当妄汗耳。

上论太阳脉症大略。

【白话解】原本浮数的脉象，现在经过三日转变成微脉；身体最初的发热，现在经过三日转变成身凉。这正是伤寒三日，少阳病的脉象转为脉小为欲愈的含义所在。这种寒病情原本轻微，不须六七日，也不必再等其汗出，到了半夜时，阳热得阴助，则残余的邪气就会完全解除。这里的"微"与前面条文中的不同，因为没有胡乱施治，津液没有损伤，因此三日的时间邪气可以自行解除。已经达到阴阳平衡，则不需要再发汗以祛除邪气，这正是告诫人们不应该乱用发汗之法。

以上论述了太阳病脉证的概要。

★桂枝汤证上

【伤寒论】太阳病，头痛，发热，汗出，恶风者，桂枝汤主之。

【伤寒论注】此条是桂枝本证，辨症为主，合此症即用此汤，不必问其为伤寒、中风、杂病也。今人凿分风、寒，不知辨症，故仲景佳方置之疑窦。四症中，头痛是太阳本症。头痛、发热、恶风，与麻黄症同。本方重在汗出，汗不出者，便非桂枝症。

【白话解】此条主要讲的是桂枝汤证的本证，以辨症状为主，要抓住主症，符合此症状即可用此方，不必拘泥于太阳伤寒证、太阳中风证或杂病。现在有些医生临床的重点放在了区分中风与伤寒，但却不知辨证，结果使仲景的妙方置于存疑无用之地。本条描述的四个主要症状中，头痛是太阳病的本症。头痛、发热、恶风，与麻黄汤证的症状相同。本方所治之症中最主要的是汗出，若无汗出者，就不是桂枝汤证了。

【伤寒论】太阳病，外证未解，脉浮弱者，当以汗解，宜桂枝汤。

【伤寒论注】此条是桂枝本脉，明脉为主。今人辨脉不明，故于症不合。伤寒、中风、杂病，皆有外证。太阳主表，表症咸统于太阳。然必脉浮弱者，可用此解外。如但浮不弱，或浮而紧者，便是麻黄症，要知本方只主外证之虚者。

【白话解】此条讲的是桂枝汤证的主要脉象，以辨脉为主。现在有些医生不能明确地辨析脉象，以至于脉象与症状不相符合。太阳伤寒、太阳中风及杂病，都有表现在外的一些症状。太阳主表，表证均隶属于太阳病。然而必须是浮弱的脉象，才能用桂枝汤治疗。如果脉象只是浮，但不弱，或者脉象浮而紧,那便是麻黄汤证。要知道桂枝汤治疗的太阳表证是太阳中风表虚证。

【伤寒论】太阳中风,阳浮而阴弱,阳浮者热自发,阴弱者汗自出,啬啬恶寒,淅淅恶风,翕翕发热,鼻鸣干呕者,桂枝汤主之。

【伤寒论注】此太阳中风之桂枝症,非谓凡中风者,便当主桂枝也。前条脉症,是概风、寒、杂病而言。此条加中风二字,其脉其症,悉呈风象矣。上条言脉浮而弱者,是弱从浮见。此阳浮者,浮而有力,此名阳也。风为阳邪,此浮为风脉,阳盛则阴虚,沉按之而弱。阳浮者,因风中于卫,两阳相搏,故热自发,是卫强也;阴弱者,因风中于营,血脉不宁,故汗自出,是营弱也。两自字便见风邪之迅发。啬啬,欲闭之状;淅淅,欲开之状;翕翕,难开难闭之状。虽风、寒、热三气交呈于皮毛,而动象是中风所由然也。风之体在动,风之用在声,风自皮毛入肺,自肺出鼻,鼻息不和则鸣,此声之见于外者然也;风淫于内,木动土虚,胃气不和,故呕而无物,此声之出于内者然也。干呕是风侵胃腑,鼻鸣是风袭阳明,而称太阳者,以头项强痛故耳。亦以见太阳为三阳,阳过其度矣。

【白话解】此条主要讲的是太阳中风证中的桂枝汤证,而并不是说凡是中风者,都用桂枝汤治疗。前面条文所述的脉与症,是概述外感风寒与内伤杂病的。此条文增加了"中风"二字,其所表现的脉象、症状均呈现出"风"的征象。前面条文所说的脉浮而弱者,是浮脉之中显现弱而无力之象。此条所谓"阳浮"者,是脉浮而有力之象,因此称为"阳"。风为阳邪,这里的脉浮代表有风邪。阳盛就会导致阴虚,因此重按脉象弱而无力。"阳浮"是因为风邪侵袭卫表,卫阳与属阳性的风邪相搏,因此发热,这是卫中邪气强。"阴弱"是因为风邪侵袭营阴,血脉运行失常,因此汗出,这是营阴不足之象。两个"自"字,便可以看出风邪速发的特性。"啬啬",是欲闭的样子;"淅淅",是欲开的样子;"翕翕",是难开难闭的样子。虽然风、寒、热三种外邪均会侵及肌表,但病人的临床表现是感受风邪所致。风之体在动,风之用在声,风邪从皮毛入肺,从肺出鼻,鼻息不调畅,所以鼻鸣有声,这是风邪的作用显现于外所致。风邪侵袭于人体,风属木,木克土,容易导致土虚致胃气不和,因此出现呕而无物的干呕,这是风邪的作用显现于体内所致。干呕是风邪侵袭胃腑所致,鼻鸣是风邪侵袭阳明所致。而本病称为太阳病,是头项强痛的原因。从中也可以看出太阳是三阳中之重阳,阳气隆盛。

【伤寒论】太阳病,初服桂枝汤,反烦不解者,先刺风池、风府,却与桂枝汤则愈。

【伤寒论注】前条治中风之始，此条治中风之变。桂枝汤煮取三升，初服者，先服一升也；却与者，尽其二升也。热郁于心胸者，谓之烦；发于皮肉者，谓之热。麻黄症发热无汗，热全在表；桂枝症发热汗出，便见内烦。服汤反烦而外热不解，非桂枝汤不当用也，以外感之风邪重，内之阳气亦重耳。风邪本自项入，必刺风池、风府，疏通来路，以出其邪，仍与桂枝汤，以和营卫。《内经》曰：表里刺之，服之饮汤。此法是矣。

【白话解】前面的条文主要论述治疗太阳中风证的初始阶段，此条文主要论述治疗太阳中风证的变化阶段。桂枝汤煮取三升，"初服"者，是指服第一升药液时；"却与"者，是指服完后两升药。热邪郁滞于心胸者，导致心烦；热邪发显于皮肉者，导致发热。麻黄汤证表现为发热无汗，是热全在肌表；桂枝汤证表现为发热汗出，便可见烦。服用桂枝汤后反见心烦且外热不能解除，并非是桂枝汤不应当使用，而是外感风邪较重，内在的阳气郁滞也很重的缘故。风邪原本从颈部的后侧入侵人体，治疗时应针刺风池穴、风府穴，疏通邪气入侵的道路，以便于风邪外出。针刺后仍给予桂枝汤，以调和营卫。《素问·评热病论》曰："表里刺之，饮之服汤。"正是论述的此法。

【伤寒论】太阳病发热汗出者，此为营弱卫强，故使汗出。欲救邪风者，宜桂枝汤主之。

【伤寒论注】此释中风汗出之义，见桂枝汤为调和营卫而设。营者，阴也；卫者，阳也。阴弱不能藏，阳强不能密，故汗出。

【白话解】此条文主要阐释太阳中风证汗出的原因，体现出桂枝汤是为调和营卫而设立的。营属阴，卫属阳。营阴弱而不能内藏，卫中邪气强盛而致卫气不能固密，因此导致汗出。

【伤寒论】形作伤寒，其脉不弦紧而弱，弱者必渴。被火者，必谵语。弱者发热，脉浮，解之，当汗出而愈。

【伤寒论注】形作伤寒，见恶寒、体痛、厥逆，脉当弦紧而反浮弱，其本虚可知，此东垣所云劳倦内伤症也。夫脉弱者，阴不足。阳气陷于阴分必渴，渴者液虚故也。若以恶寒而用火攻，津液亡必胃实而谵语。然脉虽弱而发热、身痛不休，宜消息和解其外，谅非麻黄所宜，必桂枝汤，啜热稀粥，汗出则愈矣。此为夹虚伤寒之症。

【白话解】病证表现类似伤寒，出现恶寒、体痛、厥逆等症状，脉象本应该是弦紧，却出现浮弱的脉象，由此可知本证属正气不足，这也正是李东垣所说的劳倦内伤证。脉弱是阴液不足的体现。阳气内陷于阴分，必然会出现口渴，口渴是津液亏虚所致。如果因为病人表现为恶寒而使用火法治疗，必然导致津液受损，严重者致胃肠实热亢盛而谵语。然而，脉象虽弱而发热、身痛症状一直不缓解，应当斟酌用调和的方法解除外邪，这就不适合用麻黄汤治疗了，必须服用桂枝汤，然后再喝热稀粥，待汗出后疾病可以痊愈。这是虚人外感的病证。

【伤寒论】伤寒发汗，解半日许，复烦，脉浮数者，可更发汗，宜桂枝汤。

【伤寒论注】前条解伤寒之初，此条辑伤寒之后。前条因虚寒，此条因余热。卫解而营未解，故用桂枝更汗也。可知桂枝汤主风伤卫，治风而不治寒之谬矣。浮弱是桂枝脉，浮数是麻黄脉。仲景见麻黄脉症，即用麻黄汤，见桂枝脉症，便用桂枝汤。此不更进麻黄而却与桂枝者，盖发汗而解，则麻黄症已罢。脉浮数者，因内烦而然，不得仍认麻黄汤脉矣。麻黄汤纯阳之剂，不可以治烦。桂枝汤内配芍药，奠安营气，正以治烦也。且此烦因汗后所致，若再用麻黄发汗，汗从何来？必用啜热粥法始得汗。桂枝汤本治烦，服桂枝汤后外热不解，而内热更甚，故曰反烦。麻黄症本不烦，服汤汗出，外热初解，而内热又发，故曰复烦。凡曰麻黄汤主之、桂枝汤主之者，定法也。服桂枝不解，仍与桂枝；汗解后复烦，更用桂枝者，活法也。服麻黄复烦者，可更用桂枝；用桂枝复烦者，不得更用麻黄。且麻黄脉症，但可用桂枝更汗，不可先用桂枝发汗，此又活法中定法矣。前二条论治中风，此二条论治伤寒，后二条论治杂病，见桂枝方之大用如此。

【白话解】前面条文治疗的是伤寒发病初期的情况，本条所收集的是伤寒发病后期的情况。前文病证是因为虚人感寒所致，本条是因为余热未尽所致。卫分的邪气已解而营分的病情未除，因此再用桂枝汤发汗治疗。由此可知，认为桂枝汤主要是治疗风邪伤及卫分，只能祛除风邪而不祛除寒邪的认识是错误的。浮弱是桂枝汤证的主脉，浮数是麻黄汤证的主脉。仲景看到麻黄汤证的脉证，就用麻黄汤治疗，遇到桂枝汤证的脉证，就用桂枝汤治疗。本条不再用麻黄汤而是用桂枝汤治疗的原因是发汗后麻黄汤证已经解除了。脉浮数是因有心烦所致，不应该再认为这是麻黄汤证的脉象了。麻黄汤是纯阳的方剂，不能治疗这种内有的心烦症。桂枝汤里用到了芍药，这是为了安养营阴而设，正适合治疗这种内有的心烦症。而且这里的"烦"是发汗后所导致的，如果再用麻黄汤发汗的话，汗将从哪里来呢？必然要用喝热稀粥的方法才能出汗。桂枝汤原本可以治疗"烦"，服用桂枝汤后表热没有解除，而且里热更加严重，因此称之为"反烦"。麻黄汤证原本没有"烦"这个症状，服用麻黄汤发汗后，表热刚刚解除，而里热又发作，因此称之为"复烦"。凡是说麻黄汤主之、桂枝汤主之，都是固定常法。服用桂枝汤而病证没有解除，仍然再服用桂枝汤；发汗之后又出现"烦"，再用桂枝汤治疗的，都是灵活变通的方法。服用麻黄汤后出现"烦"的病人，可以再服用桂枝汤治疗；服用桂枝汤后出现"烦"的病人，就不能再用麻黄汤治疗了。而且，如果出现了麻黄汤治疗的脉证，只可以用桂枝汤再发其汗，而不可以先用桂枝汤发汗，这又是灵活变通之法中的定法。前面两条原文所论述的是太阳中风证的治疗，这两条原文所论述的是太阳伤寒证的治疗，后面两条原文所论述的是杂病的治疗，可见桂枝汤的临床应用之法大致如此。

【伤寒论】病人脏无他病，时发热，自汗出而不愈者，此卫气不和也。先其时发汗则愈，宜桂枝汤主之。

【伤寒论注】脏无他病，知病只在形躯。发热有时，则汗出亦有时，不若外感者，发热汗出不休也。《内经》曰：阴虚者，阳必凑之，故时热汗出耳。未发热时，阳犹在卫，用桂枝汤啜稀热粥，先发其汗，使阴出之阳，谷气内充，而卫阳不复陷，是迎而夺之，令精胜而邪却也。

【白话解】脏无他病，说明病只在形躯。发热是阵发性的，说明汗出也是阵发性的，这一点不像外感病的发热和汗出是持续性出现的。《素问·评热病论》曰："阴虚者，阳必凑之，故少气时热而汗出也。"本证尚未发热的时候，阳气仍在卫分，服用桂枝汤，再喝热稀粥，先发其汗，使里面的营阴出于表，因喝热稀粥后水谷精微之气充实，从而避免卫阳内陷，这是"迎而夺之"，使正胜而邪去之意。

【伤寒论】病尝自汗出者，此为营气和。营气和者外不谐，以卫气不共营气和谐故耳。营行脉中，卫行脉外，复发其汗，营卫和则愈，宜桂枝汤。

【伤寒论注】发热时汗便出者，其营气不足，因阳邪下陷，阴不胜阳，故汗自出也；此无热而常自汗者，其营气本足，因阳气不固，不能卫外，故汗自出。当乘其汗正出时，用桂枝汤啜稀热粥。是阳不足者，温之以气，食入于阴，气长于阳也。阳气普遍，便能卫外而为固，汗不复出矣。和者平也，谐者合也。不和见卫强，不谐见营弱，弱则不能合，强则不能密，皆令自汗，但以有热无热别之，以时出常出辨之，总以桂枝汤啜粥汗之。

上条发热汗出，便可用桂枝汤，见不必头痛、恶风俱备。此只自汗一症，即不发热者亦用之，更见桂枝方于自汗为亲切耳。

【白话解】发热兼见汗出者，说明营阴不足，这是因为外邪内陷，阴不胜阳，因此导致自汗。这条原文论述的是没有发热却经常自汗的情况，说明营阴原本是充足的，因为阳气不能固护于外，因此自汗出。应当趁病人正在出汗的时候，服用桂枝汤，并喝热稀粥辅助。这是阳不足者，温之以气，食入于阴，气长于阳的道理。阳气遍循周身，就能起到防御固护人体的作用，这样就不再自汗了。"和"是平的意思，"谐"是合的意思。不和说明卫中邪气盛，不谐体现营阴不足，营阴不足因此不能配合卫阳，卫中邪气盛因此导致卫阳不能固密，这些均可以导致自汗出，只是以有没有发热加以区分，以阵发性还是持续性出现加以辨别，总之是用桂枝汤并且喝热稀粥而发汗的方法治疗。

前文述发热汗出，就可以服用桂枝汤治疗，由此可见，不一定头痛、恶风都出现才能用桂枝汤。这一条只提到了自汗这一个症状，说明不发热的也可以用桂枝汤，可见对于桂枝汤证而言，在辨证过程中，自汗比发热更为主要。

【伤寒论】太阳病，外症未解，不可下也，下之为逆。欲解外者，宜桂枝汤。

【伤寒论注】外症初起，有麻黄、桂枝之分。如当解未解时，惟桂枝汤可用，故桂枝汤为伤寒、中风、杂病解外之总方。凡脉浮弱、汗自出而表不解者，咸得而主之也。即阳明病脉迟汗出多者宜之，太阴病脉浮者亦宜之。则知诸经外症之虚者，咸得同太阳未解之治法，又可见桂枝汤不专为太阳用矣。

【白话解】表证初期的时候，有麻黄汤证、桂枝汤证之分。如果病证本应该解除而尚未解除的时候，只有桂枝汤可以应用，由此可见，桂枝汤是伤寒、中风及杂病过程中解除表证的总方。凡是脉浮弱、自汗出而且表证没有解除者，均可以用桂枝汤治疗。即使是阳明病脉迟、汗出多者，也可以用桂枝汤治疗；太阴病脉浮者，也可以用桂枝汤治疗。由此可知，各经病表证属于虚者，都和太阳表证的治法相同，同时也说明桂枝汤并不是专为太阳病而设的。

【伤寒论】太阳病，先发汗不解，而复下之，脉浮者不愈。浮为在外，当须解外则愈，宜桂枝汤。

【伤寒论注】误下后而脉仍浮，可知表症未解，阳邪未陷，只宜桂枝汤解外，勿以脉浮仍用麻黄汤也。下后仍可用桂枝汤，乃见桂枝方之力量矣。

【白话解】误用了下法之后，脉象仍浮，说明表证尚未解除，外邪没有入里，只适合用桂枝汤解表，不要因为脉浮，还用麻黄汤治疗。下后仍然可以用桂枝汤，这也体现出桂枝汤的作用范围之广。

【伤寒论】太阳病，下之，其气上冲者，可与桂枝汤，用前法；若不上冲者，不得与之。

【伤寒论注】气上冲者，阳气有余也，故外虽不解，亦不内陷，仍与桂枝汤汗之，上冲者，因而外解矣。上条论下后未解脉，此条论下后未解症，互相发明更进桂枝之义。用前法，是啜稀热粥法，与后文依前法、如前法同。若谓汤中加下药，大谬。

【白话解】"气上冲"是阳气充盛的体现，因此可知表邪虽然没有解除，但也没有入里，仍然可用桂枝汤发汗，正因为有气上冲的症状，所以病情才能随汗而解。前一条文论述了下后邪气没有解除的脉象，本条文论述了下后邪气没有解除的症状，互为补充，使桂枝汤的应用方法更为明确。"用前法"是说还包括喝热稀粥的方法，这一点与后文的"依前法""如前法"相同。如果说在汤药中加入攻下药，则是错误的。

【伤寒论】伤寒，医下之，续得下利清谷不止，身疼痛者，急当救里；后清便自调，身体痛者，急当救表。救里，宜四逆汤；救表，宜桂枝汤。

【伤寒论注】寒邪在表而妄下之，移寒于脾，下利不止，继见完谷，胃阳已亡矣。身疼未除，是表里皆困，然犹幸此表邪之未除，里邪有可救之机。凡病从外来，当先解外。此里症既急，当舍表而救里，四逆汤自不容缓。里症既差，表症仍在，救表亦不容缓矣。身疼本麻黄症，而下利清谷，其腠理之疏可知，必桂枝汤和营卫，而痛自解。故不曰攻而仍曰救，救表仍合和中也。温中之后，仍可用桂枝汤，其神乎神矣。

【白话解】寒邪在表而乱用攻下的方法治疗，会导致寒邪伤及脾阳，出现下利不止，继而会出现排出不消化的食物，这是胃阳败亡的表现。周身疼痛没有解除，这是表里都被邪气所困的体现，然而所幸的是，虽然表邪没有解除，但里邪尚有可解除的机会。凡是病邪从外而来，应该先解除在外的邪气。本条文所述的是在里的病证病情紧急，因此应该先放弃表证而急治里证，应该刻不容缓地使用四逆汤治疗。在里的病证解除之后，如果表证仍在的话，也应该抓紧时间解除表邪。周身疼痛原本是麻黄汤证的主要症状，而下利清谷的出现，说明本证腠理疏松，必须用桂枝汤调和营卫，这样周身疼痛就可以解除了。因此，这里不是说"攻"而是说"救"，所说的"救表"寓有和中之义。在温中之后，仍然可以用桂枝汤治疗，桂枝汤的作用真是神啊！

【伤寒论】下利腹胀满，身体疼痛者，先温其里，乃攻其表。温里，宜四逆汤，攻表，宜桂枝汤。

【伤寒论注】下利而腹尚胀满，其中即伏清谷之机，先温其里，不待其急而始救也。里和而表不解，可专治其表，故不曰救而仍曰攻。

【白话解】下利且腹部胀满，其中隐含着泄下未消化食物之意，先温里散寒，不能等到病情急重时方才救治。里气调和之后，如果表邪尚未尽解，这时候就可以专治表证了，因此不说"救"而说"攻"。

【伤寒论】吐利止而身痛不休者，当消息和解其外，宜桂枝汤小和之。

【伤寒论注】吐利是脏腑不和，非桂枝汤所治；止后而身痛不休，是营卫不和，非麻黄汤所宜。和解其外，唯有桂枝一法；消息其宜，更有小与之法也。盖脉浮数，身疼痛，本麻黄之任，而在汗下后，则反属桂枝。是又桂枝之变脉变症，而非复麻黄之本症本脉矣。

【白话解】吐利是脏腑不和的表现，不是桂枝汤所能治疗的；吐利停止之后而周身疼痛仍在，这是营卫不和的表现，不是麻黄汤所能治疗的。和解其外，只有用桂枝汤这一种方法；斟酌使用此法，更有稍用此法之意。脉浮数，周身疼痛，原本适合用麻黄汤治疗，然而在发汗、攻下之后，这些症状反而属于桂枝汤治疗的范畴。这又是桂枝汤证的变化之脉证，而并非是麻黄汤证的原本之脉证。

【伤寒论】伤寒，大下后，复发汗，心下痞，恶寒者，表未解也。不可攻痞，当先解表，表解乃可攻痞。解表宜桂枝汤，攻痞宜大黄黄连泻心汤。

【伤寒论注】心下痞，是误下后里症；恶寒，是汗后未解症。里实表虚，内外俱病，皆因汗、下倒施所致。表里交持，仍当遵先表后里，先汗后下正法。盖恶寒之表，甚于身疼；心下之痞，轻于清谷，与救急之法不同。

此四条是有表里症，非桂枝本病，亦非桂枝坏病。仲景治有表里症，有两解表里者，有只解表而里自和者，有只和里而表自解者，与此先救里后救表，先解表后攻里，遂成五法。

【白话解】心下痞，是误用攻下之后出现的里证；恶寒，是发汗后尚未解除的症状。里实表虚，内外俱病，都是因为发汗、攻下的治疗顺序颠倒所致。表里同病，仍然应该遵循先治表后治里，先用发汗后用攻下的正治之法。一般来讲，表证中恶寒的重要性比周身疼痛要大；里证中心下痞的重要性较之下利清谷为小，这与救急之法有所不同。

这四条是表里同病，而并非是桂枝汤证的本病，也不是桂枝汤证的变证。仲景治疗表里同病，有表里同治的方法，有只治表证而里证自愈的方法，有只治里证而表证自愈的方法，与本条所述的先治里后治表，以及先治表后治里的方法，共成五种方法。

【伤寒论】伤寒，不大便六七日，头痛有热者，与承气汤。其大便圊者，知不在里，仍在表也，当须发汗。若头痛者必衄，宜桂枝汤。

【伤寒论注】此辨太阳阳明之法也。太阳主表，头痛为主；阳明主里，不大便为主。然阳明亦有头痛者，浊气上冲也；太阳亦有不大便者，阳气太重也。六七日是解病之期，七日来仍不大便，病为在里，则头痛身热属阳明。外不解由于内不通也，下之里和而表自解矣。若大便自去，则头痛身热，病为在表，仍是太阳，宜桂枝汗之。若汗后热退而头痛不除，阳邪盛于阳位也，阳络受伤，故知必衄，衄乃解矣。

本条当有汗出症，故合用桂枝、承气。有热，当作身热。大便圊，从宋本订正，恰合不大便句。见他本作小便清者，谬。宜桂枝句，直接发汗来，不是用桂枝止衄，亦非用在已衄后也。读者勿以词害义可耳。

【白话解】这条原文是辨别太阳病与阳明病的方法。太阳主表，以头痛为主要临床表现；阳明主里，以不大便为主要临床表现。然而，阳明病也有头痛，这是浊气上冲的缘故；太阳病也会出现不大便，这是阳气闭郁太重的缘故。六七天是疾病解除的日期。七天以来一直不大便，说明病在里，那么这个头痛、身热就属于阳明病。在表的邪气不能解除是因为在内的腑气不通，那么攻下之后，腑气通畅则表邪自然可以解除。如果大便已经通畅，而头痛、身热仍在的话，说明病在表，仍然属于太阳病，适合用桂枝汤发汗治疗。如果发汗后身热退却而头痛仍然不能解除，这是阳热邪气隆盛于头部，阳络受到邪热所伤，必然衄血，邪气随着血液外泄后疾病可愈。

本条应该有汗出的症状，因此合用桂枝汤、承气汤。"有热"应当是"身热"。"大便圊"一句是根据宋本《伤寒论》而订正的，恰好呼应"不大便"一句。其他版本的《伤寒论》有写作"小便清"的，这是错误的。"宜桂枝汤"是承接"当须发汗"一句，而并非是用桂枝汤来治疗衄血，也不是衄血后再用桂枝汤之意，读者不要误解其中的含义。

【伤寒论】太阳病，得之八九日，如疟状，发热恶寒，热多寒少，其人不呕，圊便欲自可，一日二三度发。脉微缓者，为欲愈也；脉微而恶寒者，此阴阳俱虚，不可更发汗、更吐、更下也；面色反有热色者，未欲解也，以其不得小汗出，身必痒，宜桂枝麻黄合半汤。

【伤寒论注】八九日是当解未解之时。寒热如疟，是虚实互发之症。太阳以阳为主，热多寒少，是主胜客负，有将解之兆矣。若其人不呕，是胃无邪；圊便是胃不实；脉微缓，是有胃气，应不转属阳明。一日二三度发，是邪无可容之地，正胜邪却，可弗药也。若其人热虽多而脉甚微，无和缓之意，是阴弱而发热；寒虽少而恶之更甚，是阳虚而恶寒。阴阳俱虚，当调其阴阳，勿妄治，以虚其虚也。若其人热多寒少，而面色缘缘正赤者，是阳气怫郁在表不得越，当汗不汗，其身必痒。八九日来，正气已虚，表邪未解，不可发汗，又不可不汗，故立此法。

诸本俱是各半，今依宋本。

【白话解】八九日是疾病应当解除却未能解除的时间。寒热如疟，这是虚实互见而发作的临床表现。太阳病以阳为主，发热多、恶寒少，这是正能胜邪，病证有将要解除的征兆。如果病人不呕吐，这说明胃中没有邪气；排便正常说明胃肠之腑中无有形之邪；脉微缓，这是有胃气的体现，应该不能转属为阳明病。一日二三度发，是邪气无可容之地，正胜能祛除邪气的体现，不必用药治疗。如果病人发热虽明显，但脉象特别微弱，没表现出和缓的态势，这就是阴虚而发热；如果寒邪虽然少，但是病人恶寒严重，这就是阳虚而恶寒。如果阴阳都虚弱，应当调补阴阳，不能乱治，以至于使虚损更加严重。如果病人发热重恶寒轻，而且满面通红，这就是阳气闭郁在肌表不得发越所致，本应当汗出但是却没有汗出，必然出现身痒。经过八九日的病程，正气已经虚损，在表的邪气尚未解除，这时本不可以发汗，但又不得不发汗，因此确立了这种治法。

很多版本的《伤寒论》都记载本方是桂枝麻黄各半汤，本文中的记载是以宋本《伤寒论》为依据的。

【伤寒论】太阳病，发热恶寒，热多寒少，脉微弱者，此无阳也，不可发汗。宜桂枝二越婢一汤。

【伤寒论注】本论无越婢症，亦无越婢方，不知何所取义，窃谓其二字必误也。

此热多是指发热，不是内热。无阳，是阳已虚而阴不虚。不烦不躁，何得妄用石膏？观麻黄桂枝合半、桂枝二麻黄一二方，皆当汗之症，此言不可发汗，何得妄用麻黄？凡读古人书，须传信阙疑，不可文饰，况为性命所关者乎？且此等脉症最多。无阳不可发汗，便是仲景法旨。柴胡桂枝汤，乃是仲景佳方。若不头项强痛，并不须合桂枝矣。读书无目，至于病人无命，愚故表而出之。

【白话解】《伤寒论》中没有越婢证，也没有越婢方，不知"越婢"是根据什么意思取名，我个人认为这两个字必然是误字。

这里的"热多"是指发热，而不是内热。"无阳"是指阳气已虚而阴液未虚。不烦不躁，怎么能乱用石膏呢？纵观麻黄桂枝合半汤、桂枝二麻黄一汤这两张方子，都是应该发汗的病证，然而这条所说的是不可发汗，怎么能乱用麻黄呢？凡是读古人的书，必须去伪存真，不可文过饰非，更何况这是性命攸关的医书呢？况且这样的脉证是最为多见的。阳气不足不可以发汗，这就是仲景所确立的治病法则。柴胡桂枝汤就是仲景的一首很好的方子。如果未见到头项强痛，不一定非要合用桂枝汤。如果读书不仔细，就会害人性命，因此笔者要把这些情况说明一下。

【伤寒论】伤寒六七日，发热，微恶寒，肢节烦疼，微呕，心下支结，外症未去者，柴胡桂枝汤主之。

【伤寒论注】微恶寒，便是寒少；烦疼只在四肢骨节间，比身疼腰痛稍轻，此外症将解而未去之时也。微呕是喜呕之兆，支结是痞满之始，即阳微结之谓，是半在表半在里也。外症微，故取桂枝之半；内症微，故取柴胡之半。虽不及脉，而微弱可知；发热而烦，则热多可知。仲景制此轻剂以和解，便见无阳不可发汗，用麻黄石膏之谬矣。

【白话解】"微恶寒"说明寒邪不重；"烦疼"只出现在四肢骨节之间，较身痛腰痛稍微轻一些，这时正处于表证将要解除而尚未完全解除的时候。"微呕"是喜呕的征兆，"支结"是痞满的初起症状，就是所谓的"阳微结"，表明病邪一部分在表一部分在里。表证轻微，因此取用桂枝汤的一半；里证也不重，因此取用小柴胡汤的一半。虽然未提及脉象，但是也可推想出其脉象是微弱的。发热而且烦躁，说明邪热重。仲景创制这个轻缓的方剂以起到和解的作用，由此可见阳虚是不可以发汗的，如果用麻黄、石膏治疗那就错了。

【伤寒论】

桂枝汤

桂枝二两 去粗皮 芍药二两 甘草二两 炙 生姜二两 大枣十二枚

上以水七升，微火煮取三升，去滓，适寒温，服一升。服已须臾，啜热稀粥一升，以助药力。

【伤寒论注】此为仲景群方之冠，乃滋阴和阳、调和营卫、解肌发汗之总方也。桂枝赤色通心，温能扶阳散寒，甘能益气生血，辛能解散风邪，内辅君主，发心液而为汗。故麻、葛、青龙，凡发汗御寒咸赖之。唯桂枝汤不用麻黄，麻黄汤不可无桂枝也。本方皆辛甘发散，唯芍药之酸苦微寒，能益阴敛血，内和营气，故能发汗而止汗。先辈言无汗不得服桂枝汤，正以中有芍药能止汗也。芍药之功本在止烦，烦止汗亦止，故反烦、更烦与心悸而烦者咸赖之。若倍加芍药，即建中之剂，非发汗之剂矣。是方用桂枝发汗，即用芍药止汗。生姜之辛，佐桂以解肌，大枣之甘，助芍以和里，阴阳表里，并行而不悖，是刚柔相济，以为和也。甘草甘平，有安内攘外之能，用以调和气血者，即以调和表里，且以调和诸药矣。而精义又在啜热稀粥，盖谷气内充，则外邪不复入，余邪不复留。方之妙用又如此，故用之发汗，不至于亡阳；用之止汗，不至于贻患。今医凡遇发热，不论虚实，便禁谷食，是何知仲景之心法，而有七方①之精义者哉！

【白话解】桂枝汤是仲景众多方剂中的第一方，是滋阴和阳、调和营卫、解肌发汗的总方。桂枝色红通于心，性温能扶助阳气驱散寒邪，味甘能益气生血，味辛能解散风邪，在内辅助君主之官，发心液而产生汗。因此无论是麻黄汤、葛根汤，还是青龙汤，凡是发汗防御寒邪的方子都有桂枝这味药。桂枝汤中没有麻黄，但是麻黄汤中不能没有桂枝。桂枝汤方中都是辛甘发散的药物，唯独芍药是酸苦微寒之品，能益阴敛血，内和营气，因此桂枝汤能在发汗的同时止汗。前贤所说的无汗不得服桂枝汤，正是桂

---

① 七方："七方"说，源于《素问·至真要大论》。金·成无己正式提出"七方"名称。《伤寒明理药方论·序》说："制方之用，大、小、缓、急、奇、偶、复七方是也。"

枝汤中有芍药能止汗的缘故。芍药的作用原本是止烦，烦止则汗也就随之停止了，因此治疗反烦、更烦与心悸而烦等症的方子里都有芍药这味药。如果把桂枝汤中的芍药剂量加倍，就成了小建中汤之意了，那就不是发汗的方剂了。本方是用桂枝发汗，用芍药止汗。生姜的辛味，配合桂枝能起到解肌的作用；大枣的甘味，配合芍药调和里气。这样阴阳表里，并行不悖，这正是刚柔相济、调和阴阳之法。甘草味甘性平，有安内攘外的作用，用甘草调和气血，就是以之调和表里，而且还能调和诸药。而关键又在于喝热稀粥，因为水谷精气的充实，使外邪不再入侵，残余的邪气不得留存。桂枝汤的妙用就是这样，因此用桂枝汤发汗，不会出现阳气败亡；用桂枝汤止汗，也不至于出现邪气留恋而遗患的弊端。如今的医生凡是遇到发热的病人，无论虚证还是实证，便告诫病人禁忌谷食，这怎么能使人知晓仲景的治病心法，有七方的精义之处呢？

【伤寒论】温覆令一时许，遍身，微似有汗者益佳，不可令如水流漓，病必不除。若一服汗出病差，停后服，不必尽剂。

【伤寒论注】汗已遍身，则邪从汗解。此汗生于谷，正所以调和营卫，濡腠理，充肌肉，泽皮毛者也。令如水流漓，使阴不藏精，精不胜则邪不却，故病不除。世医只知大发其汗，即芍药亦不敢用，汗后再汗，岂不误人！

【白话解】汗出已经遍及周身，这样表邪可随汗出而解。汗液来源于水谷化生的精微物质，这个精微物质能调和营卫、濡润腠理、充实肌肉、润泽皮毛。如果发汗如水流漓，致使阴精不藏，正不胜邪，就会导致病邪不能解除。世间的医生只知道大发其汗，即使是芍药这样的药也不敢用，发汗后再发汗，这不是误人病情吗？

【伤寒论】若不汗，更服依前法。又不汗，后服小促其间。半日许，令三服尽。

【伤寒论注】前自汗，乃卫中邪汗。服汤后反无汗，是卫分之邪汗已尽，但谷气未充，精气未敷于营分耳。依前法便精胜而邪却，药势促则病除矣。

【白话解】前文所说的自汗，是卫表被邪气侵及导致的汗出。服用汤药后反而无汗，这是卫表的邪气已经解除，但是由于水谷精气尚未充实，精气不能敷布营分所致。按照前法用药及调护，就可以正胜邪去，提高药力而解除病邪。

【伤寒论】若痛重者，一日一夜服，周时观之，服一剂尽，病症犹在者，更作服。若汗不出，乃服至二三剂。

【伤寒论注】言病重者，药必倍之。一日一夜，当作二服，病在即促后服，勿使间断，便服至三剂无妨。盖桂枝汤是调和营卫，与麻黄汤专于发表不同，故可重汤叠剂以汗之，不必虑其亡阳也，若施之他方则误矣。

【白话解】所说的病重者，必然用药剂量要加倍。一日一夜，应当服二剂，如果病邪仍在，应缩短后续服药的间隔时间，并且不能间断用药，即使服用到第三剂也无妨。因为桂枝汤是调和营卫的方子，这一点与专于发汗的麻黄汤不同，因此可以加重剂量重复使用，不必考虑阳气的衰亡，如果别的方子也这样服用那就错了。

【伤寒论】禁生冷、黏滑、肉面、五辛、酒酪、臭恶等物。

【伤寒论注】凡服药便当禁此，因桂枝为首方，故录其后。每见病家禁其谷味，反与麦饮，岂非大悖。

【白话解】凡是服药都应当注意这些饮食禁忌，因为桂枝汤是仲景《伤寒论》中的第一首方子，因此将这些食物禁忌放在方后。每当看到病人禁食谷物，反而食用面食，都会想这难道不是大错吗？

【伤寒论】桂枝本为解肌，若其人脉浮紧，发热汗不出者，不可与也。当须识此，勿令误也。

【伤寒论注】解肌者，解肌肉之汗也。内肤之汗自出，故不用麻黄。若脉浮紧，是麻黄汤脉；汗不出，是麻黄汤症。桂枝汤无麻黄开腠理而泄皮肤，有芍药敛阴津而制辛热，恐邪气凝结，不能外解，势必内攻，为害滋大耳，故叮咛告诫如此。

桂枝之去其皮，去其粗皮也，正合解肌之义。昧者有去肌取骨之可笑。

【白话解】解肌，是指使汗液从肌肉而出。因肌肤之汗自出，所以不适合用麻黄。如果病人表现为脉浮紧，这是麻黄汤证的脉象；体表无汗，这也是麻黄汤证的临床表现。桂枝汤中无宣发腠理而驱邪的麻黄，却有既能收敛阴津又能克制辛热的芍药，唯恐会使邪气内收郁结，不能从体表解除，则邪气入里，引发更严重的疾病，所以反复告诫大家。

桂枝使用时去皮，是指去除它外边的粗皮，正好符合它解肌的含义。不明白的人认为这是去除桂枝的所有外皮而取其木质部分，实在是可笑。

【伤寒论】酒客病，不可与桂枝汤。得汤则呕，以酒客不喜甘故也。

【伤寒论注】平素好酒，湿热在中，故得甘必呕，仲景用方慎重如此，言外当知有葛根连芩以解肌之法矣。

【白话解】平常嗜好饮酒之人，多湿热蕴积在体内，因此服用甘味的药食必会出现呕吐的症状。仲景使用方剂如此慎重，言外之意应知道可以使用葛根连芩汤这样的方药来解除肌表之邪。

【伤寒论】凡服桂枝汤吐者，其后必吐脓血也。

【伤寒论注】桂枝汤不特酒客当禁，凡热淫于内者，用甘温辛热以助其阳，不能解肌，反能涌越，热势所过，致伤阳络，则吐脓血可必也。所谓"桂枝下咽，阳盛则毙"者以此。

上论桂枝汤十六条，凭脉辨症，详且悉矣。方后更制复方，大详服法，示人以当用；详药禁方，示人以不当用。仲景苦心如此，读者须知其因脉症而立方，不特为伤寒中风设，亦不拘于一经，故有桂枝症、柴胡症等语。

【白话解】桂枝汤不只是嗜酒的人应当禁忌，凡是热邪蕴积体内的，都要避免使用。甘温辛热的药物易助阳化火，不仅不能解除肌表之邪，反而能够资助热邪，引起呕吐。热邪为患，易损伤阳络，发生呕吐脓血之症。所说的"桂枝下咽，阳盛则毙"就是这种情况。

以上论述了有关桂枝汤的十六个条文，凭借脉象、辨析症状，讲得详尽而周密。桂枝汤方后又拟定了附方，重点指出了服用方法，告诉大家应该如何使用；详细地说明使用禁忌，告诉大家在何种情况下不应使用。仲景如此良苦用心，学习的人应当明白根据疾病的脉象及症状来确立方剂，这一点不只是对伤寒、中风而言，也不必拘泥于太阳一经病证，所以书中有桂枝汤证、柴胡汤证的说法。

★桂枝汤证下

【伤寒论】太阳病三日，已发汗，若吐、若下、若温针，仍不解者，此为坏病，桂枝不中与也。观其脉症，知犯何逆，随症治之。

【伤寒论注】《内经》曰：未满三日者，可汗而已。汗不解者，须当更汗。吐、下、温针之法，非太阳所宜，而三日中亦非吐下之时也。治之不当，故病仍不解。坏病者，即变症也。若误汗，则有遂漏不止，心下悸，脐下悸等症；妄吐，则有饥不能食，朝食暮吐，不欲近衣等症；妄下，则有结胸痞硬，协热下利，胀满清谷等症；火逆，则有发黄圄血，亡阳奔豚等症。是桂枝症已罢，故不可更行桂枝汤也。桂枝以五味成方，减一增一，便非桂枝汤。非谓桂竟不可用，下文皆随症治逆法。

【白话解】《素问·热论》曰："未满三日者，可汗而已。"发汗后表邪不解的，就应当再用发汗的方法治疗。涌吐、泻下、温针这些治法，都不是太阳病适宜的治法，并且病程三日也没到宜用吐、下两法的时机。因治疗方法不恰当，所以疾病仍然未愈。坏病，指的是病情复杂的变证。比如，发汗不当，就会出现自汗出淋漓不绝、心悸、脐下有跳动感等症状；乱用吐法，就会造成病人有饥饿感却吃不下、早上吃的食物晚上又吐出来、不想多加衣服等症状；乱用泻下的方法，就会出现结胸、心下痞硬，伴有表热的下利、腹胀满、下利清谷等症状；乱用火法，就会出现发黄、便血、奔豚气等症状及亡阳之证。这些都不是桂枝汤证，因此不能再用桂枝汤治疗了。桂枝汤由五味药组成，增加一味或减少一味都不能称为桂枝汤。并不是说桂枝汤不能使用了，下面的内容都是根据病情变化后的不同症状表现，应用桂枝汤进行加减治疗的情况。

【伤寒论】服桂枝汤，大汗出，脉洪大者，与桂枝汤，如前法。若形如疟，日再发者，汗出必解，宜桂枝二麻黄一汤。

【伤寒论注】服桂枝汤，取微似有汗者佳，若大汗出，病必不除矣。然服桂枝后大汗，仍可用之更汗，非若麻黄之不可复用也。即大汗出后，脉洪大，大烦渴，是阳邪内陷，不是汗多亡阳。此大汗未止，内不烦渴，是病犹在表，桂枝症未罢，当仍与之，乘其势而更汗之，汗自，邪不留矣。是法也，可以发汗，汗生于谷也；即可以止汗，精胜而邪却也。若不用此法，使风寒乘汗客于玄府，必复恶寒发热如疟状。然疟发作有时，日不再发，此则风气留其处，故日再发耳。必倍加桂枝以解肌，少与麻黄以开表，所谓奇之不去则偶之也，此又服桂枝后少加麻黄之一法。

【白话解】服用桂枝汤后，发汗的程度以微汗最佳，如果汗出量非常大，那么疾病一定不能根除。还需指出的是，虽然服用桂枝汤后汗出量多，仍然有可以再次使用桂枝汤发汗的情况，不像麻黄汤之类的方剂不能再次使用了。如果汗出过多，出现脉象洪大，并伴有严重的心烦、口渴之症，这是表邪内陷所致，而不是因大量汗出而导致的亡阳证。本条文中所说的大量汗出虽没有停止，却没有心烦、口渴的症状，提示病邪仍停留在体表，桂枝汤的症状还存在，所以此时仍可以继续使用桂枝汤，趁着邪气在表，再次用发汗的方法治疗，达到汗出周身有湿润感，则邪气可祛除。这种方法，既可用来发汗，因汗是水谷精微所化生的；也可以止汗，由正气战胜邪气所致。若不用这种方法治疗，则风寒之邪趁着机体出汗之时，停留在汗孔，那么就会出现反复恶寒发热，就像是疟疾发作一样。然而疟疾发作是有一定规律的，一日之内不会反复发作，而本条文中的症状是风寒之邪停留于肌表，因此出现一日内再次发生恶寒发热的表现。治疗时一定要用两倍的桂枝汤药量以解肌，少加些麻黄汤以宣散在表之邪。这就是所说的单数味药的药力不够，就双数味药配伍使用。这又是服桂枝汤后加少量麻黄汤的治法。

【伤寒论】太阳病，发汗，遂漏不止，其人恶风，小便难，四肢微急，难以屈伸者，桂枝加附子汤主之。

【伤寒论注】太阳固当汗，若不取微似有汗而发之太过，阳气无所止息，而汗出不止矣。汗多亡阳，玄府不闭，风乘虚入，故复恶风。汗多于表，津弱于里，故小便难。四肢者，诸阳之末，阳气者，精则养神，柔则养筋，开阖不得，寒气从之，故筋急而屈伸不利也。此离中阳虚，不能摄水，当用桂枝以补心阳，阳密则漏汗自止矣。坎中阳虚，不能行水，必加附子以回肾阳，阳归则小便自利矣。内外调和，则恶风自罢，而手足便利矣。

漏不止，与大汗出同，若无他变症，仍与桂枝汤；若形如疟，是玄府反闭，故加麻黄；此玄府不闭，故加附子；若大汗出后而大烦渴，是阳陷于内，急当滋阴，故用白虎加人参汤。此漏不止而小便难，四肢不利，是阳亡于外，急当扶阳。此发汗虽不言何物，其为麻黄汤可知。盖桂枝汤有芍药而无麻黄，故虽大汗出，而玄府能闭，但使阳陷于里，断不使阳亡于外也。

此与伤寒自汗出条颇同而义殊。彼脚挛急在未汗前，是阴虚；此四肢急在汗后，是阳虚。自汗因心烦，其出微；遂漏因亡阳，故不止。小便数尚未难，恶寒微不若恶风之甚，挛急在脚，尚轻于四肢不利，故彼用芍药甘草汤，此用桂枝加附子，其命剂悬殊矣。

【白话解】太阳病病位在表，固然应使用汗法治疗，如果方法不当，没有采取全身微微汗出的发汗方法，而发汗太过，以至阳气不断推动津液外泄，可致大汗不止。发汗过多，耗伤了阳气，不能固摄汗孔，致使风邪乘阳气内虚而侵入机体，所以再次出现恶风的症状。体表汗液过多，致使体内津液不足，所以小便短少困难。四肢是诸阳的末端，《素问·生气通天论》曰："阳气者，精则养神，柔则养筋，开阖不得，寒气从之。"所以筋脉失于阳气的温养，从而拘急难以屈伸。这是心中阳气不足，不能摄制肾水所致，应当用桂枝汤来补益心阳，阳气充足则肌腠固密，这样漏汗就自然停止了。肾中阳气不足，不能推动水液运行，一定要加附子温阳以挽回肾中阳气，阳气充足，得以运化津液，则使小便自然通利。体内外阳气调畅，恶风感自然停止，手足也不再拘急了。

汗出不断称为漏汗，漏汗与大汗相同，如果没其他的特殊症状，仍然可使用桂枝汤治疗；如果恶寒发热反复发作，像疟疾发作一样，这是由于汗孔当开反闭，所以应加入麻黄发汗；本条是汗孔不闭，因而加附子温阳以固摄；如果大量汗出后出现严重的心烦、口渴，这是外邪入里化热的表现，应当及时滋养阴液，因此使用白虎加人参汤治疗。本证因汗漏不止，致使小便短少，四肢拘急不灵活，是阳气散失于外的表现，故应及时扶助阳气。条文中所说的发汗，虽然没有说用什么方剂，但从汗出的表现来看，可以推断使用的是麻黄汤。由于桂枝汤中有芍药没有麻黄，所以即使大汗出也能使汗孔闭合，使阳气留于体里，不向体外耗散。

本条与《伤寒论·辨太阳病脉证并治》原文"伤寒脉浮，自汗出，小便数，心烦，微恶寒，脚挛急，反与桂枝欲攻其表，此误也。得之便厥，咽中干，烦躁，吐逆者，作甘草干姜汤与之，以复其阳。若厥愈，足温者，更作芍药甘草汤与之，其脚即伸。若胃气不和，谵语者，少与调胃承气汤。若重发汗，复加烧针者，四逆汤主之"的症状很相似，但病机不同。那条的小腿痉挛是在没发汗前，是阴液亏虚形成的；本条的四肢拘急是在发汗后，是阳气亏虚所致。那条因自汗出后阴液不足而发生心烦，症状轻；本条由于汗液不断地漏泄而阳气耗散，阳虚则不能固摄汗液，所以汗出不止。那条小便频数但不短少，恶寒轻微不像本条恶风重，发生在小腿部的痉挛不适，也较本条的四肢不利为轻，所以那条用芍药甘草汤治疗，本条用桂枝加附子汤治疗，可见仲景创制的这两个方子相差悬殊啊。

【伤寒论】发汗后，身疼痛，脉沉迟者，桂枝去芍药生姜新加人参汤主之。

【伤寒论注】发汗后身疼是表虚，不得更兼辛散，故去生姜；沉为在里，迟为在脏，自当远阴寒，故去芍药。当存甘温之品以和营，更兼人参以通血脉，里和而表自解矣。名曰新加者，见表未解无补中法，今因脉沉迟而始用之，与用四逆汤治身疼脉沉之法同义。彼在未汗前而脉反沉，是内外皆寒，故用干姜、生附大辛大热者，协甘草以逐里寒，而表寒自解。此在发汗后而脉沉迟，是内外皆虚，故用人参之补中益气，以率领桂枝、甘、枣而通血脉，则表里自和也。此又与人参桂枝汤不同，彼因妄下而胃中虚寒，故用姜、术，尚协表热，故倍桂、甘。此因发汗不如法，亡津液而经络空虚，故加人参。胃气未伤，不须白术。胃中不寒，故不用干姜。此温厚和平之剂。

【白话解】 发汗后出现的周身疼痛是由卫阳不足所致，不能再用辛散的药物治疗，所以去掉方中生姜；脉沉表明病位在里，脉迟表明病位在脏，所以治疗应避免使用阴寒性的药物，故而去掉芍药。应当使用甘温的药物来补益营血，再加人参助阳气通畅血脉，里气调和则在表的症状会自然缓解。方名叫"新加"的原因在于，表证没解除不能用补法，现在因脉象沉迟才开始使用，这与用四逆汤治疗身痛脉沉的治法意义相同。四逆汤证在没发汗前就出现脉沉，因体内外都出现寒象，所以用干姜、生附子这些大辛大热的药物，并且加甘草来共同驱逐体内寒邪，体内阳气充足，则表寒的症状自然会解除。本条是在发汗后出现的脉沉迟，是表里都出现虚证的体现，因而用能够补中益气的人参，率领桂枝、甘草、大枣温通血脉，达到表里自和的目的。这又与桂枝人参汤在治法上不同，桂枝人参汤是因误用攻下，使脾胃阳气受损，致使阴寒内生，所以使用干姜、白术以温里补虚，由于还有表热的存在，所以加大桂枝、甘草的用量。而本条是由于发汗方法不正确，损耗津液，使经络中营血不足，所以加入人参益气滋阴。由于脾胃之气没有受到损伤，所以不必用白术。脾胃之中没有阴寒，所以不用干姜。本方是一首温厚平和的方剂。

【伤寒论】 发汗，病不解，反恶寒者，虚故也，芍药甘草附子汤主之。

【伤寒论注】 发汗后反恶寒，里虚也，表虽不解，急当救里，若反与桂枝攻表，此误也。故于桂枝汤去桂、姜、枣，加附子以温经散寒，助芍药、甘草以和中耳。

脚挛急与芍药甘草汤，本治阴虚，此阴阳俱虚，故加附子，皆仲景治里不治表之义。

【白话解】 发汗后，反而出现恶寒的症状，表明脏腑阳气亏虚，此时即使有表证，也应当立即治疗里证，如果反而使用桂枝汤来治疗表证，这是错误的。所以在桂枝汤中去掉桂枝、生姜、大枣，加上温经散寒的附子，协同芍药、甘草来调理中焦、滋养阴血。

小腿痉挛应当用芍药甘草汤治疗，这个方子是用来治疗阴液不足的，现在阴阳都出现虚损，所以加上附子，这些都表现出仲景在表里同病且里证为虚时，治里不治表的用意。

【伤寒论】发汗过多，其人叉手自冒心，心下悸，欲得按者，桂枝甘草汤主之。

【伤寒论注】汗多则心液虚，心气馁，故悸。叉手自冒，则外有所卫，得按则内有所凭，则望之而知其虚矣。桂枝为君，独任甘草为佐，去姜之辛散，枣之泥滞，并不用芍药，不藉其酸收，且不欲其苦泄，甘温相得，气血和而悸自平。与心中烦、心下有水气而悸者迥别。

【白话解】汗出过多会导致心液亏虚，心气虚损，从而发生心悸。双手交叉按住胸部，可以使心胸得到护卫，按压能够使心脏有所依靠，通过望诊就能够判断出这是里虚证。用桂枝为君药，单用甘草作为佐药，去掉有辛散作用的生姜，有壅滞作用的大枣，而且不用芍药，主要原因在于不需要它酸收的作用，也不需要它苦泄的作用。桂枝、甘草合用，甘温相互配合，气血和畅因而心悸会自然停止。本条与心中烦、胃脘部有水气而出现的心悸迥然不同。

【伤寒论】发汗后，其人脐下悸，欲作奔豚，茯苓桂枝甘草大枣汤主之。

【伤寒论注】心下悸欲按者，心气虚；脐下悸者，肾水乘火而上克。豚为水畜，奔则昂首疾驰，酷肖水势上干之象。然水势尚在下焦，欲作奔豚，尚未发也，当先其时而治之。茯苓以伐肾邪，桂枝以保心气，甘草、大枣培土以制水。甘澜水状似奔豚，而性则柔弱，故名劳水。用以先煮茯苓，取其下伐肾邪，一唯趋下也。本方取味皆下，以畏其泛耳。

【白话解】心悸喜按的，是心气不足所致；脐下动悸不安的，是肾水乘心火不足而由下向上克制心火所致。猪为属水的家畜，奔跑时抬着头，四肢快速有力，如同水气向上冲击之象。由于水气还停留在下焦，将要发作奔豚，但还没发作，应当在奔豚发作前就进行治疗。方中用茯苓攻除偏亢的肾水，桂枝能够温通心阳以保心气，甘草、大枣补益脾土以克制肾水。甘澜水的状态与奔跑的小猪形态相像，而且水性柔弱，所以有劳水的称呼。使用本方时先煎煮茯苓，使它发挥攻伐肾水的作用，就是要达到利水的目的。本方选用的药物都有通利的作用，主要是避免水气泛滥。

【伤寒论】服桂枝汤，或下之，仍头项强痛，翕翕发热，无汗，心下满微痛，小便不利者，桂枝去桂加茯苓白术汤主之。小便利则愈。

【**伤寒论注**】汗出不彻而遽下之，心下之水气凝结，故反无汗而外不解，心下满而微痛也。然病根在心下，而病机在膀胱。若小便利，病为在表，仍当发汗；如小便不利，病为在里，是太阳之本病，而非桂枝症未罢也。故去桂枝，而君以苓、术，则姜、芍即散邪行水之法，佐甘、枣效培土制水之功。此水结中焦，只可利而不可散，所以与小青龙、五苓散不同法。但得膀胱水去，而太阳表里症悉除，所谓治病必求其本也。

【**白话解**】汗还没有出透就使用攻下的方法，这使得水气凝结于胃脘部不能驱散，水气内结于里，因而肌表无汗，则表证不能解除，还会出现胃脘部满闷或有轻微疼痛之症。虽然病位在胃脘部，但病机却与膀胱相关。假如小便通畅，那么病位还在体表，仍然可以使用发汗的方法；如小便不通畅，那么病位在下焦，应属于太阳膀胱经的本病，而不是桂枝汤证未除。故去掉桂枝，以茯苓、白术为君药，用生姜、芍药宣散邪气以行水，以甘草、大枣为佐药，发挥两者培补脾土克制肾水的作用。本证由于水气凝结在中焦，只能用通利的方法，不能使用发汗的方法，因而本证与小青龙汤证和五苓散证的治法不同。只要使膀胱的水气得以祛除，那么太阳表里的症状就都能解除了，这就是所谓治病必求于本之意。

【**伤寒论**】太阳病，二三日，不得卧，但欲起，心下必结，脉微弱者，此本有寒分也。反下之，若利止，必作结胸；未止者，四日复下之，此作协热利也。

【**伤寒论注**】不得卧，但欲起，在二三日，似乎与阳明并病，必心下有结，故作此状，然结而不硬，脉微弱而不浮大，此其人素有久寒宿饮结于心下，非亡津液而胃家实也。与小青龙以逐水气，而反下之，表实里虚，当利不止。若利自止者，是太阳之热入与心下之水气交持不散，必作结胸矣。若利未止者，里既已虚，表尚未解，宜葛根汤、五苓散辈。医以心下结为病不尽，而复下之，表热里寒不解，此协热利所由来也。

【**白话解**】不能安卧，只想起身，症状出现在太阳病初起的二三日间，好像表明这是太阳与阳明并病，一定是胃脘部有邪气郁结，才会出现这样的症状表现。然而心下堵塞满闷但不硬，脉象微弱且不浮大，这是病人平常就有久寒宿饮停聚在胃脘部的缘故，并不是因耗伤阴液而化燥形成的胃肠燥热实证。此证应该使用小青龙汤驱逐寒饮，反而使用攻下法治疗，形成表邪郁闭于里，里气虚弱，自然会出现下利不止的症状。如果下利未经治疗就停止了，是由于太阳表邪内陷与胃脘部的水气互结不散，预示着必定会产生结胸证。如果下利不止，表明里气已虚，表证尚未完全解除，则适合应用葛根汤、五苓散这类的方子。医生因病人有胃脘部堵塞满闷的症状，就认为这是病邪没有完全祛除，因而再次使用攻下的治法，就会导致表热里寒的证候表现，这就是"协热利"形成的原因。

【伤寒论】太阳病，外症未除，而数下之，遂协热而利，利下不止，心下痞硬，表里不解者，桂枝人参汤主之。

【伤寒论注】上条论协热之因，此明下利之治也。外热未除，是表不解，利下不止，是里不解，此之谓有表里症。然病根在心下，非辛热何能化痞而软硬，非甘温无以止利而解表。故用桂枝、甘草为君，佐以干姜、参、术，先煎四物，后内桂枝，使和中之力饶，而解肌之气锐，于以奏双解表里之功。又一新加法也。

【白话解】前一条文阐述了协热下利产生的原因，本条讲清了协热下利的治疗方法。发热的症状没有解除，表明表证没解除；下利不止，这是里证未解，这种情况称为有表里证。然而病位在心下胃脘部，不用辛热的药物就不能消散痞硬，不用甘温的药物就不能止住下利而解除表证。故用桂枝、甘草作为君药，用干姜、人参、白术作为配伍用药。煎煮药物时，先下甘草、干姜、人参、白术四味药，后放入桂枝，使整个方子的和中作用增强，并且解表作用也很好，从而达到表里双解的目的。这可以称作又一个新加的方法。

【伤寒论】太阳病，桂枝证，医反下之，利遂不止。脉促者，表未解也。喘而汗出者，葛根黄连黄芩汤主之。

【伤寒论注】桂枝症上复冠太阳，见诸经皆有桂枝症，是桂枝不独为太阳设矣。葛根岂独为阳明药乎？桂枝症，脉本弱，误下后而反促者，阳气重故也。邪束于表，阳扰于内，故喘而汗出。利遂不止者，所谓暴注下迫，皆属于热，与脉弱而协热下利不同。此微热在表，而大热入里，固非桂枝、芍药所能和，厚朴、杏仁所宜加矣。故君葛根之轻清以解肌，佐连、芩之苦寒以清里，甘草之甘平以和中，喘自除而利自止，脉自舒而表自解，与补中逐邪之法迥别。上条脉症是阳虚，此条脉症是阳盛。上条表热里寒，此条表里俱热。上条表里俱虚，此条表里俱实。同一协热利，同是表里不解，而寒热虚实攻补不同。补中亦能解表，亦能除痞；寒中亦能解表，亦能止利。神化极矣。

【白话解】桂枝汤证前面冠以太阳病字样，在于说明桂枝汤不只适用于太阳病，六经病中都有桂枝汤证。葛根难道只是入阳明经的药物吗？桂枝汤证的脉象本来表现为弱象，错误地使用攻下的方法后，脉象反而变得急促有力，这是阳气被郁闭得很重的原因。外邪侵袭肌表，体内阳气受到干扰而气机不利，出现气喘和自汗出的症状。下利不止，符合《素问·至真要大论》中"暴注下迫，皆属于热"的论述，这与脉弱并伴有表证的下利不同。这里所说的微热，是指肌表的热度不高，而体内热势却很重，这些症状不是用桂枝和芍药能调和的，也不是添加厚朴、杏仁能够解决的。因此使用具有轻清特点的葛根作为君药以解除表邪，配伍具有苦寒之性的黄连、黄芩来清泄里热，用性味甘平的甘草来调和诸药，如此配伍治疗则气喘自除、下利自止，脉象自然变得舒畅，表证也解除了，这与补益中气祛邪的治法不同。上一条文脉证的病机为阳虚，本条病机是阳热内盛。上一条是表有热而里有寒，本条是表里俱热。上一条是表里都不足，本条是表里都为实证。同是兼有表证的下利病证，同是表里证不解，但寒热虚实不同，因此攻补的方法也不同。补益中气也能解表，也能消除痞满的症状；清泄里热的治法也能解除表证，也能治疗下利。仲景用药真是到了出神入化的程度啊！

【伤寒论】太阳病，下之后，脉促、胸满者，桂枝去芍药汤主之。若微恶寒者，去芍药方中加附子汤主之。

【伤寒论注】促为阳脉，胸满为阳症，然阳盛则促，阳虚亦促，阳盛则胸满，阳虚亦胸满。此下后脉促而不汗出，胸满而不喘，非阳盛也，是寒邪内结，将作结胸之症。桂枝汤阳中有阴，去芍药之酸寒，则阴气流行，而邪自不结，即扶阳之剂矣。若微恶寒，则阴气凝聚，恐姜、桂之力不能散，必加附子之辛热。仲景于桂枝汤一加一减，遂成三法。

【白话解】促脉是属于阳性的脉象，胸满也是属于阳性的症状。然而阳邪盛能够出现促脉，阳气不足也能出现促脉；阳邪盛能够出现胸满的症状，阳气不足也能出现胸满的症状。本条是在使用攻下后出现的促脉，但没有汗出，虽胸满但没有气喘，这就不属于阳邪亢盛，而是寒邪在体内凝结，将要发作结胸的病证。桂枝汤的药性属阳中有阴，虽是辛温之剂，但其中有性偏寒的药物，去掉酸寒之性的芍药，则阴寒之气得以流畅，寒邪在体内不再凝结，那么本方即为扶阳之剂。如果出现轻度恶寒，则表示阴寒之气已凝结积聚，唯恐生姜、桂枝散寒之力小，必须借助辛热的附子才能驱散阴寒凝聚。仲景对于桂枝汤的一次加味，一次减味，就形成了三种不同的治法。

【伤寒论】太阳病，下之，微喘者，表未解故也，桂枝加厚朴杏仁汤主之。喘家作桂枝汤，加厚朴、杏仁佳。

【伤寒论注】喘为麻黄症，治喘者功在杏仁。此妄下后，表虽不解，腠理已疏，故不宜麻黄而宜桂枝。桂枝汤中有芍药，若但加杏仁，喘虽微，恐不胜任，复加厚朴以佐之，喘随汗解矣。

【白话解】气喘是麻黄汤的主要症状，治疗气喘主要靠方中杏仁的作用。本条是乱用攻下后，表证虽未解除，但腠理已经疏松，故不宜再使用麻黄汤，而应当使用桂枝汤治疗。桂枝汤中有芍药，如果只加杏仁，喘虽轻微，恐怕也难以缓解，所以又加厚朴以辅助，则气喘可随汗出而解除。

【伤寒论】本太阳病，医反下之，因而腹满时痛者，属太阴也，桂枝加芍药汤主之。大实痛者，桂枝加大黄汤主之。

【伤寒论注】腹满时痛，因于下后，是阳邪转属，非太阴本病。表症未罢，故仍用桂枝汤解外。满痛既见，故倍加芍药以和里。此病本于阳，故用阴以和阳。若因下后而腹大实痛，是太阳转属阳明而胃实，尚未离乎太阳，此之谓有表里症。仍用桂枝汤加大黄，以除实痛，此双解表里法也。凡妄下必伤胃气，胃气虚则阳邪袭阴，故转属太阴；胃气实则两阳相搏，故转属阳明。太阴则满痛不实，阴道虚也；阳明则大实而痛，阳道实也。满而时痛，下利之兆；大实而痛，是燥屎之征。桂枝加芍药，即建中之方；桂枝加大黄，即调胃之剂。

【白话解】攻下之后出现腹胀满、时时腹痛，为外邪内传入里形成的太阴病，不是太阴本病。因表证没有解除，所以仍然使用桂枝汤解表散邪。腹满痛已经出现，因而加倍芍药用量以和里。本病源于外感邪气入内，所以用阴性药物缓解阳邪。如果攻下后出现腹痛严重并且拒按，是太阳病转属阳明病，表现为胃腑实证，同时太阳病还没有完全解除，这就是所谓的有表里证。仍然使用桂枝汤加入大黄，以解除因实邪而致的腹痛，这就是表里双解的治法。凡乱用下法必伤胃气，胃气虚则易致表邪乘虚入内，因此转变为太阴病；如果胃气充实，则与外邪相争，疾病就向阳明病转变。太阴病的腹满痛属虚性，即太阴多虚证；阳明病的腹满痛属实性，即阳明多实证。腹满且时时腹痛，是发生下利的前兆；腹部硬满且时时腹痛，是肠内燥屎形成的征象。桂枝汤加重芍药，是建立中气的方子；桂枝汤加大黄，是调理胃肠的方子。

【伤寒论】伤寒若吐若下后，心下逆满，气上冲胸，起则头眩，脉沉紧，发汗则动经，身为振振摇者，茯苓桂枝白术甘草汤主之。

【伤寒论注】伤寒初起，正宜发表，吐下非法也。然吐下后不转属太阴，而心下逆满，气上冲胸，阳气内扰也；起则头眩，表阳虚也。若脉浮者，可与桂枝汤，如前法。今脉沉紧，是为在里，反发汗以攻表，经络更虚，故一身振摇也。夫诸紧为寒，而指下须当深辨。浮沉俱紧者，伤寒初起之本脉也；浮紧而沉不紧者，中风脉也。若下后结胸热实而脉沉紧，便不得谓之里寒，此吐下后而气上冲者，更非里寒之脉矣。盖紧者，弦之别名。弦如弓弦，言紧之体，紧如转索，谓弦之用，故弦紧二字可以并称，亦可互见。浮而紧者名弦，是风邪外伤。此沉紧之弦，是木邪内发。观厥阴为病气上撞心，正可为此症发明也。吐下后胃中空虚，木邪为患，故君茯苓以清胸中之肺气，而治节出；用桂枝散心下之逆满，而君主安；白术培既伤之胃土，而元气复；佐甘草以调和气血，而营卫以行，头自不眩，身自不摇矣。若遇粗工，鲜不认为真武病。

【白话解】伤寒证初起，就应当使用发汗解表的方法，吐法和下法都不是正确的治法。假如用吐法和下法后，疾病并没有向太阴病转变，只是出现了胃脘部满闷，感觉有一股气从下向上冲击胸部，这是体内阳气扰动不安的表现；起身后头晕目眩，是体表阳气不足的表现。假如脉象是浮的，可以使用桂枝汤治疗，煎服方法同前。本证脉沉紧，表明病位在里，却使用发汗解表的方法治疗，则使经络中气血更加虚弱，所以出现全身震颤动摇的症状。各种紧脉都表示有寒，应当仔细辨别诊脉时指下的感觉，加以区分。脉浮取沉取都有紧象的，是伤寒证初起的主要脉象；脉浮取有紧象、沉取无紧象的，是中风证的脉象。如果攻下后，形成结胸热实证，出现脉象沉紧，则不能视作里寒证，本条是吐下以后，出现有气向上冲的症状，那么脉沉紧就更不是有里寒的脉象了。这里的"紧"是"弦"的另一个名字。弦像弓弦，是在说紧的形态，紧像转索，是说明弦的表现，所以弦、紧二字是可以一起使用的，也可以互相代替。浮而紧的脉象叫弦脉，是风邪外袭之象。本条的有沉紧象之弦脉，是木邪由内而发。参看厥阴病的表现为气上撞心，正可以作为本证的进一步说明。吐下之后胃中空虚，肝木乘虚为害，所以用能够清胸中肺气的茯苓为君药，肺气正常，则肺主治节的作用才能发挥出来；用桂枝之温通消散心下胃脘部的满闷感，这样心神才得以安定；用白术培补受损的胃土使元气恢复；佐用甘草调和气血，使营卫顺畅，头自然不晕眩，身体自然不再摇动。这一病证如果遇到医术粗劣、平庸的医生，就没有不把此证辨为真武汤证的。

【伤寒论】烧针令其汗，针处被寒，核起而赤者，必发奔豚。气从小腹上冲心者，灸其核上各一壮，与桂枝加桂汤。

【伤寒论注】寒气不能外散，发为赤核，是奔豚之兆也。从小腹冲心，是奔豚之气象也。此阳气不舒，阴气反胜，必灸其核，以散寒邪。服桂枝以补心气。更加桂者，不特益火之阳，且以制木邪而逐水气耳。前条发汗后，脐下悸，是水邪欲乘虚而犯心，故君茯苓以正治之，则奔豚自不发。此表寒未解而小腹气冲，是木邪挟水气以凌心，故于桂枝汤倍加桂以平肝气，而奔豚自除。前在里而未发，此在表而已发，故治有不同。

【白话解】寒气不能向外宣散，郁结于局部形成红色的小肿块，这是将要出现奔豚气的征兆。感觉有气从小腹向心胸攻冲，这就是奔豚气的表现。它发生的原因是阳气不舒畅，阴寒之气相对偏盛，一定要灸寒气郁结的肿块，以宣散寒邪。服用桂枝汤以补益心气，再加重桂枝用量，就不仅是补益心阳，而且还能抑制肝木之邪以驱逐水气。前条是在发汗后，脐下出现悸动感，是水饮之邪要乘虚侵犯心阳，所以将茯苓作为君药是最合适不过的，用后奔豚气自然不会发作。本条肌表之寒不但没有缓解，又出现小腹有气上冲感，这是肝木之邪挟带水气，上犯心阳，所以在桂枝汤中加倍桂枝的用量来平抑肝木之邪，这样奔豚气自然就解除了。前条是病位在里，奔豚气尚未发生；本条是病位在表，奔豚气已经发生，因此在治疗上有所不同。

【伤寒论】伤寒脉浮，医以火迫劫之，亡阳，必惊狂，起卧不安者，桂枝去芍药加蜀漆龙骨牡蛎救逆汤主之。

【伤寒论注】伤寒者，寒伤君主之阳也，以火迫劫汗，并亡离中之阴，此为火逆矣。妄汗亡阴，而曰亡阳者，心为阳中之太阳，故心之液，为阳之汗也。惊狂者，神明扰乱也。阴不藏精，惊发于内；阳不能固，狂发于外。起卧不安者，起则狂，卧则惊也。凡发热自汗者，是心液不收，桂枝方用芍药，是酸以收之也。此因迫汗，津液既亡，无液可敛，故去芍药。加龙骨者，取其咸以补心，重以镇怯，涩以固脱，故曰救逆也。且去芍药之酸，则肝家得辛甘之补；加牡蛎之咸，肾家有既济之力。此虚则补母之法，又五行承制之妙理也。蜀漆不见本草，未详何物，诸云常山苗则谬。

【白话解】伤寒是寒邪损伤心阳的病证，用火法强迫发汗，又损伤心阴，这种变证称为火逆证。过汗则易耗阴液，而条文中却说"亡阳"，是因心居于上焦属阳中之太阳，所以心所主之体液为属阳性之汗，故过汗亡心阳。惊恐发狂是心神被扰乱的表现。阴精不能封藏，所以惊恐是从内而发的。阳气不能固守，所以发狂是从外而发的。卧起不安是指站起时表现为发狂，躺下时表现为惊恐。大多发热自汗出的症状，属于心液不能固摄，所以桂枝汤中用芍药，是用酸味药来收摄心液。本条由于强迫发汗，耗伤阴液，已无阴液可以收摄，所以方中去掉芍药。加龙骨，用它的咸味来补益心液，用它的质重之性来安定惊恐，用它的涩味来固摄外脱之象，因此这个方子称为救逆汤。况且去除酸味的芍药，可以使肝得到辛甘味药的补益；增加味咸的牡蛎，能使肾得到下交于肾之心火的补充。这是虚则补其母的治法，又体现了五行相承与制约的道理。蜀漆在本草类书中没有记载，不知道它是什么药物，那些把它视为常山苗的观点是错误的。

【伤寒论】火逆，下之，因烧针，烦躁者，桂枝甘草龙骨牡蛎汤主之。

【伤寒论注】三番误治，阴阳俱虚竭矣。烦躁者，惊狂之渐，起卧不安之象也，急用此方，以安神救逆。

上论桂枝坏病十八条，凡坏病不属桂枝者，见各症中。

【白话解】经历了火法、下法、烧针迫汗法三种错误的治疗方法，病人的阴液阳气都到了衰弱枯竭的程度。烦躁，是惊恐发狂的先兆之症，表现为卧起不安，应尽快使用本方，达到安定神志、解除误治的目的。

以上论述了与桂枝汤证有关的误治变证的治疗共计十八条，这些坏病不再属于桂枝汤证的，详见其他各证的论述。

【伤寒论注】

桂枝症附方

桂枝二麻黄一汤

本桂枝汤二分，麻黄汤一分，合为二升，分再服。后人合一方，失仲景异道同归之活法。

桂枝加附子汤

本方加 附子一枚 炮 去皮 破八片，煎服，不须啜粥。

桂枝去芍药生姜新加人参汤

本方去芍药、生姜，加人参三两。

芍药甘草附子汤

芍药 甘草炙 各二两 附子一枚 炮 去皮 破八片

水五升，煮一升五合，分温三服。

桂枝甘草汤

桂枝四两 去皮 甘草二两 炙

水二升，煮一升，顿服。

茯苓桂枝甘草大枣汤

茯苓半斤 桂枝四两 去皮 甘草二两 大枣十二枚

以甘澜水一斗，先煮茯苓减二升，内诸药，煮三升，温服一升，日三服。

桂枝去桂加茯苓白术汤

芍药 生姜 白术 茯苓各三两 甘草炙 二两 大枣十二枚

水八升，煮三升，温服一升。

桂枝人参汤

桂枝四两 人参四两 甘草四两 炙 白术三两 干姜五两

水九升，先煮四味，取五升，内桂，煮三升，温服。日再服，夜一服。

葛根黄连黄芩汤

葛根半斤 黄连三两 黄芩三两 甘草二两 炙

水八升，先煮葛根减二升，内诸药，煮取二升，分温二服。

桂枝去芍药加附子汤

桂枝四两 生姜三两 甘草二两 炙 大枣十二枚 附子三枚

水六升，煮二升，分温三服。

桂枝加厚朴杏仁汤

本方加 厚朴二两 去皮 杏仁五十枚

水七升，微火煮三升，温服一升，覆取微似汗。

桂枝加芍药汤

本方加 芍药三两

桂枝加大黄汤

本方加 大黄二两 芍药三两

按：论中无芍药，疑误。

茯苓桂枝白术甘草汤

茯苓四两 桂枝三两 白术 甘草炙 各二两

水六升，煮三升，分温三服。

桂枝加桂汤

本方加 桂枝二两

桂枝去芍药加蜀漆龙骨牡蛎救逆汤

桂枝 蜀漆 生姜各三两 甘草二两 大枣十二枚 龙骨四两 牡蛎五两

水一斗二升，煮蜀漆减二升，内诸药，煮取三升，温服一升。

桂枝甘草龙骨牡蛎汤

桂枝一两 甘草炙 龙骨 牡蛎熬 各二两

水五升，煮二升半，温服八合。

上方共一十八首。

【伤寒论】伤寒，脉浮，自汗出，小便数，心烦，微恶寒，脚挛急，反与桂枝汤欲攻其表，此误也。得之便厥，咽中干，烦躁吐逆者，作甘草干姜汤与之，以复其阳。若厥愈足温者，更作芍药甘草汤与之。其脚即伸。若胃气不和，谵语者，少与调胃承气汤。

【伤寒论注】此非桂枝症，两形似桂枝症，碔砆类玉，大宜着眼。

桂枝症以自汗出为提纲，然除头痛、发热、恶寒、恶风及鼻鸣、干呕外，有一件不合桂枝者，即不得以自汗出为主张矣。此条中脚挛急一件不合桂枝症，便当于其不合处推求；而自汗出是合桂枝症，便当于自汗出处推求。太阳有自汗症，阳明亦有自汗症，则心烦微恶寒，是阳明表症；小便数，脚挛急，是阳明里症。便当认为阳明伤寒，而非太阳中风矣。然症不在表，不当用桂枝；症不在里，不当用承气汤。症在半表半里，法当去桂枝、姜、枣之散，而任芍药、甘草之和矣。芍药酸寒，用以止烦敛自汗而利小便；甘草甘平，用以泻心散微寒而缓挛急。斯合乎不从标本，从乎中治之法也。反用桂枝汤攻汗，津液越出，汗多亡阳，脚挛急者因而厥逆矣。咽干、烦躁、吐逆，皆因胃阳外亡所致，必甘草干姜汤救桂枝之误，而先复其胃脘之阳，阳复则厥愈而足温矣。变症虽除，而芍药甘草之症未罢，必更行芍药甘草汤滋其阴，而脚即伸矣。或胃实而谵语，是姜、桂遗热所致也，少与调胃承气和之，仗硝、黄以对待乎姜、桂，仍不失阳明燥化之治法耳。问曰：六经皆始于足，脚挛急独归阳明者何？曰：阳明乃血所生病，血虚则筋急，且挛急为燥症，燥化又属阳明故也。曰：太阳主筋，所生病非太阳乎？曰：太阳脉盛于背，故背中脉太阳居其四行；阳明脉盛于足，故两足脉阳明居其六行。《内经》曰：身重难以行者，胃脉在足也。是脚挛当属阳明矣。故头痛、项背强、腰脊强，凡身以后者属太阳；颈动、脚挛急，凡身以前者属阳明。即如痓病，项强急、时发热、独头摇、卒口噤、背反张者，太阳也；胸满口噤、卧不着席、必齿、脚挛急者，阳明也。愚谓仲景杂病论亦应分六经者，此类是与？

自汗、心烦、恶寒，皆阳虚症，独以脚挛急认是阴虚；咽干、烦躁，皆阳盛症，独以厥认为亡阳。独处藏奸，唯仲景独能看破。曰反与，曰少与，是用成方；曰作，曰更作，是制新方。

两若字，有不必然意。

【白话解】这一条不是桂枝汤证，有两个症状与桂枝汤证类似，如同像玉的石块，应该仔细辨别。

桂枝汤证以自汗出为辨证纲领，然而，如果症状中除了头痛、发热、恶寒、恶风以及鼻鸣、干呕之外，有一个症状不符合桂枝汤证的，就不能只凭自汗出判断为桂枝汤证。这条中小腿痉挛就是一个不符合桂枝汤证的症状，因此应当从这个症状的形成原因进行仔细分析；而自汗出是桂枝汤证的主症，就应当从自汗出的原因进行辨析。太阳病有自汗的症状，阳明病也有自汗的症状，心烦、轻度恶寒，这是阳明病的表证；小便数，小腿痉挛，这是阳明病的里证。因此应当认为这条是阳明病的伤寒证，而不是太阳病的中风证。因为证候表现不在肌表，不应当使用桂枝汤；不在阳明病之里，不应当使用承气汤。证候表现在半表半里，按治疗大法应去掉辛散的桂枝、生姜、大枣，而使用芍药、甘草来和中。芍药味酸性寒，有除烦敛汗的作用，还能够通利小便；甘草味甘性平，能够泻心经之邪，散寒邪，缓解小腿痉挛。这符合不从标本之气论治，而从中气治疗的原则。若错误地使用桂枝汤来发汗，津液从肌表而出，汗出过多则耗散阳气，由小腿痉挛发展为手足厥逆。咽干、烦躁、呕吐都因胃中阳气耗散引起，必须用甘草干姜汤来治疗误用桂枝汤后的变证。甘草干姜汤能够恢复胃脘中的阳气，阳气恢复，则手足厥逆的症状缓解，两脚也暖和起来。变证虽然解除了，但芍药甘草汤证未愈，一定要再用芍药甘草汤滋养阴液，从而使小腿痉挛得以缓解而伸展。如果出现胃热成实，就会表现出谵语，这是由于干姜、桂枝过于辛热损伤了胃中阴液而形成的，少量服用调胃承气汤来调和胃气，依靠芒硝、大黄来对抗干姜、桂枝，仍是阳明燥化证的一种治法。有人问：足六经都起于足部，为什么小腿痉挛只视为阳明经的病变？我的回答是：阳明主血的病变，血虚就会出现筋脉拘紧，况且痉挛是燥邪致病的一种表现，而燥化之证又属于阳明病的缘故。也有人问：

太阳经主管筋脉，那么小腿痉挛的病变不应该属于太阳病吗？我的回答是：太阳经主要循行在背部，所以背部循行的经脉中太阳有四条，而阳明经主要循行于胫足部，所以循行于两侧胫足部的经脉中阳明有六条之多。《素问·评热病论》曰："身重难以行者，胃脉在足也。"所以说小腿痉挛应当属于阳明经的病变。因此头痛、项背拘紧、腰脊拘紧，这些发生在身体背部的症状都属于太阳经的病变；颈部拘紧不舒、小腿痉挛，这些身体前面的病变都属于阳明经病变。再如痉病，项部拘紧、时有发热、头部摇晃、突发的牙关紧闭、背部反张，这些都是太阳经的病变；胸部满闷、牙关紧闭、因角弓反张而出现躺着的时候后背不能接触席子、牙齿格格作响、小腿痉挛，这些表现都属于阳明经的病变。我认为仲景的杂病辨证也应分为六经，这条就是例子。

自汗、心烦、恶寒，三症都是阳气不足的表现，只是将小腿痉挛看成阴虚致病的表现；咽干、烦躁都属于阳热盛的表现，只是将手足逆冷看作是亡阳的表现。某一处特别的表现隐藏着特殊的病机，这种情况只有仲景能够辨识清楚。文中所说的"反与""少与"都表明用的是现成的方子；"作""更作"表明是创制的新的方子。

文中出现的两个"若"字，都是"可能出现"的意思。

【伤寒论】

甘草干姜汤

炙甘草四两　干姜二两

水三升，煮一升五合，分温再服。

芍药甘草汤

芍药四两　炙甘草四两

法如前。

【伤寒论注】问曰：仲景每用桂、附以回阳，此只用芍药、干姜者何？曰：斯正仲景治阳明之大法也。太阳少阴，从本从标。其标在上，其本在下；其标在外，其本在内。所谓亡阳者，亡肾中之阳也，故用桂、附之下行者回之，从阴引阳也。阳明居中，故不从标本，从乎中治。所谓阳者，胃阳也，用甘草、干姜以回之，从乎中也。然太少之阳不易回，回则诸症悉解。阳明之阳虽易回，回而诸症仍在，变症又起，故更作芍药甘草汤继之，少与调胃承气和之，是亦从乎中也。此两阳合明，气血俱多之部，故不妨微寒之而微利之，与他经亡阳之治不同，此又用阴和阳之法。

桂枝辛甘，走而不守，即佐以芍药，亦能亡阳。干姜辛苦，守而不走，故君以甘草，便能回阳。以芍药之酸收，协甘草之平降，位同力均，则直走阴分，故脚挛可愈。甘草干姜汤得理中之半，取其守中，不须其补中；芍药甘草汤得桂枝之半，用其和里，不许其攻表。

上论疑似桂枝症。

【白话解】有人问："仲景回阳多用桂枝、附子，而本条只用芍药、干姜，这是什么原因呢？"我说："这正是仲景治疗阳明病的一条法则。"太阳病与少阴病，是标与本的关系，标证在上，本证在下；标证在外，本证在内。所说的亡阳，是指肾中阳气耗散，所以用桂枝、附子这些下行的药物救治，达到从阴引阳的目的。阳明居中属土，所以不从标本论治，而从中焦进行论治。这里所说的阳是指胃阳而言，用炙甘草、干姜来救治，符合从中焦论治。然而太阳、少阴的阳气不易回复，一旦阳气回复则各个症状皆可消除。阳明病的阳气虽然容易救治，但救治后各种症状仍不解除，变证又会出现，所以再服用芍药甘草汤，并给予少量的调胃承气汤来调和胃气，这也是从中焦论治的方法。由于阳明为两阳聚合之部，气血都充足，所以即使用一些偏寒凉的药物引起轻度下利也不会受影响，这是与其他经病在治疗亡阳证的不同之处，这又是一种用阴寒性药物来调和阳热之证的治法。

桂枝性味辛甘，药力走散而不固守，即使用芍药来佐制，也会损耗阳气。干姜性味辛苦，药力固守而不走散，所以和君药甘草同用，就能起到回阳的作用。用有酸收作用的芍药，协同具有平降作用的甘草，药量相同，药力平均。二药合用就能直接达到救助阴液的作用，从而解除小腿痉挛。甘草干姜汤是理中汤药物组成的一半，取固守中气的作用，而不用其补益中气。芍药甘草汤是桂枝汤药物组成的一半，用其调和里气，而不用其攻散表邪。

上条是论述与桂枝汤证相类似病证的鉴别。

卷 二

★麻黄汤证上

【伤寒论】太阳病，头痛，发热，身疼，腰痛，骨节疼痛，恶风，无汗而喘者，麻黄汤主之。

【伤寒论注】太阳主一身之表，风寒外束，阳气不伸，故一身尽疼；太阳脉抵腰中，故腰痛；太阳主筋所生病，诸筋者，皆属于节，故骨节疼痛；从风寒得，故恶风；风寒客于人则皮毛闭，故无汗；太阳为诸阳主气，阳气郁于内，故喘。太阳为开，立麻黄汤以开之，诸症悉除矣。麻黄八症，头痛、发热、恶风，同桂枝症，无汗、身疼，同大青龙症，本症重在发热、身疼、无汗而喘。

本条不冠伤寒，又不言恶寒而言恶风。先辈言麻黄汤主治伤寒不治中风，似非确论。盖麻黄汤、大青龙汤治中风之重剂，桂枝汤、葛根汤治中风之轻剂，伤寒可通用之，非主治伤寒之剂也。

【白话解】太阳主全身之表，风寒之邪侵袭人体时，太阳经气不舒，所以出现周身疼痛。太阳经脉循行至腰中，所以出现腰痛。太阳主司筋病，关节具有束缚筋脉的作用，所以当风寒外袭时，会出现骨节疼痛；疾病是由于感受风寒之邪所致，所以恶风。风寒侵袭肌表，皮肤汗孔闭塞，所以无汗。太阳主司全身阳气，由于外感风寒之邪，阳气郁积于体内，所以出现喘。太阳具有"开"的特点，所以创立麻黄汤宣散风寒邪气，邪气外散，则各种症状自然都会解除。麻黄汤有八个主要症状，头痛、发热、恶风三症与桂枝汤证相同；无汗、身疼与大青龙汤证相同。本方证的辨证要点在于发热、身疼、无汗而喘。

本条文没有称作伤寒，又不提恶寒，只提恶风，看来医学前辈们强调麻黄汤主治伤寒证而不能治疗中风证的说法似乎并非完全正确。我认为麻黄汤、大青龙汤是治疗中风证的重剂，桂枝汤、葛根汤是治疗中风证的轻剂，这些方剂在伤寒证中可以使用，但不是专治伤寒证的方剂。

【伤寒论】脉浮者，病在表，可发汗，麻黄汤。脉浮而数者，可发汗，宜麻黄汤。

【伤寒论注】前条论症，此条论脉。言浮而不言迟弱者，是浮而有力也。然必审其热在表，乃可用。若浮而大，有热属脏者，当攻之，不令发汗矣。若浮数而痛偏一处者，身虽疼，不可发汗。

数者，急也，即紧也。紧则为寒，指受寒而言；数则为热，指发热而言。辞虽异而意则同，故脉浮紧者，即是麻黄汤症。

【白话解】前一条文论述症状，这一条文论述脉象。文中言及脉浮，却不言其有迟弱之象，表明脉是浮而有力的。然而要确诊其热在表，才可以使用此方。如果脉浮而大，是热在里在脏，应当使用攻里的方法，不能用汗法。如果脉浮数且有疼痛偏在某一处的，即使有身体疼痛，也不能用发汗的方法。

本条所言脉数，为脉势急迫，就是紧脉之意。紧脉为有寒，是指受到寒邪侵袭而言。数脉为有热，是指发热而言。词语虽然不同，但意义相同，所以脉象浮紧，就是麻黄汤证。

【伤寒论】脉浮而数，浮为风，数为虚。风为热，虚为寒，风虚相搏，则洒淅恶寒也。

【伤寒论注】脉浮为在表者何？以表有风邪故也。邪之所凑，其气必虚。数本为热，而从浮见，则数为虚矣。风为阳邪，阳浮则热自发；数为阳虚，阳虚则畏寒。凡中风寒，必发热恶寒者，风虚相搏而然也。

【白话解】脉浮为病在表，这有什么含义呢？这里指的是肌表受风寒之邪侵袭。邪气能够侵袭机体，是机体正气虚弱的缘故。数脉原本表示热，若同浮脉一起出现，则数脉表示虚。风属于阳邪，阳气浮盛就会出现发热；脉数为阳气虚弱，阳不足则出现恶寒。凡是感受风寒之邪，都会出现发热恶寒，是由于风寒之邪与正气相斗争形成的。

【伤寒论】诸脉浮数，当发热而洒淅恶寒，若有痛处，饮食如常者，畜积有脓也。

【伤寒论注】浮数之脉，而见发热恶寒之症，不独风寒相同，而痈疡亦有然者。此浮为表而非风，数为实热而非虚矣。发热为阳浮，而恶寒非阳虚矣。若欲知其不是风寒，当以内外症辨之。外感则头项痛、身痛、骨节痛、腰脊痛，非痛偏一处也。外感则呕逆，或干呕，不得饮食如常。如此审之，有畜积而成痈脓者，庶不致误作风寒治，则举疡家一症例之，治伤寒者，见脉症之相同，皆当留意也。

【白话解】浮数的脉象，兼见有发热恶寒的症状，不只是感受风邪与寒邪的病证相同，而痈疡证也会如此。这里的脉浮是指病在表，而非感受风邪，脉数是实热的表现而不是虚证的表现。此发热是指阳气外浮，而恶寒也非阳虚所致。如果想知道这些症状是不是属于风寒外感，就应当从表、里的症状来进行辨别。风寒外感会出现头项疼痛、周身疼痛、骨节疼痛、腰脊疼痛，而不是疼痛只偏于某一处。外感会出现呕吐上逆，或干呕，饮食与平常不同。像这样的仔细辨别，就能分辨出是不是肉败血腐形成的痈脓一类的病证，也就不会误把它当作外感风寒来治疗，此处列举一个疮疡的例子，告诫我们在诊治伤寒时，对于相似的脉象症状，都应留心，认真辨别。

【伤寒论】疮家身虽疼，不可发汗，汗出则痉。

【伤寒论注】疮家病与外感不同，故治法与风寒亦异。若以风寒之法治之，其变亦不可不知也。疮虽痛偏一处，而血气壅遏，亦有遍身疼者。然与风寒有别，汗之则津液越出，筋脉血虚，挛急而为痉矣。诸脉症之当审，正此故耳。

【白话解】疮疡类病证与外感病不同，因此在治疗方法上两者也有区别。如果以外感病的治法用于疮疡类病证之中，其变化也不可不知晓。疮疡虽然疼痛偏于一处，然而它可能引起全身气血的壅滞，进而导致周身皆有痛感。然而此种疼痛与风寒之邪所致之疼痛有本质的区别，发汗就会使津液外泄，从而使筋脉中的血液虚弱，血不濡筋，就会发生筋脉的拘急，形成痉病。对于各种脉象和症状应当仔细分析，就是这个原因。

【伤寒论】脉浮数者，法当汗出而愈。若身重心悸者，不可发汗，当自汗出乃解。所以然者，尺中脉微，此里虚，须表里实，津液自和，便汗出愈。

【伤寒论注】脉浮数者，于法当汗，而尺中微，则不敢轻汗，以麻黄为重剂故也。此表指身，里指心，有指营卫而反遗心悸者，非也。身重是表热，心悸是里虚。然悸有因心下水气者，亦当发汗。故必审其尺脉，尺中脉微为里虚。里虚者，必须实里。欲津液和，须用生津液。若坐而待之，则表邪愈盛，心液愈虚，焉能自汗？此表是带言，只重在里。至于自汗出，则里实而表和矣。

【白话解】脉浮数的病证，按治则治法应当用汗法，如果尺脉见微象，就不能轻易使用汗法，主要是因为麻黄汤是发汗峻猛的方剂。这里的表指体表，里是指心，有人只强调了营卫的症状而忽视了心悸一症，这是错误的。周身沉重是卫表有热，心悸是里气不足。然而心悸是由心下水气停滞所致的，也应当用汗法治疗。所以诊断时一定要详查尺脉，尺部脉微表明里气不足，里气不足时必须补益里气。想要津液充足，必须用滋生津液的办法。如果不进行治疗，只是等待病人自身恢复，那么表邪会越来越盛，心液会耗损得越来越重，到那时病人哪还能自行汗出而病解？这里的表是带而言之，重点强调里的问题。至于自汗出，是里气充实后卫表自和的体现。

【伤寒论】寸口脉浮而紧，浮则为风，紧则为寒。风则伤卫，寒则伤营，营卫俱病，骨肉烦疼，当发其汗也。

【伤寒论注】风寒本自相因，必风先开腠理，寒得入于经络。营卫俱伤，则一身内外之阳不得越，故骨肉烦疼，脉亦应其象而变见于寸口也。紧为阴寒，而从浮见，阴盛阳虚，汗之则愈矣。

紧者，急也，即数也。紧以形象言，数以至数言。紧则为寒，指伤寒也；数则为热，指发热也。辞异而义则同，故脉浮数浮紧者，皆是麻黄症。

脉法以浮为风，紧为寒，故提纲以脉阴阳俱紧者名伤寒。大青龙脉亦以浮中见紧，故名中风。则脉但浮者，正为风脉，宜麻黄汤，是麻黄汤固主中风脉症矣。麻黄汤症，发热、骨节疼，便是骨肉烦疼，即是风寒两伤，营卫俱病。先辈何故以大青龙治营卫两伤，麻黄汤治寒伤营而不伤卫，桂枝汤治风伤卫而不伤营？曷不以桂枝症之恶寒，麻黄症之恶风，一反勘耶？要之冬月风寒，本同一体，故中风伤寒，皆恶风恶寒，营病卫必病。中风之重者，便是伤寒；伤寒之浅者，便是中风。不必在风寒上细分，须当在有汗无汗上着眼耳。

【白话解】风、寒二邪致病本来就存在因果关系，一定是风邪先使腠理开泄，寒邪才能侵入经络。营血与卫气都受到了损伤，则周身内外的阳气就不能发越，所以会出现骨骼肌肉疼痛不适，寸口的脉象也会因为疾病的产生而发生改变。脉紧表明体有阴寒，而与浮象同见，则是表明阴盛阳虚，用汗法便可治愈。

脉紧，就是脉急，也就是脉数。紧是从脉形和态势上来说，数是从脉搏跳动的次数上来说。紧反映有寒象，这里指外感寒邪，就是伤寒；数反映有热象，这里指发热。词语上不同，实际意义上相同，所以脉见浮数或浮紧者，都是麻黄汤证。

在脉法方面，将脉浮视为感受风邪，脉紧视为感受寒邪，所以提纲中将脉阴阳俱紧者称为伤寒。大青龙汤证的脉象也是脉浮中有紧象，故称为中风。如果脉只是表现为浮象，正是感受风邪之脉，适合使用麻黄汤，所以说麻黄汤专主感受风邪所致病证的治疗。麻黄汤证中，发热、骨节痛就是所谓的骨肉烦痛，即是身体同时遭受风、寒二邪的损伤，营血卫气一起发病的表现。

不知医学前辈们为什么说大青龙汤是治疗营卫俱伤病证的，麻黄汤是治疗寒邪侵伤营血而不伤卫气的，桂枝汤是治疗风邪侵伤卫气而不伤营血的？为什么不用原文本身来反驳这种说法？比如桂枝汤证时出现恶寒症，麻黄汤证时出现恶风症。简要地说，冬天里的风寒邪气本为一体，所以中风证和伤寒证都会出现恶风、恶寒的症状，营血受损卫气也必然受损害。中风证重的就是伤寒，伤寒证轻的就是中风。没必要在感受是风是寒上进行分辨，只要在有汗和无汗上加以区别就可以使用相应方子了。

【伤寒论】太阳病，脉浮紧，无汗，发热，身疼痛，八九日不解，表症仍在，此当发其汗，麻黄汤主之。服药已微除，其人发烦目瞑，剧者必衄，衄乃解。所以然者，阳气重故也。

【伤寒论注】脉症同大青龙，而异者外不恶寒，内不烦躁耳。发于阳者七日愈，八九日不解，其人阳气重可知。然脉紧、无汗、发热、身疼，是麻黄症未罢。仍与麻黄，只微除在表之风寒，而不解内扰之阳气。其人发烦、目瞑、见不堪之状，可知阳络受伤，必逼血上行而衄矣。血之与汗，异名同类，不得汗，必得血，不从汗解而从衄解。此与热结膀胱血自下者，同一局也。

太阳脉，从自目内眦络阳明脉于鼻。鼻者，阳也；目者，阴也。血虽阴类，从阳气而升，则从阳窍而出，故阳盛则衄。阳盛则阴虚，阴虚则目瞑也。

解后复烦，烦见于内，此余邪未尽，故用桂枝更付。微除发烦，是烦于外见，此大邪已解，故不可更汗。仲景每有倒句法，前辈随文衍义，谓当再用麻黄以散余邪，不知得衄乃解句，何处着落。

【白话解】脉象和症状与大青龙汤证相同，不同点在于体表没有恶寒，体内没有烦躁感。病发于阳经者七日痊愈，然而到了八九日还不缓解，说明病人的阳气郁闭得很重。然而脉紧、无汗、发热、身疼，是麻黄汤证的症状，继续使用麻黄汤，只能解除在表的风寒之邪，而不能疏发体内郁闭的阳气。其人发烦、目瞑以及出现一些不能忍受的症状，表明阳络已经受到损伤，一定会迫血上行，发生鼻衄。血液与汗液，名称不同却属同类，汗不能出，必会出血，因此病不从汗解而从衄解。这种出血，与热邪蕴结膀胱而出现的下血，是相同的病机。

太阳经脉，在目内眦处与阳明经脉相络于鼻部。鼻属于阳，目属于阴。血虽然属于阴的范畴，但可随阳气而上升，所以可以从阳窍外泄，因而阳气盛就会有鼻衄，阳气盛，阴液相对不足，阴液不足，就会出现目眩。

表证解除后又出现心烦，烦出现在体内，这是由于外邪没有完全祛除，所以再用桂枝汤来发汗。微除发烦，这是烦表现在外，这时邪气大部分已经祛除，因此不能再用汗法。仲景总是用倒装的句法，前辈们随文阐述文义，说应再用麻黄汤来驱散余邪。这样就不知道"衄乃解"这句，应放于何处了。

【伤寒论】伤寒，脉浮紧者，麻黄汤主之。不发汗，因致衄。

【伤寒论注】脉紧无汗者，当用麻黄汤发汗，则阳气得泄，阴血不伤，所谓夺汗者无血也。不发汗，阳气内扰，阳络伤则衄血，是夺血者无汗也。若用麻黄汤再汗，液脱则毙矣。言不发汗因致衄，岂有因致衄更发汗之理乎？观少阴病无汗而强发之，则血从口鼻而出，或从目出，能不惧哉。愚故亟为校正，恐误人者多耳。

【白话解】脉紧而无汗者，应当使用麻黄汤来发汗，汗后则体内阳气得以外泄，则阴血不被阳邪所伤，这就是所说的汗出者无血。不发汗，则阳气内扰阴分，从而损伤阳络发生衄血，这是出血则无汗的道理。如果使用麻黄汤再次发汗，津液会大量脱失导致病情危重。条文中明确指出不发汗因而出现衄血，岂有已经出现衄血还发汗的道理？看到许多少阴病病人，在无汗时医生迫使病人发汗，则病人出现口鼻出血，也有眼睛出血的，这难道不让人恐惧吗？所以我在这里紧急地纠正这个问题，就是怕误治的事情继续增多啊。

【伤寒论】太阳病，脉浮紧，发热，身无汗，自衄者愈。

【伤寒论注】汗者心之液，是血之变见于皮毛者也。寒邪坚敛于外，腠理不能开发，阳气大扰于内，不能出玄府而为汗，故逼血妄行而假道于肺窍也。今称红汗，得其旨哉！

【白话解】汗为心之液，是出现在皮毛的特殊形式的血液。寒邪侵袭肌表，由于其收敛凝滞的特点，使腠理不能正常地疏张，阳气入里强烈地扰动阴分，不能从汗孔出化生成正常的汗液，因此逼迫血液妄行，借道于鼻而出。现在称衄血为红汗，真是说出了它的本质呀！

【伤寒论】衄家不可发汗，汗出必额上陷，脉紧急，目直视，不能眴①，不得眠。

【伤寒论注】太阳之脉，起自目内眦，上额。已脱血而复汗之，津液枯

---

① 眴（shùn，音顺）：目动也，即目睛转动。

竭，故脉紧急，而目直视也，亦心肾俱绝矣。目不转，故不能眴；目不合，故不得眠。

【白话解】足太阳经起于目内眦，上行于额部。在已有血液脱失的情况下，再用发汗的方法，就会导致津液枯竭，因此脉紧急，且两目直视，这表明心肾两脏都衰竭了。眼睛不能转动，所以不能眴；眼睛不能闭上，所以不能眠。

【伤寒论】脉浮紧者，法当身疼痛，宜以汗解之。假令尺中迟者，不可发汗。以营气不足，血少故也。

【伤寒论注】脉浮紧者，以脉法论，当身疼痛，宜发其汗。然寸脉虽浮紧，而尺中迟，则不得据此法矣。尺主血，血少则营气不足，虽发汗决不能作汗，正气反虚，不特身疼不除，而亡血、亡津液之变起矣。假令，是设辞，是深一层看法，此与脉浮数而尺中微者同义。阳盛者不妨发汗，变症唯衄，衄乃解矣。阴虚者不可发汗，亡阳之变，恐难为力。

【白话解】脉象浮紧，凭脉象判断，应当出现周身疼痛，适宜用汗法。如果寸脉虽然浮紧，但尺脉是迟的，就不能用汗法。尺部反映血液的变化情况，血液不足则营气虚弱，即使用发汗的方法，也不能达到发汗的效果，反而使正气更加虚弱了，不仅周身疼痛不能缓解，而且因血液、津液的耗伤，又会出现新的病证。"假令"是表示假设的词语，是对脉浮紧进一步的探讨，此处与《伤寒论·辨太阳病脉证并治》："脉浮数者，法当汗出而愈。若下之，身重心悸者，不可发汗，当自汗出乃解。所以然者，尺中脉微，此里虚，须表里实，津液自和，便自汗出愈。"中脉浮数而尺部脉微所反映的病机相同。阳气充盛的不妨用汗法治疗，所产生的病情变化只是鼻衄，而鼻衄正是病愈的表现。阴液不足的病证不能用汗法治疗，一旦出现阳气衰竭的变证，是难以救治的。

【伤寒论】太阳与阳明合病，喘而胸满者，不可下，麻黄汤主之。

【伤寒论注】三阳俱受气于胸中，而部位则属阳明。若喘属太阳，呕属少阳，故胸满而喘者，尚未离乎太阳，虽有阳明可下之症，而不可下。如呕多，虽有阳明可攻之症，而不可攻，亦以未离乎少阳也。

【白话解】太阳、阳明、少阳三阳之气都来源于胸中，但从部位来看，则胸部属于阳明。比如气喘是太阳病的一个症状，呕吐是少阳病的一个症状，所以胸满兼有气喘的，表明病位尚未离开太阳，即使有阳明病适用下法的症状，也不能用下法治疗。如果呕吐症状重，那么即使是出现阳明病可用攻法治疗的症状，也不能攻邪，这是病位还未离开少阳的缘故。

【伤寒论】阳明病，脉浮，无汗而喘者，发汗则愈，宜麻黄汤。

【伤寒论注】太阳有麻黄症，阳明亦有麻黄症，则麻黄汤不独为太阳设也。见麻黄症即用麻黄汤，是仲景大法。

上论麻黄汤脉症。

【白话解】太阳病中有麻黄汤证，阳明病中也有麻黄汤证，所以说麻黄汤不是只适用于太阳病的方剂。只要属于麻黄汤证便可以用麻黄汤治疗，这是仲景的用方原则。

上面论述了麻黄汤的主要脉证。

【伤寒论】太阳病，十日已去，脉浮细而嗜卧者，外已解也。设胸满胁痛者，与小柴胡汤；脉但浮者，与麻黄汤。

【伤寒论注】脉微细，但欲寐，少阴症也。浮细而嗜卧，无少阴症者，虽十日后，尚属太阳，此表解而不了了之谓。设见胸满嗜卧，亦太阳之余邪未散。兼胁痛，是太阳少阳合病矣，以少阳脉弦细也，少阳为枢，枢机不利，一阳之气不升，故胸满胁痛而嗜卧，与小柴胡和之。若脉浮而不细，是浮而有力也。无胸胁痛，则不属少阳；但浮而不大，则不涉阳明，是仍在太阳也。太阳为开，开病反合，故嗜卧，与麻黄汤以开之，使卫气行阳，太阳仍得主外而喜寤矣。与太阳初病用以发汗不同，当小其制而少与之。

上论麻黄汤、柴胡汤相关脉症。

【白话解】脉微细、精神萎靡、似睡非睡，这是少阴病的症状。脉浮细、精神倦怠、喜欢静卧，没有少阴病症状表现的，虽然病程已经十多日了，病位还在太阳，这就是表解不了了的表现。假若心胸满闷、喜欢静卧，这也是太阳余邪未散的表现。如果还兼见胁痛，这便是太阳和少阳合病了。由于少阳病的主要脉象是弦细，少阳主枢，受到外邪的侵袭，枢机不利，就会出现少阳之气不升，因而出现胸满胁痛而嗜卧，此时应使用小柴胡汤来治疗。如果脉象浮而不细，反而呈现出浮而有力的脉，又没胸胁疼痛的症状，应可以判断病位不属少阳。如脉象浮而不大，则表明病位不涉及阳明，仍属太阳。太阳主开，若开的功能受到影响而内闭于里，则出现嗜卧，用麻黄汤发汗解表，使卫气运行在肌表，太阳恢复原有主外的功能，精神也就清爽了。本证发汗的方法与太阳初起发病时不同，应当减轻药量，且少量与之。

以上论述了麻黄汤和柴胡汤的相关脉证。

【伤寒论】

麻黄汤

麻黄二两 去节 桂枝二两 甘草一两 炙 杏仁七十个 去尖

水九升，先煮麻黄减一升，去沫，内诸药，煮二升半，温服八合，覆取微似汗。不须啜粥，余如桂枝法。

【伤寒论注】麻黄色青入肝，中空外直，宛如毛窍骨节状，故能旁通骨节，除身疼，直达皮毛，为卫分驱风散寒第一品药，然必藉桂枝入心通血脉，出营中汗，而卫分之邪乃得尽去而不留。故桂枝汤不必用麻黄，而麻黄汤不可无桂枝也。杏为心果，温能散寒，苦能下气，故为驱邪定喘之第一品药。桂枝汤发营中汗，须啜稀热粥者，以营行脉中，食入于胃，浊气归心，淫精于脉故耳。麻黄汤发卫中汗，不须啜稀热粥者，此汗是太阳寒水之气，在皮肤间，腠理开而汗自出，不须假谷气以生汗也。

【白话解】麻黄色青入肝经，中间空而外部直，好像汗孔，又像骨节，所以能通利骨节，解除身痛，又能直达皮毛，是驱散卫分风寒邪气的首选药物，但它必须要借助入心经且具有温通血脉作用的桂枝，使汗液从营分而出，这样在卫分的邪气才能全部祛除，不留余邪。所以桂枝汤中可以不用麻黄，但麻黄汤中必须有桂枝。杏仁是一种心形的果仁，性温能宣散寒邪，味苦能够降气，所以是祛除外邪而平喘的首选药。桂枝汤要使汗液从营分而出，必须借助喝热稀粥，是由于营阴循行于脉中，饮食进入胃内，其所化生的浊气归于心，而其所化生的精气散布于脉中。麻黄汤宣发卫分的汗，不必喝热稀粥的原因在于，这种汗是太阳寒水之气凝结而成的，就在皮肤之间，腠理一开，汗液自然外泄，所以不需要借助水谷形成汗液。

【伤寒论】一服汗者，停后服。汗多亡阳遂虚，恶风，烦躁不得眠也。汗多者，温粉扑之。

【伤寒论注】此麻黄汤禁也。麻黄汤为发汗重剂，故慎重如此。其用桂枝汤，若不汗更服，若病重更作服，若不出汗，可服至二三剂。又刺后可复汗，汗后可复汗，下后可复汗。此麻黄汤但云温服八合，不言再服，则一服汗者，停后服，汗出多者，温粉扑之，自当列此后。大青龙烦躁在未汗先，是为阳盛；此烦躁在发汗后，是为阴虚。阴虚则阳无所附，宜白虎加人参汤。若用桂、附以回阳，其不杀人者鲜矣。

【白话解】这条是阐明麻黄汤的使用禁忌。麻黄汤是发汗力量很强的方剂，所以需要如此谨慎地使用。使用桂枝汤，如汗不出可以再次服用；如病情严重也可以再次服用；如汗不出，可以服用二至三剂。又有针刺后也可再用桂枝汤发汗，汗出后也可以再次使用桂枝汤发汗，用下法后还可以再使用桂枝汤发汗。这里麻黄汤在服用时，只说温服八合，不说再次服用，如果服用一次就汗出，则不能再服用了，如果汗出很多，就用温粉敷在肌表，这句应当放在"一服汗者，停后服"后面。大青龙汤证的烦躁出现在没出汗之前，表明阳气盛；这里的烦躁在出汗后，表明阴液不足。阴液不足则阳气没有依附的地方，这时适合使用白虎加人参汤。如果此时使用桂枝、附子以回阳，如此治疗则很难不将病人治死啊。

★麻黄汤证下

【伤寒论】太阳病，得之八九日，如疟状，发热恶寒，热多寒少，其人不呕，圊便欲自可，一日二三度发。脉微缓者，为欲愈也；脉微而恶寒者，此阴阳俱虚，不可更发汗、更吐、更下也；面色反有热色者，未欲解也，以其不得小汗出，身必痒，宜桂枝麻黄合半汤。

【伤寒论注】太阳病七日以上自愈者，以行其经尽故也。七八日不解，恶寒发热如疟，是将转系少阳矣。太阳以阳为主，热多寒少，是主胜而客负，此为将解之症。若其人不呕，是胃无寒邪；圊便是胃无热邪；脉微缓是脉有胃气；一日二三度发，是邪无可容之地，斯正胜而邪却，可勿药也。若其人热多寒少，脉甚微而无和缓之意，是弱多胃少曰脾病，此至阴虚矣。但恶寒而不恶热，是二阳虚矣。阴阳俱虚，当调其阴阳，阴阳和而病自愈，不可更用汗、吐、下法也。若其人热多寒少，而面色缘缘正赤者，是阳气怫郁在表而不得越，当汗不汗，其身必痒，汗出不彻，未欲解也。可小发汗，故将桂枝麻黄汤各取三分之一，合为半服而与之。所以然者，以八九日来，正气已虚，邪犹未解，不可更汗，又不可不汗，故立此和解法耳。旧本俱作各半，今从宋本校正。

【白话解】太阳病七日后自行痊愈的，是因为邪气行于太阳经时走到了尽头。至七八日病情不愈，恶寒、发热像疟疾一样交替出现，这预示着病邪将要转至少阳经。太阳经阳气旺盛，发热多恶寒少，这是表明正气战胜邪气，是病情将愈的表现。如若病人没有出现呕吐，表明胃中没有受到寒邪的侵袭；大便正常，表明胃肠没有热邪；脉微缓，表明脉中有胃气。一日之内发作二三次，这是邪气无可藏身之地，正气战胜了邪气，这时可以不用药物治疗即可痊愈。如若病人出现发热多恶寒少，脉象极其微弱而不和缓，这表明正气虚弱，胃气不足，称为脾病，病至如此太阴已虚。只恶寒不恶热，表明阳明之气不足。阴阳俱虚，就应调和阴阳，阴阳和则疾病自然会痊愈，不能继续使用汗、吐、下的治法了。如果病人发热多恶寒少，而且满脸持续通红，这是阳气被郁闭在肌表不能向外发越形成的，应当发汗时却没有汗出，则病人身上会出现瘙痒感，此为汗出不彻底，外邪没有完全被祛除出体外，所以疾病未愈。这种情况可以使用轻度发汗的方法，因此将桂枝汤和麻黄汤各取三分之一剂量，合成一剂服用。这样做的原因是，病程达八九日以后，正气已经不充足了，邪气没有被完全祛除，不能继续使用汗法，又不能不用汗法，就创制了这种发汗轻剂来和解表邪。以前的版本都写作"各半汤"，现在根据宋代的版本校正成各三分之一剂量了。

【伤寒论注】

麻黄桂枝合半汤

桂枝汤三合 麻黄汤三合 并为六合，顿服。

后人算其分两，合作一方，大失仲景制方之意。

【白话解】

麻黄桂枝合半汤

用桂枝汤三合，麻黄汤三合，加在一起成六合，一次性服用。

后世的人计算桂枝汤和麻黄汤的比例，合成一个方子，极大地失去了仲景创制本方的意图。

【伤寒论】太阳病，发热恶寒，热多寒少，脉微弱者，此无阳也，不可发汗，宜桂枝二越婢一汤。

【伤寒论注】此条与上条中节同义。

本论无越婢症，亦无越婢汤方。《金匮要略》有越婢汤方，世本取合者即是也。仲景言不可发汗，则不用麻黄可知；言无阳，则不用石膏可知。若非方有不同，必抄录者误耳。宁缺其方，勿留之以滋惑也。

上论麻黄桂枝合半汤脉症。

【白话解】本条与上条中间部分的意义相同。

《伤寒论》中没有越婢汤证，也没有越婢汤方。《金匮要略》中有越婢汤方，后世的传本选取两书综合在一起，就形成了这个方子。仲景说不能用汗法，那就意味着不能用麻黄；仲景说阳气不足，那就意味着不能用石膏。如果不是方子不同，就一定是传抄的人抄错了。因此宁可没有这个方子，也不应留着增加新的困惑。

以上论述了麻黄桂枝合半汤的主要脉证。

【伤寒论注】麻黄汤变症汗后虚症。

【白话解】麻黄汤证的变证以及汗后所致虚证。

【伤寒论】未持脉时，病人叉手自冒心，师因教试令咳而不咳者，此必两耳聋无闻也。所以然者，以重发汗，虚，故如此。

【伤寒论注】汗出多则心液虚，故叉手外卫，此望而知之。心寄窍于耳，心虚故耳聋，此问而知之。

【白话解】汗出过多就引起心液的亏虚，所以病患交叉双手来护卫心胸，这是通过望诊而知道的。心寄窍在耳，心气不足所以耳聋，这是可以通过问诊知道的。

【伤寒论】病人脉数，数为热，当消谷引食，而反吐者，此以发汗，令阳气微，膈气虚，脉乃数也。数为客热，不能消谷，以胃中虚冷，故吐也。

【伤寒论注】上条因发汗而心血虚，此因发汗而胃气虚也，与服桂枝汤而吐者不同。此因症论脉，不是拘脉谈症。未汗浮数，是卫气实；汗后浮数，是胃气虚。故切居四诊之末，当因症而消息其虚实也。

【白话解】上条因发汗而致心血亏虚，此条所述为发汗导致胃气虚弱，与服用桂枝汤后呕吐者病机不同。本条是依据症状论述脉象，而非拘泥于脉象而谈症状。未经发汗而脉浮数，为卫气浮盛，抗邪于外；若汗后而脉浮数，是因为汗后伤阳，胃气虚弱。因此脉诊位居四诊之末，应当审症而探知病机之虚实。

【伤寒论】病人有寒，复发汗，胃中冷，必吐蛔。

【伤寒论注】有寒是未病时原有寒也。内寒则不能化物，饮食停滞而成蛔。以内寒之人，复感外邪，当温中以逐寒。若复发其汗，汗生于谷，谷气外散，胃脘阳虚，无谷气以养其蛔，故蛔动而上从口出也。蛔多不止者死，吐蛔不能食者亦死。

【白话解】"有寒"是指病人未发病时素体有寒。里寒内盛，则不能正常消化水谷，饮食停滞而生蛔。平素体内有寒之人，复感外邪，当予温里散寒之法治疗。若复发其汗，因汗液源于水谷之气，故水谷之气随之外散，致胃脘阳气虚损，无水谷之气以养蛔，故蛔虫内动而从口中出。吐蛔量多不止的病患预后不良，吐蛔且不能饮食者亦预后不良。

【伤寒论】发汗后腹胀满者，厚朴生姜甘草半夏人参汤主之。

【伤寒论注】此条不是妄汗，以其人本虚故也。上条汗后见不足症，此条汗后反见有余症。邪气盛则实，故用厚朴、姜、夏散邪以除腹满；正气虚，故用人参、甘草补中而益元气。

【白话解】此条所述病证非不合理地使用汗法所致，是其人素体正气虚弱的缘故。上条汗后见正气不足之证，本条汗后反见邪气有余之证。"邪气盛则实"，故用厚朴、生姜、半夏行气散邪而祛除腹胀满；同时其人素体正气不足，故用人参、炙甘草补中益气而扶正。

【伤寒论】

厚朴生姜半夏甘草人参汤

厚朴半斤 去皮 炙 生姜半斤 切 半夏半斤 洗 甘草二两 炙 人参一两

上五味，以水一斗，煮取三升，温服一升，日三服。

【伤寒论】发汗后，水药不得入口为逆。若更发汗，必吐不止。

【伤寒论注】阳重之人，大发其汗，有升无降，故水药拒膈而不得入也。若认为中风之干呕，伤寒之呕逆，而更汗之，则吐不止，胃气大伤矣。此热在胃口，须用栀子汤、瓜蒂散，因其势而吐之，亦通因通用法也。五苓散亦下剂，不可认为水逆而妄用之。

【白话解】阳气盛的病人，若大发其汗，会使气机有升而无降，从而出现药不得入而呕吐的现象。如果将其误认为是中风证的干呕或伤寒证的呕逆而再次使用汗法，则可使病人呕吐不止，这是胃气严重损伤的缘故。上述拒药不入的病证是由于胃口有热，必须使用栀子豉汤、瓜蒂散治疗，因势利导而涌吐病邪，也属于通因通用的治疗方法。五苓散为渗利的方剂，不能因汤液拒下致呕吐，认为水逆证而乱用五苓散。

【伤寒论】汗家重发汗，必恍惚心乱，小便已阴疼，与禹余粮丸。

【伤寒论注】汗家，平素多汗人也。心液大脱，故恍惚心乱，甚于心下悸矣。心虚于上，则肾衰于下，故阴疼。余粮，土之精气所融结，用以固脱而镇怯，故为丸以治之。

上论汗后虚症。

【白话解】"汗家"是指平素易出汗的病人。汗为心之液，大量汗出而致心液外脱，所以出现神志恍惚，这比心悸不安更为严重。心虚于上，则肾衰于下，所以阴器疼痛。禹余粮为中土精气所成，用其固脱并重镇安神，所以做成丸剂来治疗。

以上是论述汗后所致虚损的病证。

【伤寒论】发汗后，不可更行桂枝汤。无汗而喘（旧本有无字），大热者，可与麻黄杏子甘草石膏汤。下后，不可更行桂枝汤。若无汗而喘，大热者，可与麻黄杏子甘草石膏汤。

【伤寒论注】二条无字，旧本讹在大热上，前辈因循不改，随文衍义，为后学之迷途。仲景每于汗下后表不解者，用桂枝更汗而不用麻黄。此则内外皆热而不恶寒，必其用麻黄汤后寒解而热反甚，与发汗，解，半日许复烦，下后而微喘者不同。发汗而不得汗，或下之而仍不汗喘不止，其阳气重也。若与桂枝加厚朴杏仁汤，下咽即毙矣，故于麻黄汤去桂枝之辛热，加石膏之甘寒，佐麻黄而发汗，助杏仁以定喘。一加一减，温解之方，转为凉散之剂矣。未及论症，便言不可更行桂枝汤，见得汗下后表未解者，更行桂枝汤，是治风寒之常法。

【白话解】两条文中的"无"字，在旧版本误置于"大热"之前，以前的医者遵此而随文衍义，为后世习医者造成了迷惑。张仲景每次遇到发汗或攻下后表证仍不能解除的病证，都用桂枝汤再发汗以解表邪，而不用麻黄汤。本条文所述病证是内外皆热而不兼恶寒，必是使用麻黄汤发汗后恶寒解除而发热更甚，与《伤寒论·辨太阳病脉证并治》中"伤寒发汗已解，半日许复烦，脉浮数者，可更发汗，宜桂枝汤""太阳病，下之微喘者，表未解故也，桂枝加厚朴杏子汤主之"病机不同。使用汗法而不汗出，或攻下而仍然无汗出且喘促不止，是阳气充盛的缘故。如果服用桂枝加厚朴杏子汤，服后病情会立即加重，因此本证治疗用麻黄汤去辛热的桂枝，加入甘寒的石膏，佐制麻黄而发汗，助杏仁肃降肺气以定喘。通过药物加减变化，使温解之方转为凉散之剂。未论述汗后的症状，便言不可再用桂枝汤治疗，若见发汗或攻下后表证未解除者，可再用桂枝汤治疗，这是治疗风寒表证的常用方法。

【伤寒论】

麻黄杏仁甘草石膏汤

麻黄四两　杏仁五十粒　甘草二两　炙　石膏半斤

水七升，先煮麻黄减二升，去上沫，内诸药，煮取二升，温服一升。

病发于阳而反下之，热入因作结胸。若不结胸，但头汗出，余处无汗，至颈而还，小便不利，身必发黄也。

【伤寒论注】寒气侵人，人即发热以拒之，是为发阳。助阳散寒，一汗而寒热尽解矣。不发汗而反下之，热反内陷，寒气随热而入，入于胸必结，瘀热在里故也。热气炎上，不能外发，故头有汗而身无汗。若小便利，则湿热下流，即内亦解；不利则湿热内蒸于脏腑，黄色外见于皮肤矣。

【白话解】寒邪侵袭人体，人体即会发热以抗拒邪气，此为发于阳。治疗应助卫阳而发散寒邪，通过发汗之法可使发热恶寒并见的太阳表证完全解除。不发汗而反用下法，可致表热内陷，风寒邪气随表热入里，入于胸部必结聚不散，是瘀热在里之故。火热之气上炎，不能从外而解，故可见仅头部汗出而周身无汗。若小便通利，则湿热之邪可从小便排出而病愈；若小便不利则湿热内蕴，熏蒸肝胆，胆汁外溢发于肌表可见黄疸。

【伤寒论】伤寒瘀热在里，身必发黄，麻黄连翘赤小豆汤主之。

【伤寒论注】热反入里，不得外越，谓之瘀热。非发汗以逐其邪，湿气不散。然仍用麻黄、桂枝，是抱薪救火矣。于麻黄汤去桂枝之辛甘，加连翘、梓皮之苦寒，以解表清火而利水，一剂而三善备，且以见太阳发热之治，与阳明迥别也。

【白话解】热邪入里不能向外发越，称之为瘀热。不用汗法逐其邪气，则湿气不散。然而仍使用麻黄、桂枝发汗，犹如抱薪救火而助热生变。故于麻黄汤中去除辛甘的桂枝，加入苦寒的连翘、梓皮，以此解表清火利水，一首方剂而具备三方面的功效，并且可见太阳病发热的治疗方法与阳明病不同。

【伤寒论】

麻黄连翘赤小豆汤

麻黄 连翘 甘草 生姜各二两 赤小豆一升 生梓白皮一斤 杏仁四十粒 大枣十二枚

以潦水一升，先煮麻黄，再沸，去上沫，内诸药，煮取三升，分温三服，半日服尽。

【伤寒论注】此汤以赤小豆、梓白皮为君，而反冠以麻黄者，以兹汤为麻黄汤之变剂也。瘀热在中，则心肺受邪，营卫不利。小豆赤色，心家之谷，入血分而通经络，致津液而利膀胱；梓皮色白，专走肺经，入气分而理皮肤，清胸中而散瘀热，故以为君。更佐连翘、杏仁、大枣之苦甘，泻心火而和营；

麻黄、生姜、甘草之辛甘，泻肺火而调卫；潦水味薄，能降火而除湿，故以为使。半日服尽者，急方通剂，不可缓也。此发汗利水，又与五苓双解法径庭矣。

上论麻黄汤变症。

【白话解】此汤剂以赤小豆、梓白皮为君药，而反冠以麻黄之名，是因此方为麻黄汤加减药物所得。瘀热在里，则心肺受累，营卫通行不利。小豆色赤，与心同气相求，能入血分而通畅经络，助膀胱气化而利小便行津液；梓皮色白，五行与肺相映，能入气分而调理肌表，能清胸膈的瘀热，故用二者为君药。更佐用性味苦甘的连翘、杏仁、大枣，泻心火而和营血；麻黄、生姜、甘草性味辛甘能泻肺热而调卫表；潦水味薄，能降火而祛湿，故用其为使药。半日将汤剂全部服完，此方为急症通利之剂，不可缓用。此发汗利水之法，又与五苓散之双解表里之法大有不同。

以上是论述麻黄汤的变证。

★葛根汤证

【伤寒论】太阳病，项背强几几，无汗恶风者，葛根汤主之。

太阳病，项背强几几，而汗出恶风者，桂枝加葛根汤主之。

【伤寒论注】足太阳脉自络脑而还出下项，挟背脊。此从风池而入，不上干于脑，而下行于背，故头不痛而项背强也。几几，项背牵动之象，动中见有强意。凡风伤卫分，则皮毛闭，故无汗；风伤营分，则血动摇，故汗自出。不可以本症之无汗为伤寒，他条之自汗出为中风也。桂枝大青龙症，恶风兼恶寒者，是中冬月之阴风；此恶风不恶寒者，是感三时鼓动之阳风。风胜而无寒，故君葛根之甘凉，减桂枝之辛热，大变麻、桂二汤温散之法。

《内经》云：东风生于春，病在肝，俞在头项；中央为土，病在脾，俞在脊。又秋气者，病在肩背。则知颈项强，不属冬月之寒风。《易》以艮为山，又以艮为背。山主静，人以背应之，故元首四肢俱主动，而背独主静。葛根禀气轻清，而赋体厚重。此不唯取其轻以去实，复取其重以镇动也。此又培土宁风之法。

【白话解】《灵枢·经脉》曰："膀胱足太阳之脉，起于目内眦，上额交巅……其直者，从巅入络脑，还出别下项，循肩髆内，挟脊抵腰中，入循膂，络肾属膀胱。"今风寒之邪从风池而入，不上干于脑，而下行于背，故头不痛而项背强直。"几几"是项背牵动、拘急不舒的表现。凡风邪侵伤卫分，则皮毛闭阻而见无汗；风邪伤及营分，则血气受累不能内守而见汗出。不可因本证无汗而认为是伤寒表实证，亦不可因其他条文所述自汗出而认为是中风表虚证。桂枝汤证、大青龙汤证见恶风兼见恶寒，是感受冬季的阴寒之风；此证恶风不兼恶寒，是感受春、夏、秋三季的阳风。风胜而不见恶寒，故用性凉味甘的葛根为君药，降低桂枝的辛热之性，明显改变了麻黄汤和桂枝汤的温散之法。

《素问·金匮真言论》曰："东风生于春，病在肝，俞在颈项；南风生于夏，病在心，俞在胸胁；西风生于秋，病在肺，俞在肩背；北风生于冬，病在肾，脑在腰股；中央为土，病在脾，俞在脊。"则知颈项强，不是冬月之寒风所致。《易经》以"艮"为山，又以"艮"为背。山主静，人以背部与之对应，故头和四肢俱主动，而背独主静。葛根禀赋轻清之气，而且质地厚重。其不仅可轻扬上浮而祛邪实，又因质重而镇动。这是培土息风的治疗方法。

【伤寒论】太阳与阳明合病，必自下利，葛根汤主之。

【伤寒论注】不言两经相合何等病，但举下利而言，是病偏于阳明矣。太阳主表，则不合下利，下利而曰必，必阳并于表，表实而里虚耳。葛根为阳明经药，唯表实里虚者宜之，而胃家实非所宜也，故仲景于阳明经中反不用葛根。若谓其能亡津液而不用，则与本草生津之义背矣。若谓其能大开肌肉，何反加于汗出恶风之合病乎？有汗无汗，下利不下利，俱得以葛根主之，是葛根与桂枝同为解肌和中之剂，与麻黄之专于发表不同。

【白话解】先不说太阳与阳明合病是什么样的病证，单举下利一症而言，是表明疾病偏于阳明病。太阳主表，其不兼下利之症。条文所言必下利者，一定是阳邪并见于卫表，是太阳表实兼里虚之证。葛根是阳明经药，只有表实兼里虚证宜用之，而胃家实证不宜使用，所以仲景在阳明病中反而不使用葛根。如果称葛根因伤津液而不使用，则与历代本草书中葛根具有生津功用的论述相背离。如果称其能解肌，为什么反用于汗出恶风的太阳合病中呢？无论有汗还是无汗，下利还是不下利，都可以用葛根汤治疗，是因为葛根汤与桂枝汤相似，均可解肌和中，与麻黄汤功专发汗解表不同。

【伤寒论】大阳与阳明合病，不下利，但呕者，葛根加半夏汤主之。

【伤寒论注】太阳阳明合病，太阳少阳合病，阳明少阳合病，必自下利，则下利似乎合病当然之症。今不下利而呕，又似乎与少阳合病矣。于葛根汤加半夏，兼解少阳半里之邪，便不得为三阳合病。

【白话解】太阳阳明合病，太阳少阳合病，阳明少阳合病，必见下利，所以下利似乎是合病的必然症状。此条所述病情不下利而呕，又似乎是与少阳合病。在葛根汤中加入半夏，兼解除少阳半里的邪气，就不能认为是三阳合病了。

【伤寒论】

葛根汤

葛根四两 麻黄二两 生姜三两 桂枝二两 芍药二两 甘草一两 大枣十枚

水一斗，先煮麻黄、葛根，减二升，去沫，内诸药，煮取三升，温服一升，覆取微似汗。不须啜粥，余如桂枝法。

【伤寒论注】轻可以去实，麻黄、葛根是也。去沫者，止取其清阳腠理之义也。葛根能佐麻黄而发表，佐桂枝以解肌。不须啜粥者，开其腠理而汗自出，凉其肌肉而汗自止，是凉散以驱风，不必温中以逐邪矣。

【白话解】质轻的药物可以解除外感实证，麻黄、葛根即是这类药物。去除上沫，是为了取其轻扬发表之义。葛根能佐助麻黄发表，助桂枝以解肌。不须喝热稀粥，是因为其腠理已开而汗自出，凉其肌肉便可使汗自止，这是以凉散之药来祛除风邪，不必以温中之法来逐邪。

【伤寒论】

桂枝加葛根汤

【伤寒论注】本方加 葛根四两

旧本有麻黄者误。

【白话解】桂枝加葛根汤，由桂枝汤加葛根四两而成，旧版本《伤寒论》中有麻黄者，为误。

【伤寒论】

葛根加半夏汤

【伤寒论注】本方加 半夏半升

【白话解】葛根加半夏汤，由桂枝加葛根汤加半夏半升而成。

★大青龙汤证

【伤寒论】太阳中风，脉浮紧、发热恶寒、身疼痛、不汗出而烦躁者，大青龙汤主之。

【伤寒论注】风有阴阳，太阳中风，汗出脉缓者，是中于鼓动之阳风；此汗不出而脉紧者，中于凛冽之阴风矣。风令脉浮，浮紧而沉不紧，与伤寒阴阳俱紧之脉有别也。发热恶寒，与桂枝症同。身疼痛不汗出，与麻黄症同。唯烦躁是本症所独，故制此方以治风热相搏耳。热淫于内，则心神烦扰；风淫末疾，故手足躁乱，此即如狂之状也。风盛于表，非发汗不解；阳郁于内，非大寒不除。此本麻黄症之剧者，故于麻黄汤倍麻黄以发汗，加石膏以除烦。凡云太阳，便具恶寒头痛。若见重者，条中必更提之。凡称中风，则必恶风。桂枝症复提恶风者，见恶寒不甚。此恶寒甚，故不见其更恶风也。

【白话解】风有阴阳属性的不同，太阳中风表虚证，自汗出而脉浮缓者是由于感受阳性风邪；本证无汗而脉浮紧是感受阴性风邪。风邪使脉浮，且浮取紧而沉取不紧，与伤寒表实证浮沉俱紧不同。本证发热恶寒之症与桂枝汤证相同，周身疼痛、无汗等症与麻黄汤证相同，唯有烦躁是本证所独有，因此制定大青龙汤以治疗风邪与热邪相搏之证。热盛于内，扰及心神则见心烦；风盛于四肢末端，扰及四末手足则躁扰不宁，这就是神志如狂的表现。风盛于表，非发汗不能解表；阳热内郁，非大寒之剂不能解除。本证即为麻黄汤证加重的表现，所以用麻黄汤倍加麻黄以发汗，加入石膏清透里热以除烦躁。凡言太阳病，便具有恶寒、头痛之症。若病情严重者，条文中一定会再次提出这些症状。凡称中风，则必见恶风症。桂枝汤证再次提及恶风症是强调恶寒不重的缘故。本证恶寒严重，因此未再次提出恶风症。

【伤寒论】伤寒脉浮缓，发热恶寒，无汗烦躁，身不疼，但重，乍有轻时，无少阴症者，大青龙汤发之。

【伤寒论注】寒有重轻，伤之重者，脉阴阳俱紧而身疼；伤之轻者，脉浮缓而身重。亦有初时脉紧渐缓，初时身疼，继而不疼者，诊者勿执一以拘也。本论云：伤寒三日，阳明脉大，少阳脉小。脉弦细者属少阳，脉浮缓者系太阴，可以见伤寒无定脉也。然脉浮紧者，必身疼；脉浮缓者，身不疼，中风伤寒皆然，又可谓之定脉定症矣。脉浮缓下，当有发热、恶寒、无汗、烦躁等证。盖脉浮缓身不疼，见表症亦轻；但身重乍有轻时，见表症将罢。以无汗烦躁，故合用大青龙。无少阴症，仲景正为不汗出而烦躁之症。因少阴亦有发热、恶寒、无汗、烦躁之症，与大青龙同，法当温补。若反与麻黄之散，石膏之寒，真阳立亡矣。必细审其所不用，然后不失其所当用也。

前条是中风之重症，此条是伤寒之轻症。仲景只为补无少阴句，与上文烦躁互相发明，意不重在伤寒。盖烦躁是阳邪，伤寒之轻者有之，重者必呕逆矣。

【白话解】感受寒邪有轻重之别，感寒较重者，其脉浮沉皆见紧象且周身疼痛；若感寒较轻，脉象浮缓且身体沉重。也有初起脉紧而逐渐变为缓和，初起周身疼痛，继而不疼的，医生诊疗不可过于拘泥于一证一脉。《伤寒论·辨阳明病脉证并治》云："伤寒三日，阳明脉大。"《伤寒论·辨少阳病脉证并治》云："伤寒三日，少阳脉小者，欲已也。"脉弦细属少阳脉，脉浮缓为太阴脉，可见伤寒无固定的脉象。然而脉见浮紧，一定会出现身体疼痛的症状，脉象浮缓则身不疼，中风证与伤寒证皆是如此，这些又可以称之为固定的症状。原文在脉浮缓后，应当有发热、恶寒、无汗、烦躁等症。脉浮缓而周身无疼痛，可见表证很轻；只是身重偶尔有轻时，是说明表证即将解除。因兼有无汗、烦躁症，故合用大青龙汤治疗。本条文提及无少阴虚寒证的表现，仲景主要是针对不汗出而烦躁的症状而言，是因少阴虚寒证与大青龙汤证相似，也有发热、恶寒、无汗、烦躁等症，治以温补之法，应与本证鉴别。若反而使用辛散的麻黄，大寒的石膏，则会使少阴虚寒证出现阳气暴脱之变。大青龙汤方剂的使用须细审其禁忌而后才能正确对其应用。

上条谈及太阳中风之重证，此条论述太阳伤寒的轻证。本条的提出是仲景为了补充"无少阴证"一句以说明与少阴虚寒证的区别，症状表现与上条的"烦躁"可相互参见，其意不重在论述太阳伤寒证。烦躁为里热扰心，伤寒轻证有，重证则必见呕逆症。

【伤寒论】若脉微弱、汗出恶风者，不可服，服之则厥逆、筋惕肉瞤，此为逆也。

【伤寒论注】大青龙名重剂，不特少阴伤寒不可用，即太阳中风亦不可轻用也。此条与桂枝方禁对照：脉浮紧，汗不出，是麻黄症，不可与桂枝汤，以中有芍药能止汗也；脉微弱，自汗出，是桂枝症，不可与大青龙，以中有麻黄、石膏故也。夫脉微而恶风寒者，此阴阳俱虚，不可用麻黄发汗；脉微弱而自汗出，是无阳也，不可用石膏清里。盖石膏泻胃脘之阳，服之则胃气不至于四肢，必手足厥逆；麻黄散卫外之阳，服之则血气不周于身，必筋惕肉瞤。此仲景所深戒也。且脉紧身疼宜以汗解者，只尺中迟，即不可发汗，况微弱乎。

大青龙症之不明于世者，许叔微始作之俑也。其言曰：桂枝治中风，麻黄治伤寒，大青龙治中风见寒脉、伤寒见风脉，三者如鼎立。此三大纲所由来乎？愚谓先以脉论，夫中风脉浮紧，伤寒脉浮缓，是仲景互文见意处。言中风脉多缓，然亦有脉紧者；伤寒脉当紧，然亦有脉缓者。盖中风伤寒，各有浅深，或因人之强弱而异，或因地之高下、时之乖和而殊。症固不可拘，脉亦不可执。如阳明中风而脉浮紧，太阳伤寒而脉浮缓，不可谓脉紧必伤寒，脉缓必中风也。

　　按《内经》脉滑曰风，则风脉原无定象；又盛而紧曰胀，则紧脉不专属伤寒；又缓而滑曰热中，则缓脉又不专指中风矣。且阳明中风，有脉浮紧者，又有脉浮大者。必欲以脉浮缓为中风，则二条将属何症耶？今人但以太阳之脉缓自汗，脉紧无汗，以分风寒，列营卫，并不知他经皆有中风，即阳明之中风，无人谈及矣。请以太阳言之，太阳篇言中风之脉症有二：一曰太阳中风，阳浮而阴弱，阳浮者热自发，阴弱者汗自出，啬啬恶寒，淅淅恶风，翕翕发热，鼻鸣干呕者，桂枝汤主之。一曰太阳中风脉浮紧，发热恶寒，身疼痛，不汗出而烦躁者，大青龙汤主之。以二症相较：阳浮见寒之轻，浮紧见寒之重；汗出见寒之轻，不汗出见寒之重；啬啬、淅淅见风寒之轻，翕翕见发热之轻；发热恶寒，觉寒热之俱重；鼻鸣见风之轻，身疼见风之重；自汗干呕，见烦之轻；不汗烦躁，见烦之重也。言伤寒脉症者二：一曰太阳病，或未发热，或已发热，必恶寒，体痛，呕逆，脉阴阳俱紧者，名曰伤寒。一曰伤寒脉浮，自汗出，小便数，心烦，微恶寒，脚挛急。以二症相较：微恶寒见必恶寒之重，体痛觉挛急之轻；自汗出，小便数，心烦，见伤寒之轻，或未发热，见发热之轻；必先呕逆，见伤寒之重；脉浮见寒之轻，阴阳俱紧见寒之重。中风伤寒，各有轻重如此。今人必以伤寒为重，中风为轻，但知分风寒之中、伤，而不辨风寒之轻、重，于是有伤寒见风、中风见寒之遁辞矣。合观之，则不得以脉缓自汗为中风定局，更不得以脉紧无汗为伤寒而非中风矣。由是推之，太阳中风，以火发汗者，无汗可知，其脉紧亦可知。太阳中风，下利呕逆，其人汗出，其脉缓亦可知也。要知仲景凭脉辨症，只审虚实。不论中风伤寒，脉之紧缓，但于指下有力者为实，脉弱无力者为虚；不汗出而烦躁者为实，汗出多而烦躁者为虚；症在太阳而烦躁者为实，症在少阴而烦躁者为虚。实者可服大青龙，虚者便不可服，此最易晓也。要知仲景立方，因症而设，不专因脉而设，大青龙汤为风寒在表而兼热中者设，不专为无汗而设。故中风有烦躁者可用，伤寒而烦躁者亦可用。盖风寒本是一气，故汤剂可以互投。论中有中风伤寒互称者，如青龙是也；中风伤寒并提者，如小柴胡是也。仲景细审脉症而施治，何尝拘拘于中风伤寒之名是别乎？若仲景既拘拘于中风伤寒之别，即不得更有中风见寒、伤寒见风之浑矣。

夫风为阳邪，寒为阴邪，虽皆因于时气之寒，而各不失其阴阳之性。故伤寒轻者全似中风，独脚挛急不是，盖腰以上为阳，而风伤于上也。中风重者全似伤寒，而烦躁不是，盖寒邪呕而不烦，逆而不躁也。然阴阳互根，烦为阳邪，烦极致躁；躁为阴邪，躁极致烦。故中风轻者烦轻，重者烦躁；伤寒重者烦躁，轻者微烦。微烦则恶寒亦微，阳足以胜微寒，故脉浮不紧。

盖仲景制大青龙，全为太阳烦躁而设。又恐人误用青龙，不特为脉弱汗出者禁，而在少阴尤宜禁之。盖少阴亦有发热、恶寒、身疼、无汗而烦躁之症，此阴极似阳，寒极反见热化也。误用之，则厥逆筋惕肉瞤所必致矣。故必审其症之非少阴，则为太阳烦躁无疑。太阳烦躁为阳盛也，非大青龙不解，故不特脉浮紧之中风可用，即浮缓而不微弱之伤寒亦可用也。不但身疼重者可用，即不身疼与身重而乍有轻时者，亦可用也。盖胃脘之阳，内郁于胸中而烦，外扰于四肢而躁，若但用麻黄发汗于外，而不加石膏泄热于内，至热并阳明而斑黄狂乱，是乃不用大青龙之故耳。

【白话解】大青龙汤为发汗重剂，不只是少阴伤寒证不可用，即便是太阳中风证也不可轻易使用。本条与桂枝汤方的禁忌相对照：脉浮紧、无汗属麻黄汤证，不可使用桂枝汤，因方中有芍药能止汗；脉微弱、自汗出属桂枝汤证，不可治以大青龙汤，因方中有麻黄、石膏的缘故。脉微弱且恶风寒，这是因为阴阳俱虚，不可用麻黄发汗；脉微弱而自汗出，是阳气亏虚，不可用石膏清里。因石膏能损伤中焦胃阳，误服则阳虚而不能温煦四末，必见手足厥冷；麻黄能发散肌表阳气，表虚者误服会使周身失于气血之濡养而致筋肉跳动。以上是仲景为警示后人所提出的注意事项。脉浮紧、周身疼痛宜以汗法治疗，若尺脉迟缓，即不可发汗，更何况本条所言脉微弱者。

大青龙汤证的特点未明确于世，当首先责之于宋·许叔微。他的言论："桂枝汤治中风证，麻黄汤治伤寒证，大青龙汤治中风证见寒脉、伤寒证见风脉，三者如鼎立。"这是否就是后世的"三纲鼎力"之说的由来呢？我认为如果先从脉象上论述，则中风证脉浮紧，伤寒证脉浮缓，是仲景互文见意的表述方法。称中风证脉象多缓，然而也会出现脉紧；伤寒脉象多紧，然而也有脉象缓的。盖中风与伤寒皆有轻证和重证，或因病患素体的强弱而不同，或因地域的不同，或因受邪的时节不同。辨识脉证应灵活变通，不可拘泥。如阳明中风证可见脉浮紧，太阳伤寒证可见脉浮缓，不可因脉紧而定为伤寒证，也不可凭脉缓而辨为中风证。

　　按：《内经》中有脉滑为风病的记载，所以说风病之脉并无定象；脉盛且紧为胀病，则紧脉不专属伤寒之脉象；又脉缓而滑为热中，则缓脉又不专属中风证。况且阳明中风证有脉象浮紧的，也有脉象浮大的。若一定要将脉浮缓确定为中风证，则上述二条又将辨为何病证呢？现在的医者只依据太阳病的脉缓、自汗和脉紧、无汗来区别中风证与伤寒证，分列营卫之伤，却并不知晓其他经皆有中风证，如阳明病的中风证，便没有人论述过。以太阳病为例，在太阳病篇所述中风证的脉证有两种：一曰"太阳中风，阳浮而阴弱，阳浮者热自发，阴弱者汗自出，啬啬恶寒，淅淅恶风，翕翕发热，鼻鸣干呕者，桂枝汤主之"。一曰"太阳中风，脉浮紧，发热恶寒，身疼痛，不汗出而烦躁者，大青龙汤主之"。比较二者，太阳中风证见脉浮缓、汗出、啬啬恶寒、淅淅恶风、翕翕发热、鼻鸣干呕者为病轻；脉浮紧、无汗、发热恶寒、身疼痛、不汗出烦躁为病重。在太阳病篇论述伤寒证的有两方面：一曰"太阳病，或已发热，或未发热，必恶寒，体痛，呕逆，脉阴阳俱紧者，名曰伤寒"。一曰"伤寒脉浮，自汗出，小便数，心烦，微恶寒，脚挛急"。比较二者：伤寒证见必恶寒、体痛、呕逆、脉阴阳俱紧者为病情重；若见脉浮、自汗出、小便数、心烦、微恶寒、小腿痉挛者为病情轻。上述即为中风证和伤寒证各自轻重证的鉴别。现在的医者总认为伤寒证重，中风证轻，只是知道区别中风与伤寒，而不加辨识风、寒的各自轻重，于是就有了伤寒证有恶风和中风证有恶寒的搪塞之词。综上所述，临床辨证不应仅凭脉缓自汗就确定为中风证，更不能只依据脉紧无汗而辨为伤寒证。因此推之，太阳中风证以火法发汗治疗，可判断其症为无汗、脉浮紧。太阳中风证也可表现为下利呕逆，病人微汗出而脉缓。因此可知仲景凭脉辨证，重在分辨病机虚实。不论中风证还是伤寒证，不论脉象是紧还是缓，只是依据切诊时指下有力的为实证，脉象虚弱无力的为虚证；无汗烦躁者为实证，汗出多而烦躁者为虚证；病证在太阳肌表兼烦躁者为实证，病在少阴而烦躁者为虚证。上述实证者可服用大青龙汤，而虚证则不可服用，这是最易明晓的。需要知道仲景辨治处方，因证而定，不只是凭脉而设，大青龙汤治疗风寒在表而兼热中，不专为无汗一症而设定。因此大青龙汤既可治疗中风证兼烦躁者，又可治疗伤寒证而兼烦躁者。因风与寒本为一气，故汤剂可以互换使用。《伤寒论》中有中风与伤寒互称的病证，如大青龙汤证；有中风与伤寒并提的，如小柴胡汤证。仲景详细审查脉证而进行治疗，何尝拘泥于中风与伤寒之名呢？如果仲景只拘泥于中风与伤寒之名，就不会有中风证见恶寒、伤寒证见恶风的诸多混淆了。

风属于阳邪，寒属于阴邪，虽然都易受时令季节寒气的影响，但风、寒邪气保留了各自的阴阳属性。因此伤寒证轻者与中风证十分相似，唯独伤寒小腿痉挛症不同于中风证，因腰以上为阳，而风为阳邪易袭阳位，所致症状偏于人体上部。同理，中风证严重者与伤寒证十分相似，而中风证的烦躁一症不似伤寒，因伤寒证可导致呕吐上逆，而不会引起烦躁之症。但是阴阳互根互用，烦为阳性症状改变，烦症至极可成躁；躁为阴性病理变化，躁症至极也可成烦。故中风轻证则烦症轻微，中风重证则烦躁并见；伤寒重证会出现烦躁表现，轻证则微烦而不躁。若烦躁轻微则反映恶寒亦轻，阳气充足可胜微寒，因此脉浮而不紧。

仲景制备大青龙汤是为了治疗太阳病烦躁症。同时又担心后人错误地使用大青龙汤，因此仲景不仅提出脉弱汗出者禁用，更提出少阴虚寒证尤当禁用。因少阴寒化证亦会出现发热、恶寒、周身疼痛、无汗而烦躁的表现，是由于物极必反，阴极似阳，寒极似热而成，当与大青龙汤证加以区别。若少阴寒化证误服大青龙汤，则必会导致四肢厥冷、肌肉跳动不安。因此临证运用大青龙汤，必须排除少阴寒化证，才可正确辨治太阳表实烦躁症。太阳病烦躁症是由于表里阳气郁盛，非大青龙汤不能解除。因此不只是中风证脉浮紧者可用，即使是伤寒证脉浮缓而不虚弱者亦可使用。不但身体疼重者可用，而且是无身疼痛或身体沉重有时减轻者亦可辨证使用。胃中之阳气，内郁于胸中可见烦，外扰于四肢可见躁。若只用麻黄发汗解表，而不用石膏清泄里热，便可导致邪入阳明而发斑、发黄甚或狂乱谵语，这些症状都是不用大青龙汤治疗而引起的。

【伤寒论】

大青龙汤

麻黄六两　桂枝二两　甘草二两　杏仁四十枚　生姜三两　大枣十枚　石膏打碎

以水九升，先煮麻黄，减二升，去上沫，内诸药，煮取三升，温服一升，取微似有汗。

【伤寒论注】此即加味麻黄汤也。诸症全是麻黄，而有喘与烦躁之不同。喘者是寒郁其气，升降不得自如，故多杏仁之苦以降气；烦躁是热伤其气，无津不能作汗，故特加石膏之甘以生津。然其质沉，其性寒，恐其内热顿除，而外之表邪不解，变为寒中而协热下利，是引贼破家矣。故必倍麻黄以发汗，又倍甘草以和中，更用姜、枣以调营卫，一汗而表里双解，风热两除。此大青龙清内攘外之功，所以佐麻、桂二方之不及也。

麻黄汤症，热全在表。桂枝症之自汗，大青龙之烦躁，皆兼里热，仲景于表剂中便用寒药以清里。盖风为阳邪，唯烦是中风面目。自汗乃烦之兆，躁乃烦之征。汗出则烦得泄，故不躁，宜微酸微寒之味以和之；汗不出，则烦不得泄，故躁，必甘寒大寒之品以清之。夫芍药、石膏，俱是里药，今人见仲景入表剂中，疑而畏之，故不敢用。当用不用，以至阳明实热斑黄狂乱也。夫青龙以发汗名，其方分大小，在麻黄之多寡，而不在石膏，观小青龙之不用可知。石膏不能驱在表之风寒，独清中宫之燔灼，观白虎汤之多用可知。世不审石膏为治烦，竟以发汗用。十剂云：轻可去实。岂以至坚至重之质而能发散哉？汗多亡阳者，过在麻黄耳。用石膏以清胃火，是仲景于太阳经中，预保阳明之先着，加姜、枣以培中气，又虑夫转属太阴也。

【白话解】此方是麻黄汤加味而成。大青龙汤证与麻黄汤证症状相似，只有烦躁与喘症的不同。喘症的形成责之于寒邪郁闭，肺气升降失司，故用杏仁以苦降肺气；烦躁是由于里热内盛，伤人津气而不能作汗达表，故加用石膏，用甘味生津。但是石膏质地沉降，其药性大寒，恐用其可顿除里热，而表寒不解，则易引邪内陷，寒伤于里而成协热下利的变证。因此必须倍用麻黄以发汗解表，又倍用甘草以调和中焦之气，再用生姜、大枣来调和营卫，一经发汗而表里之邪双解，风寒里热两除。这就是大青龙汤清内热抗外邪的功用，以此补充麻黄汤与桂枝汤治疗太阳病的不足。

麻黄汤证的发热症状全在肌表。桂枝汤证的自汗及大青龙汤证的烦躁都是兼有里热，于是仲景在解表剂中使用了寒性药物清里热。因风为阳邪，所以中风证中只有烦症是阳邪所致的主要表现。自汗出是烦的征兆，而躁又是烦的征兆。汗出则烦热得以外泄，故而不躁，宜用微酸微寒的方药以调和；若汗不出，则烦热不得外泄，故而躁，必须用甘寒大寒的药物来清热。芍药、石膏都是治里之药，现在的医者看到仲景在解表剂中应用，则对其疑惑而不敢使用。应当使用而不用，贻误治疗时机，延误病情，则可致实热发斑、发黄甚至神志狂乱等变证。青龙汤因其能发汗而得名，方剂有大、小青龙之不同，主要在于应用麻黄剂量的多少，而不是石膏的使用，看小青龙汤中无石膏便知。石膏不能祛除在表的风寒之邪，主要是清胃中内盛之热邪，看白虎汤中用量很大即可知晓。世医不审明石膏是为治疗烦躁而设，竟然认为是发汗的作用。《本草纲目·序例·十剂》载，徐之才说过，质轻的药物可祛除实邪。岂有用质地沉重之品来发散表邪的道理？过汗亡阳，是麻黄使用过量的原因。用石膏清胃火，是仲景于太阳病治疗中未病先防，阻止邪入阳明的方法，加生姜、大枣以培护中气，防传太阴的方法。

【伤寒论】伤寒表不解，心下有水气，干呕发热而咳，或渴、或利、或噎、或小便不利少腹满、或喘者，小青龙汤主之。

【伤寒论注】发热，是表未解；干呕而咳，是水气为患。水气者，太阳寒水之气也。太阳之化，在天为寒，在地为水。其伤人也，浅者皮肉筋骨，重者害及五脏。心下有水气，是伤脏也。水气未入于胃，故干呕。咳者，水气射肺也，皮毛者，肺之合，表寒不解，寒水已留其合矣。心下之水气，又上至于肺则肺寒，内外合邪，故咳也。水性动，其变多。水气下而不上，则或渴或利；上而不下，则或噎或喘；留而不行，则小便不利，而小腹因满也。制小青龙以两解表里之邪，复立加减法，以治或然之症，此为太阳枢机之剂。水气畜于心下，尚未固结，故有或然之症。若误下，则硬满而成结胸矣。

【白话解】发热是说明表证未解；干呕、咳嗽是水邪侵袭胃、肺所致。水邪，是太阳寒水之气形成的。自然界中太阳之气的变化，在天化生成寒，在地化生为水。其对人体的伤害，病轻者伤及浅表皮、肉、筋、骨，病重者可累及五脏六腑。心下胃脘部出现寒水之气，是邪伤脏腑的表现。水邪没有进入胃中，所以出现干呕。咳嗽是因水寒射肺，肺气上逆所致；肺外合皮毛，若表寒不解，寒水之邪则易停留于肺。停留于心下的水气上扰于肺则致肺寒，内外的寒邪相合，致肺气不利故见咳。水气随人体气机运行而无处不到，致病证表现变化多端。水气停于下焦，使体内津液不能向上布散，可以导致口渴、下利等症状；水气停于上焦，使津液无法下行濡养，可以导致噎、喘等症状；水饮留而不行，膀胱气化失司则小便不利、下腹部胀满。制备小青龙汤以解表寒祛水饮，两解表里之邪，又设立加减变化法以治疗其或然症，小青龙汤可视为调理太阳枢机的方剂。水饮留停在心下，尚未成里结之证，因而可以出现或然症。若误用下法，则会形成胸腹硬满的结胸证。

【伤寒论】

小青龙汤

桂枝 芍药 甘草 麻黄 细辛 干姜各三两 半夏 五味子各半斤

以水一斗，先煮麻黄，减二升，去上沫，内诸药，煮取三升，温服一升。

若渴，去半夏，加栝蒌根三两。若微利，去麻黄，加芫花，如鸡子大，熬令赤色。若噎者，去麻黄，加附子一枚，炮。若小便不利，少腹满者，去麻黄，加茯苓四两。若喘者，去麻黄，加杏仁半升，去皮尖。

【伤寒论注】表虽未解，寒水之气已去营卫，故于桂枝汤去姜、枣，加细辛、干姜、半夏、五味。辛以散水气而除呕，酸以收逆气而止咳，治里之剂多于发表焉。小青龙与小柴胡，俱为枢机之剂，故皆设或然症，因各立加减法。盖表症既去其半，则病机偏于向里，故二方之症多属里。仲景多用里药，少用表药，未离于表，故为解表之小方。然小青龙主太阳之半表里，尚用麻黄、桂枝，还重视其表；小柴胡主少阳之半表里，只用柴胡、生姜，但微解其表而已。此缘太少之阳气不同，故用表药之轻重亦异。小青龙设或然五症，加减法内即备五方。小柴胡设或然七症，即具加减七方。此仲景法中之法，方外之方，何可以三百九十七，一百一十三拘之。

【白话解】表证虽未解除，但寒水之气已离开营卫，因此在桂枝汤中去掉生姜、大枣，加入细辛、干姜、半夏、五味子。辛味药能发散水气以除干呕，酸味药可收敛肺气以止咳，全方治疗里证的药物多于解表的药物。小青龙汤与小柴胡汤均为调解枢机的方剂，因此都提出了或然症，并设立了加减法。因表证已去其半，则病机偏向于里，故二方所治病证多属里证。仲景于方中多用里药，少用解表药，但未离解表之法，因此二方可视为解表的小方。然而小青龙汤主治太阳的半表半里，尚且用麻黄、桂枝，可见重视解表；小柴胡汤主少阳半表半里，只用柴胡、生姜，只是微治其表而已。因为太阳与少阳各自阳气的多少不同，所以在使用解表药时，也有药力轻重的差异。小青龙汤设有五个或然症，因此于加减法中制备了五首方剂。小柴胡汤设有七个或然症，亦在加减法中制七首方剂以治疗。这就是张仲景的法中之法，方外之方，怎么能用三百九十七法，一百一十三首方剂来拘泥呢？

【伤寒论】伤寒，心下有水气，咳而微喘，发热不渴，小青龙汤主之。服汤已渴者，此寒去欲解也。

【伤寒论注】水气在心下，则咳为必然之症，喘为或然之症。亦如柴胡汤症，但见一症即是，不必悉具。咳与喘，皆水气射肺所致。水气上升，是以不渴，服汤已而反渴，水气内散，寒邪亦外散也。此条正欲明服汤后渴者是解候。恐人服止渴药，反滋水气，故先提不渴二字作眼，后提出渴者以明之。服汤即小青龙汤。若寒既欲解，而更服之，不唯不能止渴，且重亡津液，转属阳明而成胃实矣。能化胸中之热气而为汗，故名大青龙；能化心下之水气而为汗，故名小青龙。盖大青龙表症多，只烦躁是里症；小青龙里症多，只发热是表症，故有大小发汗之殊耳。发汗、利水，是治太阳两大法门。发汗分形层之次第，利水定三焦之浅深。故发汗有五法：麻黄汤汗在皮肤，乃外感之寒气；桂枝汤汗在经络，乃血脉之精气；葛根汤汗在肌肤，乃津液之清气；大青龙汗在胸中，乃内扰之阳气；小青龙汗在心下，乃内畜之水气。其治水有三法：干呕而咳，是水在上焦，在上者发之，小青龙是也；心下痞满，是水在中焦，中满者泻之，十枣汤是也；小便不利，是水在下焦，在下者引而竭之，五苓散是也。其他坏症变症虽多，而大法不外是矣。

【白话解】寒水之气停留心下，则咳嗽是必定出现的症状，而喘为或然之症。此亦如小柴胡汤证，只见一症即可，不必全部具备。咳与喘均是由水寒之气犯肺导致。水寒之气上逆，因此口不渴，服小青龙汤后反出现口渴，是水饮化除，寒邪外解的表现。此条原文正是要说明服汤药后口渴是病邪解除的征象。仲景恐后人见口渴表现而妄服止渴药，反会滋助体内水饮，故先提出"不渴"二字，然后再提出口渴一症，正是阐明服药后反口渴是病情将愈的表现。"服汤"即是指服小青龙汤，若寒邪即将解除，又再次服用小青龙汤，不但不能止渴，还会严重损伤人体津液，使病变转入阳明成胃家实证。通过发汗能祛除胸中的热邪，故命名为大青龙汤；通过发汗能化除心下的水寒之气，故得名小青龙汤。因大青龙汤证以表证为主，只有烦躁属里证；小青龙汤证则以里证为主，只有发热是表证，故二者有发汗强弱的不同。发汗和利水是治疗太阳病的两大法则。汗法的运用有表、里、浅、深的差异，利水之法也有作用于三焦的不同。因此发汗法分为五类：麻黄汤发皮肤之汗，属外感的寒邪；桂枝汤发经络之汗，属血脉中的精气；葛根汤发肌肤之汗，属津液中的清气；大青龙汤发胸中之汗，属内扰之阳邪；小青龙汤发心下之汗，属内停的水寒之气。利水法分三类：干呕且咳，是水饮在上焦，在上者发之，用小青龙汤治疗；心下痞满，是由于水停中焦，中满者泻之，用十枣汤治疗；小便不利，是水停下焦，在下者引而竭之，用五苓散治疗。其他的坏证、变证虽多，而大法不外乎以上几方面。

★五苓散证

【伤寒论】中风，发热六七日，不解而烦，有表里症，渴欲饮水，水入则吐者，名曰水逆，五苓散主之。多服暖水，汗出愈。

【伤寒论注】表热不解，内复烦渴者，因于发汗过多。反不受水者，是其人心下有水气。因离中之真水不足，则膻中之火用不宣。邪水凝结于内，水饮拒绝于外，既不能外输于玄府，又不能上输于口舌，亦不能下输于膀胱，此水逆所由名也。势必藉四苓辈味之淡者，以渗泄其水。然水气或降，而烦渴未必除，表热未必散。故必藉桂枝之辛温，入心而化液；更仗暖水之多服，推陈而致新。斯水精四布而烦渴解，输精皮毛而汗自出，一汗而表里顿除，又大变乎麻黄、桂枝、葛根、青龙等法也。暖水可多服，则逆者是冷水。热淫于内故不受寒，反与桂枝、暖水，是热因热用法。五苓因水气不舒而设，是小发汗，不是生津液；是逐水气，不是利水道。

【白话解】表热不解，而又见心烦、口渴，是因为发汗过多所致。口渴饮水反不得入者，是由于其人心下有水气内停。因病人心中之藏阴不足，则膻中之阳气不宣。水饮之邪凝结于内，因而导致饮水不得入。体内津液失于布散，既不能外达玄府肌腠，又不能上输于口舌，也不能下输于膀胱，这就是水逆证名称的由来。故使用四苓类药物，因其味淡能渗利体内的水饮。但是这样水饮虽得以降泄，而烦渴与表热未必解除。因此必须借助桂枝的辛温之性，入心而助阳化阴；更依靠多饮温水，以达推陈致新的作用。水液精微可以四周布散则烦渴可以解除；输布气血精微于皮毛则滋汗有源，故汗自出，汗出则表里之邪顿除，这与麻黄汤、桂枝汤、葛根汤、大小青龙汤的治法又有很大的不同。温水可以多服，证明水逆之气为寒性。里热内盛所以不畏寒气，反而服用桂枝、温水，是热因热用的治法。五苓散是为水气失布而制定的方剂，其功用是小发汗，而不是生津液；是逐水气，而不是利水道。

【伤寒论】发汗已，脉浮数，烦渴者，五苓散主之。

【伤寒论注】上条有表里之症，此条有表里之脉，互相发明五苓双解之义。虽经发汗而表未尽除，水气内结，故用五苓。若无表症，当用白虎加人参汤矣。伤寒发汗解，复烦而脉浮数者，热在表未传里也，故用桂枝。此更加渴，则热已在里，而表邪未罢，故用五苓。脉浮而数者，可发汗。病在表之表，宜麻黄汤；病在表之里，宜桂枝汤；病在里之表，宜五苓散；若病里之里，当用猪苓汤但利其水，不可用五苓散兼发其汗矣。要知五苓是太阳半表半里之剂，归重又在半表。

【白话解】上条论述了表里证的症状，此条论述了表里证的脉象，通过两条相互参见来通晓五苓散表里双解的本义。虽然用了汗法但表邪没有全部消除，且水饮内停，所以使用五苓散治疗。若无表证，当用白虎加人参汤治疗。

伤寒表证汗后病解，又见烦症且脉浮数者，是因为病邪仍在表而未传入里，所以治用桂枝汤。此病证还出现了口渴，则表明虽热已入里，但表证仍未解，故治用五苓散。脉浮数者，可发汗。病变在表之表，治宜麻黄汤；病在表之里，治宜桂枝汤；病在里之表，治宜五苓散；若病在里之里，当使用猪苓汤利其水邪，不可用五苓散利水兼发其汗。须知五苓散是治疗太阳病半表半里的方剂，其又偏重在半表。

【伤寒论】太阳病，发汗后，大汗出，胃中干，烦躁不得眠，欲得饮水者，少少与饮之，令胃气和则愈。若脉浮小便不利微热消渴者，五散苓主之。

【伤寒论注】妄发其汗，津液大泄，故胃中干；汗为心液，汗多则离中水亏，无以济火，故烦；肾中水衰，不能制火，故躁；精气不能游溢以上输于脾，脾不能为胃行其津液，胃不和，故不得眠；内水不足，须外水以相济，故欲饮水。此便是转属阳明症。水能制火而润土，水土合和，则胃家不实，故病愈。但勿令恣饮，使水气为患而致悸喘等症也。所以然者，其人内热尚少，饮不能多，勿多与耳。如饮水数升而不解者，又当与人参白虎汤矣。若发汗后，脉仍浮，而微热犹在，表未尽除也。虽不烦而渴特甚，饮多即消。小便反不利，水气未散也。伤寒者，伤于冬时寒水之气。太阳卫外之阳微，不足以御邪，故寒水得以内侵，所以心下有水气。胸中之阳又不足以散水气，故烦渴而小便不利耳。小便由于气化，肺气不化，金不生水，不能下输膀胱；心气不化，离中水虚，不能下交于坎，必上焦得通，津液得下。桂枝色赤入丙，四苓色白归辛，丙辛合为水运，用之为散，散于胸中。必先上焦如雾，然后下焦如渎，何有烦渴癃闭之患哉？要知五苓，重在脉浮微热，不重在小便不利。

【白话解】不合理地发汗后，导致津液大量外泄，故胃中津液干燥；汗为心之液，汗多则心阴损伤，无以制心火故见烦；肾阴亏虚，阴不制阳，故见躁；胃中津液干燥致精气不能游溢上输于脾，脾不能为胃运行津液，胃气失和，故不得眠；体内阴津不足，须补充水液，故欲饮水。此便是转归于阳明病证了。饮水以补充阴津可制约胃热，并能滋润胃阴，则胃肠无亢盛之实热，所以病愈。但饮水不可过量，否则会停而成水饮之邪，凌心犯肺造成心悸、咳喘等病症。之所以这样，是因其人内热尚轻，故不需多饮。若饮水数升而口渴不解者，又应与白虎加人参汤治疗。若发汗后，脉仍见浮象，且见轻微发热，是表证未尽解除。虽不见烦躁症，但口渴甚重，饮水多而口渴不解者即为消渴症。虽饮水而小便反不通利，是水气未散的缘故。伤寒是伤于冬季寒水之邪气。太阳卫外的阳气不足，失于防御外邪，所以水寒之气内侵，故见心下水饮内停。胸中的阳气又不足以温散水饮，故见烦渴且小便不通利。小便的正常排泄依靠脏腑的气化功能正常，如若肺失气化，则金不生水，不能通调水道下输膀胱；若心失气化，则心阴亏损不能下济于肾，因此须上焦心肺气机通畅，水津得以输布，则诸症方解。桂枝色赤入心，以茯苓为代表的其他四苓色白归肺，心肺上焦气机通畅则水运正常，制方为散剂，以使胸中气化功能正常。以五苓散治疗，可先使上焦气机宣通，若雾露般布散津液，而后下焦如沟渎疏通流畅，这样怎么会形成烦渴、癃闭一类的病患呢？要知道五苓散重在治疗脉浮、微热，而不是小便不利。

【伤寒论】太阳病，其人发热汗出，不恶寒而渴者，此转属阳明也。渴欲饮水者，少少与之，但以法救之，宜五苓散。

【伤寒论注】此与前上半条同义。前条在大汗后，此在未汗前，即是太阳温病。要知太阳温病，即是阳明来路，其径最捷，不若伤寒中风，止从亡津液而后转属也。饮水是治温大法，庶不犯汗、吐、下、温之误。夫五苓散又是治饮多之法。夫曰转属，是他经戾及。其人平日未必胃实，故预立此法，以防胃家虚耳。仲景治太阳不特先为胃家惜津液，而且为胃家虑及痼瘕谷瘅等症矣。全条见阳明篇，此节文以备五苓症。

【白话解】此条所述与前上半条条文意义相同。前条病变形成在大汗后，此条则在发汗前，即是太阳温病。要知道太阳温病是阳明病的主要来路，其传变的途径最快，不像伤寒、中风，只由亡伤津液而后转成阳明病。饮水是治疗热病的基本大法，希望不犯汗、吐、下、温等失治误治的错误。五苓散又是治疗水饮内停的方法。条文曰"转属"，说明病是由他经传经而至。其人平日未必胃家邪实，故而先设立此法，以预防胃家虚证的形成。仲景治疗太阳病不只为胃家顾惜津液，而且还要考虑胃家痼瘕、谷瘅等病证。全文内容见阳明病篇，此节所录之条文是为了表述五苓散证。

【伤寒论】发汗后，饮水多者必喘，以水灌之亦喘。

【伤寒论注】未发汗，因风寒而喘者，是麻黄症；下后微喘者，桂枝加厚朴杏仁症；喘而汗出者，葛根黄连黄芩症；此汗后津液不足，饮水多而喘者，是五苓症。以水灌之亦喘者，形寒饮冷，皆能伤肺，气迫上行，是以喘也。汉时治病，有火攻水攻之法，故仲景言及之。

【白话解】未经发汗而因感受风寒邪气致喘者，是麻黄汤证；攻下后而见喘者是属于桂枝加厚朴杏仁汤证；喘而自汗出者属于葛根黄连黄芩汤证；本条文所述病证是汗后津伤不足，饮水过多而成喘者，属于五苓散证。以水灌之亦可致喘，是因寒邪外束及饮冷皆可伤肺，气机上逆而成喘证。汉代治疗疾病，有火攻、水攻等方法，故仲景于此处进行阐述。

【伤寒论】太阳病，饮水多，小便利者，必心下悸；小便少者，必苦里急也。

【伤寒论注】此望问法。《内经》所云：一者因得之，审其上下得一之情者是也。见其饮水，即问其小便。小便利则水结上焦，不能如雾，故心下悸可必；小便少则水畜下焦，不能如渎，故里急可必。火用不宣，致水停心下而悸；水用不宣，致水结膀胱而里急也。

【白话解】此条属望诊和问诊的方法。《素问·移精变气论篇》曰："一者，因得之。"即一个关键就是从与病人接触中问得病情。见其饮水，即问其小便情况。小便通利则说明水饮结聚上焦，不能如雾露般布散水津，故必见心下悸动不安；小便短少则说明水饮蓄于下焦，不能如沟渎流通水液，故必见腹部急结不适。上焦阳气不运以致气机不能宣散可导致水饮停于心下而悸动；下焦水液运行不畅，则可致水蓄膀胱而成腹部拘急不适的病证。

【伤寒论】伤寒，汗出而心下悸，渴者，五苓散主之；不渴者，茯苓甘草汤主之。

【伤寒论注】汗出下当有心下悸三字，看后条可知。不然汗出而渴，是白虎汤症；汗后不渴而无他症，是病已差，可勿药矣。二方皆因心下有水气而设。渴者是津液已亡，故少用桂枝，多服暖水，微发其汗；不渴者津液未亡，故仍用桂枝加减，更发其汗。

上条言症而不及治，此条言方而症不详，当互文以会意也。

【白话解】原文"汗出"后应当有"心下悸"三字，这一点看后述条文可知。否则，汗出而口渴是白虎汤证的表现；汗后不口渴且不见其他症状是病情渐愈的表现，可不用服药。本条所述二方皆为心下水气内停的病症所设。口渴是津液已伤的表现，故而减少桂枝的用量，多服温水，微发其汗；不渴者为津液未伤，故仍用桂枝汤加减，再发其汗。

上条只阐述了证候表现而未谈及治疗，此条则给出治疗方剂而证候表述不详，两条应相互参见。

【伤寒论】本以下之，故心下痞，与泻心汤。痞不解，其人渴而口燥烦，小便不利者，五苓散主之。

【伤寒论注】与泻心汤，而痞不除，必心下有水气故耳。其症必兼燥烦而小便不利，用五苓散入心而逐水气，则痞自除矣。

【白话解】服用泻心汤，然而痞证没有解除，必是心下有水饮内停之故。其病证必兼见口燥、心烦而小便不利，服用五苓散入心进而逐散水饮，则痞证自然解除。

【伤寒论】大下之后，复发汗，小便不利者，亡津液故也。勿治之，得小便利，必自愈。

凡病，若发汗、若吐、若下、若亡血、亡津液，阴阳自和者，必自愈。

【伤寒论注】前条用五苓者，以心下有水气，是逐水非利小便也。若心下无水气，则发汗后津液既亡，小便不利者，亦将何所利乎？勿治之，是禁其勿得利小便，非待其自愈之谓也。然以亡津液之人，勿生其津液，焉得小便利？欲小便利，治在益其津液也。其人亡血亡津液，阴阳安能自和？欲其阴阳自和，必先调其阴阳之所自。阴自亡血，阳自亡津，益血生津，阴阳自和矣。要知不益津液，小便必不得利；不益血生津，阴阳必不自和。凡看仲景书，当于无方处索方，不治处求治，才知仲景无死方，仲景无死法。

【白话解】前一条文用五苓散治疗，是因为心下有水气，是逐水之法而非利小便之法。若心下无水饮内停，则发汗后津液就会损伤，导致小便不利，又要通利什么呢？"勿治之"是指不要利小便，而不是等待疾病自己痊愈。然而津液严重损伤的病人，不补充其津液，怎么能使小便通利呢？要使小便通利，治疗在于补益其津液。病人阴血津液重伤，阴阳岂能自己调和？希望其阴阳自和，必须调治其阴阳失衡的原因。阴阳失于平衡是由于阴血和津液的耗伤，故通过补益阴血津液可使阴阳调和。要知道不补益津液则小便一定不会通利；不补血生津则阴阳定不会自和。凡是阅读仲景之书，应当在无方的地方找方，在无治疗方法的地方寻治法，才会知晓仲景没有呆滞不变的方剂和法则。

【伤寒论】

五苓散

猪苓去皮　白术　茯苓各十八铢　泽泻一两六钱　桂枝半两

上五味，捣为末，以白饮和服方寸匕。

【伤寒论注】猪苓色黑入肾，泽泻味咸入肾，具水之体；茯苓味甘入脾，色白入肺，清水之源；桂枝色赤入心，通经发汗，为水之用。合而为散，散于胸中则水精四布，上滋心肺，外溢皮毛，通调水道，一汗而解矣。本方治汗后表里俱热、燥渴、烦躁、不眠等症，全同白虎。所异者，在表热未解，及水逆与饮水多之变症耳。若谓此方是利水而设，不识仲景之旨矣。若谓用此以生津液，则非渗泄之味所长也。

【白话解】猪苓色黑归属于肾，泽泻味咸亦入肾，五行中属水；茯苓味甘入脾，色白归肺，清利水源；桂枝色赤而入心，通经络以发汗，温行水气。诸药合用为散剂，发散于胸中可使水谷精微输布周身，向上滋养心肺，外达肌表腠理，通调水道，一汗而邪解病愈。本方治疗汗后表里俱热、口燥渴、烦躁、不得眠等症，与白虎汤证相似。二证不同之处在于五苓散证表证未解除，并且有水气上逆及多饮导致的变证。若称五苓散是利水剂，则未明仲景设立本方之旨意。不可认为用此方来生津液，因五苓散组方药物多为淡渗之品，非其所擅长。

【伤寒论】伤寒，厥而心下悸者，宜先治水，当用茯苓甘草汤却治其厥。不尔，水渍入胃，必作利也。

【伤寒论注】心下悸是有水气，今乘其未及渍胃时先治之，不致厥利相连，此治法有次第也。

【白话解】心下悸动不安是水气内停的缘故，现在趁水饮尚未侵犯于胃而先于治疗，则不会导致四肢厥冷和下利同时出现，本条所述治法有先后次第的不同。

【伤寒论】

茯苓甘草汤

茯苓 桂枝各一两 甘草一两 炙 生姜三两

上四味，以水四升，煮取二升，去滓，分温三服。

【伤寒论注】此方从桂枝加减。水停而悸，故去大枣；不烦而厥，故去芍药；水宜渗泄，故加茯苓；既云治水，仍任姜、桂以发汗。不用猪、泽以利小便者，防水渍入胃故耳。与五苓治烦渴者不同法。

【白话解】此方是根据桂枝汤加减而形成的。水饮停于心下而致悸动不安，因而去甘壅的大枣；不烦躁而四肢厥冷，故而去阴柔的芍药；水饮内停宜以淡渗之法治疗，故加入茯苓；既然为治疗水饮内停，仍要使用生姜、桂枝以发汗。不用猪苓、泽泻以通利小便，是防止水饮入侵胃肠的缘故。这与五苓散治疗膀胱蓄水而致烦渴者不同。

★十枣汤证

【伤寒论】太阳中风，下利呕逆，表解者，乃可攻之。其人汗出，发作有时，头痛，心下痞硬满，引胁下痛，干呕短气，汗出不恶寒者，此表解里未和也，十枣汤主之。

【伤寒论注】中风下利呕逆，本葛根加半夏症。若表既解而水气淫溢，不用十枣攻之，胃气大虚，后难为力矣。然下利呕逆，固为里症，而本于中风，不可不细审其表也。若其人汗出，似乎表症，然发作有时，则病不在表矣。头痛是表症，然既不恶寒，又不发热，但心下痞硬而满，胁下牵引而痛，是心下水气泛溢，上攻于脑而头痛也。与伤寒不大便六七日而头痛，与承气汤同。

干呕汗出为在表，然而汗出而有时、更不恶寒、干呕而短气为里症也明矣，此可以见表之风邪已解，而里之水气不和也。然诸水气为患，或喘、或渴、或噎、或悸、或烦、或利而不吐、或吐而不利、或吐利而无汗。此则外走皮毛而汗出，上走咽喉而呕逆，下走肠胃而下利，浩浩莫御，非得利水之峻剂以直折之，中气不支矣。此十枣之剂，与五苓、青龙、泻心等法悬殊矣。

太阳阳明合病，太阳少阳合病，俱下利呕逆，皆是太阳中风病根。

【白话解】太阳中风证并见下利呕逆症，本是葛根加半夏汤证。如果表邪已解而水饮内停，若不用十枣汤攻逐水饮，可导致胃气大虚，其后治疗则更加困难。然而下利呕逆之症，虽然属于里证，但其是源于太阳中风，不可不仔细审察其表证的有无。若病人肌表微微汗出，好像是表证，然而发作有时，则说明病变不在肌表。头痛是表证的表现，然而既不恶寒，也不发热，只见心下痞硬且满，胸胁部牵引疼痛，说明本证的头痛是由心下水气内停泛滥，上攻脑窍所致。与《伤寒论·辨太阳病脉证并治》"伤寒不大便六七日，头痛有热者，与承气汤"所述头痛相似。

干呕、汗出表明邪在肌表，然而本条所述汗出间断有时、不恶寒、干呕、短气等症，是里证的表现，这些可以说明表邪已解，而里邪水气没有解除。各种水气致病，可见或喘促、或口渴、或咽喉部梗阻不舒、或悸动不安、或烦躁、或下利而不呕吐、或呕吐而不下利、或呕吐下利并见而无汗的临床表现。本条所述病证为水邪外走肌表皮毛，致营卫不和而汗出，上走咽喉而致呕逆，下走肠胃而致下利，水饮内停泛滥，内外俱病，不用利水之峻剂以逐水，则中气将难以健运而大虚。本条言十枣汤与五苓散、青龙汤、泻心汤等功用不同。

太阳阳明合病与太阳少阳合病都有下利、呕逆等症，皆是由太阳中风证所致。

【伤寒论】

十枣汤

芫花 熬赤 甘遂 大戟各等分

上三味,各异捣筛,称已,合治之。以水一升半,煮大肥枣十枚,取八合,去枣,内药末。强人服一钱匕,羸人半钱,温服之,平旦服。若下少病不愈者,明日更服加半钱,得快下利后,糜粥自养。

★陷胸汤证

【伤寒论】病发于阳而反下之,热入因作结胸;病发于阴而反下之,因作痞。所以成结胸者,以下之太早故也。

【伤寒论注】阳者,指外而言,形躯是也;阴者,指内而言,胸中心下是也。此指人身之外为阳,内为阴,非指阴经之阴,亦非指阴症之阴。发阴、发阳,俱指发热。结胸与痞,俱是热症。作痞不言热入者,热原发于里也。误下而热不得散,因而痞硬,不可以发阴作无热解也。若作痞谓非热症,泻心汤不得用芩、连、大黄矣,若栀子豉之心中懊憹,瓜蒂散之心中温温欲吐,与心下满而烦,黄连汤之胸中有热,皆是病发于阴。

【白话解】阳是指外而言,具体是指形体身躯;阴是指内而言,具体是指胸中心下。这里是指人身之外为阳,人身之内为阴,并非指阴经之阴,也不是指阴证之阴。发于阴、发于阳都指发热而言。结胸证与痞证都是热证。"作痞"而不言"热入"者,是因为此热象是由里证的变化而产生的。误用攻下而里热不除,因而导致痞硬,不能将"发于阴"作无热来解释。若认为痞是无热证,则泻心汤就不应该使用黄芩、黄连、大黄了,正如栀子豉汤证的心烦懊恼、瓜蒂散证的心中蕴结不适而欲吐与心下满而烦、黄连汤证的胸中有热,三者皆是病发于阴的表现。

【伤寒论】结胸无大热,但头微汗出者,此为水结在胸胁也,大陷胸汤主之。

【伤寒论注】上条言热入是结胸之因,此条言水结是结胸之本,互相发明结胸病源。若不误下则热不入,热不入则水不结。若胸胁无水气,则热必入胃而不结于胸胁矣。此因误下热入,太阳寒水之邪,亦随热而内陷于胸胁间,水邪热邪结而不散,故名曰结胸。粗工不解此义,竟另列水结胸一症,由是

·94·

多歧滋惑矣。不思大陷胸汤丸,仲景用甘遂葶苈何为耶?无大热,指表言。未下时大热,下后无大热,可知大热乘虚入里矣。但头微汗者,热气上蒸也;余处无汗者,水气内结也。水结于内,则热不得散;热结于内,则水不得行。故用甘遂以直攻其水,任硝、黄以大下其热,所谓其次治六腑也。又大变乎五苓、十枣等法。太阳误下,非结胸即发黄,皆因其先失于发汗,故致湿热之为变也。身无大热,但头汗出,与发黄症同。只以小便不利,知水气留于皮肤,尚为在表,仍当汗散。此以小便利,知水气结于胸胁,是为在里,故宜下解。

【白话解】上条谈到热邪内陷是导致结胸证的原因,此条则阐述水饮内结是结胸证产生的根本,这两方面相互作用形成了结胸的病源。如果未经误用下法则热邪不能内陷,热不入则不会与水饮互结而成结胸证。若胸胁部无水饮内结,则邪热必定内陷入胃而不结在胸胁。此条所述病证是由于误用下法致热邪入里,且太阳寒水之气也随热陷于胸胁,水饮与邪热结聚不散,故命名为结胸。医术粗劣、平庸的医生不理解此意,竟然另外设立水饮结胸证,因此多生歧义。不思考大陷胸汤、大陷胸丸中仲景用甘遂、葶苈子的目的为何?无大热是指表无大热。未经攻下时大热,下后无大热,可知大热乘虚入里。但头微汗是热气上蒸轻窍的表现,头部以外的其他部位并无汗出,是由于水饮内停所致。水饮结聚于里则热邪不得发散,热邪结于内则水饮不得下行。因此方中用甘遂直接攻逐水饮,使用芒硝、大黄以泻其热,正是《素问·阴阳应象大论》"其次治六腑"之意。此方的配伍方法又与五苓散、十枣汤有着很大的差异。太阳表证误下可导致结胸证或发黄证,都是因为病在表时错过了汗法,而形成湿热内蕴的变证。身体没有明显的高热,但见头汗出,与发黄证的表现相似。发黄证因小便不利可知水气留存于肌表皮肤,病邪仍在表,故仍可用汗法治疗。结胸证因小便通利,可知水气结聚于胸胁,病变在里,故宜用下法治疗。

【伤寒论】伤寒六七日,结胸热实,脉沉紧,心下痛、按之石硬者,大陷胸汤主之。

【伤寒论注】前条言病因与外症,此条言脉与内症。又当于热实二字着眼,六七日中,详辨结胸有热实,亦有寒实。太阳病误下,成热实结胸,外无大热,内有大热也。太阴病误下,成寒实结胸,胸中结硬,外内无热症也。沉为在里,紧则为寒,此正水结胸胁之脉。心下满痛,按之石硬,此正水结胸胁之症。然其脉其症，不异于寒实结胸。故必审其为病发于阳，误下热入所致，乃可用大陷胸汤，是谓治病必求其本耳。

【白话解】上条中讨论了病因与外在的症状表现，本条阐述了脉象和里证的临床表现。应当着重研究"热实"二字的含义，病程六七日，须详辨结胸证有实热和实寒的不同。太阳病误用下法，形成热实结胸证，其肌表无大热，而里有大热。太阴病误用下法，可形成寒实结胸证，胸中结硬，内外均无热证表现。脉沉主病变在里，脉紧则为寒，这正是水气结聚胸胁的脉象。心下满痛，按之石硬，这正是水气结聚胸胁的症状表现。然而其脉证与寒实结胸证大体相同。因此必须审明热实结胸证是发于阳，是经误下邪热内陷所致，可用大陷胸汤治疗，这就是治病求本的道理。

【伤寒论】太阳病，重发汗而复大下之，不大便五六日，舌上燥而渴，日晡小有潮热，从心下至小腹硬满而痛不可近者，大陷胸汤主之。

【伤寒论注】此妄汗妄下，将转属阳明而尚未离乎太阳也。不大便五六日，舌上燥渴，日晡潮热，是阳明病矣。然心下者，太阳之位，小腹者，膀胱之室也。从心下至小腹硬满而痛不可近，是下后热入水结所致，而非胃家实，故不得名为阳明病也。若复用承气下之，水结不散，其变不可胜数矣。

【白话解】此条阐述太阳病误用汗法、下法后，病邪将转属阳明经而尚未离开太阳经的病证。不大便已五六日，口舌干燥而渴，午后申酉时潮热，是阳明病的症状表现。条文所言之心下是由太阳所主，小腹是膀胱的居所。从心下至小腹按之硬满且疼痛不可触近，是误用下法后邪热内陷与水饮内结所致，而并非阳明胃家实证，因而不得辨为阳明病。若误认为是阳明病而用承气汤攻下，结聚的水饮不能消散，则其所引发的变证不可胜数。

【伤寒论】

大陷胸汤

大黄六两 芒硝一升 甘遂一钱匕

上三味，以水六升，先煮大黄，取二升，去滓，内芒硝，煮一二沸，内甘遂末，温服一升。得快利，止后服。

结胸者，项亦强如柔痉状，下之则和，宜大陷胸丸。

【伤寒论注】头不痛而项犹强，不恶寒而头汗出，故如柔痉状。此表未尽除而里症又急，丸以缓之，是以攻剂为和剂也。此是结胸症中或有此状。若谓结胸者必如是，则不当有汤丸之别矣。

【白话解】结胸证头不痛而项部强直不舒，不恶风寒而头部汗出，因而状似柔痉证。此为表证未除而里证又急，用丸剂以缓下，是属于攻下剂中的和缓之剂。此为结胸证中可能出现的症状，非为必见之症。如果结胸证中必有此症，就不会有汤、丸剂的不同了。

【伤寒论】

大陷胸丸

大黄八两　芒硝　杏仁　葶苈子各半升

上大黄、葶苈捣筛，内杏仁、芒硝，合研如脂，和散取弹丸一枚，别捣甘遂末一钱匕，白蜜二合，水二升，煮取一升，温顿服之。一宿乃下，如不下更服，取下为效。

【伤寒论注】硝、黄血分药也，葶、杏气分药也。病在表用气分药，病在里用血分药。此病在表里之间，故用药亦气血相须也。且小其制而复以白蜜之甘以缓之，留一宿乃下，一以待表症之先除，一以保肠胃之无伤耳。

【白话解】芒硝、大黄属血分药，葶苈子、杏仁属气分药。病变在肌表用气分药，病在里用血分药。结胸证病在表里之间，故气分、血分药物兼用。而且小制其剂，同时用白蜜的甘缓之性以减缓泻下作用，停留一宿而下，一方面可期待表证先除，一方面以保护胃肠免受伤害。

【伤寒论】小结胸病正在心下，按之则痛，脉浮滑者，小陷胸汤主之。

【伤寒论注】结胸有轻重，立方分大小。从心下至小腹按之石硬而痛不可近者，为大结胸；正在心下未及胁腹，按之则痛，未曾石硬者，为小结胸。大结胸是水结在胸腹，故脉沉紧；小结胸是痰结于心下，故脉浮滑。水结宜下，故用甘遂、葶、杏、硝、黄等下之；痰结可消，故用黄连、栝蒌、半夏以消之。水气能结而为痰，其人之阳气重可知矣。

【白话解】结胸证病情有轻重，因此制方分大小。从心下至小腹按之硬满且疼痛不可近触者，为大结胸证；部位正在心下而未累及胸胁腹部，按之则痛，未达到像石板样硬者，为小结胸证。大结胸证是水饮结聚在胸腹，故脉沉紧；小结胸证是痰热结聚于心下，故脉浮滑。水饮结聚宜用下法，因而使用甘遂、葶苈子、杏仁、芒硝、大黄等药物攻下；痰邪结聚可用消法，故用黄连、栝蒌、半夏等药而祛痰清热。水气能结聚成痰，是其人阳气充盛的缘故。

【伤寒论】

小陷胸汤

黄连一两　半夏半升　大栝蒌实一枚

上三味，以水六升，先煮栝蒌，取三升，去滓，内诸药，煮取二升，去渣，分温三服。

结胸症，其脉浮大者，不可下，下之则死。

【伤寒论注】阳明脉浮大，心下反硬，有热属脏者，可攻之。太阳结胸热实，脉浮大者，不可下，何也？盖阳明燥化，心下硬，是浮大为心脉矣。火就燥，故急下之以存津液，釜底抽薪法也。结胸虽因热入所致，然尚浮大，仍为表脉。恐热未实则水未结，若下之，利不止矣。故必待沉紧，始可下之。此又凭脉不凭症之法也。

【白话解】阳明病脉象浮大，心下反而硬满，为热邪内犯于脏，可用下法攻之。太阳结胸证里热盛实，脉浮大者却不可攻下，为何？因阳明燥热内盛，心下硬满，此脉象浮大为心脉。火易化燥而伤阴，故急用下法以保存津液，此乃釜底抽薪之法。结胸证虽因邪热内陷所致，然而脉见浮大，仍为表证之脉。恐里热未实且水饮尚未结聚，若使用下法治疗，则会导致下利不止。故必须等到脉象沉紧，才可使用下法。此条所述是以脉代证之法。

【伤寒论】结胸症具，烦躁者亦死。

【伤寒论注】结胸是邪气实，烦躁是正气虚，故死。

【白话解】结胸的本质是邪气盛实，而出现烦躁，是正气散乱的表现，邪实正虚，预后不良。

【伤寒论】问曰：病有结胸，有脏结，其状何如？答曰：按之痛，寸脉浮，关脉沉，名曰结胸也。如结胸状，饮食如故，时时下利，寸脉浮，关脉小细沉紧，名曰脏结。舌上白胎滑者，难治。

【伤寒论注】结胸之脉沉紧者可下，浮大者不可下，此言其略耳。若按部推之，寸为阳，浮为阳，阳邪结胸而不散，必寸部仍见浮脉。关主中焦，妄下而中气伤故沉，寒水留结于胸胁之间故紧。不及尺者，所重在关，故举关以统之也。如结胸状而非结胸者，结胸则不能食，不下利，舌上燥而渴，按之痛，脉虽沉紧而实大。此则结在脏而不在腑，故见症种种不同。夫硬而不通谓之结。此能食而利亦谓之结者，是结在无形之气分，五脏不通，故曰脏结。与阴结之不能食而大便硬不同者，是阴结尚为胃病，而无间于脏也。五脏以心为主，而舌为心之外候，舌胎白而滑，是水来克火，心火几于熄矣，故难治。

【白话解】结胸证脉沉紧者可以选用下法，脉浮大者不可用下法，这是指其大致的情况而言。如果按脉位推论的话，寸为阳位，浮为阳位，阳气结聚胸中而不外散，一定可见寸部脉浮。关脉候中焦，乱用下法，损伤了中气而使关部脉沉，寒水停留在胸胁之间故关脉紧。没有论及尺部的脉象，是因为病机的重点在中焦关部，所以列举关部脉象来概括病机。症状与结胸类似而不属于结胸证，是因为结胸证应当见到如下症状，不能食、不下利、舌苔干燥、口渴、心下按之疼痛、脉象沉紧而实大。而本证结聚之处在脏而不在腑，所以症状与结胸证不同。心下痞硬而腑气不通称之为结。这种能食而下利也属于结的范畴，是无形之邪气结聚于气分，导致五脏气机不通，因而称为脏结。这与阴结不能食而大便硬的症状不同，因为阴结尚处于胃腑的病变阶段，而与脏病无关。五脏以心为君主之官，而舌为心之外候，舌苔白而滑，是水来克火，心火几近于熄灭的表现，所以当出现这样的舌象时治疗非常困难。

【伤寒论】脏结无阳症，不往来寒热，其人反静，舌上胎滑者，不可攻也。

【伤寒论注】结胸是阳邪下陷，尚有阳症见于外，故脉虽沉紧，有可下之理。脏结是积渐凝结而为阴，五脏之阳已竭也，外无烦躁潮热之阳，舌无黄黑芒刺之胎，虽有硬满之症，慎不可攻，理中、四逆辈温之，尚有可生之义。

【白话解】结胸证由于阳邪下陷而成，还有阳性之症见于外，所以脉虽沉紧，仍然可以通过下法治疗。脏结是邪气日积月累凝结而成的阴证，此病形成时五脏之阳已被邪气耗尽，在外没有烦躁、潮热等阳盛之象，见不到黄黑芒刺之舌苔，虽然有硬满的症状，当心不可使用攻下之法，只有用理中、四逆之类温中散寒之法，才有可治愈的机会。

【伤寒论】病人胁下素有痞连在脐傍，痛引小腹入阴筋者，此名脏结，死。

【伤寒论注】脏结有如结胸者，亦有如痞状者。素有痞而在胁下，与下后而心下痞不同矣。脐为立命之原。脐傍者，天枢之位，气交之际，阳明脉之所合，少阳脉之所出，肝脾肾三脏之阴凝结于此，所以痛引小腹入阴筋也。此阴常在，绝不见阳，阳气先绝，阴气继绝，故死。少腹者，厥阴之部，两阴交尽之处。阴筋者，宗筋也。今人多有阴筋上冲小腹而痛死者，名曰疝气，即是此类。然痛止便苏者，《金匮》所云入脏则死，入腑则愈也。治之以茴香、吴萸等味而痊者，亦可明脏结之治法矣。卢氏[1] 将种种异症，尽归脏结，亦

---

[1] 卢氏：即卢之颐（1599—1664），字子繇（一作子由），明清间医家，著有《仲景伤寒论疏钞金镜》《金匮要略论疏》《本草乘雅半偈》等书。

好奇之过也。

【白话解】脏结的临床表现有类似结胸的，也有类似痞证的。平素就有胁下痞满表现的脏结，与误下之后出现的心下痞是不同的。脐为生命活动发生的根源。脐旁为天枢穴所处之位置，是人体气机交会之处，手足阳明经交会之所，也是足少阳胆经循行所出之处，肝、脾、肾三脏所受之阴邪在此处聚集凝结，所以疼痛会沿着小腹向阴筋放散。这种阴邪经常存在，断绝了阳气的交通，阳气先被消耗殆尽，阴气继而无依而绝，因而导致死亡。小腹部，是足厥阴肝经循行所过之处，也是太阴与少阴交尽之处。阴筋，也称宗筋。现在很多病人因阴邪从阴筋上冲小腹而发作疼痛以致死亡，此称为疝气，就属于文中所述之脏结。而疼痛停止便能苏醒的类型，正是《金匮要略·脏腑经络先后病脉证治》所云"入脏即死，入腑即愈"的情况。用茴香、吴茱萸等药能够治愈，也是可以表明脏结病治法的。明清医家卢之颐将很多种奇怪的症状，都归类为脏结，真是难以理解啊。

★泻心汤证

【伤寒论】伤寒汗出解之后，胃中不和，心下痞硬，干呕食臭，胁下有水气，腹中雷鸣下利者，生姜泻心汤主之。

【伤寒论注】汗出而解，太阳症已罢矣。胃中不和，是太阳之余邪与阴寒之水气杂处其中故也。阳邪居胃之上口，故心下痞硬，干呕而食臭；水邪居胃之下口，故腹中雷鸣而下利也；火用不宣则痞硬；水用不宣则干呕；邪热不杀谷则食臭；胁下即腹中也，土虚不能制水，故肠鸣。此太阳寒水之邪，侵于形躯之表者已罢，而入于形躯之里者未散，故病虽在胃而不属阳明，仍属太阳寒水之变耳。

【白话解】汗出后疾病好转，太阳表证都消除了。本证出现胃中不适的症状，是太阳病外感之余邪与阴寒之水气错杂于胃中所致。阳邪结聚于胃之上口，所以出现心下痞硬，干呕且口中有腐食之味；水邪停于胃之下口，所以腹中雷鸣而下利；火热郁结不得宣散则痞硬；水湿阻滞不得宣肃则干呕；邪热不能正常地消化饮食则嗳气有食腐之味；胁下是腹部的范围，脾土虚弱不能制约、运化水湿之邪，所以肠鸣。这是太阳寒水之邪，侵及人体之表的部分已经解除，而深入体内之部分未被清除，所以疾病虽然累及于胃而不属于阳明病，仍然属于太阳寒水的变证。

【伤寒论】

生姜泻心汤

生姜四两　人参　黄芩　甘草各三两　半夏半升　干姜　黄连各一两　大枣十二枚

上八味，以水一斗，煮取六升，去滓，再煎至二升，温服一升，日三服。

【伤寒论注】按：心下痞是太阳之里症。太阳之上，寒气主之，中见少阴。少阴者心也，心为阳中之太阳，必其人平日心火不足，胃中虚冷，故太阳寒水得以内侵，虚阳郁而不舒，寒邪凝而不解，寒热交争于心下，变症蜂起，君主危矣。用热以攻寒，恐不戢而自焚；用寒以胜热，恐召寇而自卫。故用干姜、芩、连之苦入心化痞；人参、甘草之甘泻心和胃；君以生姜，佐以半夏，倍辛甘之发散，兼苦寒之涌泄，水气有不散者乎？名曰泻心，止戈为武之意也。

【白话解】按：心下痞是太阳病里证的一个症状。太阳经脉，被寒邪所侵，并出现了少阴病的症状。少阴属心，心为人体阳中之太阳，病人平素一定是心阳不足，胃中虚冷，所以太阳寒水才能够内侵，虚阳郁闭不得舒展，寒水之邪凝结而不能解散，寒热之邪交争于心下，引起多种变证，使心的病变更加危重。用温热药攻除寒水之邪，恐怕过热而致邪热更盛；用寒凉药清除热邪，恐怕过寒而助寒水之势。所以利用干姜、黄芩、黄连之苦入心以消寒热错杂所成之痞；人参、甘草之味甘能健运脾气，泻心下之寒水以调和胃气；以生姜为君，半夏为佐，增加辛甘发散之力，兼具苦寒涌泄之功，水气怎能不被驱散呢？取名泻心，是止戈为武的意思。

【伤寒论】伤寒中风，医反下之，其人下利日数十行，谷不化，腹中雷鸣，心下痞硬而满，干呕，心烦不得安。医见心下痞，谓病不尽，复下之，其痞益甚。此非结热，但以胃中空虚，客气上逆，故使硬也，甘草泻心汤主之。

【伤寒论注】上条是汗解后水气下攻症，此条是误下后客气上逆症，总是胃虚而稍有分别矣。上条腹鸣下利，胃中犹寒热相半，故云不和；此腹鸣而完谷不化，日数十行，则痞为虚痞，硬为虚硬，满为虚满也明矣。上条因水气下趋，故不烦不满。此虚邪逆上，故心烦而满。盖当汗不汗，其人心烦，故于前方去人参，而加甘草；下利清谷，又不可攻表，故去生姜而加干姜。不曰理中仍名泻心者，以心烦痞硬，病本于心耳。

伤寒中风，是病发于阳，误下热入而其人下利，故不结胸。若心下痞硬干呕心烦，此为病发于阴矣，而复下之，故痞益甚也。

【白话解】上条是发汗表解后水气下攻出现的一系列症状，此条是误下后邪气上逆出现的一系列症状，都是胃虚的不同表现罢了。上条的腹鸣下利，胃中如同寒热错杂，所以说胃中不和；本条腹鸣而下利完谷不化，一日数十次，所以可以很明确地判断出这种痞为虚痞，硬为虚硬，满为虚满。上条所述病证因水气下行，所以没有烦躁与痞满。此条因虚邪逆行上攻，所以出现心烦而痞满。大概是因为当发汗的时候没有发汗，而见到病人出现心烦的表现，所以去前方中的人参，而加入甘草；下利清谷，又不可攻表，所以去生姜加干姜。不命名理中，而仍以泻心命名，是因为心烦痞硬，病位在于心罢了。

伤寒中风，是病发于外，误用下法而使表热入里导致病人出现下利的表现，所以没有出现结胸。如果出现心下痞硬、干呕、心烦的症状，这是病发于里的表现，而再次使用下法，因此痞满的症状加重了。

【伤寒论注】

甘草泻心汤

前方去人参 生姜，加甘草一两 干姜二两，余同前法。

【白话解】甘草泻心汤是生姜泻心汤去人参、生姜，加入甘草一两、干姜二两而成，煎药法以及服法同之前无异。

【伤寒论】伤寒五六日，呕而发热者，柴胡汤症具。而以他药下之，若心下满而硬痛者，此为结胸也，大陷胸汤主之。但满而不痛者，此为痞，柴胡不中与之，宜半夏泻心汤。

【伤寒论注】呕而发热者，小柴胡症也。呕多，虽有阳明症，不可攻之。若有下症，亦宜大柴胡，而以他药下之，误矣。误下后有二症者，少阳为半表半里之经，不全发阳，不全发阴，故误下之变，亦因偏于半表者成结胸，偏于半里者心下痞耳。此条本为半夏泻心而发，故只以痛不痛分结胸与痞，未及他症。

【白话解】呕而发热是小柴胡汤证的临床表现。多次出现呕吐，虽然有阳明病的表现，也不可以使用下法。如果有允许使用下法的表现，仅适合用大柴胡汤治疗，用其他攻下药治疗是错误的。误用下法后可出现两种不同的症状，这是因为少阳经是半表半里之经，发病时不完全表现为表证的症状，也不完全表现为里证的症状，所以误下后引起的变化可因偏于半表而表现为结胸，因偏于半里而表现为心下痞。此条为半夏泻心汤证发展而来，所以只根据有没有疼痛症状来区分结胸与痞，没有涉及其他症状。

【伤寒论】

半夏泻心汤

前方加 半夏半斤 干姜二两，去生姜，余同前法。

【伤寒论注】泻心汤，即小柴胡去柴胡加黄连干姜汤也。三方分治三阳：在太阳用生姜泻心汤，以未经误下而心下痞硬，虽汗出表解，水犹未散，故君生姜以散之，仍不离太阳为开之义；在阳明用甘草泻心汤者，以两番误下，胃中空虚，其痞益甚，故倍甘草以建中，而缓客气之上逆，仍是从乎中治之法也；在少阳用半夏泻心者，以误下而成痞，邪既不在表，则柴胡汤不中与之，又未全入里，则黄芩汤亦不中与之矣。胸胁苦满与心下痞满，皆半表里症也。于伤寒五六日，未经下而胸胁苦满者，则柴胡汤解之；伤寒五六日，误下后，心下满而胸胁不满者，则去柴胡、生姜，加黄连、干姜以和之，此又治少阳半表里之一法也。然倍半夏而去生姜，稍变柴胡半表之治，推重少阳半里之意耳。君火以明，相火以位，故仍名曰泻心，亦以佐柴胡之所不及。

【白话解】泻心汤的组成即小柴胡汤去柴胡加入黄连、干姜。三个泻心汤分别治疗三阳病：病在太阳用生姜泻心汤，这是因为该证不是误下而引起的心下痞硬，虽然汗出后表证解除，而水邪仍未驱散，所以选用生姜为君药来驱散水邪，并没有背离太阳经"开"的特点本义；病在阳明用甘草泻心汤治疗，这是因为两次误下损伤了胃气，更加重了痞的程度，所以加倍甘草用量以温建中气，来缓解邪气上逆之势，这仍然是遵从和中的方法；病在少阳用半夏泻心汤治疗，这是因为误下而形成痞，病邪既然不在表，则不能使用柴胡汤，又没有完全入里，也不能使用黄芩汤。胸胁苦满和心下痞满都属于半表半里证。外感病五六日时，没有使用下法而出现胸胁苦满的症状，应该用小柴胡汤治疗；外感病五六日，误用下法后，出现心下满而胸胁部不满的症状，则应该将小柴胡汤去掉柴胡、生姜，另加黄连、干姜来治疗，这是另一个治疗邪在少阳半表半里的方法。而增加半夏去生姜的目的是减弱该方治疗小柴胡汤证偏于半表的效力，而增强治疗少阳证偏于半里的效力。心火充沛旺盛，则其他各脏腑之火方能安于其位，因此仍命名为泻心，也是用此方解决小柴胡汤不能治疗的病证。

【伤寒论】伤寒吐下后，复发汗，虚烦，脉甚微，八九日，心下痞硬，胁下痛，气上冲咽喉，眩冒，经脉动惕者，久而成痿。

【伤寒论注】此以八九日吐下复汗，其脉甚微，看出是虚烦。则心下痞硬、胁下痛、经脉动惕，皆属于虚。气上冲咽喉、眩冒，皆虚烦也。此亦半夏泻心症，治之失宜，久而成痿矣。若用竹叶石膏汤，大谬。

【白话解】本条证是外感病八九日，在使用吐、下法之后又复用汗法，出现了脉非常微弱，看出是虚烦。所以心下痞硬、胁下痛、筋脉跳动等症，都属于虚证。气上冲咽喉、眩冒，都属于虚烦症一类。这种情况也是半夏泻心汤证失治、误治后，日久发展成痿证。如果用竹叶石膏汤来治疗则是很大的错误。

【伤寒论】太阳病，已发汗，仍发热恶寒，复下之，心下痞，表里俱虚，阴阳气并竭。无阳则阴独，复加烧针，因胸烦，面色青黄，肤瞤者，难治。今色微黄，手足温者，易愈。

【伤寒论注】此亦半夏泻心症。前条因吐下后复汗，以致虚烦；此因汗下后加烧针，以致虚烦。多汗伤血，故经脉动惕；烧针伤肉，故面青肤瞤。色微黄，手足温，是胃阳渐回，故愈。

【白话解】这条也是论述半夏泻心汤证。前条因吐、下后复发汗导致虚烦；本条是因汗、下后加烧针而导致的虚烦。多汗伤血，所以筋脉跳动；烧针伤肉，故面青肤瞤。色微黄、手足温是胃阳逐渐回复的表现，所以说容易治愈。

【伤寒论】伤寒本自寒下，医复吐下之，寒格，若食入口即吐，干姜黄连黄芩人参汤主之。

【伤寒论注】治之小误，变症亦轻，故制方用泻心之半。上焦寒格，故用参、姜；心下畜热，故用芩、连；呕家不喜甘，故去甘草；不食则不吐，是心下无水气，故不用姜、夏。要知寒热相阻，则为格症；寒热相结，则为痞症。

【白话解】治疗上的小失误引发的变证也会轻微，所以选方用了部分泻心汤中的药物。上焦寒邪格拒，所以用人参、干姜；心下蓄热，所以用黄芩、黄连；呕家不喜甘，所以去掉甘草；不食则不吐，是心下无水气，故不用生姜、半夏。要知道寒热相互阻碍，所以成格拒之证；寒热相互错杂混结，所以成痞证。

【伤寒论】

干姜黄连黄芩人参汤

干姜 黄连 黄芩 人参各二两

上四味，以水六升，煮取二升，分温再服。

心下痞，按之濡，大便硬而不恶寒反恶热，其脉关上浮者，大黄黄连泻心汤主之。

大黄黄连泻心汤

大黄二两 黄连一两

上二味，以麻沸汤一升渍之，须臾，绞去滓，分温再服。

【伤寒论注】濡当作硬。按之濡下，当有大便硬不恶寒反恶热句，故立此汤。观泻心汤治痞，是攻补兼施，寒热并驰之剂。此则尽去温补，独任苦寒下泄之品，且用麻沸汤渍绞浓汁而生用之，利于急下如此，而不言及热结当攻诸症，谬矣。夫按之濡为气痞，是无形也，则不当下。且结胸症，其脉浮大者，不可下。则心下痞而关上浮者，反可下乎？小结胸按之痛者，尚不用大黄，何此比陷胸汤更峻？是必有当急下之症，比结胸更甚者，故制此峻攻之剂也。学者用古方治今病，如据此条脉症而用此方，下咽即死耳。勿以断简残文尊为圣经，而曲护其说，以遗祸后人也。

【白话解】本条中的"濡"字应当换作"硬"字。"按之濡"以下，当有"大便硬不恶寒反恶热"这句话，所以配伍了大黄黄连泻心汤。总结此前的泻心汤治痞证的思路，均为攻补兼施，寒热并用的方剂。此方完全去掉了温补药，单独采用苦寒下泄之药，而且用滚开的沸水浸泡后绞浓汁而生用，这样用有利于达到急下的效果，却不谈及热结应当使用下法的各种症状，是错误的。按之濡是气痞的临床表现，是无形邪气所致，因此不应该采用下法。况且结胸证，出现脉浮大的情况，不可以使用下法。那么心下痞而关上浮的病人怎么可以使用下法呢？小结胸证出现按之痛的情况，尚且不可以用大黄，为什么本条所述之证要用比小陷胸汤更加峻猛的药物呢？一定有应当使用下法的临床表现，比结胸证更加严重，所以配伍了这样峻猛攻下的方剂。后学者用古方治疗现在的疾病，如果根据本条所述脉证来使用大黄黄连泻心汤，病人服下立即会造成不良的后果。不要把断简残文尊为圣经，而错误理解原文并对此坚信不疑，从而遗留祸害给后人。

【伤寒论】心下痞，大便硬，心烦不得眠，而复恶寒汗出者，附子泻心汤主之。

附子泻心汤

大黄二两 黄连 黄芩各一两 附子一枚 别煮取汁

上三味，以麻沸汤二升渍之，须臾，绞去滓，内附子汁，分温再服。

【伤寒论注】心下痞下，当有大便硬，心烦不得眠句，故用此汤。夫心下痞而恶寒者，表未解也，当先解表，宜桂枝加附子，而反用大黄，谬矣。既加附子，复用芩、连，抑又何也？若汗出是胃实，则不当用附子；若汗出为亡阳，又乌可用芩、连乎？许学士云：但师仲景意，不取仲景方。盖谓此耳。

【白话解】"心下痞"之后应当有"大便硬，心烦不得眠"一句，所以使用附子泻心汤治疗。心下痞而出现恶寒症，是因为表邪没有解除，治疗上应当先解除表邪，适合用桂枝汤加附子，反而使用了大黄，这是错误的。既然使用了附子，又用了黄芩、黄连，这又是为什么呢？如果汗出是胃家实的表现，那么不应当使用附子；如果汗出为亡阳的表现，又为什么使用黄芩、黄连呢？许叔微说，只学习仲景的思想，不使用仲景的方剂，大概指的就是这种情况吧。

【伤寒论】伤寒服汤药，下利不止，心下痞硬。服泻心汤已，复以他药下之，利不止。医以理中与之，利益甚。理中者理中焦，此利在下焦，赤石脂禹余粮汤主之。复利不止者，当利其小便。

【伤寒论注】服汤药而利不止，是病在胃；复以他药下之而利不止，则病在大肠矣。理中非不善，但迟一着耳。石脂、余粮，助燥金之令，涩以固脱，庚金之气收，则戊土之湿化。若复利不止者，以肾主下焦，为胃之关也，关门不利，再利小便，以分消其湿。盖谷道既塞，水道宜通，使有出路，此理下焦之二法也。

【白话解】服汤药后而下利不止，是病位在胃；又以其他药泻下而下利不止，是病位在大肠。理中汤不是不适合，而是在运用的时机上晚了一步。赤石脂、禹余粮，辅助大肠的功能，涩以固脱止泻，大肠经之气得以收复，那么脾经之湿得以运化。如果还是出现下利不止，是因为肾主统摄下焦，为胃之关口，关门既然不利，则可再利小便，以分消湿邪。肠道既然不通，水道应保持通畅，使水湿之邪有所出路，这就是调理下焦的两种方法。

【伤寒论】

赤石脂禹余粮汤

赤石脂 禹余粮各一斤

上二味，以水六升，煮取二升，去滓，分温三服。

【伤寒论注】利在下焦，水气为患也，唯土能制水。石者，土之刚也。石脂、禹粮，皆土之精气所结。石脂色赤入丙，助火以生土；余粮色黄入戊，实胃而涩肠。虽理下焦，实中官之剂也。且二味皆甘，甘先入脾，能坚固隄防而平水气之亢，故功胜于甘、术耳。

【白话解】下利的病位在下焦，是水气为患所致，只有土能制水。石，是土中最坚硬的。赤石脂、禹余粮，都是土中的精气所结而成。赤石脂色赤入心，助火以生土；禹余粮色黄入脾，实胃而涩肠。虽谓调理下焦，实际上为调理中焦脾胃的方剂。而且这两味药均为甘味，甘先入脾，能坚固脾土而平水气之亢盛，故功效优于甘草、白术。

【伤寒论】伤寒，发汗，若吐若下，解后，心下痞硬，噫气不除者，旋覆代赭石汤主之。

【伤寒论注】伤寒者，寒伤心也。既发汗复吐下之，心气太虚，表寒乘虚而结于心下，心气不得降而上出于声，君主出亡之象也。噫者伤痛声，不言声而曰气者，气随声而见于外也。

【白话解】本条所述之伤寒证，是寒邪损伤心气的表现。伤寒病在治疗上，既用了发汗的方法又用了吐、下的方法，会致使心气过虚，表寒之邪会乘虚入里而结于心下，心气不得下降而上逆出于咽则发出噫气声，这是心气外泄受损的表现。噫是受伤疼痛时发出的一种声音，不说噫声而说噫气，是因为心气的上逆通过噫声而表现于外。

【伤寒论】

旋覆代赭石汤

旋覆花 甘草各三两 人参二两 半夏半升 代赭石一两 生姜五两 大枣十二枚

上七味，以水一斗，煮六升，去滓，再煮三升，温服一升，日三服。

【伤寒论注】此生姜泻心去芩、连、干姜加旋覆、代赭石方也。以心虚不可复泻心，故制此剂耳。心主夏，旋覆花生于夏末，咸能补心，能软硬，能消结气。半夏生于夏初，辛能散邪，能消痞，能行结气。代赭禀南方之火色，入通于心，散痞硬而镇虚热。参、甘、大枣之甘，佐旋覆以泻虚火；生姜之辛，佐半夏以散水结。斯痞硬消，噫气自除矣。若用芩、连以泻心，能保微阳之不灭哉？

【白话解】旋覆代赭石汤为生姜泻心汤去黄芩、黄连、干姜加旋覆花、代赭石而成。因为心气虚不能再用泻心之法，所以制成此方。心主夏，旋覆花生于夏末,味咸能补心,能软硬,能消郁结之气。半夏生于夏初,味辛能散邪,能消痞,能行郁结之气。代赭石禀南方之火色,入通于心,散心下之痞硬而镇心中之虚热。人参、甘草、大枣的甘味,能佐旋覆花泻心中虚火;生姜的辛味,佐半夏散水结。心下的痞硬消除了,嗳气也就自然解除了。如果用黄芩、黄连以泻心,能保证受损的心阳不会再次受到损伤吗?

★ 抵当汤证

【伤寒论】太阳病六七日,表症仍在,而反下之,脉微而沉,反不结胸,其人发狂者,以热在下焦,少腹当硬满,小便自利者,下血乃愈。所以然者,以太阳随经瘀热在里故也,抵当汤主之。

【伤寒论注】此亦病发于阳误下热入之症也。表症仍在下,当有而反下之句。太阳病六七日不解,脉反沉微,宜四逆汤救之。此因误下,热邪随经入腑,结于膀胱,故少腹硬满而不结胸,小便自利而不发黄也。太阳经少气多血,病六七日而表症仍在,阳气重可知。阳极则扰阴,故血燥而畜于中耳。血病则知觉昏昧,故发狂。此经病传腑,表病传里,气病传血,上焦病而传下焦也。少腹居下焦,为膀胱之室,厥阴经脉所聚,冲任血海所由,瘀血留结,故硬满。然下其血而气自舒,攻其里而表自解矣。《难经》云:气结而不行者,为气先病;血滞而不濡者,为血后病。深合此症之义。

【白话解】这条所述也是病发于阳因误用下法使邪热入里的症状。"表证仍在"之后,当有"而反下之"这句话。太阳病六七日不解,脉反沉微,宜选用四逆汤治疗。本条因为误下,使热邪随经传变入腑,结聚于膀胱,故少腹硬满而没有形成结胸,小便自利而不发黄。太阳经少气多血,发病六七日而表证仍在,可知阳气郁闭较重。阳热盛则易扰动营阴,故体内逐渐形成血燥。血病则神识昏昧,所以会出现发狂。本条为经病内传至腑,表病内传入里,气分病传入血分,上焦病传至下焦。少腹居下焦,是膀胱所在之处,厥阴经脉所聚集于此,冲脉、任脉所起源的部位,瘀血留结于此,所以少腹硬满。下血祛瘀而腹气自然得以舒畅,攻逐里邪而表邪自然得以解除。《难经·二十二难》云:"气留而不行者,为气先病也;血壅而不濡者,为血后病也。"非常契合抵当汤证的病机。

【伤寒论】太阳病身黄,脉沉结,少腹硬,小便不利者,为无血也;小便自利,其人如狂者,血结症也,抵当汤主之。

【伤寒论注】太阳病发黄与狂，有气血之分：小便不利而发黄者，病在气分，麻黄连翘赤小豆汤症也；若小便自利而发狂者，病在血分，抵当汤症也。湿热留于皮肤而发黄，卫气不行之故也；燥血结于膀胱而发黄，营气不敷之故也。沉为在里，凡下后热入之症，如结胸、发黄、蓄血，其脉必沉，或紧、或微、或结，在乎受病之轻重，而不可以因症分也。水结血结，俱是膀胱病，故皆少腹硬满。小便不利是水结；小便自利是血结。如字助语辞，若以如字实讲，与蓄血发狂分轻重，则谬矣。

【白话解】太阳病的发黄与发狂，有病位在气分和在血分的区别：小便不利而发黄者，是病在气分，属麻黄连翘赤小豆汤证；如果小便自利而发狂者，是病在血分，属抵当汤证。湿热留于皮肤而发黄的原因，是卫气不能正常运行；燥血结于膀胱而发黄的原因，是营气不能正常散布。脉沉为病在里，凡用下法后出现热邪入里的病证，如结胸、发黄、蓄血，脉一定会见沉象。出现或紧、或微、或结的兼见脉象，取决于感受病邪的轻重程度，而不可以因病证的不同来区分兼见脉的不同。水结血结，病位都在膀胱，所以都会出现少腹硬满的症状。小便不利是水结；小便自利是血结。"如"字是助语词，如果根据"如"字的本意来理解蓄血发狂的轻重程度是错误的。

【伤寒论】伤寒有热，少腹满，应小便不利。今反利者，为有血也，当下之，不可余药，宜抵当丸。

【伤寒论注】有热即表症仍在。少腹满而未硬，其人未发狂，只以小便自利，预知其为有蓄血，故小其制而丸以缓之。

【白话解】伤寒证有热象说明表证仍在。少腹满而按之不硬，病人也没有出现神志发狂的症状，只通过小便自利来预知疾病的病机为有蓄血，所以将剂量减少，用丸剂以减缓药力。

【伤寒论】

抵当汤

水蛭 熬 虻虫去翅足 熬 各三十个 桃仁二十粒 大黄三两 酒洗

上四味，以水五升，煮取三升，去滓，温服一升，不下再服。

抵当丸

水蛭三十个 虻虫二十五个 桃仁二十个 大黄三两

上四味，杵分为四丸，以水二升，煮一丸，取七合服之，晬时当下血。若不下者更服。

【伤寒论注】蛭，昆虫之饮血者也，而利于水。虻，飞虫之吮血者也，而利于陆。以水陆之善取血者，用以攻膀胱蓄血，使出乎前阴。佐桃仁之苦甘而推陈致新，大黄之苦寒而荡涤邪热。名之曰抵当者，直抵其当攻之处也。

【白话解】水蛭，是饮血的昆虫，生活在水中。虻虫，吮血的飞虫，生活在陆地上。以水中和陆地上善于吸血的昆虫，来攻逐膀胱蓄留之瘀血，使其从前阴排出。佐以桃仁苦甘之味来推陈致新，大黄苦寒之性来荡涤邪热。给这个方剂取名抵当的原因是，这个方子直接攻击应当攻击的患病之处。

【伤寒论】太阳病不解，热结膀胱，其人如狂，血自下，下者愈。其外不解者，尚未可攻，当先解外。外解已，但少腹急结者，乃可攻之，宜桃仁承气汤。

【伤寒论注】阳气太重，标本俱病，故其人如狂；血得热则行，故尿血也；血下则不结，故愈。冲任之血，会于少腹。热极则血不下而反结，故急。然病自外来者，当先审表热之轻重以治其表，继用桃仁承气以攻其里之结血。此少腹未硬满，故不用抵当。然服五合取微利，亦先不欲下意。

首条以反不结胸句，知其为下后症。此以尚未可攻句，知其为未下症。急结者宜解，只须承气；硬满者不易解，必仗抵当。表症仍在，竟用抵当，全不顾表者，因邪甚于里，急当救里也。外症已解，桃仁承气未忘桂枝者，因邪甚于表，仍当顾表也。

【白话解】阳气太重，表里俱病，所以其人如狂；血得热则行，所以尿血；瘀血得下而祛除则不结聚于膀胱，所以病可痊愈。冲脉、任脉之血，会聚于少腹。热甚灼血成瘀，瘀血不得下行，反而与热结聚于膀胱，所以会有少腹急结的症状。而病从外感而来，应当先根据表热的程度治疗表证，然后用桃仁承气汤来攻逐结聚于膀胱之瘀血。本证少腹没有达到硬满的程度，所以不用抵当剂治疗。而服药时要求服五合达到微利的效果，也是医生在治疗时不想先用下法的意图。

第一条中根据"反不结胸"这句话，可以判断这是使用下法后出现的病情。本条根据"尚未可攻"这句话，可以知道这是没有使用下法的病情。少腹急结的病情比较容易治疗，只须使用承气剂；出现少腹硬满的病情较难治疗，必须使用抵当剂。表证没有解除，竟然使用抵当剂，完全不顾及表证，这种选择是因为内在的邪气太重，病情危急，应当先救里急。表证已经解除，桃仁承气汤没有忘记使用桂枝，是因为在表的邪气较重，仍然要顾全表证的治疗。

【伤寒论】

桃仁承气汤

桃仁五十个　甘草　桂枝　芒硝各二两　大黄四两

上五味，以水七升，煮取二升半，去滓，内芒硝，更上火微沸，下火先食温服五合，日三服，当微利。

阳明病，其人喜忘者，必有畜血。所以然者，本有久瘀血，故令喜忘。屎虽硬，大便反易，其色必黑，宜抵当汤下之。

【伤寒论注】瘀血是病根，喜忘是病情。此阳明未病前症，前此不知，今因阳明病而究其由也。屎硬为阳明病，硬则大便当难而反易，此病机之变易见矣。原其故必有宿血，以血主濡也；血久则黑，火极反见水化也。此以大便反易之机，因究其色之黑，乃得其病之根，因知前此喜忘之病情耳。承气本阳明药，不用桃仁承气者，以大便易，不须芒硝；无表症，不得用桂枝；瘀血久，无庸甘草。非虻虫水蛭不胜其任也。

【白话解】瘀血是病根，喜忘是症状表现。这是病未传及阳明经的前期表现，之前不了解这种关系，现在因为对阳明病的认识而探究缘由。屎硬为阳明病的临床表现，硬则大便当难而今反容易，在此可以很容易地看到病机的变化。究其原因一定是有瘀血，因为血有濡润的特点；血瘀日久则色黑，此为火极反见水化的表现。这是大便反而变得容易的原因，因为探究大便颜色为何变黑，所以找到了此病的病根，因此知道了以前此病出现喜忘的病机。承气汤本是治疗阳明病的方剂，不用桃仁承气汤的原因是，大便容易不需要使用芒硝，没有表证不能用桂枝，瘀血时间较长不需要使用甘草。本证不用虻虫、水蛭不能胜任此病的治疗。

【伤寒论】病人无表里症，发热，七八日不大便。虽脉浮数者，可下之。假令已下，脉数不解，合热则消谷善饥，至六七日不大便者，有瘀血也，宜抵当汤。若脉数不解，而下利不止，必协热而便脓血也。

【伤寒论注】不头痛恶寒，为无表症；不烦燥呕渴，为无里症，非无热也。七八日下，当有不大便句。故脉虽浮数，有可下之理，观下后六七日犹然不便可知。合热协热，内外热也。前条据症推原，此条凭脉辨症。表里热极，阳盛阴虚，必伤阴络，故仍不大便者，必有蓄血；热利不止，必大便脓血矣，宜黄连阿胶汤主之。上条大便反易，知瘀血留久，是验之于已形。此条仍不大便，知瘀血已结，是料之于未形。六经唯太阳阳明有蓄血症，以二经多血故也，故脉症异而治则同。

太阳协热利，有虚有热。阳明则热而不虚。少阴便脓血属于虚，阳明则热。数为虚热，不能消谷。消谷善饥，此为实热矣。

【白话解】不头痛恶寒，是无表证；不烦躁呕渴，是无里证，但并非是无热证。"七八日"一句的后面应该有"不大便"句。因此，虽然脉浮数，却有可用下法的道理，这一点从下后六七日又不大便可以确认。合热与协热，是分指内热与外热。前一条根据症状推论原因，本条根据脉象辨证论治。表里热盛，阳盛阴虚，必然损伤阴络，所以仍然不大便者，一定内有瘀血；热利不止，大便必夹有脓血，应该用黄连阿胶汤治疗。上条说大便容易，可知瘀血已久，根据经验而推测大便已形成。此条说仍不大便，可以知道瘀热内结，是预测大便未形成。六经中只有太阳、阳明二经有蓄血证，是因为此二经多血，所以脉象、症状不同而治疗原则相同。

太阳病挟表热下利，有虚证、有热证。阳明病下利则有热证、无虚证。少阴病下利便脓血为虚证，阳明病则属热证。脉数为虚热，不能腐熟、运化水谷。消谷善饥，此为实热证的表现。

★火逆诸证

【伤寒论】太阳病中风，以火劫发汗，邪风被火热，血气流溢，失其常度。两阳相熏灼，身体则枯燥，但头汗出，剂颈而还，其身发黄。阳盛则欲衄，阴虚则小便难。阴阳俱虚竭，腹满而喘，口渴咽烂，或不大便。久则谵语，甚者至哕，手足躁扰，捻衣摸床。小便利者，其人可治。

【伤寒论注】太阳中风，不以麻黄、青龙发汗，而以火攻其汗，则不须言风邪之患，当知火邪之利害矣。血得热则流，气得热则溢。血气不由常度，而变由生也。风为阳邪，火为阳毒，所谓两阳也。两阳相灼，故即见两阳合明之病。身体枯燥，身无汗也，故身发黄；头汗至颈，故但身黄，而头至颈不黄也。首为元阳之会，不枯燥，是阳未虚竭；有汗出，是阴未虚竭。此两阳尚熏于形身，而未内灼于脏腑也，此血气流溢之轻者。若其人阳素盛者，因熏灼而伤血，其鼻必衄；其人阴素虚者，因熏灼而伤津，小便必难；若其人阴阳之气俱虚竭者，胸满而喘，口干咽烂而死者有矣。或胃实而谵语，或手足躁扰，而至于捻衣摸床者有矣。皆气血流溢，失其常度故也。小便利，是反应小便难句。凡伤寒之病，以阳为主，故最畏亡阳；而火逆之病，则以阴为主，故最怕阴竭。小便利者为可治，是阴不虚，津液未亡，太阳膀胱之气化犹在也。阳盛阴虚，是火逆一症之纲领。阳盛则伤血，阴虚则亡津，又是伤寒一书之大纲领。

【白话解】太阳病中风证，不用麻黄汤、青龙汤发汗，却用各种火疗方法迫汗外出，这里不用谈论风邪对人身的伤害，应该明确火邪的利害之处。血得热则妄行，气得热则妄散。气血运行失常，则会出现变证。风为阳邪，火为阳毒，风邪和火邪被称为两阳，两阳相熏灼，则出现两阳合明的阳明病。身体枯燥，是指身体无汗，故身发黄；若头至颈部汗出，则只是身发黄，而头至颈部不发黄。头乃诸阳交会之处，头部不枯燥，则表明阳气未虚弱衰竭，有汗出，则表明阴液未耗尽。风阳和火阳相熏灼肌表，而未熏灼脏腑，这是气血运行不正常之轻证。如果病人素体阳盛，因两阳相熏灼而伤血，则鼻衄；如果病人素体阴虚，因两阳相熏灼而耗伤津液，则小便必定困难；如果病人素体阴阳两虚，若出现胸满气喘、口干咽燥之症状，病人可能会死。或者出现因胃腑邪盛而烦躁谵语，或者出现手足躁扰而不安，甚至于捻衣摸床、撮空理线的症状。以上都是因为气血流失外溢，不能正常运行所致。小便利就是未有小便困难、小便不通的症状，正是小便难句相反之意。凡是伤寒病，以阳为主，最怕伤阳；而火逆证，以阴为主，最怕阴竭。小便利者其人可治，是因为阴血未竭，津液未耗伤，膀胱气化功能没有丧失。阳盛阴虚是火逆证的辨证纲领。阳盛则伤血，阴虚则伤津，此又为《伤寒论》一书的辨证纲领。

【伤寒论】太阳病二日，烦躁，反熨其背而大汗出。大热入胃，胃中水竭，躁烦，必发谵语。十余日振栗自下利者，此为欲解也。故其汗从腰以下不得汗，欲小便不得，反呕，欲失溲，足下恶风，大便硬，小便当数，而反不数，及多，大便已，头卓然而痛，其人足心必热，谷气下流故也。

【伤寒论注】此指火热之轻者言之。太阳病经二日，不汗出而烦躁，此大青龙症也。不知发汗而兼以清火，而反以火熨其背。背者，太阳之部也。太阳被火迫，因转属阳明。胃者，阳明之腑，水谷之海也。火邪入胃，胃中水竭，屎必燥硬，烦躁不止，谵语所由发也，非调胃承气下之，胃气绝矣。十余日句，接大汗出来。盖其人虽大汗出，而火热未入胃中，胃家无恙，谵语不发，烦躁已除。至二候之后，火气已衰。阳气微，故振栗而解；阴气复，故自利而解。此阴阳自和而自愈者也。故其汗至末，是倒叙法，释未利未解前症，溯其因而究其由也。言所以能自下利者，何以故？因其自汗出时，从腰以下不得汗。夫腰以下为地，地为阴，是火邪未陷入于阴位也，二肠膀胱之液俱未伤也。欲小便不得，而反呕欲失溲，此非无小便也，其津液在上焦，欲还入胃中故也。凡大便硬者，小便当数而不多。今小便反不数而反多，此应前欲小便不得句，正以明津液自还入胃中而下利之意也。利是通利，非泻利之谓，观大便已可知矣。头为诸阳之会，卓然而痛者，阴气复则阳气虚也。足心必热，反应足下恶风句。前大汗出则风已去，故身不恶风，汗出不至足，故足下恶风也。今火气下流，故足心热。火气下流，则谷气因之下流，故大便自利也。大便已头疼，可与小便已阴疼者参之。欲小便不得，反失溲，小便当数，反不数，反多，与上条小便难、小便利，俱是审其阴气之虚不虚，津液之竭不竭耳。

【白话解】此条为太阳病误用火疗后的轻证。太阳病的第二日，出现了无汗、烦躁的症状，这是大青龙汤证。医生不知道应用发汗兼以清热之法治疗，却反而使用熨烫其背的方法以发汗。后背为太阳经的循行部位。太阳病用火法迫汗外出，因此邪入于里而转为阳明病。胃为阳明之腑，水谷精微之海。火热之邪入里犯胃，胃中津液耗伤，则出现燥屎坚硬、烦躁不安、谵语等症，此时如果不用调胃承气汤攻下实邪，则恐胃气大衰。"十余日"一句是在"大汗出"之后而出现的症状表现。病人即使出现大汗出，但火热之邪未入胃中，所以未出现胃家实，无谵语、烦躁等症状。至十五日以后，火邪已经衰退，阳气虚弱，故出现战汗而病愈；阴液恢复，则出现自下利而病解。这是体内阴阳自和而病愈的表现。"故其汗"至结尾是倒叙文法，解释没有自行下利而愈之前的病证，追溯其原因，探究其缘由。什么原因可以导致自下利呢？因为在自汗出时，腰以下未出汗。腰部以下接近大地，大地属阴，火热之邪尚未入阴，肠与膀胱两腑的津液都未耗伤的缘故。想要小便而不能排出，反而在呕吐时出现大小便失禁，这里指的并不是无小便，而是津液存于上焦，欲回至胃中的缘故。凡是大便硬结者，小便则频数、量少。现在反而出现小便不频而量多，此句对应"欲小便不得"一句，正是说明津液能够自行还于胃中以调和肠胃之燥而病人大便可自行而下。利是通利的意思，而不是泻利的意思，这是通过了解病人大便的情况而知晓的。头为诸阳汇聚的地方，突然出现头痛，说明阴邪来袭而阳气虚弱。"足心必热"，是与"足下恶风"

相对而言。前面讲大汗出则风邪解，所以身不恶风，汗出未至足，所以足下恶风。现在火热之气下趋，所以足心热。火热之气下行，胃肠中水谷之气因此而下泄，故大便能自行通利。大便自利后头痛，可与小便排出后出现阴部疼痛的情况互为参考。想要小便却便不出，反而出现小便失禁，小便本应该频数，反而小便不频、量多，与上条小便困难、小便自利，都是衡量阴气虚与不虚、津液枯竭与否的指征。

【伤寒论】太阳病，以火熏之，不得汗，其人必躁，过经不解，必圊血，名为火邪。

【伤寒论注】首条以火劫发汗而衄血，是阳邪盛于阳位，故在未过经时；此条以火熏不得汗而圊血，是阳邪下陷入阴分，故在过经不解时。次条大汗出后十余日，振栗下利而解；此条不得汗，过经圊血而犹不解。可知劫汗而得汗者，其患速；不得汗者，其患迟。名为火邪，则但治其火，而不虑其前此之风寒矣。

【白话解】首条讲以火劫发汗而衄血，是阳邪亢盛居于阳位，所以在未入他经之时出现；本条用火法之后没有出汗，反而出现大便下血，是由阳邪入里陷于阴分所致，所以在越过本经不解时发生。下条讲大汗出后十余日，战栗下利而病解；此条讲不出汗，邪过太阳经后便血，病仍不解的情况。由此可知用劫汗法而使汗出，则病变发展迅速；劫汗法后而未出汗，则病变发展缓慢。名为火邪，则只要治火即可，而不必考虑先有的风寒之邪。

【伤寒论】伤寒脉浮，医以火迫劫之，亡阳，必惊狂，起卧不安者，桂枝去芍药加蜀漆龙骨牡蛎救逆汤主之。

【伤寒论注】上文皆阳盛之症，以中风为阳邪也；此后是阳虚之症，以伤寒为阴邪也。阳盛者，轻则发狂谵语，重则衄血圊血，此不戢自焚者也；阳虚者，神不守舍，起居如惊，其人如狂，是弃国而逃者也。

方注详桂枝篇。

上论火逆症。

【白话解】以上条文讲的都是阳热亢盛之证，因为感受的风邪属阳；以下条文讲的是阳虚之证，因为感受的寒邪属阴。阳热亢盛证，轻则发狂、谵语，重则衄血、便血，如果不及时控制就会病情危急。阳气虚弱证，会有神情不定，整日惊恐，病人就像发疯一样离开自己的家乡而逃跑。

方解详见桂枝汤证篇。

上面讨论的是火逆证。

【伤寒论】太阳伤寒者，加温针必惊也。

【伤寒论注】温针者，即烧针也，烧之令其温耳。寒在形躯而用温针刺之，寒气内迫于心，故振惊也。

【白话解】温针，即烧针，把针烧红变热。寒邪在形体躯干而用温针进行针刺治疗，寒气内逼于心，所以出现惊恐之状。

【伤寒论】若重发汗，复加烧针者，四逆汤主之。

【伤寒论注】重发汗而病不解，则不当汗矣。复加烧针，以迫其汗，寒气内侵，当救其里。烧针后宜有脱文。

【白话解】反复发汗而病未解，故不应再用汗法治疗。可再用温针方法，逼迫汗出，使寒气内陷，应当回阳救逆而急救于里。烧针后应该有脱文。

【伤寒论】火逆下之，因烧针烦躁者，桂枝甘草龙骨牡蛎汤主之。

【伤寒论注】方注详桂枝篇。

【白话解】方解详见桂枝汤证篇。

【伤寒论】其脉沉者，营气微也。营气微者加烧针，则血流不行，更发热而烦躁也。

【伤寒论注】按：流、行二字，必有一误。此阴阳俱虚竭之候也。

【白话解】按：流、行二字，必有一个是错误的。这是阴阳俱虚竭的证候表现。

【伤寒论】烧针令其汗，针处被寒，核起而赤者，必发奔豚。气从少腹上冲者，灸其核上各一壮，与桂枝加桂汤。

【伤寒论注】方注详桂枝篇。

上论火针症。

【白话解】方解详见桂枝汤证篇。

上面论述的是误用火针的证治。

【伤寒论】脉浮，宜以汗解，用火灸之，邪无从出，因火而盛，病从腰以下必重而痹，名火逆也。脉浮热甚，反灸之，此为实。实以虚治，因火而动，必咽燥吐血。

微数之脉，慎不可灸，因火为邪，则为烦逆，追虚逐实，血散脉中。火气虽微，内攻有力，焦骨伤筋，血难复也。

【伤寒论注】此皆论灸之而生变也。腰以下重而痹者，因腰以下不得汗也。咽燥吐血者，亦阳盛而然也，比衄加甚矣。当知灸法为虚症设，不为风寒设，故叮咛如此。

上论火灸症。

【白话解】以上条文讨论了用灸法后发生的变证。腰部以下沉重且伴麻痹不仁，原因是腰部以下没有出汗。咽喉干燥、吐血，也是阳热亢盛于上热伤血络所致，但比衄血更加严重。应当知道灸法是为治疗虚寒证而设，不适宜治疗风寒表证，所以在这里反复强调这一点。

上面讨论的是误用火灸的证治。

★痉湿暑证

【伤寒论】太阳病痉湿暑三症，宜应别论，以伤寒所致，与伤寒相似，故此见之。

【伤寒论注】太阳主表，六气皆得而伤之。三种故与伤寒不同，然亦有因于伤寒而见症，与伤寒相似，故论及之耳。

【白话解】太阳主一身之表，六淫之气都可伤表。太阳痉证、太阳湿证、太阳暑证虽与伤寒不同，但也有因伤寒而致病的，与伤寒症状相似，所以把它们归为一起进行论述。

【伤寒论】太阳病，发汗太多，因致痉。脉沉而细，身热足寒，头项强急，恶寒，时头热面赤，目脉赤，独头面摇，卒口噤，背反张者，痉病也。

【伤寒论注】阳气者，精则养神，柔则养筋。发汗太多，则无液养筋，筋伤则挛急而反张矣。太阳主筋所生病矣。要知痉之一症，非无因而至，因于伤寒发汗不如法所致耳。太阳脉本浮，今反沉者，营气微也；细者，阳气少也。身热而足寒者，下焦虚也。头痛虽止，而颈项强急恶寒之症未罢，更时见面赤目赤，是将转属于阳明。然诸症皆与伤寒相似而非痉。独有头面动摇，卒然口噤，背反如张弓者，与伤寒不相似，故名之曰痉耳。此汗多亡液，不转属阳明而成痉者，以发汗太骤，形身之津液暴脱，而胃家津液未干，故变见者仍是太阳表症，而治法当滋阴以急和其里，勿得以沉细为可温也，炙甘草汤主之。《金匮》用桂枝汤加栝蒌根，恐不胜其任。

【白话解】阳气既可以养神而使精神饱满，也可以养筋而使筋脉舒展。发汗太多，津液耗伤则不能濡养筋脉，肢体筋脉损伤则出现四肢拘挛、角弓反张。太阳主筋脉一类的疾病。要知道痉证并非是无原因而发病，本证是因为伤寒病误用汗法所致。太阳病脉浮，现在表现的却是沉脉，这是因为营气微弱；脉细，为阳气虚少。身体热而双足冷，这是下焦虚寒所致。头痛虽然停止，但有头项强硬、恶寒的症状，又出现面目红赤，这是病将入里转为阳明病的表现。然而各种症状都与伤寒相似，而并非是痉病。唯独有头面动摇，突然口噤不开，角弓反张与伤寒的表现不同，所以称之为痉病。过汗耗伤津液，不转属阳明而转为痉病，是因为发汗太快且力量过猛，皮肤肌表津液暴脱，而胃中津液未干，所以变化的病情仍然是太阳表证，治疗的当务之急应滋阴补液以和里，不要认为脉沉细就用温里之法，本证应该使用炙甘草汤治疗。《金匮要略》中用桂枝汤加栝蒌根治疗，恐怕不能治愈。

【伤寒论】太阳病，发热无汗，反恶寒者，名曰刚痉。太阳病，发热汗出，不恶寒者，名曰柔痉。

【伤寒论注】此以表气虚实分刚柔，原其本而名之也。亦可以知其人初病之轻重，禀气之强弱而施治矣。《金匮》用葛根汤则谬。

上论痉症。

【白话解】此条以卫表之气的虚实分刚、柔二痉，这是根据痉证的发病实质而命名的。也可以通过了解痉证的病人患病初始时病情的轻重，以及病人体质的强弱进行治疗。《金匮要略》用葛根汤治疗则有误。

上面论述了痉证。

【伤寒论】病者一身尽疼，发热，日晡所剧者，此名风湿。此病伤于汗出当风，或久伤寒冷所致也。

【伤寒论注】汗出当风，寒则汗不越，久留骨节，故一身尽疼；玄府反闭，故发热；日晡为阳明主时，太阴湿土郁而不伸，故剧。此虽伤于湿，而实因于风寒也，《金匮》用麻黄杏仁薏苡甘草汤。

【白话解】出汗时感受了风邪，寒邪郁闭使汗不出，日久流注于骨节，所以周身疼痛；汗孔闭合使热不得越，故发热；下午申酉时为阳明经气当令之时，太阴湿土郁闭在里而不能伸展，故此时症状加重。本证虽然伤于湿邪，但实际是由风寒之邪所致，《金匮要略》用麻黄杏仁薏苡甘草汤治疗。

【伤寒论】风湿为病，脉阴阳俱浮，自汗出，身重，多眠睡，鼻息必鼾，语言难出。若被下者，小便不利，直视失溲；若被火者，微发黄色，剧则如惊痫，时瘛疭。

【伤寒论注】脉浮为风，阴阳俱浮，自汗出者，风湿相搏于内也。湿流骨节，故身重；湿胜则卫气行阴，不得行阳，故好眠也；睡则气从鼻出，风出而湿留之，呼吸不利，故鼻息必鼾；湿留会厌，则重而难发声，如从室中言，是中气之湿矣。法当汗解而反下之，大便利则小便必不利。心肺之气化不宣，胃家之关门不利^①，脾土之承制不行，故直视失溲也。若以火劫之，受火气之轻者，湿不得越，因热而发黄；受火气之重者，必亡阳而如惊痫状，液脱而时见瘛疭之形矣。

【白话解】脉浮主风，脉寸关尺俱浮、自汗出，为风湿相搏于内所致。湿邪流注于骨节，所以身体沉重；湿邪偏盛则卫行于阴，不能行于阳，故多眠；睡眠时气从鼻道而出，风出而湿邪留于内，呼吸不利，故有鼻鼾；湿邪留于会厌影响发声，故声重而音难出，好像在房间里讲话，这是中气被湿邪所困的表现。本应当用汗法治疗却反用下法，大便正常则小便一定不畅。上焦心肺之气化不宣，下焦肾气不化而关门不利，中焦脾土之升降枢纽失司，故目光直视且小便失禁。若用火法迫汗外泄，受火邪所伤之轻者，湿气不能外越，因热邪内迫而发黄；受火邪所伤之重者，必致亡阳而见惊痫之状，津亏液耗而时有四肢抽搐的症状发生。

【伤寒论】问曰：值天阴雨不止，风湿相搏，一身尽疼，法当汗出而解。医云：此可发汗，汗之病不愈者，何也？答曰：发其汗，汗大出者，但风气去，湿气在，是故不愈也。若治风湿者，发其汗，但微微似欲汗出者，风湿俱去也。

【伤寒论注】上条备言风湿诸症，未及身疼。要知风湿与伤寒之身疼不同：伤寒身疼无止时，风湿相搏而痛，多在日晡时发。若更值阴雨，是风湿与天气合，故疼痛更甚，不必在日晡时也。阴雨不止，疼痛亦不止，法当汗解。汗大出，湿反不去者，风为阳邪，其入浅；湿为阴邪，其入深。又风伤于上，湿伤于下，浅者上者易去，而深者下者难出，故微汗之，令遍身乃佳耳。

【白话解】上条详细叙述了风湿病人的各种症状，但没有提到身疼痛一症。风湿病与伤寒病的身疼痛不同之处在于，伤寒身疼痛之症全天没有停止的时候，风湿相搏而致的疼痛多在下午申酉时发生。如果遇到阴雨天，则风湿之邪与天气相合，故疼痛更甚，且不一定只在下午申酉时发生。阴雨不停止，则疼痛也不会停止，治疗当以发汗解之。大量汗出，湿邪反而不能祛除的原因是，风为阳邪，其侵袭部位比较浅，湿为阴邪，其侵袭部位比较深，又因为风邪易伤人于上部，湿邪易伤人于下部，病邪侵袭人体上部且较为轻浅者容易祛除，病邪侵袭人体下部且较为深重者难以祛除，所以治疗应该微发其

---

① 《素问·水热穴论》："肾者，胃之关也，关门不利，故聚水而从其类也。"

汗，以微微汗出为最佳。

【伤寒论】伤寒八九日，风湿相搏，身体烦疼，不能自转侧，不呕不渴，脉浮虚而涩者，桂枝附子汤主之。若其人大便硬，小便自利者，去桂加白术汤主之。

【伤寒论注】脉浮为在表，虚为风，涩为湿。身体烦疼，表症表脉也。不呕不渴，是里无热。故于桂枝汤加桂以治风寒，去芍药之酸寒，易附子之辛热以除寒湿。若其人大便硬、小便自利者，表症未除，病仍在表，不是因于胃家实，而因于脾气虚矣。盖脾家实，腐秽当自去，脾家虚，湿土失职不能制水，湿气留于皮肤，故大便反见燥化。不呕不渴，是上焦之化源清，故小便自利。濡湿之地，风气常在，故风湿相搏不解也。病本在脾，法当君以白术，代桂枝以治脾，培土以胜湿，土旺则风自平矣。前条风胜湿轻，故脉阴阳俱浮，有内热，故汗自出，宜桂枝汤；此湿胜风微，故脉浮虚而涩，内无热而不呕不渴，故可加附子。桂枝理上焦，大便硬，小便利，是中焦不治，故去桂；大便不硬，小便不利，是下焦不治，故仍须桂枝。

【白话解】脉浮为邪在表，脉虚为风，脉涩为湿，加之身体烦痛，这是表证以及表证之脉。不呕吐、不口渴，这是里无热邪。所以用桂枝汤加重桂枝剂量以发散风寒之邪，去掉芍药的酸寒之性，换以附子的辛热之性祛除寒湿。如果此人大便硬结，小便自利，说明表证未除，疾病仍在表，不是因为胃家实，而是脾气虚损所致。脾的阳气恢复，肠中腐秽应该除去，今脾虚不能运化水湿，湿气留于皮肤，则大便应为干燥。不呕不渴，是湿邪并未犯胃入里化热，上焦化源正常，故小便自利。潮湿的环境，风气常在，故风湿之邪互结而病邪难解。疾病发生的根本原因在脾，法当以白术为君药，代替桂枝以理脾，补土以化湿，土旺则风自平。前一条病证风邪偏盛湿气较轻，所以脉阴阳俱浮，体内有热，所以汗自出，宜用桂枝汤治疗；而本证湿邪盛风邪较轻，故脉浮虚而涩，体内无热故不呕不渴，所以可加附子治疗。桂枝为治疗上焦病证之药，而大便硬结，小便自利，是中焦异常，故去掉桂枝；大便不硬，小便不利，是下焦异常，故仍用桂枝通阳化气以行水。

【伤寒论】

桂枝附子汤

桂枝四两 附子三枚 炮 大枣十二枚 生姜三两 甘草二两

上五味，以水六升，煮取二升，去滓，分温三服。

桂枝附子去桂加白术汤

前方去桂枝加白术四两，余同前法。

【伤寒论注】初服，其人身如痹，半日许，复服之，三服都尽，其人如冒状，勿怪。以术、附并走皮肉逐水气，未得除，故使然耳。法当加桂四两。此本一方二法：以大便硬，小便自利，去桂也；以大便不通，小便不利，当加桂。附子三枚恐多也，虚弱家及产妇宜减之。

【白话解】第一次服药后，病人的身体有麻木的感觉，半日后再服一次，直到一剂药的三服都服完，病人会出现头部如有物覆盖的感觉，不要奇怪。因用白术、附子共行于皮肉之间以祛除其中水气之邪，而邪未消除，才会出现这些症状。根据治法本该加桂枝四两。这本来是一个方子两个治法：若大便硬结，小便自利，则去桂枝；若大便不通，小便不利，应当加桂枝。附子三枚恐怕剂量过大，体虚的人及产妇应该减少用量。

【伤寒论】风湿相搏，骨节烦疼，掣痛，不得屈伸，近之则痛剧，汗出短气，小便不利，恶风不欲去衣，或身微肿者，甘草附子汤主之。

【伤寒论注】身肿痛剧，不得屈伸，湿盛于外也；恶风不欲去衣，风淫于外也；汗出短气，小便不利，化源不清也。君桂枝以理上焦而散风邪，佐术、附、甘草以除湿而调气。

【白话解】身体肿痛剧烈，关节难以屈伸，是由于湿邪偏盛于外；恶风而不想脱下衣服，此为风邪侵袭于表；汗出气短，小便不利，此为气化功能失常。以桂枝为君药调理上焦而散风邪，佐以白术、附子、甘草祛除湿气以调畅气机。

【伤寒论】

甘草附子汤

甘草炙 白术各二两 桂枝四两 附子二枚

上四味，水六升，煮取三升，去滓，温服一升，日三。初服得微汗则解，能食；汗复烦者，服三合。

【伤寒论】太阳病，关节疼痛而烦，脉沉而细者，此名湿痹。湿痹之候，其人小便不利，大便反快，但当利其小便。

【伤寒论注】《内经》曰：风寒湿三气合而为痹。痛者，寒气多也；烦者，阳遭阴也。夫脉浮为风，细为湿。太阳脉本浮，风湿为病，脉阴阳俱浮，或浮虚而涩。今关节烦疼，脉反沉细者，是发汗不如法，但风气去，湿流骨节为着痹也。湿气留着于身形，脾气不能上输，肺气不能下达，膀胱之液不藏，胃家之关不启，故小便不利。脾土上应湿化不能制水，故大便反快。但利其小便，安能聚水而为患哉？风湿相搏者当发汗，风去湿在者当利小便，此两大法。吐下火攻，非其治矣。

【白话解】《素问·痹论》曰："风寒湿三气杂至，合而为痹也。"痛者，多为寒气所致；烦者，阳位受阴邪侵袭所致。脉浮为风邪所致，脉细乃湿邪为患。太阳病为浮脉，风湿为病，则脉寸关尺俱浮，或浮虚而涩。现在关节烦痛，脉反沉细，是因为发汗不得法所致，只是风邪被驱散，而湿邪却流注于关节形成了着痹。湿气流着于身体，脾气不能上输于肺，肺气不能肃降以通调水道，膀胱不能贮藏水液，肾的气化失司，故小便不利。湿困于脾而运化失司，则大便稀溏。只要利其小便，就不会让水气积聚而形成疾患。风湿互结者当用发汗之法，风邪已祛而湿邪仍在者当用利小便之法，这是治疗风湿的两种大法。用吐法、下法、泻火之法，均非其相宜之治法。

【伤寒论】湿家之为病，一身尽疼，发热，身色如熏黄。

【伤寒论注】凡湿不得泄，热不得越，则身黄。若伤寒发黄时，身疼已解，此湿流关节，故不解也，须五苓以除其湿。

【白话解】凡是湿邪不能下泄，热邪不能外越者，则发身黄。如果伤寒发黄时，身疼痛已解，这是因为湿邪流注关节，所以病不解，应该用五苓散祛除湿邪。

【伤寒论】湿家，但头汗出，背强，欲得被覆向火。若下之则哕，胸满小便不利，舌上如胎者，以丹田有热，胸中有寒，渴欲得水而不能饮，口燥烦也。

【伤寒论注】但头汗，若小便利，则不发黄。背强恶寒，尚是太阳寒湿，法当汗解。若下之，阳气扰于胸中故满；中伤胃气故哕；下焦虚不能制水，故小便不利也。如舌上有胎，不是心家热，以上焦之湿不除，胸中之寒不解，唯丹田之有热不安于下焦，而上走空窍，故口燥烦而舌上胎耳。不能饮水，可见湿犹在中，又当从五苓去桂枝易肉桂之法矣。

【白话解】只是头部出汗，若小便自利，则身不发黄。背部僵硬，周身恶寒，仍然是寒湿之邪侵袭太阳经所致，应当用发汗的方法以驱邪。若用下法，阳气阻扰于胸中则见胸中满闷；伤及胃气故干哕；下焦虚衰不能化气行水故小便不利。若舌上有苔，不是心火旺盛，而是上焦的湿邪未除，胸中的寒邪不解，唯有犯于丹田之热不安于下焦，而上犯孔窍，所以口舌烦躁且舌上有苔。

不能饮水，可见湿邪在中焦，本证应该用五苓散去掉桂枝加肉桂治疗。

【伤寒论】湿家下之，额上汗出，微喘，小便利者死，下利不止者亦死。

【伤寒论注】湿痹本无死症，皆因妄治而死。火逆则惊痫瘛疭，下之则直视失溲舌胎而哕，皆死兆也。夫额上汗出而小便不利，是痹不得泄，故发黄。此更微喘，是水气入肺，当不能通调水道，而小便反利者，是膀胱不藏，水泉不止也。若下利不止，是仓廪不藏，门户不要也，失守者死矣。

【白话解】湿痹本来不是致死的重症，都是因为误治而致死的。用火劫迫汗之法治疗则致惊痫、四肢抽搐，用下法治疗则会出现目光直视、二便失禁、舌上有苔而哕，这些都是病死的征兆。额头上出汗伴小便不利，是风寒湿邪不得外泄而内郁，故周身发黄。再加上轻微喘促，是因为水饮袭肺，肺受损应当不能通调水道，反而出现小便自利，这是因为膀胱贮藏功能失司致水道失常，水泄不止。若下利不止，是中焦脾胃虚弱无法受纳、固摄水谷精微，胃肠失于固涩则疾病严重难治。

【伤寒论】湿家病，身上疼痛，发热，面黄而喘，头痛，鼻塞而烦，其脉大，自能饮食，腹中和无病，病在头中寒湿，故鼻塞，内药鼻中则愈。

【伤寒论注】种种皆是表症，鼻塞而不鸣，脉大而不浮，不关风矣；脉不沉细，非湿痹矣；腹初不满，则非瘀热在里。重干头痛，是头中寒湿可知。寒湿从鼻而入，故鼻塞，亦当从鼻而出。内药鼻中，塞因塞用法也。

上论湿症。

【白话解】以上诸症都是表证的表现，鼻塞而不通，脉大而不浮，不属风邪为患；脉不沉细，也不是湿邪痹阻；病之初始腹不满闷，则不是瘀热在里。寒湿之邪上犯于头，故头痛兼有沉重感。寒湿之邪从鼻而入，故鼻塞，邪气也应从鼻出。将药放在鼻内吸收，此属塞因塞用治法。

以上论述湿证。

【伤寒论】太阳中暑者，身热疼重而恶寒，脉微弱，此以夏月伤冷水，水行皮中所致也。

【伤寒论注】中暑与伤寒迥殊，而亦有因于伤寒者。太阳之气，在天为寒，在地为水。冬月之伤寒，伤于天之寒风；夏月之伤寒，伤于地之寒水也。脉微亡阳，脉弱发热。此身热脉微，本是暑伤于气，而疼重恶寒，实由于寒水沐浴，留在皮肤而然，亦是伤寒所致耳。《金匮》用瓜蒂汤非是，宜五苓散、藿香饮之类。

【白话解】中暑和伤寒不同，但也有因伤寒而导致的。太阳之气，在天为寒，在地为水。冬天的伤寒，是伤于空气中的寒风之气；夏季的伤寒，是伤于地面的寒湿之气。脉微则亡阳，脉弱则发热。身体发热且脉微弱，本是暑天伤气之证，而身体疼痛、沉重、恶寒，实际上是因为冷水沐浴，致使寒气留于皮肤之内所致，其实也属于伤寒所致之病。《金匮要略》用瓜蒂汤有误，应该用五苓散、藿香饮之类治疗。

【伤寒论】太阳中暑者，发热恶寒，身重而疼痛，其脉弦细芤迟。小便已，洒洒然毛耸，手足逆冷，小有劳，身即热，口开，前板齿燥。若发汗则恶寒甚，加温针则发热甚，下之则淋。

【伤寒论注】弦细芤迟，不得连讲。言中暑夹寒之脉，或微弱、或弦细、或芤迟，皆是虚脉。如脉浮而紧者，名曰弦，弦而细则为虚矣。脉弦而大则为芤，芤固为虚，芤而迟，更为寒矣。以此脉而见发热、恶寒、身重、疼痛等症，虽当炎夏而虚寒可知。更当审其小便，小便者，寒水之气化也。寒水留在皮肤，不得下行，故小便已而洒然毛耸，其短涩可知。手足为诸阳之本，小便已而逆冷，其寒水留于四肢可知。夏行冬令，不可谓非伤寒所致耳。仍以中暑名之者，以其人阴气素虚，因小有劳，身即发热，内热更炽，见其开口以出之板齿枯燥，故知其本乎中暑耳。若汗之表阳愈虚，恶寒反甚；火攻则阴津愈虚，发热反甚；下之水行谷道，小便更短涩而成淋矣。此东垣补中益气，深合仲景心也。

【白话解】弦、细、芤、迟，不能连在一起读。提到中暑夹寒之脉，或者是脉微弱，或者是脉弦细，或者是脉芤迟，这些都属于虚脉。如果脉浮而紧，这称为弦脉，弦而细的脉主虚证。脉弦而大为芤脉，芤脉本为虚脉，芤而迟的脉象又主寒邪。这样的脉象并伴有发热、恶寒、身体沉重、疼痛等症状，即使是炎热的夏天也可知体内有虚寒。要辨明此证需审查其小便的情况，小便是寒水经气化而成的。今寒水留在皮肤，不能下行，故小便排除后，会感到形寒毛耸，小便的排出也是短涩的。手足为诸阳之本，小便排除后手足逆冷，是寒水留注四肢所致。正值夏天却有冬天寒冷的感觉，不能说不是伤寒所导致的。仍以"中暑"命名，因为病人素体气阴两虚，因稍有劳累，身即发热，内热炽盛，看见张嘴时牙齿枯燥，故可确定其人是中暑所致。若发汗则表阳更虚，恶寒反甚；若用火法会使阴液更易耗伤，则发热反而更甚；若用攻下之法，则水走肠道，小便会更加淋漓涩痛。这种病情，李东垣的补中益气汤更符合张仲景的治疗思路。

【伤寒论】太阳中暑，其人汗出恶寒，身热而渴也。

【伤寒论注】中暑夹寒，有不因乎浴水，而因乎乘凉者。或因露风，或因旷宇，或因夜气阴寒，先着于肌肤，而暑气内伤于心脉，故恶寒、身热、汗出而渴也。清暑益气汤，东垣得之矣。

上论暑症。

三症皆本于伤寒，故恶寒、发热、身疼，皆与伤寒相似。痉者脉同湿家，中暑则大同小异。三脉迥殊于伤寒，治之者当以脉别症，更当从脉施治耳。

【白话解】中暑夹寒，有的不是因为淋水，而是因为乘凉。或者因为冒风，或者因为在田地，或者因为夜里受寒所侵，其邪先袭皮肤，而暑邪向内伤于心脉，所以出现恶寒、身热、汗出、口渴。清暑益气汤，李东垣的方子适合本证。

上面论述的是暑证。

痉湿暑三证都本于伤寒，故恶寒、发热、身痛都与伤寒病相似。痉病的脉象与湿病相同，与中暑的脉象则大同小异。三证的脉象不同于伤寒，治疗应当依脉象而辨证候，更应该依脉进行辨证论治。

卷 三

★阳明脉证上

【伤寒论】阳明之为病，胃家实也。

【伤寒论注】阳明为传化之腑，当更实更虚，食入胃实而肠虚，食下肠实而胃虚。若但实不虚，斯为阳明之病根矣。胃实不是阳明病，而阳明之为病，悉从胃实上得来，故以胃家实为阳明一经之总纲也。然致实之由，最宜详审，有实于未病之先者，有实于得病之后者，有风寒外束热不得越而实者，有妄汗吐下重亡津液而实者，有从本经热盛而实者，有从他经转属而实者。此只举其病根在实，而勿得以胃实即为可下之症。按阳明提纲，与《内经·热论》不同。《热论》重在经络，病为在表；此以里证为主，里不和即是阳明病。他条或有表证，仲景意不在表；或兼经病，仲景意不在经。阳明为阖，凡里证不和者，又以阖病为主。不大便，固阖也；不小便，亦阖也；不能食，食难用饱，初欲食，反不能食，皆阖也；自汗出，盗汗出，表开而里阖也；反无汗，内外皆阖也。种种阖病，或然或否，故提纲独以胃实为正。胃实不是竟指燥屎坚硬，只对下利言，下利是胃家不实矣。故汗出解后，胃中不和而下利者，便不称阳明病。如胃中虚而不下利者，便属阳明。即初硬后溏者，总不失为胃家实也。所以然者，阳明太阴同处中州而所司各别。胃司纳，故以阳明主实；脾司输，故以太阴主利。同一胃腑而分治如此，是二经所由分也。

【白话解】阳明是传导化物之腑，应该虚实更迭，食物进入后，胃中充实而肠道空虚，食物向下传导，则肠道充实而胃中空虚。如果阳明胃肠只是充实而不空虚，这就是阳明病的发病根源。胃肠中充实不是阳明病，然而阳明病都是从胃肠充实得来的，因此以胃家实作为阳明病的总纲。然而，导致胃家实的缘由，最应当详细审辨，有的胃家实形成于未病之前，有的胃家实形成于得病之后，有风寒外束使热邪不得发越而导致胃家实者，有因为乱用汗吐下法治疗重伤津液而导致胃家实者，有从阳明经热盛发展而成的胃家实，有从其他经病转化成胃家实者。这里只是列举说明疾病根源属于胃家实，而并不是说见到胃中充实即当作攻下之证。按阳明病提纲所论述者，与《素问·热论》不同。《热论》所论述者重在经络，病在表；《伤寒论》所论述的阳明病是以里证为主，里不调和即是阳明病。有些条文的阳明病或许兼有表证，但是仲景本意不是在论述表证；有些条文或许兼有经病，仲景本意也不在论述经病。阳明主阖，凡是里证不调和者，又以阖病为主。不大便固然属于阖；小便不利也属于阖；不能进食，不能吃饱，本想进食，反而又不能进食者，都是属于阖；自汗，盗汗，属于表开而里阖；无汗，是里外都阖。各种阖病，症状各异，因此提纲证独以胃实为主。胃实不是专指燥屎坚硬，而只是针对下利而言，下利是胃家不实。因此，汗出邪解之后，胃中不和而出现下利者，便不称其为阳明病。而如果胃中虚而不下利，这便是阳明病。即使大便初头硬而后稀溏，也总不失为胃家实。之所以如此，是因为阳明胃与太阴脾同属中焦，各司其职而有所区别。胃主受纳，因此阳明病主内实；脾主转输，因此太阴病主下利。同属胃腑而各司其职，这正是阳明与太阴二经有所区别的原因。

【伤寒论】问曰：阳明病外证云何？答曰：身热，汗自出，不恶寒，反恶热也。

【伤寒论注】阳明主里，而亦有外证者，有诸中而形诸外，非另有外证也。胃实之外见者，其身则蒸蒸然，里热炽而达于外，与太阳表邪发热者不同；其汗则濈濈然，从内溢而无止息，与太阳风邪为汗者不同。表寒已散，故不恶寒；里热闭结，故反恶热。只因有胃家实之病根，即见身热自汗之外证，不恶寒反恶热之病情。然此但言病机发现，非即可下之证也，宜轻剂以和之，必谵语，潮热，烦躁，胀满诸证兼见，才为可下。

四证是阳明外证之提纲。故胃中虚冷，亦得称阳明病者，因其外证如此也。

【白话解】阳明主里，但也有表证，此即《丹溪心法·能合脉色可以万全》"有诸内者，必形诸外"之意，并非另有外证。胃实所表现出的外证，在身体方面则蒸蒸发热，这是里热炽盛，从内蒸透于外的表现，与太阳表证的发热不同；在汗液方面则汗出濈濈然，这是津液被热邪所迫从体内源源不断外溢所致，与太阳病风邪为患的汗出不同。在表的寒邪已经驱散，因此不恶寒；在里的热邪壅闭郁结，因此反而恶热。只因为有胃家实的疾病根源存在，因此可见到身热自汗的外证，不恶寒反恶热的里热病情。然而此处只是阐述了发病机制，并非是可以攻下之证，适宜用轻缓之剂加以调和，待谵语、潮热、烦躁、胀满等症出现，方才可以攻下。

身热、汗自出、不恶寒、反恶热四症是阳明病外证的提纲。因此胃中虚冷也称得上是阳明病，是因为胃中虚冷的外证也是这种表现。

【伤寒论】阳明病，脉浮而紧者，必潮热，发作有时；但浮者，必盗汗出。

【伤寒论注】阳明脉证与太阳脉证不同。太阳脉浮紧者，必身疼痛，无汗，恶寒，发热不休。此则潮热有时，是恶寒将自罢，将发潮热时之脉也。此紧反入里之谓，不可拘急则为寒之说矣。太阳脉但浮者，必无汗。今盗汗出，是因于内热，且与本经初病但浮无汗而喘者不同，又不可拘浮为在表之法矣。脉浮紧，但浮而不合麻黄证，身热汗出而不是桂枝证。麻、桂下咽，阳盛则毙耳。此脉从经异，非脉从病反。要知仲景分经辨脉，勿专据脉谈证。

【白话解】阳明病的脉证与太阳病的脉证不同。太阳病所表现出的脉浮紧，必然兼见身疼痛、无汗、恶寒、发热不休等症。而阳明病的脉浮紧则兼见潮热，发有定时，这种脉浮紧是恶寒将要自然停止，即将发生潮热时所出现的脉象。此紧脉是邪已入里之意，不能拘泥于脉紧即为寒之说。太阳病的脉浮，必然无汗。现在是盗汗，这是因为有内热，而且这一点与阳明经初病脉但浮无汗而喘的病情不同，因此也不能只因脉浮而言病在表。脉浮紧，只是脉浮则不符合麻黄汤证，身热汗出而又不是桂枝汤证。阳热炽盛的病人若服用麻黄汤、桂枝汤则会热邪更盛而毙亡。这一脉象与阳明病应有的脉象不同，并非是脉象符合而病证相反。要知道仲景是分六经病证而辨脉，不要专以脉象论及证候。

【伤寒论】伤寒三日，阳明脉大。

【伤寒论注】脉大者，两阳合明，内外皆阳之象也。阳明受病之初，病为在表，脉但浮而未大，与太阳同，故亦有麻黄、桂枝证。至二日恶寒自止，而反恶热。三日来，热势大盛，故脉亦应其象而洪大也，此为胃家实之正脉。若小而不大，便属少阳矣。

《内经》云：阳明之至短而涩。此指秋金司令之时脉。又曰：阳明脉象大浮也。此指两阳合明之病脉。

【白话解】脉大是两阳合明，体内外都是阳热的征象。阳明得病之初，病邪在肌表，脉象只是浮而未大，这一点与太阳病的脉象相同，因此阳明病也有麻黄汤证、桂枝汤证。待病至第二日恶寒自然停止，反而出现恶热的症状。第三日，随着阳明热势大盛，因此脉象也随之洪大，这是胃家实的主脉。如果脉象小而不是大，那是少阳病的脉象了。

《素问·至真要大论》曰："阳明之至短而涩。"这是指秋天的脉象。《素问·经脉别论》又曰："帝曰，阳明脏何象。岐伯曰，象大浮也。"这是指两阳合明的病脉。

【伤寒论】脉浮而大，心下反硬，有热，属脏者，攻之，不令发汗；属腑者，不令溲数，溲数则大便硬。汗多则热愈，汗少则便难，脉迟尚未可攻。

【伤寒论注】此治阳明之大法也。阳明主津液所生病，津液干则胃家实矣。津液致干之道有二：汗多则伤上焦之液，溺多则伤下焦之液。一有所伤，则大便硬而难出，故禁汗与溲。夫脉之浮而紧、浮而缓、浮而数、浮而迟者，皆不可攻而可汗。此浮而大，反不可汗而可攻者，以为此阳明三日之脉，当知大为病进，不可拘浮为在表也。心下者，胃口也。心下硬，已见胃实之一斑。以表脉不当见里证，故曰反硬耳。有热属脏，是指心肺有热，不是竟指胃实。攻之是攻其热，非攻其实，即与黄芩汤彻其热之义也。不令者，禁止之辞，便见泻心之意。上焦得通，津液自下，胃气因和耳。属腑指膀胱，亦不指胃。膀胱热故溲数，不令处亦见当滋阴之义矣。属腑是陪说，本条重在脏热。汗多句直接发汗句来。盖汗为心液，汗出是有热属脏之征也。所以不令发汗者何？盖汗出多津液亡而火就燥，则愈热而大便难；即汗出少，亦未免便硬而难出，故利于急攻耳。仲景治阳明，不患在胃家实，而患在脏有热，故急于攻热而缓以下。其实禁汗与溲，所以存其津，正以和其实耳。然证有虚实，脉有真假，假令脉迟，便非脏实，是浮大皆为虚脉矣。仲景特出此句，正发明心下硬一证有无热属脏者，为妄攻其热者禁也，其慎密如此。

【白话解】这条论述的是治疗阳明病的大法。阳明主津液异常所产生的疾病，津液亏虚就会出现胃家实。津液亏虚的缘由有两方面，汗出多会损伤上焦的津液，小便量多会损伤下焦的津液。津液一旦有所损伤，大便就会坚硬而难以排出，因此治疗上禁用发汗、利尿之法。脉浮而紧、脉浮而缓、脉浮而数、脉浮而迟，都是不可以攻下而可以发汗的脉象。本条所述的浮而大的脉象，反而不可以发汗却可以攻下，是因为此浮而大的脉象是阳明病三日的脉象，当知脉大为疾病进展之象，不可以拘泥于脉浮为病在表之说。心下是胃口的部位。心下硬，已经说明胃实的存在了。因为表证的脉象一般不应当见到里证，因此说"反硬"。"有热属脏"，是指心肺有热，不是专指胃实。"攻之"是指攻其热，并非攻其实，就是给黄芩汤一类方剂清其邪热之义。"不令"，是禁止之辞，由此可见有泻心之意。上焦得以宣通，津液得以向下输布，胃气因而调和。"属腑"是指膀胱，也不是指胃。膀胱有热，因此小便频数，"不令溲数"实际上也说明当有滋阴之意。本条所述"属腑"当为陪衬之说，本条重点在说脏热。"汗多"一句是承接"发汗"一句而来。汗为心之液，汗出是脏有热的征象。之所以禁用发汗的方法，是因为汗出过多会使津液受损，火热之邪易于化燥，则使热邪更盛致大便难；即使汗出少，也不一定没有大便坚硬难出，因此应当急下。仲景治疗阳明病，不只担心胃家实，而更担心脏有热，因此急于攻热而缓于攻下。其实，禁用发汗与利尿，是为了保存津液，正是针对胃家实而设。然而证有虚实之分，脉有真假之别，假如脉迟，便不是脏实之证，说明这个脉浮大是虚脉。仲景特意提出此句，正是在于阐释说明心下硬之症为病位属脏而并无热邪者，为那些乱用攻伐邪热之人敲响了警钟，这也正是仲景心思缜密过人之处。

【伤寒论】阳明病，心下硬满者，不可攻之。攻之，利遂不止者死，利止者愈。

【伤寒论注】阳明证具而心下硬，有可攻之理矣。然硬而尚未满，是热邪散漫胃中，尚未干也。妄攻其热，热去寒起，移寒于脾，实反成虚，故利遂不止也。若利能自止，是其人之胃不虚而脾家实，腐秽去尽，而邪不留，故愈。上条热既属脏，利于急攻，所以存津液也。此条热邪初炽，禁其妄攻，所以保中气也。要知腹满已是太阴一斑。阳明太阴相配偶，胃实则太阴转属于阳明，胃虚则阳明转属于太阴矣。此仲景大有分寸处，诊者大宜着眼。

【白话解】阳明证候俱全而有心下硬的表现，这是可以攻下的征象。然而心下硬尚未达到心下满的程度，这是热邪弥漫于胃中，而胃中津液尚未损伤严重的表现。此时倘若胡乱攻伐其热，会使热邪消去而寒邪内生，寒邪移至脾，实证反而成为虚证，以至于出现下利不止。如果下利能自行停止，这是病人胃不虚而脾气恢复，肠道中的腐秽邪气祛除殆尽，无所残留，因此疾病得以痊愈。上条邪热入脏，应当急下，目的是保存津液。此条所述者是热邪初盛，禁止乱用攻伐，目的是保护中气。要知道腹满已经是太阴为患了。阳明与太阴互为表里，胃实则太阴病易转属于阳明病，胃虚则阳明病易转属于太阴病。这正是仲景辨证施治分斟寸酌之处，也是后世医家诊治过程中应当着眼之处。

【伤寒论】伤寒呕多，虽有阳明证，不可攻之。

【伤寒论注】呕多是水气在上焦，虽有胃实证，只宜小柴胡以通液，攻之恐有利遂不止之祸。要知阳明病津液未亡者，慎不可攻。盖腹满呕吐，是太阴阳明相关证；胃实胃虚，是阳明太阴分别处。胃家实，虽变证百出，不失为生阳；下利不止，参、附不能挽回，便是死阴矣。

【白话解】呕多是水饮邪气在上焦，虽有胃实之证，只适宜用小柴胡汤调畅气机以通利津液，如果攻伐恐有下利不止的恶果。要知道阳明病津液尚未损伤严重者，慎不可以攻下。腹满呕吐，这是太阴病与阳明病相关的症状；胃实胃虚，这是阳明病与太阴病相互区别之处。胃家实，虽然变证百出，但属阳主生；而下利不止，纵有人参、附子也不可挽回者，属阴主死。

【伤寒论】阳明病，自汗出，若发汗，小便自利，此为津液内竭，大便虽硬，不可攻之，当须自欲大便，宜蜜煎导而通之。若土瓜根及与大猪胆汁，皆可为导。

【伤寒论注】本自汗，更发汗，则上焦之液已外竭；小便自利，则下焦之液又内竭。胃中津液两竭，大便之硬可知。虽硬而小便自利，是内实而非内热矣。盖阳明之实，不患在燥而患在热。此内既无热，只须外润其燥耳。连用三自字，见胃实而无变证者，当任其自然，而不可妄治。更当探苦欲之病情，于欲大便时，因其势而利导之；不欲便者，宜静以俟之矣。此何以故？盖胃家实，固是病根，亦是其人命根，禁攻其实者，先虑其虚耳。

【白话解】原本有自汗，医者更发其汗，则会导致上焦的津液外越耗竭；小便通利，则下焦津液又会随之耗损。胃中津液上下两竭，大便当然坚硬了。虽然大便坚硬但是小便通利，说明这是里实而非里热。阳明病胃家实，其病情不怕燥而怕热。本条病证既然无里热，则只需滋润其燥即可。连用了三个"自"，说明胃家实尚无变证，应当随证施治，不可乱治。更是应当根据病情之所苦，在大便欲解的时候，因势利导；不欲排便的时候，以静观其变。为何如此呢？因为胃家实虽是患病根由，但同时胃也是人的命根，胃家实不用攻伐，是先考虑到胃家津液虚损的缘故。

【伤寒论】阳明病，本自汗出，医更重发汗，病已差，尚微烦不了了者，此必大便硬故也。以亡津液，胃中干燥，故令大便硬。当问其小便日几行，若本小便日三四行，今日再行，故知大便不久出。今为小便数少，以津液当还入胃中，故知不久必大便也。

【伤寒论注】治病必求其本。胃者，津液之本也，汗与溲皆本于津液。

本自汗出，本小便利，其人胃家之津液本多，仲景提出亡津液句，为世之不惜津液者告也。病差，指身热汗出言。烦即恶热之谓。烦而微，知恶热将自罢，以尚不了，故大便硬耳。数少，即再行之谓。大便硬，小便少，皆因胃亡津液所致，不是阳盛于里也。因胃中干燥，则饮入于胃，不能上输于肺，通调水道，下输膀胱，故小便反少。而游溢之气，尚能输精于脾，津液相成，还归于胃，胃气因和，则大便自出，更无用导法矣。以此见津液素盛者，虽亡津液而津液终自还。正以见胃家实者，每踌躇顾虑，示人以勿妄下与勿妄汗也。历举治法，脉迟不可攻，心下满不可攻，呕多不可攻，小便自利与小便数少不可攻，总见胃家实，不是可攻证。

【白话解】治病一定要探求疾病产生的根本原因。胃是津液生成的根本，汗液和尿液都源于津液。原本自汗，又小便通利，病人胃肠的津液原本较多，仲景却提出了"亡津液"一句，主要是为了提醒后世那些不注重保护津液的医家。"病瘥"，是指身热汗出等表证已罢而言。"烦"在这里主要是指恶热的感觉。由烦逐渐减轻可知恶热将要停止了，因为尚未痊愈，故而大便尚硬。"数少"，是指小便数少，每日两次。大便硬，小便少，都是胃中津液损伤所致，而不是阳热炽盛于里的缘故。因为胃中干燥，饮入的水液进入胃中，不能向上输布于肺，也不能通调水道，而将水液下输于膀胱，因此小便反而少。然而胃中游溢的精气，尚且能够输布于脾，脾胃津液生成，津液又还归到胃中，胃气因而调和，则大便自然通畅，无须用导法导便下行。由此可见，平素津液充沛的人，虽然津液一时受损，但最终还能够恢复。当遇到胃家实之证，常令人踌躇顾虑，仲景示人不要乱用攻下、发汗之法。列举各种治疗方法，如脉迟者不可攻下，心下满者不可攻下，呕吐多者不可攻下，小便自利与小便数少者不可攻下，总而言之，胃家实并不是可以攻下之证。

【伤寒论】

蜜煎方

蜜七合

上一味，于铜器内煎凝如饴状，搅之，勿令焦着。欲可丸，并手捻作挺，令头锐，大如指，长二寸许。当热时急作，冷则硬。以内谷道中，欲大便时乃去之。

猪胆汁方

大猪胆一枚，泻汁，加醋少许，灌谷道中，如一食顷，当大便出宿食恶物，甚效。

【伤寒论】问曰：病有得之一日，不发热而恶寒者，何也？答曰：虽得之一日，恶寒将自罢，即自汗出而恶热也。

【伤寒论注】阳明受病，当二三日发。上条是指其已发热言，此追究一日前未发热时也。初受风寒之日，尚在阳明之表，与太阳初受时同，故阳明亦有麻黄、桂枝证。二日来表邪自罢，故不恶寒；寒止热炽，故汗自出而反恶热，两阳合明之象见矣。阳明病多从他经转属，此因本经自受寒邪，胃阳中发，寒邪即退，反从热化故耳。若因亡津液而转属，必在六七日来，不在一二日间。本经受病之初，其恶寒虽与太阳同，而无头项强痛为可辨。即发热汗出，亦同太阳桂枝证。但不恶寒反恶热之病情，是阳明一经之枢纽。本经受邪，有中面、中膺之别。中面则有目疼鼻干，邪气居高，即热反胜寒，寒邪未能一日遽止。此中于膺，部位近于胃，故退寒最捷。

【白话解】阳明经受病，一般在第二三日发病。上一条文主要是论述了已经发热者，本条文主要论述病人一日前尚未发热时的情况。刚刚感受风寒之初，邪气尚在阳明之表，这一点与太阳病初受邪气之时相同，因此，阳明病也有麻黄汤证、桂枝汤证。第二日在表的邪气自然解除，因此不恶寒；恶寒停止而邪热逐渐炽盛，因此病人出现汗自出而恶热的表现，由此可见，两阳合明的阳明病征象已经显现。阳明病多从其他经病转属而来，本条则是因为阳明本经自己感受寒邪，胃中阳气奋起抗邪，寒邪退却，疾病反而从阳化热而致。如果因为津液损伤而转属的阳明病，必然得经过六七日的时间才能发作，而不能形成于一两日。阳明本经受邪发病之初，所表现出的恶寒虽然与太阳病相同，但是没有头项强痛，这是两者区别的辨证要点。即使是发热汗出，也与太阳病桂枝汤证相同，但不恶寒反恶热，却是阳明一经发病的关键所在。阳明经感受邪气，有头面部受邪与胸部受邪的不同。头面部受邪则目痛鼻干，因邪气位置高居于上部，即使热反胜于寒，寒邪也不可能一日就迅速消失。本条是邪气中于胸部，其部位接近胃，因此退除寒邪最为迅捷。

【伤寒论】问曰：恶寒何故自罢？答曰：阳明居中土也，万物所归，无所复传，始虽恶寒，二日自止，此为阳明病也。

【伤寒论注】太阳病八九日，尚有恶寒证。若少阳寒热往来，三阴恶寒转甚，非发汗温中，何能自罢？唯阳阴恶寒，未经表散，即能自止，与他经不同。始虽恶寒二句，语意在阳明居中句上。夫知阳明之恶寒易止，便知阳明为病之本矣。胃为戊土，位处中州，表里寒热之邪，无所不归，无所不化，皆从燥化而为实。实则无所复传，此胃家实所以为阳明之病根也。

上论胃实证。

【白话解】太阳病八九日之后，仍然有恶寒的症状。如果是少阳病的寒热往来，或者是三阴病的恶寒日趋严重，不用发汗或温中的方法，恶寒怎么能够自行停止呢？唯独阳明病的恶寒，不必经过发表宣散，就能够自行停止，这一点与其他经病证有所不同。"始虽恶寒"这两句话的重点在"阳明居中"一句。知道阳明病的恶寒容易自行停止，便可知道阳明病发病的根本所在。胃是戊土，位于中焦，人身表、里、寒、热邪气，无所不归于中焦，无所不化于中焦，均从阳明燥化而成阳明胃家实。实则不再有所传变，因此胃家实正是阳明病的病根所在。

以上论述胃实证。

【伤寒论】问曰：太阳缘何而得阳明病？答曰：太阳病，若发汗，若下，若利小便，亡津液，胃中干燥，因转属阳明。胃实大便难，此名阳明也。

【伤寒论注】此明太阳转属阳明之病。因有此亡津液之病机，成此胃家实之病根也。按：仲景阳明病机，其原本《经脉篇》主津液所生病句来。故虽有《热论》中身热，鼻干等症，总归重在津液上。如中风之口苦，咽干，鼻干，不得汗，身目黄，小便难，皆津液不足所致。如腹满，小便不利，水谷不别等症，亦津液不化使然。故仲景谆谆以亡津液为治阳明者告也。

【白话解】这条是阐明太阳病转属阳明病的情况。因为有这种津液损伤的病机，所以才形成胃家实的病根。按：仲景所论阳明病的病机，是根据《灵枢·经脉》"主津液所生病"一句而来。因此，虽然有《素问·热论》中"身热而目疼鼻干"等症，但总体上还是着重在于阐述津液的问题。如阳明中风所表现出的口苦、咽干、鼻干、不得汗、身目黄、小便难，都是津液不足所致。如腹满、小便不利、下利等症，也是津液不得运化所致。因此仲景谆谆告诫后世以津液损伤为治疗阳明病的关键。

【伤寒论】阳脉微而汗出少者，为自和也；汗出多者，为太过。阳脉实，因发其汗，出多者亦为太过。太过为阳实于里，亡津液，大便因硬也。

【伤寒论注】阳明主津液所生病者也，因妄汗而伤津液，致胃家实耳。桂枝证本自汗，自汗多则亡津；麻黄证本无汗，发汗多亦亡津。此虽指太阳转属，然阳明表证亦有之。

【白话解】阳明主津液所生之病，因为乱用发汗的方法而损伤津液，导致胃家实。桂枝汤证原本有自汗出，自汗多则损伤津液；麻黄汤证原本无汗，如果发汗过多也会损伤津液。本条虽然是指太阳病转属阳明病，然而阳明病表证也有这些情况出现。

【伤寒论】本太阳病，初得时发其汗，汗先出不彻，因转属阳明也。

【伤寒论注】彻，止也，即汗出多之互辞。

【白话解】彻，是止的意思，这是汗出过多的互辞。

【伤寒论】伤寒转属阳明者，其人濈然微汗出也。

【伤寒论注】此亦汗出不止之互辞。概言伤寒，不是专指太阳矣。

【白话解】这也是汗出不止的互辞。涵盖所有的伤寒病，而不是专指太阳病。

【伤寒论】伤寒发热无汗，呕不能食，而反汗出濈濈然者，是转属阳明也。

【伤寒论注】胃实之病机在汗出多，病情在不能食。初因寒邪外束，故无汗；继而胃阳遽发，故反汗多。即呕不能食时，可知其人胃家素实，与干呕不同。而反汗出，则非太阳之中风，是阳明之病实矣。

【白话解】阳明病胃家实的病机在于汗出过多，病情重在不能进食。得病之初是因为寒邪外束，因此无汗；进而胃中阳气迅起抗邪，因此反而汗多。等到呕吐不能进食的时候，便可知晓此病人胃肠平素即实，与干呕不同。"而反汗出"，指出这不是太阳病的中风证，而是阳明病的胃家实。

【伤寒论】太阳病，寸缓，关浮，尺弱，其人发热汗出，复恶寒，不呕，但心下痞者，此以医下之也。如不下者，病人不恶寒而渴者，此转属阳明也。小便数者，大便必硬，不大便十日无所苦也。渴欲饮水者，少少与之，但以法救之，宜五苓散。

【伤寒论注】此病机在渴，以桂枝脉证而兼渴，其人津液素亏可知。小便数则非消渴矣。以此知大便虽硬，是津液不足，不是胃家有余，即十日不便而无痞满硬痛之苦，不得为承气证。饮水利水，是胃家实而脉弱之正治也。不用猪苓汤用五苓散者，以表热未除故耳。此为太阳阳明之并病。余义见五苓证中。

【白话解】此证病机的关键在于口渴，根据桂枝汤证兼见口渴的表现，可知病人平素津液亏虚。小便量多则不属于渴欲饮水、饮水后口渴不止的消渴症。根据这个表现可知病人大便虽然硬，却是由津液不足而引起的，而不是胃家实的表现，即使病人十日不大便却也没有痞满硬痛的痛苦，则不属于承气汤证。饮水而小便通利，是胃家实而脉弱的证治范畴。不用猪苓汤而用五苓散治疗是因为表热未除。这段所描述的都是太阳与阳明并病的不同表现及相应治疗方法。其他参考五苓散证所述。

【伤寒论】伤寒脉浮缓，手足自温者，系在太阴。太阴者，身当发黄，若小便自利者，不能发黄。至七八日大便硬者，为阳明病也。

【伤寒论注】太阴受病转属阳明者，以阳明为燥土，故非经络表里相关所致，总因亡津液而致也。此病机在小便：小便不利，是津液不行，故湿土自病，病在肌肉；小便自利，是津液越出，故燥土受病，病在胃也。

客曰：病在太阴，同是小便自利，至七八日暴烦下利者，仍为太阴病；大便硬者，转为阳明病。其始则同，其终则异，何也？曰：阴阳异位，阳道实，阴道虚。故脾家实，则腐秽自去，而从太阴之开；胃家实，则地道不通，而成阳明之阖。此其别也。

上论他经转属证。

【白话解】太阴病转变为阳明病，是因为阳明为燥土，而不是经络表里相关的原因，主要是因为津液的损伤所致。本条的辨证着眼点在辨小便：小便不利，是津液不得运行，所以太阴脾受病，病位在肌肉；小便自利，是津液被迫外出，所以阳明胃受病，病位在胃。

有人问："患太阴病，同样有小便自利的表现，到七八日突然出现心烦下利表现的病人，仍然属于太阴病；而大便硬的病人却转变为阳明病。他们在患病之初都是相同的，而到疾病的后期却出现了差异，这是为什么呢？"我回答他们说："《素问·太阴阳明论》曰'阴阳异位，更虚更实……阳者，天气也，主外；阴者，地气也，主内。故阳道实，阴道虚'。所以，如果脾气充足，则腐秽之物自然被清除，而顺从太阴为开的生理功能；胃肠燥屎内盛，则传导受阻，而影响了阳明之阖的生理功能。这就是两者的差别。"

以上论述他经转属的阳明证。

【伤寒论】问曰：脉有阳结、阴结，何以别之？答曰：其脉浮而数，能食，不大便者，此为实，名曰阳结也。期十七日当剧。其脉沉而迟，不能食，身体重，大便反硬，名曰阴结也。期十四日当剧。

【伤寒论注】脉以浮为阳，为在表；数为热，为在腑；沉为阴，为在里；迟为寒，为在脏。证以能食者为阳，为内热；不能食者为阴，为中寒。身轻者为阳；重者为阴。不大便者为阳；自下利者为阴。此阳道实阴道虚之定局也。然阳证亦有自下利者，故阴证亦有大便硬者。实中有虚，虚中有实，又阴阳更盛更虚之义。故胃实因于阳邪者，为阳结；有因于阴邪者，名阴结耳。然阳结能食而不大便，阴结不能食而能大便，何以故？人身腰以上为阳，腰以下为阴。阳结则阴病，故不大便；阴结则阳病，故不能食。此阳胜阴病，阴胜阳病之义也。凡三候为半月，半月为一节。凡病之不及、太过，斯皆见矣。能食不大便者，是但纳不输，为太过。十七日剧者，阳主进，又合乎阳数之奇也。不能食而硬便仍去者，是但输不纳，为不足。十四日剧者，阴主退，亦合乎阴数之偶也。脉法曰：计其余命生死之期，期以月节克之。《内经》曰：能食者过期，不能食者不及期。此之谓也。

此条本为阴结发论。阳结即是胃实，为阴结作伴耳。阴结无表证，当属之少阴，不可以身重不能食为阳明应有之证，沉迟为阳明当见之脉。大便硬为胃家实，而不敢用温补之剂也。且阴结与固瘕、谷疸有别：彼溏而不便，是虚中有实；此硬而有便，是实中有虚。急须用参附以回阳，勿淹留期至而不救。

上论阴阳结证。

【白话解】脉象以浮为阳，为病位在表；数为有热，为病位在腑；沉为阴，为病位在里；迟为有寒，为病位在脏。症状以能食为属阳的表现，为有内热；以不能食为属阴的表现，为内有寒。身轻者属阳；身重者属阴。不大便为属阳的症状；自下利为属阴的症状。这是《素问·太阴阳明论》中"阳道实，阴道虚"的必然表现。然而阳证也有表现出自下利的，所以阴证也有表现出大便硬的。实中有虚，虚中有实，这又是阴阳虚实转化的意思。所以因阳邪而成的胃实，为阳结；因阴邪而成的胃实，为阴结。然而阳结能食却不大便，阴结不能食却能大便，是什么原因呢？人身腰以上为阳，腰以下为阴。阳结则腰以下受病，所以不大便；阴结则腰以上受病，所以不能食。这是阳胜阴病，阴胜阳病的内容。三候为半个月，半月为一个节气。所有病的不及与太过，都可从中表现出来。能食却不大便的病人，是只受纳而不运化，为太过的表现。十七日病情加重的原因是阳主进，又与奇数属阳的规律相吻合。不能食而硬便却可排出，是只有运化而不能受纳，为不足的表现。十四日病情加重的原因是，阴主退，又与偶数属阴的规律相吻合。《伤寒论·平脉法》云："若计其余命死生之期，期以月节克之也。"《内经》中所说的能进食者病可愈，不能进食者病难医，就是这个意思。

本条重点讲的是阴结。阳结即是胃实，论述它是为了与阴结作对照。阴结没有表证，应当属于少阴病的范畴，不能将身重、不能食归结为阳明病应有的症状，沉迟为阳明病应有的脉象。大便硬为胃家实的表现，而不可以使用温补药治疗。而且阴结与癥瘕、谷疸有区别：那些疾病可见大便难而便溏，是虚中有实的表现；阴结大便硬而通畅，是实中有虚的表现。治疗上应当急用人参、附子之类药物以回阳，不要延误病情至不可救治的地步。

以上论述阴结证与阳结证。

【伤寒论】阳明病，脉迟，汗出多，微恶寒者，表未解也，可发汗，宜桂枝汤。

阳明病，脉浮，无汗而喘者，发汗则愈，宜麻黄汤。

【伤寒论注】此阳明之表证，表脉也。二证全同太阳，而属之阳明者，不头项强痛故也。要知二方专为表邪而设，不为太阳而设。见麻黄证，即用麻黄汤，见桂枝证，即用桂枝汤，不必问其为太阳阳明也。若恶寒一罢，则二方所必禁矣。

【白话解】这段主要讲了阳明表证的不同症状和脉象。这两个条文所论述的症状与太阳病有相同之处，而归属为阳明病的原因是没有头项强痛的症状。要知道这两个方剂专门为解除表邪而设，而不专为太阳病而设。见麻黄汤证，即用麻黄汤治疗，见桂枝汤证，即用桂枝汤治疗，不必考虑是太阳病还是阳明病。如果病人恶寒的症状解除了，那么这两个方剂就不可以使用了。

【伤寒论】阳明病，脉浮而紧者，必潮热发作有时；但浮者，必盗汗出。

【伤寒论注】上条脉证与太阳相同，此条脉证与太阳相殊。此阳明半表半里之脉证，麻、桂下咽，阳盛则毙耳。故善诊者，必据证辨脉，勿据脉谈证。全注解见本篇之前。

【白话解】上一条所述之脉证与太阳病相同，此条文所述的脉证与太阳病不同。这是阳明病半表半里的脉证，阳盛的病人服用麻黄汤、桂枝汤，会使病情危重。所以善于诊治的医生，一定会根据临床证候辨别脉象，而不是以脉象妄谈证候。全面的注解见于本篇之前所述。

【伤寒论】脉浮而迟，面热赤而战惕者，六七日当汗出而解。迟为无阳，不能作汗，其身必痒也。

【伤寒论注】此阳明之虚证、虚脉也。邪中于面，而阳明之阳上奉之，故面热而色赤；阳并于上，而不足于外卫，寒邪切肤，故战惕耳。此脉此证，欲其恶寒自止于二日间，不可得矣。必六七日胃阳来复，始得汗出漐漐而解。所以然者，汗为阳气，迟为阴脉，无阳不能作汗，更可以身痒验之，此又当助阳发汗者也。

【白话解】本条讲阳明病虚证的症状和脉象。邪气侵及头面部，而阳明之阳气上行抗邪，所以面热而色红；阳气与外邪交争于头面之上，而不足以保护肌表，则寒邪客于肌肤，所以惊悸。这种脉象和症状，如果要在两天内祛除恶寒的症状，是不可能的。必须当六七日胃阳来复，使汗出漐漐才可以解除。出现这样情况的原因是，汗为阳气推动所出，迟脉为阴脉，阳气不足不能够鼓动发汗，还可以通过身痒来验证阳气的不足，这就是应当助阳发汗的原因。

【伤寒论】阳明病，法多汗，反无汗，其身如虫行皮肤中，此久虚故也。

【伤寒论注】阳明气血俱多，故多汗。其人久虚，故反无汗。此又当益津液、和营卫，使阴阳自和而汗出也。

【白话解】阳明经气血都充足，所以多汗。病人长时间虚弱，所以反而无汗。这又当补充津液、调和营卫，使阴阳自和，化源充足而能够汗出。

【伤寒论】阳明病，反无汗而小便利，二三日呕而咳，手足厥者，必苦头痛。若不咳不呕，手足不厥者，头不痛。

【伤寒论注】小便利，则里无瘀热可知。二三日无身热汗出恶热之表，而即见呕咳之里，似乎热发乎阴。更手足厥冷，又似病在三阴矣。苦头痛，又似太阳之经证。然头痛必因咳呕厥逆，则头痛不属太阳。咳呕厥逆则必苦头痛，是厥逆不属三阴，断乎为阳明半表半里之虚证也。此胃阳不敷布于四肢故厥；不上升于额颅故痛；缘邪中于膺，结在胸中，致呕咳而伤阳也。当用瓜蒂散吐之，呕咳止，厥痛自除矣。两者字作时字看更醒。

【白话解】小便通利，可知里无瘀热。病人二三日没有出现身热、汗出、恶热等在表之症状，却马上见到呕、咳这些在里的症状，似乎是由体内之热而引起。另外手足厥冷，又好像病位在三阴。因头痛而感到痛苦，又好像是太阳经病的症状。然而此头痛必是由咳、呕、厥逆的气机上逆所致，那么头痛就不能归结为太阳病。如果咳、呕、厥逆一定伴见头痛，那么这种厥逆也不属于三阴受病的表现，一定是属于阳明病半表半里的虚证表现。这是因为胃阳不能敷布四肢所以出现手足厥逆；不能上升于头部所以头痛；由于邪气侵入并结聚在胸中，导致呕、咳而损伤了阳气。应当使用瓜蒂散涌吐邪气，则呕、咳停止，手足厥冷和头痛就会自行解除。文中的两个"者"字读作"时"字更容易理解。

【伤寒论】阳明病，但头眩，不恶寒，故能食而咳，其人必咽痛。苦不咳者，咽不痛。

【伤寒论注】不恶寒，头不痛但眩，是阳明之表已罢。能食而不呕不厥但咳，乃是咳为病本也。咽痛因于咳，头眩亦因于咳，此邪结胸中，而胃家未实也。当从小柴胡加减法。

【白话解】病人不恶寒，头不痛，只感觉头眩，是因为阳明之表证已解除。能食而不呕不厥，只是咳嗽，是因为咳为本病的根本原因。咽痛因为咳嗽而发生，头眩也因为咳嗽而产生，这是邪气结于胸中，而胃家未实之故。应当按小柴胡汤加减的方法来治疗。

【伤寒论】阳明病，口燥，但欲漱水，不欲咽者，此必衄。

脉浮发热，口干鼻燥，能食者则衄。

【伤寒论注】此邪中于面，而病在经络矣。液之与血，异名而同类。津液竭，血脉因之而亦伤。故阳明主津液所生病，亦主血所生病。阳明经起于鼻，系于口齿。阳明病则津液不足，故口鼻干燥；阳盛则阳络伤，故血上溢而为衄也；口鼻之津液枯涸，故欲漱水；不欲咽者，热在口鼻，未入乎内也。能食者胃气强也。以脉浮发热之证，而见口干鼻燥之病机，如病在阳明，更审其能食、不欲咽水之病情，知热不在气分而在血分矣。此问而知之也。

按：太阳阳明皆多血之经，故皆有血证。太阳脉当上行，营气逆不循其道，反循巅而下至目内眦，假道于阳明，自鼻而出鼻孔，故先目瞑头痛。阳明脉当下行，营气逆而不下，反循齿环唇而上循鼻外至鼻而入鼻，故先口燥鼻干。异源而同流者，以阳明经脉起于鼻之交中，旁纳太阳之脉故也。

二条但言病机，不及脉法主治，宜桃仁承气、犀角地黄辈。

上论阳明在表脉证。

【白话解】此为邪中于面部，而病在经络。津液与血，虽名不同但都属阴类。津液枯竭，血随液脱，则血脉亦受损伤。故为阳明主津液异常所致的疾病，也为主血液异常所致的疾病。阳明经脉起于鼻，联系于口齿。阳明病则津液不足，故口鼻干燥；阳热偏盛，热伤脉络，故血行上溢而鼻衄；口鼻的津液枯竭，故想漱水润口；但不想把水咽下，说明热邪在口鼻，而未入于里。

能食者说明胃中有热。以脉浮发热的表现，而见口干鼻燥的津液不足病机，如果病在阳明，应再审其是否能食，以及但欲漱水不欲咽的病情，从而知道病不在气分而在血分。这是通过问诊而了解到的病情。

按：太阳经与阳明经都是多血之经，故都会出现血证。太阳经脉中的经气应当向上循行，营气反循经下行，循头顶下行至内眼角，借道于阳明经，从鼻梁出于鼻孔，故太阳病先见闭目懒睁及头痛症状。阳明经脉中的经气应当向下循行，反而营气上行，循牙齿、口唇上行鼻外至鼻梁，最后入鼻，所以先出现口燥鼻干的症状。两条经脉起源不同而循行相同，是阳明经脉起于鼻梁，向两侧循行时与太阳经脉重合的缘故。

两条文只讲病机，未谈及脉证、治法及主治方剂，应该用桃仁承气汤、犀角地黄汤一类。

以上条文论述阳明病在表的脉证。

【伤寒论】伤寒四五日，脉沉而喘满，沉为在里，而反发其汗，津液越出，大便为难，表虚里实，久则谵语。

【伤寒论注】喘而胸满者，为麻黄证，然必脉浮者，病在表，可发汗。今脉沉为在里，则喘满属于里矣。反攻其表则表虚，故津液大泄。喘而满者，满而实矣，因转属阳明，此谵语所由来也，宜少与调胃。汗出为表虚，然是谵语，归重只在里实。

【白话解】气喘伴胸满，如属麻黄汤证，一定是脉浮，辨证为表证，可用汗法治疗。现在脉沉为病在里，则出现的气喘胸满为里证。反而用解表法治疗则致表虚，所以出现汗流不止，津液耗伤。本证的气喘而胸满，是因内实所致，因而转为阳明病，这是谵语产生的原因，应少予调胃承气汤泄热和胃。虽然汗出为表虚证，但是出现谵语一症，则本证重点是里实热证。

【伤寒论】发汗多，若重发汗者，亡其阳。谵语脉短者死，脉自和者不死。

【伤寒论注】上条论谵语之由，此条论谵语之脉。亡阳即津液越出之互辞。心之液为阳之汗，脉者血之府也。心主血脉，汗多则津液脱，营血虚。故脉短是营卫不行，脏腑不通，则死矣。此谵语而脉自和者，虽津液妄泄，而不甚脱，一唯胃实，而营卫通调，是脉有胃气，故不死。此下历言谵语不因于胃者。

【白话解】上条论述出现谵语症状的原因，此条论述出现谵语的脉象。

"亡阳"是津液外泄的互辞。汗为心之液，需要阳气的推动而外出，脉为血之府。心主血脉，汗多则津液脱失、营血虚。故脉短为营卫不行，脏腑不通，则病情危重。谵语而脉自和，说明虽然津液外泄，但未及津液亡脱的程度，只是胃实之证，而营卫之气通调，是脉有胃气，所以不致病危。以下的条文列举了不是胃实而致的谵语。

【伤寒论】谵语，直视喘满者死，下利者亦死。

【伤寒论注】上条言死脉，此条言死证。盖谵语本胃实，而不是死证。若谵语而一见虚脉虚证，则是死证，而非胃家实矣。脏腑之精气，皆上注于目，目不转睛，不识人，脏腑之气绝矣。喘满见于未汗之前，为里实；见于谵语之时，是肺气已败，呼吸不利，故喘而不休。脾家大虚，不能为胃行其津液，故满而不运。若下利不止，是仓廪不藏，门户不要也，与大便难而谵语者，天渊矣。

【白话解】上条讲死脉，此条讲死证。谵语本来是由胃家实所致，而不是死证。如果谵语同时见有虚脉虚证，则是死证，而不是胃家实证。脏腑的精气，都向上输注于目，眼睛不转动，不认识人，则表明脏腑的精气已绝。气喘胸满见于未出汗之前，为里实证；见于谵语之时，是肺气已经衰败，呼吸不利，故气喘不止。脾气大虚，不能为胃行其津液，所以胀满而水谷不化。如果下利不止，是脾胃运化功能失职，与大便难伴谵语的胃实之证，差别极大。

【伤寒论】夫实则谵语，虚则郑声。郑声，重语也。

【伤寒论注】同一谵语，而有虚实之分。邪气盛则实，言虽妄诞，与发狂不同，有庄严状，名曰谵语；正气夺则虚，必目见鬼神，故郑重其语，有求生求救之状，名曰郑声。此即从谵语中分出，以明谵语有不因胃实而发者。更释以重语二字，见郑重之谓，而非郑重之音也。若造字出于喉中，与语多重复叮咛不休等义，谁不知其虚，仲景毋庸辨。

【白话解】谵语一症，有虚实之分。《素问·通评虚实论》曰："邪气盛则实。"谵语所言内容虽荒诞虚妄，但与发狂不同，有严肃的样子，所以名谵语；又曰："精气夺则虚。"多有目见鬼神的感觉，所以说话重复，有求生求救的样子，所以名为郑声。这是从谵语中分出，说明谵语的症状有时不是因为胃腑燥热而发生的。再解释重语二字，称谓郑重，并不是发郑重之音。如果声音出于喉咙中，与话语多、重复叮咛不休等意相同，谁都能知道此为虚证，仲景这里不必讲明便知。

【伤寒论】阳明病，下血、谵语者，此为热入血室。但头汗出者，刺期门，随其实而泻之，濈然汗出则愈。

【伤寒论注】血室者，肝也，肝为藏血之脏，故称血室。女以血用事，故下血之病最多。若男子非损伤则无下血之病。唯阳明主血所生病，其经多血多气，行身之前，邻于冲任。阳明热盛，侵及血室，血室不藏，溢出前阴，故男女俱有是证。血病则魂无所归，心神无主，谵语必发。要知此非胃实，因热入血室而肝实也。肝热心亦热，热伤心气，既不能主血，亦不能作汗，但头有汗，而不能遍身，此非汗吐下法可愈矣。必刺肝之募，引血上归经络，推陈致新，使热有所泄，则肝得所藏，心得所主，魂有所归，神有所依，自然汗出周身，血不妄行，谵语自止矣。

按：畜血便脓血，总是热入血室。入于肠胃，从肛门而下者，谓之便血脓血。盖女子经血出自子户，与溺道不同门。男子精、血、溺三物，内异道而外同门，精道由肾，血道由肝，水道由膀胱。其源各别，而皆出自前阴。

期门，肝之募也，又足太阴厥阴阴维之会。太阴阳明为表里，厥阴少阳为表里，阳病治阴，故阳明少阳血病，皆得刺之。

【白话解】血室为肝，肝藏血，所以称为血室。女子的生命活动多与血有关，所以有关下血的疾病最多见。一般男子不受到损伤多不会出现下血之病。只有阳明经主与血有关的疾病，该经多气多血，经脉循行于身前，相邻于冲任二经脉。阳明热盛，热入血室，肝不藏血，血从前阴溢出，所以男女都有下血之证。血病后魂无所归，心神失养，故谵语。要知道这并不是胃肠燥热所致，而是热入血室而致肝实热。肝热则心也热，热伤心气，心气损伤既不能主血，也不能作汗，只有头汗出，而全身却未出汗，这不是能用汗、吐、下法可以治愈的。治疗一定要针刺肝的募穴，引血归经，推陈致新，使热有出路，则肝血得藏，心有所主，魂有所归，神有所依，周身自然汗出，血循经脉不妄行，谵语自然会停止。

按：瘀血内结、便脓血，都是热入血室所致。热邪侵入肠胃，从肛门排出的，称为便血脓血。女子经血出于阴道，与尿液出路不同。男子的精、血、尿液，来路不同而同出一个通道，精道源于肾，血道源于肝，水道源于膀胱。其来源不同，而同出于前阴。

期门，为肝的募穴，又是足太阴经、厥阴经、阴维交会之处。太阴与阳明互为表里，厥阴与少阳互为表里，阳经病治于阴，所以阳明、少阳之血病，都可用刺法治疗。

【伤寒论】妇人中风，发热恶寒，经水适来。得之七八日，热除而脉迟身凉，胸胁下满，如结胸状，谵语者，此为热入血室也，当刺期门，随其实而泻之。

【伤寒论注】人之十二经脉，应地之十二水，故称血为经水。女子属阴而多血，脉者，血之府也，脉以应月，故女子一月经水溢出，应时而下，故人称之为月事也。此言妇人适于经水来时，中于风邪，发热恶寒。此时未虑及月事矣，病从外来，先解其外可知。至七八日热除身凉脉迟为愈，乃反见胸胁苦满，而非结胸，反发谵语而非胃实，何也？脉迟故也。迟为在脏，必其经水适来时，风寒外来，内热乘肝，月事未尽之余，其血必结。当刺其募以泻其结热，满自消而谵语自止，此通因塞用法也。

【白话解】人的十二经脉，对应地的十二水，所以称血为经水。女子属阴而多血，脉为血之府，脉以应月，所以女子每个月会经水溢出，按时间规律而来，所以称为月事。此条讲妇人正值月经来潮，伤于风邪，出现发热恶寒等症。这个时候未考虑月经来潮的特殊情况，认为外邪侵袭，故应先解表。至七八日，热退身凉脉迟，应当痊愈，反而出现胸胁满闷，并且不是结胸病，反而有谵语且不是胃肠燥热所致，什么原因？是脉迟的缘故。迟表示病在脏，这一定是因为正值月经来潮时，感受风寒，寒邪入里化热，热邪乘肝，月经在未结束时，血与热邪互结而为病。应当针刺肝经的募穴以泻其热，胸胁满闷、谵语都会随之好转，这是通因塞用的治法。

【伤寒论】妇人伤寒，发热，经水适来，昼则明了，暮则谵语，如见鬼状，此为热入血室。无犯胃气，及上下焦，必自愈。

【伤寒论注】前言中风，此言伤寒者，见妇人伤寒中风，皆有热入血室证也。然此三条，皆因谵语而发，不重在热入血室，更不重在伤寒中风。要知谵语多有不因于胃者，不可以谵语为胃实而犯其胃气也。发热不恶寒，是阳明病。申酉谵语，疑为胃实。若是经水适来，固知热入血室矣。此经水未断，与上条血结不同。是肝虚魂不安而妄见，本无实可泻，固不得妄下以伤胃气；亦不得刺之令汗，以伤上焦之阳；刺之出血，以伤下焦之阴也。俟其经尽，则谵语自除，而身热自退矣。当以不治治之。

热入血室，寒热如疟而不谵语者，入柴胡证。

上论阳明谵语脉证。

【白话解】前条论中风证，本条论伤寒证，可见妇人患伤寒证或中风证，都可能出现热入血室证。以上三条，都是因为谵语而阐发的证候，重点不是热入血室，更不是重在伤寒与中风。要知道谵语很多情况不是缘于胃的病变而产生的，因此不能因为出现谵语就误认为是胃家实而在治疗时伤了胃气。发热不恶寒，是阳明病。下午申酉时出现谵语，可怀疑是胃家实。若月经适时而来，可知此为热入血室。本证月经并未中断，与上条瘀血不同。肝藏魂，肝血虚则魂不安而谵妄不宁，本无实邪可泻，所以不可盲目用下法以伤胃气；也不可针刺令发汗，以免伤上焦阳气；若针刺流血，则会伤下焦之阴。等到月经结束，则谵语自然消除，身热也会退去。不用治疗自可治愈。

热入血室，出现寒热往来却不谵语者，纳入小柴胡汤证进行辨治。

以上论述阳明病谵语脉证。

★阳明脉证下

【伤寒论】阳明中风，口苦咽干，腹满微喘，发热恶寒，脉浮而紧，若下之，则腹满小便难也。

【伤寒论注】本条无目疼鼻干之经病，又无尺寸俱长之表脉。微喘恶寒，脉浮而紧，与太阳麻黄证同；口苦咽干，又似太阳少阳合病；更兼腹满，又似太阳太阴两感。他经形证互呈，本经形证未显，何以名为阳明中风耶？以无头项强痛，则不属太阳；不耳聋目赤，则不属少阳；不腹痛自利，则不关太阴。是知口为胃窍，咽为胃门，腹为胃室，喘为胃病矣。今虽恶寒，二日必止，脉之浮紧，亦潮热有时之候也。此为阳明初病在里之表，津液素亏，故有是证。若以腹满为胃实而下之，津液既竭，腹更满而小便难，必大便反易矣。此中风转中寒，胃实转胃虚，初能食而致反不能食之机也。伤寒中风，但见有柴胡一证便是，则口苦咽干，当从少阳证治，脉浮而紧者，当曰弦矣。

【白话解】本条所述没有眼目疼痛和鼻腔干燥的阳明经病证表现，也没有寸关尺俱长的表证脉象。微喘恶寒，脉象浮紧，这与太阳病麻黄汤证的症状相同；口苦咽干，又好似太阳少阳合病；更兼具腹满，又像是太阳与太阴两感证。其他经病的症状已表现出来，但本经症状未显现，凭什么称其为阳明中风证呢？因没有头项强痛，则病证不属太阳病；无耳聋目赤，则不属少阳病；不腹痛自利，则不关乎太阴病。因口为胃窍，咽为胃门，腹为胃室，则喘为胃病。现在虽见恶寒，但二日必止，脉象浮紧，这些都是潮热定时而发的征象。这属阳明病初起，病变为阳明里证的外在表现，津液素亏，因此有以上的症状表现。若因腹满一症判定为阳明胃家实而攻下，可致津液衰竭，腹满更甚而小便难，反而会出现大便通利。这是中风证变为中寒证，胃实证转变为胃虚证，由病初能饮食而攻下后变为不能食。《伤寒论·辨太阳病脉证并治》云："伤寒中风，有柴胡证，但见一证便是，不必悉具。"则口苦咽干，当从少阳病论治，脉浮紧当为脉弦。

【伤寒论】阳明中风，脉弦浮大而短气，腹部满，胁下及心痛，久按之气不通，鼻干，不得汗，嗜卧，一身及面目悉黄，小便难，有潮热，时时哕，耳前后肿。刺之小差，外不解。病过十日，脉弦浮者，与小柴胡汤；脉但浮，无余证者，与麻黄汤。若不尿，腹满加哕者，不治。

【伤寒论注】本条不言发热，看中风二字，便藏表热在内。外不解，即指表热而言，即暗伏内已解句。病过十日，是内已解之互文也，当在外不解句上。无余证句，接外不解句来。刺之，是刺足阳明，随其实而泻之。少差句，言内证俱减，但外证未解耳，非刺耳前后，其肿少差之谓也。脉弦浮者，向之浮大减小而弦尚存，是阳明之脉证已罢，唯少阳之表邪尚存，故可用小柴胡以解外。若脉但浮而不弦大，则非阳明少阳脉。无余证，则上文诸证悉罢，是无阳明少阳证。唯太阳之表邪未散，故可与麻黄汤以解外。所以然者，以阳明居中，其风非是太阳转属，即是少阳转属，两阳相熏灼，故病过十日而表热不退也。无余证可凭，只表热不解，法当凭脉。故弦浮者，可知少阳转属之遗风；但浮者，是太阳转属之余风也。若不尿腹满加哕，是接耳前后肿来。此是内不解，故小便难者，竟至不尿，腹部满者，竟不减，时时哕者，更加哕矣。非刺后所致，亦非用柴胡麻黄后变证也。太阳主表，故中风多表证；阳明主里，故中风多里证。弦为少阳脉，耳前后、胁下为少阳部。阳明中风，而脉证兼少阳者，以胆为风府故也。若不兼太阳少阳脉证，只是阳明病，而不名中风矣。参看口苦咽干，知阳明中风从少阳转属者居多。

本条多中风而不言恶风，亦不言恶热。要知始虽恶寒，二日自止，风邪未解，故不恶热。是阳明中风与太、少不同，而阳明过经留连不解之风，亦与本经初中迥别也。

上论阳明中风证。

【白话解】本条虽不言发热，看"中风"二字，便内寓表热之意。"外不解"，即指表热而言，并内含里证已解的意思。"病过十日"是里证已解的互文，当在"外不解"句前。"无余证"一句应上接"外不解"句。"刺之"，是指针刺足阳明经，随其实而泻之。"小差"句言里证俱减轻，只是外证未解除，不是指针刺耳前后，其肿稍微减轻的意思。脉弦浮是指脉浮大之象已减但脉弦尚在，说明阳明病脉证已罢，只有少阳的表邪尚存，故可用小柴胡汤以解外。若脉只浮而不弦大，则不是阳明病和少阳病的脉象。"无余证"，是指上文诸症悉罢，说明无阳明病和少阳病。只有太阳病表邪未散，故可用麻黄汤以解外。之所以这样，是因为阳明居中，风邪不是太阳转属，就是少阳转属，两阳相熏灼，因此病变经过十日而表热不消退。没有其他症状表现，只有表热不解，理应凭脉辨证。故"脉弦浮者"，可推知是少阳病转属；"脉但浮者"，是太阳病转属。"若不尿，腹满加哕"，是上接"耳前后肿"，这是里证不解，所以由小便难、腹部满、时时哕发展为无尿、胀满持续不减轻、哕逆加重之症。这种情况不是针刺后所导致，也不是用小柴胡汤、麻黄汤后形成的变证。太阳主表，故太阳中风多见表证；阳明主里，故阳明中风多见里证。弦为少阳脉象，耳前后、胁下为少阳经脉循行的部位。阳明中风而兼少阳脉证者，是胆为风府的缘故。若不兼太阳病、少阳病脉证，只是阳明病，则不称"中风"。参见口苦咽干症，可推知阳明中风证从少阳转属者占多数。

本条多言中风而不言恶风，也不谈恶热。要知道病之开始虽恶寒，二日自止，风邪未解除，故不恶热。阳明中风与太阳、少阳中风证不同，而阳明过经留而不去之风，也与本经初中风邪的病证不同。

本条论述了阳明中风证。

【伤寒论】阳明病，若能食，名中风；不能食，名中寒。

【伤寒论注】太阳主表，病情当以表辨；阳明主里，证虽在表，病情仍以里辨。此不特以能食不能食别风寒，更以能食不能食审胃家虚实也。要知风寒本一体，随人胃气而别。此条本为阳明初受表邪，先辨胃家虚实，为诊家提纲。使其着眼处，不是为阳明分中风伤寒之法也。

【白话解】太阳主表，病情当以表证进行辨证；阳明主里，证候表现虽在外，但病情仍以里证进行辨证。这不仅以能食与不能食来区别中风与中寒，更以能食与不能食来审查胃家的虚与实。要知道风、寒本为一体，风寒袭人，因人的胃气盛衰而转归不同。本条为阳明刚受表邪侵袭，应先辨别胃肠的虚实，此为医家辨证的关键。本条阐述的重点不是区分阳明病有中风和伤寒的不同。

【伤寒论】阳明病，若中寒，不能食，小便不利，手足濈然汗出，此欲作痼瘕，必大便初硬后溏。所以然者，以胃中冷，水谷不别故也。

【伤寒论注】胃实则中热，故能消谷；胃虚则中寒，故不能食。阳明以胃实为病根，更当以胃寒为深虑耳。凡身热、汗出、不恶寒反恶热称阳明病。今但手足汗出，则津液之泄于外者尚少；小便不利，则津液不泄于下。阳明所虑在亡津液，此更虑其不能化液矣。

瘕瘕，即初硬后溏之谓。肛门虽固结，而肠中不全干也。溏即水谷不别之象，以癥瘕作解者，谬矣。按：大肠小肠，俱属于胃。欲知胃之虚实，必于二便验之：小便利，屎定硬；小便不利，必大便初硬后溏。今人但知大便硬、大便难、不大便者为阳明病，亦知小便难、小便不利、小便数少，或不尿者皆阳明病乎？

【白话解】胃家实则中焦有热，故能腐熟及运化水谷；胃虚则中焦有寒，故不能饮食。阳明病以胃家实证为病变根本，更应当深思熟虑胃寒之证。凡是身热、汗出、不恶寒反恶热者称为阳明病。本证只有手足汗出，则津液外泄量小；小便不利，则津液没有从下焦外泄。对阳明病的诊治所考虑的重点是津液的损伤，本证更多考虑的是其不能运化津液。

瘕瘕，即指大便初头硬而后溏泄。肛门处大便虽固结，而肠中粪便却不全干硬。大便溏泄即是水谷不别的表现，以癥瘕作为解释，是错误的。

按：《灵枢·本输》曰："大肠小肠，皆属于胃，是足阳明也。"要知晓胃家的虚实，必须通过二便来判断：若小便通利，则大便一定干硬；若小便不利，则大便必定初头硬而后溏泄。现在的人只知道大便硬、大便难、不大便者为阳明病，也知道小便难、小便不利、小便数少，或不尿者都是阳明病吗？

【伤寒论】阳明病，不能食，攻其热必哕。所以然者，胃中虚冷故也。以其人本虚，故攻其热必哕。

【伤寒论注】初受病便不能食，知其人本来胃虚，与中有燥屎而反不能食者有别也。哕为胃病，病深者其声哕矣。

【白话解】初起得病便不能饮食，可推知其人本来就胃虚，与中焦有燥屎而反不能饮食者有区别。哕为胃病的表现，病情深重者其声哕。

【伤寒论】若胃中虚冷不能食者，饮水则哕。

【伤寒论注】要知阳明病不能食者，虽身热恶热，而不可攻其热。不能食，便是胃中虚冷，用寒以彻表热，便是攻，非指用承气也。伤寒治阳明之法利在攻，仲景治阳明之心全在未可攻，故谆谆以胃家虚实相告耳。

【白话解】要知道阳明病不能饮食者，虽有身热恶热，却不可攻逐其热。不能饮食，便是胃中虚冷，用寒药以透彻其表热，这便是攻，不是专指用承气汤攻下。外感病中治疗阳明病的大法在攻伐，仲景治疗阳明病的思想全在不可攻伐的病情，故谆谆告诫后人要详辨胃肠的虚实之证。

【伤寒论】阳明病，脉迟，腹满，食难用饱，饱则微烦，头眩，必小便难，此欲作谷疸。虽下之，腹满如故，所以然者，脉迟故也。

【伤寒论注】阳明脉浮而弦大，为中风；若脉迟，为中寒，为无阳矣。食难用饱，因于腹满，腹满因于小便难，烦眩又因于食饱耳。食入于胃，浊气归心，故烦；阳虚不能化液，则清中清者不上升，故食谷则头眩；浊中清者不下输，故腹满而小便难；胃脘之阳，不达于寸口，故脉迟也。《金匮》曰：谷气不消，胃中苦满，浊气下流，小便不通，身体尽黄，名曰谷疸。当用五苓散调胃利水，而反用茵陈汤下之，腹满不减，而除中发哕所由来矣。所以然者，盖迟为在脏，脾家实则腐秽自去。食难用饱者，脾不磨也。下之则脾家愈虚，不化不出，故腹满如故。

【白话解】阳明病脉浮而弦大，为中风；若脉迟，为中寒，为阳气虚衰。食难用饱，是因为腹满，而腹满因为小便难，心烦、头眩又是饮食过饱所致。食物入于胃，浊气内归于心，故见心烦；阳虚不能运化水液，则清气不能上升，故饮食水谷则头眩；浊气不能下输，故腹满而小便难；胃脘之阳气不能布达于寸口部，故脉迟。《金匮要略·黄疸病脉证并治》云："谷气不消，胃中苦满，浊气下流，小便不通，阴被其寒，热流膀胱，身体尽黄，名曰谷疸。"应当用五苓散调胃利水，而反用茵陈蒿汤攻下，使腹满不减，而形成胃气衰败致哕逆等变证。之所以这样，是因为脉迟反映病在脏，脾气充实则腐秽自去。食难用饱者，是脾不能运化水谷的缘故。攻下则使脾家更虚，不能运化，故腹满如故。

【伤寒论】伤寒脉迟，六七日，而反与黄芩汤彻其热。脉迟为寒，今与黄芩汤，复除其热，腹中应冷，当不能食。今反能食，此名除中，必死。

【伤寒论注】凡首揭阳明病者，必身热汗出，不恶寒反恶热也。此言伤寒则恶寒可知；言彻其热，则发热可知。脉迟为无阳，不能作汗，必服桂枝汤啜稀热粥，令汗生于谷耳。黄芩汤本为协热下利而设，不为脉迟表热而设。今不知脉迟为里寒，但知清表之余热。热去寒起，则不能食者为中寒，反能食者为除中矣。除中者，胃阳不支，假谷气以自救，凡人将死而反强食是也。

【白话解】凡是首提阳明病者，必有身热汗出，不恶寒反恶热等症。此条言伤寒则可知有恶寒；言彻其热，则可知原有发热。脉迟反映阳气虚衰，不能蒸腾汗液外出，必须服用桂枝汤并喝热稀粥，使水谷充足以此资汗源。黄芩汤本为协热下利而设定，不是为脉迟表热者所设。今不知脉迟反映里寒，只知道清泄在表的余热。表热去而寒起，则不能饮食者为中寒，反能饮食者为除中。除中是指病人死亡之前胃阳已衰败，借谷物之气自救而反能饮食的病情。

【伤寒论】阳明病，初欲食，小便反不利，大便自调，其人骨节疼，翕然如有热状，奄然狂发，濈然汗出而解者，此水不胜谷气，与汗共并，脉紧则愈。

【伤寒论注】初欲食，则胃不虚冷。小便不利，是水气不宣矣；大便反调，胃不实可知；骨节疼者，湿流关节也；翕翕如有热而不甚热者，燥化不行，而湿在皮肤也；其人胃本不虚，因水气怫郁，郁极而发，故忽狂。汗生于谷，濈然汗出者，水气与谷气并出而为汗也。脉紧者，对迟而言，非紧则为寒之谓。

【白话解】阳明病初若食欲正常，表明胃中不虚冷。小便不通畅，表明体内水气不能宣散；大便反而通畅，表明胃肠内没有形成燥屎；骨节疼痛，由于湿邪流注关节所致；病人感觉像羽毛披在身上一样有热，又不太热，这是体内燥邪没有形成，而湿邪浸淫皮肤所致；病人素体胃气不虚，只是被水气郁闭，郁闭达到了很严重的程度，所以出现发狂的症状。汗液来源于饮食水谷，连续不断地出汗，是由于水气和水谷之气一起排出所致。脉象紧，是相对于脉迟而言，并不是体内有寒的征象。

【伤寒论】若脉迟，至六七日不欲食，此为晚发，水停故也，为未解，食自可者，为欲解。

【伤寒论注】初能食，至六七日阳气来复之时，反不欲食，是胃中寒冷，因水停而然，名曰晚发，因痼瘕谷疸等为未除也。食自可，则胃阳已复，故欲解。

【白话解】病人开始时能吃饭，到了六七日阳气恢复时，反而不想吃饭了，这是由于水气内停，使胃中寒冷所致。这种情况称作"晚发"，是由于痼瘕谷疸等病证没清除。如饮食自如，则表明胃中阳气已恢复，疾病好转。

【伤寒论】伤寒，大吐、大下之，极虚，复极汗者，以其人外气怫郁，复与之水，以发其汗，因得哕。所以然者，胃中虚冷故也。

【伤寒论注】阳明居中，或亡其津而为实，或亡其津而为虚，皆得转为阳明。其传为实者可下，其传为虚者当温矣。

上论阳明中寒证。

【白话解】阳明居中，或者因为损伤体内的津液而形成实证，或者因为损伤体内的津液而形成虚证，都会发展成阳明病。其中在发展成阳明病实证时，可以用攻下的治法，在发展成阳明病虚证时，可以用温中的治法。

以上论述的是阳明病的中寒证。

【伤寒论】阳明病欲解时，从申至戌上。

【伤寒论注】申酉为阳明主时，即日晡也。凡称欲解者，俱指表而言。如太阳头痛自止，恶寒自罢，阳明则身不热不恶热也。

上论阳明病解时。

【白话解】申酉时是阳明主司的时间，也就是所说的日晡时。一般称为"欲解"者，都是指表证要好转了。比如说太阳病要好了，是头痛停止，不再恶寒了。对于阳明病是指身体不发热，也不恶热了。

以上论述阳明病解除的时间。

★栀子豉汤证

【伤寒论】阳明病，脉浮而紧，咽燥口苦，腹满而喘，发热汗出，不恶寒，反恶热，身重。若发汗则躁，心愦愦而谵语；若加烧针，心怵惕，烦躁不得眠；若下之，则胃中空虚，客气动膈，心中懊憹，舌上胎者，栀子豉汤主之。

【伤寒论注】脉证与阳明中风同。彼以恶寒，故名中风；此反恶热，故名阳明病。阳明主肌肉，热甚无津液以和之，则肉不和，故身重，此阳明半表里证也。邪已入腹，不在营卫之间，脉虽浮，不可为在表而发汗。脉虽紧，不可以身重而加温针。胃家初实，尚未燥硬，不可以喘满恶热而攻下。若妄汗之，则肾液虚，故躁；心液亡，故昏昧而愦愦；胃无津液，故大便燥硬而谵语也。若谬加温针，是以火济火，故心恐惧而怵惕；土水皆因火侮，故烦躁而不得眠也。阳明中风，病在气分，不可妄下。此既见胃实之证，下之亦不为过。但胃中以下而空虚，喘满、汗出、恶热、身重等证或罢，而邪之客上焦者，必不因下除，故动于膈而心中懊憹不安也。病在阳明，以妄汗为重，妄下为轻。舌上胎句，顶上四段来，不恶、反恶，皆由心主，愦愦、怵惕、懊憹之象，皆心病所致，故当以舌验之。舌为心之外候，心热之微甚，与胎之厚薄，色之浅深，为可征也。栀子豉汤主之，是总结上四段症。要知本汤是胃家初受双解表里之方，不只为误下后立法。盖阳明初病，不全在表，不全在里，诸证皆在里之半表间，汗下温针，皆在所禁，将何以治之？唯有吐之一法，为阳明表邪之出路耳。然病在胸中，宜瓜蒂散。此已在腹中，则瓜蒂散不中与也，栀子豉汤主之，外而自汗、恶热、身重可除，内而喘满、咽干、口苦自解矣。

阳明之有栀豉汤，犹太阳之有桂枝汤，既可以驱邪，亦可以救误，上焦得通，津液得下，胃气因和耳。

【白话解】本条所述脉象症状都与阳明中风证相同。只是阳明中风证有恶寒的症状，所以称为中风证；这条反而出现恶热的症状，所以称作阳明病。阳明主肌肉，邪热炽盛时体内没有津液濡养全身肌肉，肉失所养，所以出现身体沉重，这是阳明半表半里证。邪气已经进入腹部，不在营卫之间，即使有浮脉出现，也不能认为病位在表而用发汗的治法。即使有紧脉出现，也不能因为有身重这一症状就使用温针治疗。初成胃家实时，但还没有达到大便干燥坚硬的程度，就不能见到喘息满闷恶热而用下法治疗。如果乱用发汗的治法，则肾中阴液受损，出现躁烦的症状；心中阴液耗伤，出现昏乱、糊涂的愦愦之状；胃中津液匮乏，出现大便干燥坚硬，胡言乱语。如果错误地使用温针治疗，这是用火热来助生体内的火邪，以至于心中恐惧不安；脾土和肾水都受到火邪的影响，所以出现烦躁、不得眠的症状。阳明中风证，病位在气分，不能乱用攻下的治法。本证既然已经出现胃肠燥实的症状，使用下法也不能算错。只是胃因攻下而空虚，喘满、汗出、恶热、身体沉重等几个症状虽然缓解了，但邪气仍然停留在上焦，不会因为攻下而祛除，所以邪气扰动胸膈，出现心中烦躁不安。病位在阳明，乱用发汗造成的后果较重，乱用攻下引起的后果较轻。"舌上苔"这句前有四段话，"不恶""反恶"，这些都是由心感受到的。"愦愦""怵惕""懊憹"这些症状，都是心病引起的，所以应当用舌诊来鉴别。舌是心所属的官窍，心热程度的微甚，都表现在舌苔的厚薄、舌色的浅深等几方面。栀子豉汤主之，这是总结以上四段症状的病情。要知道这个方子是胃肠刚受邪气影响时使用的，是和解表里的方子，不只是误下后使用。阳明刚开始发病，病位不全在表，也不全在里，都在体内的半表间，发汗攻下温针，都是禁止使用的，那用什么方法来治疗呢？只有涌吐这一种方法，使阳明表邪有出路。然而病邪在胸中，适宜使用瓜蒂散治疗。这条病邪已经在腹中，那么瓜蒂散就不再适合使用了，用栀子豉汤来治疗，则自汗、恶热、身重等外证可以解除，喘满、咽干、口苦等内证也可以解除。

阳明病中有栀子豉汤证，好比太阳病中有桂枝汤证，栀子豉汤既可以祛除邪气，也可以救治误治变证，使上焦宣通，津液自然向下输布，胃气因而和降，诸证可除。

【伤寒论】若渴欲饮水，口干舌燥者，白虎加人参汤主之。

【伤寒论注】上文是阳邪自表入里，此条则自浅入深之证也。咽燥、口苦、恶热，热虽在里，尚未犯心；愦愦、怵惕、懊憹，虽入心尚不及胃；燥渴欲饮，是热已入胃，尚未燥硬。用白虎加人参汤，泻胃火而扶元气，全不涉汗吐下三法矣。

【白话解】前面那条论述的是阳邪从表入里的病证，这条是论述阳邪由浅入深的病证。咽干、口苦、恶热，这些都表明体内有热，但热并未扰及心神；烦乱不安、恐惧不安、烦闷不可名状，这些症状表明邪气影响了心神，但没有影响胃肠；口干渴烦躁，想喝水，这是热邪已经影响到胃肠津液，但没有形成燥屎。用白虎加人参汤治疗，能够清泻胃火，又能扶助元气，而不用汗、吐、下三种治法。

【伤寒论】若脉浮发热，渴欲饮水，小便不利者，猪苓汤主之。

【伤寒论注】上条根首条诸证，此条又根上文饮水来。连用五"若"字，见仲景说法御病之详。栀豉汤所不及者，白虎汤继之；白虎汤不及者，猪苓汤继之，此阳明起手之三法。所以然者，总为胃家惜津液，既不肯令胃燥，亦不肯令水渍入胃耳。余义见猪苓汤证。

【白话解】前面一条是根据第一条的诸多症状来论述的，本条又是根据前面一条中饮水这一症状来论述的。连续用五个"若"字，可见仲景论述设法防病方法的详尽。栀子豉汤治不好的，用白虎汤治疗；白虎汤治不好的，用猪苓汤来治疗，这是阳明病初起三种基本的治法。这样治疗的原因在于，一定要珍惜胃内的津液，既不能让胃内干燥，也不能让水气浸渍胃肠。其他的含义可以详见猪苓汤证。

【伤寒论】发汗吐下后，虚烦不得眠，若剧者，必反覆颠倒，心中懊憹，栀子豉汤主之。若少气者，栀子甘草豉汤主之。若呕者，栀子生姜豉汤主之。

【伤寒论注】虚烦是阳明之坏病，便从栀子汤随证治之，犹太阳坏病，多用桂枝汤加减也。以吐易温针，以懊憹概愦愦、怵惕，可互文见意。栀豉汤本为治烦躁设，又可以治虚烦，以此治阳明之虚与太阳之虚不同，阳明之烦与太阳之烦有别矣。首句虽兼汗吐下，而大意单指下后言，以阳明病多误在早下故也。反覆颠倒四字，切肖不得眠之状，为虚烦二字传神。此火性惕动，心无依着故也。心居胃上，即阳明之表，凡心病皆阳明表邪，故制栀豉汤因而越之。盖太阳之表，当汗而不当吐；阳明之表，当吐而不当汗；太阳之里，当利小便而不当下；阳明之里，当下而不当利小便。今人但知汗为解表，不知吐亦为解表，故于仲景大法中，但知汗下而遗其吐法耳。若少气若呕，又从虚烦中分出。烦必伤气，加甘草以益气。虚热相搏，必欲呕，加生姜以散邪。

【白话解】心烦是阳明病过程中出现的误治变证，可用栀子豉汤做基础方，根据症状变化加减药物进行治疗。这就好比太阳病的误治变证，大多使用桂枝汤的加减方来治疗一样。用涌吐代替温针治疗，因为"懊憹"与"愦愦""怵惕"意义相似，可互为见意。栀子豉汤原本就是用来治疗烦躁的，也可以治疗阳明病的虚烦。阳明病的虚烦与太阳病的虚烦不同。本条开头虽然提出使用了汗吐下几种治法，但重点是指攻下后出现的情况，因为治疗中过早地使用下法常是阳明病误治变证产生的原因。"反覆颠倒"四个字，形象地描绘了不得眠的状态，是"虚烦"二字的生动描述。这是由于火性主动，扰及心，心无所依所致。心在胃的上部，也就是阳明之表，凡心病都归于阳明之表有邪气，所以设立栀子豉汤，借它来发越部位较高的邪气。一般地说，太阳表证应当用汗法，而不应当用吐法；阳明表证应当用吐法，不应当用汗法；太阳里证，应当用利小便的方法，不应当用下法；阳明里证，应当用下法，不应当用通利小便的方法。现在的人只知道发汗能够治疗表证，不知道吐法也能治疗表证，所以在使用仲景治法中，只了解发汗和攻下的治法，却舍弃了涌吐法。如果出现少气懒言，或者出现呕吐，这又是在"虚烦"基础上出现的两个症状。心烦易损伤心气，所以添加甘草来补益心气。无形实热与正气相搏结，就会出现呕吐，所以添加生姜来驱散邪气。

【伤寒论】发汗，若下之，而发烦热，胸中窒者，栀子豉汤主之。

【伤寒论注】窒者，痞塞之谓。烦为虚烦，则热亦虚热，窒亦虚窒矣。此热伤君主，心气不足而然。栀豉治之，是益心之阳，寒亦通行之谓欤？误下后，痞不在心下而在胸中，故仍用栀豉，与太阳下后外不解者仍用桂枝同法。盖病不变，则方不可易耳。

【白话解】窒，就是痞满堵塞的意思。本证的烦，是无形邪气所致的心烦，则热也是无形之邪所致的实热，窒也是由于无形邪热所导致的。这是由于热邪伤心，使心气不足所致。栀子、豆豉治疗此证，不就是唐·王冰注释《素问·至真要大论》时所说的"益心之阳，寒亦通行"的意思吗？错误地使用攻下后，致使痞满不在胃而在胸中，所以仍然使用栀子豉汤。这与太阳病用下法后，表证不解时仍然用桂枝汤的原因相同。总之，病机不改变，那么治疗的方子就不应当更换。

【伤寒论】下后更烦，按之心下濡者，为虚烦也，宜栀子豉汤。

【伤寒论注】更烦，是既解而复烦也。心下软，对胸中窒而言，与心下反硬者悬殊矣。要知阳明虚烦，对胃家实热而言，是空虚之虚，不是虚弱之虚。

【白话解】"更烦"是指病愈后又出现心烦。心下按之柔软是与胸中窒塞不通症相对而言，与心下硬满者截然不同。要知道阳明虚烦证是与阳明实热证相对应的，是空虚无实热之虚，而不是正气虚弱之虚。

【伤寒论】阳明病，下之，其外有热，手足温，不结胸，心中懊憹，饥不能食，但头汗出者，栀子豉汤主之。

【伤寒论注】外有热，是身热未除。手足温，尚未濈然汗出，此犹未下前证，见不当早下也。不结胸，是心下无水气，知是阳明之燥化。心中懊憹，是上焦之热不除；饥不能食，是邪热不杀谷；但头汗出而不发黄者，心火上炎而皮肤无水气也。此指下后变证。夫病属阳明，本有可下之理。然外证未除，下之太早，胃虽不伤，而上焦火郁不达，仍与栀子豉汤吐之，心清而内外自和矣。

【白话解】外有热是由于身热尚未解除。手足温，尚未汗出连绵，犹如未经攻下前的阳明之证，互见这是攻下过早所致。不结胸，是心下无水饮内停，提示属于阳明燥化之证。心中懊憹是上焦邪热未清除，饥不能食是邪热不能运化水谷，但头汗出而不见黄疸，是心火上炎而肌表无水湿停聚所致。这是攻下后的变证。病证属阳明，本有攻下之理。然而外证尚未解除，攻下过早，胃气虽未损伤，而上焦火热郁结不能宣达，仍用栀子豉汤涌吐，则可使心火清而表里内外调和。

【伤寒论】伤寒五六日，大下后，身热不去，心中结痛者，未欲解也，栀子豉汤主之。

【伤寒论注】病发于阳而反下之，外热未除，心中结痛，虽轻于结胸，而甚于懊憹矣。结胸是水结胸胁，用陷胸汤，水郁则折之也。此乃热结心中，用栀豉汤，火郁则发之也。

【白话解】病发于太阳而反用下法，表热未解除，出现心中有重压感和疼痛，病证虽轻于结胸证，却甚于心中懊憹证。结胸证是水饮结聚于胸胁，用陷胸汤治疗，是《素问·六元正纪大论》中"水郁折之"之法。本证是热邪郁结于心，用栀子豉汤治疗，是《素问·六元正纪大论》"火郁发之"之法。

【伤寒论】

栀子豉汤

栀子十四枚　香豉四合　绵裹

上二味，以水四升，先煮栀子，得二升半，内豉，煮取升半，去滓，分为二服，温进一服，得吐，止后服。

栀子甘草豉汤

本方加　甘草二两，余同前法。

栀子生姜豉汤

本方加　生姜五两，余同前法。

【伤寒论注】此阳明半表半里涌泄之剂也。少阳之半表是寒，半里是热。而阳明之热，自内达外，有热无寒。其外证身热汗出，不恶寒反恶热，身重，或目疼鼻干不得卧。其内证咽燥口苦，舌胎烦躁，渴欲饮水，心中懊憹，腹满而喘。此热半在表半在里也。脉虽浮紧，不得为太阳病，非汗剂所宜；又病在胸腹，而未入胃腑，则不当下。法当涌吐以发散其邪。栀子苦能泄热，寒能胜热，其形象心，又赤色通心，故除心烦愦愦、懊憹、结痛等症。豆形象肾，制而为豉，轻浮上行，能使心腹之邪上出于口，一吐而心腹得舒，表里之烦热悉除矣。所以然者，二阳之病发心脾，以上诸证，是心脾热，而不是胃家热，即本论所云有热属脏者，攻之，不令发汗之谓也。若夫热伤气者，少气加甘草以益气；虚热相搏者多呕，加生姜以散邪。栀豉汤以栀配豉，瓜蒂散以赤豆配豉，皆心肾交合之义。

【白话解】栀子豉汤是阳明病半表半里涌泄的方剂。少阳病的半表证属寒，半里证属热。而阳明之热是由内达于外，有热证而无寒证。其外证有身热汗出，不恶寒反恶热，身体沉重，或眼睛疼痛、鼻中干燥、不得眠。其里证有咽燥口苦，舌上有苔，心烦舌燥，口渴欲饮水，心中懊憹不适，腹满而气喘。这是热邪一半在表一半在里的缘故。脉象虽见浮紧，却不能认为是太阳病，所以不能用发汗方法治疗；同时病位在胸，却未入于胃腑，则不应当使用下法。应使用涌吐法以发散邪气。栀子味苦能清泄热邪，性寒能制热，其形像心，又为红色而通于心，故用之可除心烦、懊憹、结痛等症。黑豆其形像肾，经蒸制成豆豉，其性轻浮上行，能使心与腹部之邪气上行从口而出，一经呕吐而使心腹气机舒畅，表里的烦热尽可解除。之所以这样，是因为病发于心脾，上述各症是由于心脾有热而不是胃腑实热，即为《伤寒论·辨脉法》所云："有热属脏者，攻之，不令发汗。"如若热邪耗气而见少气者，可加甘草以补气；无形之热相扰而致呕者，可加生姜以发散邪气。栀子豉汤用栀子配伍豆豉，瓜蒂散用赤小豆配伍豆豉，都有使心肾交济的用意。

【伤寒论】伤寒，医以丸药大下之，身热不去，微烦者，栀子干姜汤主之。

【伤寒论注】攻里不远寒，用丸药大下之，寒气留中可知。心微烦而不懊憹，则非吐剂所宜也。用栀子以解烦，倍干姜以逐内寒而散表热。寒因热用，热因寒用，二味成方，而三法备矣。

【白话解】攻下之品多寒凉，医者用丸药猛烈攻下后，致使中焦阳气受损而寒邪留中。心中轻微烦躁而不懊憹，则不是涌吐之剂所适宜的。方中使用栀子以清热解烦，倍用干姜以驱逐中焦寒邪且散表热。热证治以寒凉，寒证治以温热，两味药组成方剂而兼具三种治法。

【伤寒论】伤寒下后，心烦腹满，起卧不安者，栀子厚朴汤主之。

【伤寒论注】心烦则难卧，腹满则难起。起卧不安，是心移热于胃，与反覆颠倒之虚烦不同。栀子以治烦，枳、朴以泄满，此两解心腹之妙剂也。热已入胃则不当吐，便未燥硬则不可下，此为小承气之先着。

【白话解】心烦则难以安卧，腹满则难以起身。起卧不安是由于上焦心热下移于胃，这与翻覆颠倒之虚烦不同。用栀子治疗烦躁，用枳实、厚朴通泄腹满，这是两解心腹病证的巧妙方剂。热已入胃则不当涌吐，大便尚未干燥硬结则不可攻下，这是使用小承气汤治疗之前的病证表现。

【伤寒论】

栀子干姜汤

栀子十四枚　干姜二两

上二味，以水三升，煮取一升半，去滓，分二服，温进一服。

栀子厚朴汤

栀子十四枚　厚朴四两　枳实　余同前法。

【伤寒论注】夫栀子之性，能屈曲下行，不是上涌之剂。唯豉之腐气，上熏心肺，能令人吐耳。观瓜蒂散必用豉汁和剂服，是吐在豉而不在栀也。此栀子干姜汤去豉用姜，是取其横散；栀子厚朴汤以枳、朴易豉，是取其下泄，皆不欲上越之义。旧本两方后概云得吐，止后服，岂不谬哉？观栀子柏皮汤与茵陈汤中俱有栀子，俱不言吐。又病人旧微溏者不可与，则栀子之性自明。

【白话解】栀子其性下行，不是向上涌吐的药物。只是豆豉发酵之气可上达心肺，能使人呕吐。查看瓜蒂散一定使用豆豉汁调药送服，可知涌吐之用在豆豉而不在栀子。本方栀子干姜汤不用豆豉而用干姜，是用其横散的特性；栀子厚朴汤用枳实、厚朴替换豆豉，是取两者向下通泄，而不是要向上发越的意思。旧版本在两方后都记载"得吐，止后服"，岂不是错误的说法？观《伤寒论》中栀子柏皮汤与茵陈蒿汤中都有栀子，都未谈到呕吐。又提到病人素有便溏者不可用，可见栀子的特性在于通泄而非涌吐这一点是很明确的。

【伤寒论】伤寒身热发黄者，栀子柏皮汤主之。

【伤寒论注】身热汗出为阳明病，若寒邪太重，阳气怫郁在表，亦有汗不得出，热不得越而发黄者矣。黄为土色，胃火内炽，津液枯涸，故黄见于肌肉之间。与太阳误下，寒水留在皮肤者迥别，非汗吐下三法所宜也，必须苦甘之剂以调之。栀、柏、甘草，皆色黄而质润，栀子以治内烦，柏皮以治外热，甘草以和中气。形色之病，仍假形色以通之也。

【白话解】身热汗出为阳明病的症状表现，若感受寒邪太重，阳气郁滞于肌表，也会致汗液不得出，热不得外越而成黄疸证。黄为五行土色，胃火炽盛，津液受灼而枯涸，故黄疸发于肌肉间。本证与太阳病误用下法，使阳气损伤，水寒之气停于皮肤之证不同，本证非发汗、涌吐和攻下三法所适宜，必须用苦味和甘味药配合来调治。栀子、黄柏、甘草皆药色黄而质地润，栀子治疗内烦，柏皮治疗外热，甘草调和中气。形态色泽之病，仍借形色相似的药物来治疗。

【伤寒论】

栀子柏皮汤

栀子十五枚 甘草二两 黄柏

上三味，以水四升，煮取一升半，去滓，分温再服。

阳明病无汗，小便不利，心中懊憹者，身必发黄。

【伤寒论注】阳明病法多汗，反无汗，则热不得越；小便不利，则热不得降；心液不支，故虽未经汗下，而心中懊憹也。无汗、小便不利，是发黄之原；心中懊憹，是发黄之兆。然口不渴，腹不满，非茵陈汤所宜，与栀子柏皮汤，黄自解矣。

【白话解】阳明病的症状表现应当汗多，如果无汗，则里热不能外越；小便不通利，则里热不能下降；心液不足，因此虽未经过发汗和攻下，也可见心中懊憹。无汗出、小便不通利是导致发黄的根本原因；心中懊憹是发黄的先兆。然而口不渴，腹部不见胀满，可知本证非茵陈蒿汤所宜，给予栀子柏皮汤治疗，则发黄自解。

【伤寒论】阳明病被火，额上微汗出，而小便不利者，必发黄。

【伤寒论注】阳明无表证，不当发汗，况以火劫乎？额为心部，额上微汗，心液竭矣。心虚肾亦虚，故小便不利而发黄。非栀子柏皮汤，何以挽津液于涸竭之余耶？

【白话解】阳明病无表证，故不应使用发汗法，更何况以火法治疗？额部为心所主，额上有轻微汗出，提示心之阴液耗损。心阴亏虚不能下济于肾，致肾阴亦虚，因此可见小便不利且发黄疸。只有栀子柏皮汤才能挽救将枯涸的津液。

【伤寒论】阳明病面合赤色，不可下之，必发热色黄，小便不利也。

【伤寒论注】面色正赤者，阳气怫郁在表，当以汗解，而反下之，热不得越，故复发热，而赤转为黄也。上条因于火逆，此条因于妄下。前以小便不利而发黄，此条先黄而小便不利。总因津液枯涸，不能通调水道而然。须栀子、柏皮，滋化源而致津液，非渗泄之剂所宜矣。黄未发宜栀子豉汤，已黄宜栀子柏皮汤。

仲景治太阳发黄有二法：但头汗出，小便不利者，麻黄连翘汤汗之；少腹硬，小便自利者，抵当汤下之。治阳明发黄二法：但头汗小便不利腹满者，茵陈、大黄以下之；身热发黄与误治而致者，栀子、柏皮以清之。总不用渗泄之剂。要知仲景治阳明，重在存津液，不欲利小便，唯恐胃中燥耳。所谓治病必求其本。

【白话解】面色红赤者是因阳气郁滞在肌表，应当以汗法治疗，而反用下法，使热不得向外发越，故而发热不退，面色由红转为黄色。上条所述变证是因为火攻，本条是因为乱用下法而致变。前条因小便不利而发黄，本条先发黄而后小便不利。都是因为津液枯涸不能通调水道而成。须用栀子、柏皮清热坚阴以保津液，不是淡渗通泄药剂所适宜。黄疸未发者宜用栀子豉汤，已发黄疸宜用栀子柏皮汤。

张仲景治疗太阳病发黄有两种方法：只是头部汗出而周身无汗，小便不利者用麻黄连翘赤小豆汤以发汗治疗；少腹部硬满，小便通利者用抵当汤以攻下治疗。张仲景治疗阳明病发黄有两种方法：只头部汗出，小便不利，腹部胀满者用茵陈、大黄以攻下治疗；身热发黄和由误治而成黄者，用栀子、柏皮以清热祛黄。总之不用淡渗通利之剂。要知道张仲景治疗阳明病，重点在于保存津液，而不通利小便，唯恐伤津液致胃中干燥。这就是所说的治病求本。

【伤寒论】凡用栀子汤，病人旧微溏者，不可与服之。

【伤寒论注】向来胃气不实，即栀子亦禁用。用承气者，可不慎之欤？

【白话解】素体胃中阳气不足者，应禁用栀子。使用承气汤亦应谨慎。

★瓜蒂散证

【伤寒论】病如桂枝证，头不痛，项不强，寸脉微浮，胸中痞硬，气上冲咽喉，不得息者，此为胸有寒也。当吐之，宜瓜蒂散。

【伤寒论注】病如桂枝，是见发热、汗出、恶风、鼻鸣、干呕等证。头不痛，项不强，则非太阳中风。未经汗下而胸中痞硬，其气上冲，便非桂枝证矣。病机在胸中痞硬，便当究痞硬之病，因思胸中痞硬之治法矣。胸中者，阳明之表也。邪中于面，则入阳明；中于膺，亦入阳明。则鼻鸣、发热、汗出、恶风者，是邪中于面，在表之表也；胸中痞硬，气上冲不得息者，邪中膺，在里之表也。寒邪结而不散，胃阳抑而不升，故成此痞象耳。胃者，土也，土生万物。不吐者死，必用酸苦涌泄之味，因而越之，胃阳得升，胸寒自散，里之表和，表之表亦解矣。此瓜蒂散为阳明之表剂。

【白话解】病状如桂枝汤证，可见发热、汗出、恶风、鼻鸣、干呕等症。但头不痛，项不强硬，则不是太阳中风表虚证。未经发汗和攻下而见胸中痞硬不舒，有气向上冲逆，便不是桂枝汤证。病变主要为胸中痞硬不舒，就应研究痞硬形成的机制，考虑胸中硬满不舒的治疗方法。胸中的部位为阳明之表。《素问·邪气脏腑病形》曰："中于面则下阳明，中于项则下太阳，中于颊则下少阳，其中于膺背两胁亦中其经。"即邪气伤于头面，则可入于阳明；伤于胸膺，邪气亦可入于阳明。症见鼻鸣、发热、汗出、恶风，是邪气伤于头面，为太阳之表受邪；胸中痞硬不舒，气上冲不得喘息，为邪伤于胸膺，属阳明之表受邪。寒邪结聚不散，胃阳被抑郁而不能升腾，故成痞满之症。胃属土，土蕴生万物。如果不用涌吐方法治疗则预后不良，必须使用酸味苦味具有涌吐作用的方药，以发越胃中邪气，如此则胃阳得以升腾，胸中寒邪方可消散，阳明之表安和，太阳之表亦调和。瓜蒂散为调和阳明之表的方剂。

【伤寒论】病人手足厥冷，脉乍紧者，邪结在胸中；心下满而烦，饥不能食者，病在胸中。当吐之，宜瓜蒂散。

【伤寒论注】手足为诸阳之本，厥冷则胃阳不达于四肢。紧则为寒，乍紧者，不厥时不紧，言紧与厥相应也。此寒结胸中之脉证。心下者，胃口也。满者胃气逆，烦者胃火盛。火能消物，故饥；寒结胸中，故不能食。此阴并于上，阳并于下，故寒伤形，热伤气也。非汗下温补之法所能治，必瓜蒂散吐之，此塞因通用法，又寒因寒用法。

上条是阳明中风脉证，此条是阳明伤寒脉证。上条是阳明小结胸，此条是阳明大结胸。太阳结胸因热入，硬满而痛为有形，故制大陷胸下之。阳明结胸因寒塞，硬满不痛为无形，故制瓜蒂散吐之。

【白话解】手足为诸阳之本，手足逆冷为胃阳不能布达于四肢。紧脉为寒象，脉偶尔有紧象，即手足不逆冷时脉不紧，说明脉紧伴随手足逆冷而出现。这是寒邪结聚于胸胃中的脉象和症状。心下为胃的上口。心下满闷不舒为胃气上逆，烦是由于胃火炽盛而扰心。胃火盛而消食，故饥饿；寒邪结聚于胸中故虽饥而不能饮食。这就是阴寒邪气结于上部，阳热邪气停于下，因此寒邪伤人之形体，热邪影响气机运行。此证非汗、下、温、补的方法所能治疗，必须使用瓜蒂散以涌吐邪气，这属于塞因通用的方法，又是寒因寒用的治法。

上条所述是阳明中风的脉证，此条是阳明伤寒的脉证。上条属阳明病小结胸证，此条是阳明病大结胸证。太阳病大结胸证是因热邪陷入，胸腹硬满疼痛为有形邪气所致，故使用大陷胸汤攻下邪气。阳明结胸证因寒邪阻塞，硬满而不痛为无形邪气所致，故制备瓜蒂散以涌吐邪气。

【伤寒论】少阴证，饮食入口则吐，心中温温欲吐，复不能吐。始得之，手足寒，脉弦迟者，此胸中实，不可下也，当吐之。若膈上有寒饮，干呕者，不可吐也，当温之，宜四逆汤。

【伤寒论注】欲吐而不吐者,少阴虚证。此饮食入口即吐,非胃寒矣。心下温即欲吐,温止则不欲吐矣。复不能吐者,寒气在胸中,似有形而实无形,非若饮食有形而可直拒之也。此病升而不降,宜从高者抑之之法,下之则愈矣。而不敢者,以始得病时手足寒,脉弦迟,疑其为寒。今以心下温证之,此为热实,然实不在胃而在胸中,则不可下也。当因其势而利导之,不出高者越之之法。然病在少阴,呕吐多属于虚寒,最宜细究。若膈上有寒饮,与心下温者不同;而反干呕者,与饮食即吐者不同矣。瓜蒂散不中与也。气上冲,满而烦,心下温,皆是瓜蒂散着眼处。

手足寒,脉弦迟,有心温、膈寒二证,须着眼。

【白话解】想要呕吐而吐不出者属少阴虚证。此证饮食入口即吐,不属胃寒证。心下温热即要呕吐,不热则不想吐。"复不能吐"是由于寒邪在胸中,好似有形而实际为无形,不像饮食物为有形之体可以直接抗拒而出现呕吐。本证气机升而不降,适宜遵从《素问·气交变大论》中"高者抑之"的方法,攻下则会病愈。而不敢使用者,因病患始得病时,手足逆冷,脉弦迟,怀疑其病为寒证。现凭借心下温热证明本证为热实证,但热实不在胃中而在胸中,则不可攻下。应当因势利导,依据《素问·阴阳应象大论》中"其高者,因而越之"的方法治疗。但病属少阴证,呕吐者多由虚寒所致,最需细致探究。若胸膈上有寒饮停聚致呕,与本证心下温热的热实致呕不同;干呕无物与饮食入口即吐者也不同。故瓜蒂散不适合使用。气上冲,满闷烦躁,心下温热,都是瓜蒂散使用的症状要点。

手足逆冷,脉弦迟,有两种情况,即心下温热证和膈上寒凝证,须辨识。

【伤寒论】

瓜蒂散

赤小豆 瓜蒂熬黄 各一分

二味,各别捣筛为散,合治之,取一钱匕,以香豉一合,用热汤七合,煮作稀糜,去滓取汁,和散温顿服。不吐,少少加,得快吐乃止。诸亡血虚家,不可与之。

【伤寒论注】瓜为甘果,而熟于长夏,清胃热者也。其蒂,瓜之生气所系也。色青味苦,象东方甲木之化,得春升生发之机,故能提胃中之气,除胸中实邪,为吐剂中第一品药,故必用谷气以和之。赤小豆甘酸下行而止吐,取为反佐,制其太过也。香豉本性沉重,糜熟而使轻浮,苦甘相济,引阳气以上升，驱阴邪而外出。作为稀糜，调二散，虽快吐而不伤神，仲景制方之精义。赤豆为心谷而主降，香豉为肾谷而反升，既济之理也。

【白话解】甜瓜为甘果，成熟于长夏季节，具有清胃热的功效。其瓜蒂是甜瓜的生气所在。色青味苦，像东方青龙之生化，具有春天升腾生发之机，因而可提升胃中之气，祛除胸中的实邪，为涌吐方药中的第一品药，因而须用谷物之气以调和之。赤小豆味甘酸，其性下行能止呕吐，取其为反佐之用，制约瓜蒂防止涌吐太过。香豉本性沉重，但经蒸熟而使其性轻轻上浮，甘苦合用，相辅相成相佐，引领阳气上升，驱逐阴邪外出。香豉煮作稀糜调用瓜蒂、赤小豆药末，可使病患涌吐邪气而又不伤正气，是为仲景制备方剂的精义宗旨所在。赤小豆为五行属心的谷物而主降，香豉为属肾的谷物而主升，二者同用，可使心肾升降相济。

【伤寒论】太阳病，当恶寒发热，今自汗出，不恶寒发热，关上脉细数者，以医吐之过也，此为小逆。一二日吐之者，腹中饥，口不能食；三四日吐之者，不喜糜粥，欲食冷食，朝食暮吐，以医吐之所致也。

【伤寒论注】言太阳病，头项强痛可知。今自汗出而不恶寒发热，疑非桂枝证。以脉辨之，关上者，阳明脉位也，细数而不洪大，虽自汗而不恶热，则不是与阳明并病。不口干烦满而自汗出，是不与少阴两感。原其故，乃庸医妄吐之所致也。吐后恶寒发热之表虽除，而头项强痛仍在，则自汗为表虚，脉细数为里热也。此其人胃气未伤，犹未至不能食，尚为小逆。其误吐而伤及胃气者，更当计日以辨之：若一二日间，热正在表，当汗解而反吐之，寒邪乘虚入胃，故饥不能食；三四日间，热发于里，当清解而反吐之，胃阳已亡，故不喜谷食，而反喜瓜果，是除中也。邪热不化物，故朝食暮吐，生意尽矣，此为大逆。

按：三阳皆受气于胸中。在阳明以胸为表，吐之阳气得宣，故吐中便寓发散之意；太阳以胸为里，故有干呕呕逆之证，而不可吐，吐之则伤胃而为逆；少阳得胸中之表，故亦有喜呕证，吐之则悸而惊矣。

【白话解】言及太阳病，可知有头项强痛症。今病人自汗出但不恶寒发热，怀疑不是桂枝汤证。通过脉象辨识，关脉为阳明的脉位，见关脉细数而不洪大，虽有自汗出而不恶热，也不是太阳与阳明并病。没有口干烦满而自汗出，也不是太阳与少阴两感证。探求其形成的缘故，乃是庸医乱用吐法误治所成。吐后恶寒发热之症虽解除，但头项强痛仍在，表明自汗为表气虚，脉细数为里热。此证病人胃气未严重损伤，还未至不能饮食的地步，尚属轻微误治。由于误吐而伤及胃气的，更应当计算时日以辨识病情：若在一二日间，热在肌表，应当用汗法解除而反用吐法，使寒邪乘虚而入于胃，故见饥饿而不能食；在三四日间，热在里，当用清法解除病邪而反用吐法，则胃阳大伤，故不想食用谷食，而反欲食瓜果，是胃气衰败之除中的表现。邪热不能消化食物，故可见朝食暮吐，人之生气已到尽头，这种病况属于误治重证。

按：三阳之气都来源于胸中。对于阳明而言胸为其表，吐之可使阳气宣散，故吐法中寓有宣发布散之意；对于太阳而言胸为其里，因此有干呕呕逆之症，不可用吐法，吐之则会损伤胃气而病情加重；对于少阳而言胸为其表，故有喜呕症，若吐之则会出现惊悸的表现。

【伤寒论】太阳病吐之，但太阳病当恶寒，今反不恶寒，不欲近衣，此为吐之内烦也。

【伤寒论注】上条因吐而亡胃脘之阳，此因吐而伤膻中之阴。前条见其人之胃虚，此条见其人之阳盛。前条寒入太阴而伤脾精，此条热入阳明而成胃实。皆太阳妄吐之变证，是瓜蒂散所禁，不特亡血虚家也。

【白话解】上条所述因误用吐法而亡伤胃脘之阳气，此条言因吐而伤及膻中的阴液。上条见病人胃气虚，此条见病人阳热盛。上条邪气陷入太阴而伤脾之精气，此条热邪内入阳明而成胃实热证。这些表现都是太阳病乱用吐法所产生的变证，是瓜蒂散的禁忌证，不仅指伤阴耗液的虚损病人而言。

★ 白虎汤证

【伤寒论】伤寒脉浮，发热无汗，其表不解者，不可与白虎汤。渴欲饮水，无表证者，白虎加人参汤主之。

【伤寒论注】白虎汤治结热在里之剂，先示所禁，后明所用，见白虎为重，则不可轻用也。脉浮发热无汗，麻黄证尚在，即是表不解；更兼渴欲饮水，又是热入里。此谓有表里证，当用五苓，多服暖水发汗矣。若外热已解，是无表证。但渴欲饮水，是邪热内攻。热邪与元气不两立，急当救里，故用白虎加人参以主之。若表不解而妄用之，热退寒起，亡可立待矣。

【白话解】白虎汤是治疗热结于里的方剂，本条先阐述其使用的禁忌证，后又明示其功用，可见白虎汤为驱邪的峻剂，不可随意使用。脉浮、发热、无汗，表明麻黄汤证尚在，也就是说明表证未解；再兼有口渴欲饮水，又说明热已入里。这属于表里同病，应当用五苓散治疗，且多饮温水以发汗。若表热已解除，是无表证。只有口渴欲饮水，是邪热内攻的里证。热邪与元气势不两立，应紧急治里，故用白虎加人参汤治疗。若表证不解而乱用本方，可使热邪消退而寒邪再起，预后严重不良。

【伤寒论】服桂枝汤，大汗出后，大烦渴不解，脉洪大者，白虎加人参汤主之。

【伤寒论注】前条详证，此条详脉。全注见桂枝篇。

【白话解】上条详细阐述了症状，本条详述脉象。全面的注释详见桂枝汤证篇。

【伤寒论】伤寒，无大热，口燥渴，心烦，背微恶寒者，白虎加人参汤主之。

【伤寒论注】伤寒六七日，无大热，其人躁烦，为阳去入阴。此虽不躁而口渴心烦，阳邪入里明矣。无大热，指表言，见微热犹在；背微恶寒，见恶寒将罢。此虽有表里证，而表邪已轻，里热已甚，急与白虎加人参汤，里和而表自解矣。

【白话解】伤寒六七日，身无大热，其人躁烦，为病由阳经入于阴经。本条所述病证虽不躁动但口渴心烦，说明邪热已入里。无大热，是指肌表而言，可见仍有轻微发热；背部轻微恶寒，说明恶寒将解除。此虽有表里证，但表邪已轻微，里热已加重，应急用白虎加人参汤治疗，里和则表证自然解除。

【伤寒论】伤寒若吐若下后，七八日不解，热结在里，表里俱热，时时恶风，大渴，舌上干燥而烦，欲饮水数升者，白虎加人参汤主之。

【伤寒论注】伤寒七八日尚不解者，当汗不汗，反行吐下，是治之逆也。吐则津液亡于上，下则津液亡于下。表虽不解，热已入于里矣。太阳主表，阳明主里，表里俱热，是两阳并病也。恶风为太阳表证未罢，然时时恶风，则有时不恶，表将解矣，与背微恶寒同。烦躁舌干大渴为阳明证，欲饮水数升，里热结而不散，急当救里以滋津液，里和表亦解，故不须两解之法。

【白话解】伤寒七八日病情尚未解除，应当以汗法治疗，反而使用吐法和下法，是错误的治疗方法。误用吐、下之法可使体内津液亡失。表证虽未解除，热邪已陷于里。太阳主表，阳明主里，表里内外俱热，是太阳与阳明两阳并病。恶风是太阳表证未解除，而时时恶风，说明有时不恶风，此为表证将解除，与背部轻微恶寒机制相同。烦躁、舌干、口大渴是阳明证的表现，想饮水数升，是由于里热内结损伤津液，应当紧急治里以清热滋补津液，里和则表证亦解除，因此不须表里两解的方法。

【伤寒论】阳明病，若渴欲饮水，口干舌燥者，白虎加人参汤主之。

【伤寒论注】白虎所治，皆阳明燥证，揭为阳明主方，信为有见。

【白话解】白虎汤及其类方所治疗的病证都是阳明燥热证，作为阳明病的主治方剂，是有根据的。

【伤寒论】三阳合病，腹满，身重，难以转侧，口不仁而面垢，遗尿。发汗则谵语，下之则额上汗出，手足冷。若自汗出者，白虎汤主之。

【伤寒论注】此本阳明病，而略兼太、少也。胃气不通，故腹满；阳明主肉，无气以动，故身重；难以转侧者，少阳行身之侧也；口者，胃之门户，胃气病，则津液不能上行，故不仁；阳明病则颜黑，少阳病则面微有尘，阳气不荣于面，故垢；膀胱不约为遗溺，遗溺者，太阳本病也。虽三阳合病，而阳明证多。则当独取阳明矣。无表证则不宜汗，胃未实则不当下。此阳明半表里证也，里热而非里实，故当用白虎，而不当用承气。若妄汗则津竭而谵语；误下则亡阳而额汗出手足厥也。此自汗出，为内热甚者言耳，接遗尿句来。若自汗而无大烦大渴证，无洪大浮滑脉，当从虚治，不得妄用白虎。若额上汗出手足冷者，见烦渴、谵语等证与洪滑之脉，亦可用白虎汤。

【白话解】本证为阳明病，而又略兼太阳、少阳病的表现。胃气不能通降，故腹满；阳明主肌肉，胃气不通则无气以动，故身体沉重；身体难以转向侧面是少阳经脉行于身体侧面而经气不利所致；口为胃腑的门户，胃气不通，则津液不能上行，故口中乏味；阳明病则颜面发黑，少阳病则面微有尘土色，阳气不能上荣于面部，故面色垢暗；膀胱失约而遗尿，是为太阳病本证。本证虽为三阳合病，但以阳明病的症状表现居多。治疗则应当主治阳明病。无表证则不宜发汗，胃腑无有形实邪则不宜攻下法。此为阳明病半表半里证，属里热盛而非里实证，故当使用白虎汤治疗，而不当用承气汤。如果乱用汗法则可使津液枯竭而出现谵语；误用下法则可重伤阳气而见额头汗出、手足厥冷。此条自汗出为里热内盛迫津外泄所致，应接"遗尿"句后。若自汗出而没有大烦渴症，无脉洪大或浮滑，应当按虚证治疗，不可乱用白虎汤。若额头汗出、手足逆冷，且见烦渴、谵语等症及洪滑的脉象，亦可用白虎汤治疗。

【伤寒论】三阳合病，脉浮大在关上，但欲睡眠，合目则汗。

【伤寒论注】上条言病状及治方，此条详病脉、探病情、究病机，必两条合参，而合病之大要始得。脉大为阳，关上阳所治也，是为重阳矣。但欲睡眠，是阳入于阴矣。合目则卫气行阴，而兼汗出，热淫于内矣。与上文自汗同，与少阴脉微细而但欲寐，不同。

【白话解】上条谈及三阳合病的症状及治疗方剂，此条详述脉象，探求病情、病机，须参合两条，才可知晓三阳合病的实质。脉大为阳性脉，关上为阳位，关上脉大为重阳。只想睡觉，是阳气入于阴。闭目则卫气行于阴，而兼见汗出，是热邪炽盛于里的缘故。与上条所言自汗同意，与少阴病脉微细而但欲寐不同。

【伤寒论】伤寒，脉浮滑，此表有热，里有邪，白虎汤主之。

【伤寒论注】此条论脉而不及证，因有白虎汤证，而推及其脉也，勿只据脉而不审其证。脉浮而滑为阳，阳主热。《内经》云：脉缓而滑曰热中。是浮为在表，滑为在里。旧本作里有寒者误。此虽表里并言，而重在里热。所谓结热在里，表里似热者也。

【白话解】此条论及脉象而未谈及症状，因前已提出白虎汤证的症状特点，本条推导其相关脉象，但不要只依据脉象而不审查其症状。脉浮滑为阳性脉，阳主热。《素问·平人气象论》云："缓而滑曰热中。"此脉浮为病在表，滑为病在里。旧版本记载"里有寒"者为错误。此虽表里证并提，但重在里热炽盛。所谓热邪结聚在里，表里皆热。

【伤寒论】伤寒脉滑而厥者，里有热也，白虎汤主之。

【伤寒论注】脉微而厥为寒厥，脉滑而厥为热厥。阳极似阴之证，全凭脉以辨之。然必烦渴引饮，能食而大便难，乃为里有热也。

【白话解】脉象微弱而四肢厥冷为寒厥，脉滑而厥冷为热厥。阳极似阴的证候表现，全凭借脉象来分辨。然而又必见心烦、口渴欲饮水，能饮食而大便干不易排出，为里热的表现。

【伤寒论】

白虎汤

石膏一斤 碎 绵裹 知母六两 甘草二两 粳米六合

水一斗，煮米熟汤成，温服一升，日三服。

白虎加人参汤

前方加 人参三两 余同前法。

【伤寒论注】《经》曰：火生苦。又曰：以苦燥之。又曰：味过于苦，脾气不濡，胃气乃厚。以是知苦从火化，火能生土，则土燥火炎，非苦寒之味所能治矣。《经》曰：甘先入脾。又曰：以甘泻之。又曰：饮入于胃，输精于脾，上归于肺，水精四布，五经并行。以是知甘寒之品，乃泻胃火生津液之上剂也。石膏大寒，寒能胜热，味甘归脾，质刚而主降，备中土生金之体，色白通肺，质重而含脂，具金能生水之用，故以为君。知母气寒主降，苦以泄肺火，辛以润肺燥，内肥白而外皮毛，肺金之象，生水之源也，故以为臣。甘草皮赤中黄，能土中泻火，为中宫舟楫，寒药得之缓其寒，用此为佐，沉降之性，亦得留连于脾胃之间矣。粳米稼穑作甘，气味温和，禀容平之性，为后天养生之资，得此为佐，阴寒之物，则无伤损脾胃之虑也。煮汤入胃，输脾归肺，水精四布，大烦大渴可除矣。白虎主西方金也，用以名汤者，秋金得令，而暑清阳解，此四时之序也。更加人参，以补中益气而生津，协和甘草、粳米之补，承制石膏、知母之寒，泻火而火不伤，乃操万全之术者。

【白话解】《素问·阴阳应象大论》曰："火生苦。"《素问·至真要大论》又曰："以苦燥之。"《素问·生气通天论》又曰："味过于苦，脾气不濡，胃气乃厚。"由此可知苦味药从火而化，火能生土，则中土燥热，不是苦寒的药物所能治疗的。《素问·至真要大论》曰："甘先入脾。"又说："以甘泻之。"《素问·经脉别论》又曰："饮入于胃，游溢精气，上输于脾，脾气散精，上归于肺，通调水道，下输膀胱，水精四布，五经并行，合于四时五脏阴阳，揆度以为常也。"由此可知甘寒的药品才是清胃热生津液的佳品。石膏药性大寒，寒能清热，味甘入脾经，质地刚硬而主沉降，具备土生金的特点，其色白而通肺经，质重含脂，具有金生水的功用，故为君药。知母性寒凉而主沉降，味苦以清泄肺火，味辛能润肺燥，质地内肥白而外附皮毛，有肺金之象，生发水液之源，故为臣药。甘草外皮宗赤而中黄，能于土中泻火，为中土之辅佐，寒药与之配伍可缓解其寒凉之性，用甘草为佐药，其沉降的特性使其药性作用于脾胃之间。粳米味甘，性温而平和，为后天养生的药食，以此为佐药，与上述阴寒的药物配伍，则可不必担心损伤脾胃之气。上药煮汤入胃，输于脾而归于肺，在脾肺的作用下，可使水谷精微布散周身，大烦渴之症可解除。白虎为西方之神，主金，用其为汤液命名，反映汤液具有秋金清肃之性，可使暑热清解，如四季交换之顺序。再加人参，以补中益气而生津液，协同甘草、粳米以补益，佐制石膏、知母的寒凉药性，使泻火而不伤正，为驱邪扶正的万全之法。

★茵陈汤证

【伤寒论】阳明病，发热汗出，此为热越，不能发黄也。但头汗出，身无汗，剂颈而还，腹满，小便不利，渴饮水浆，此为瘀热在里，身必发黄，茵陈蒿汤主之。

【伤寒论注】阳明多汗，此为里实表虚，反无汗，是表里俱实矣。表实则发黄，里实则腹满。但头汗出，小便不利，与麻黄连翘证同。然彼属太阳，因误下而表邪未散，热虽里而未深，故口不渴，腹不满，仍当汗解；此属阳明，未经汗下，而津液已亡，故腹满，小便不利，渴欲饮水，此瘀热在里，非汗吐所宜矣。身无汗，小便不利，不得用白虎；瘀热发黄，内无津液，不得用五苓。故制茵陈汤以佐栀子、承气之所不及也。但头汗，则身黄而面目不黄；若中风不得汗，则一身及面目悉黄。以见发黄是津液所生病。

【白话解】阳明病多汗，此为里热实而表不固，今反无汗，这是表里俱实的病证。表实则发黄，里实则腹部胀满。只是头出汗，小便不利，与麻黄连翘赤小豆汤证同。然彼证属太阳病，因误用下法而表邪未散，热虽入里而未深重，故口不渴，腹不满，仍当用汗法治疗；此证为阳明病，未经发汗和攻下治疗，而津液已损伤，故腹满，小便不利，口渴欲饮水，此为瘀热在里，非发汗和吐法所适宜。身无汗出，小便不利，不能使用白虎汤治疗；瘀热发黄，津液亏虚，不能用五苓散治疗。故制备茵陈蒿汤以补栀子豉汤、承气汤所不能治之证。只是头汗出，则身体发黄而面目不黄；如果中风不得汗出，则全身及面目都黄。可见发黄是津液输布障碍所生的病证。

【伤寒论】伤寒七八日，身黄如橘子色，小便不利，腹微满者，茵陈蒿汤主之。

【伤寒论注】伤寒七八日不解，阳气重也；黄色鲜明者，汗在肌肉而不达也；小便不利，内无津液也；腹微满，胃家实也。调和二便，此茵陈之职。

【白话解】外感病七八日病不解，是阳气盛；黄色鲜明，是汗液郁在肌表而不能外达所致；小便不利，是由于体内津液亏乏；腹部轻微满胀，反映胃家实邪内结。调和二便，这是茵陈蒿汤的功用。

【伤寒论】

茵陈蒿汤

茵陈蒿六两 栀子十四枚 大黄二两

以水一斗，先煮茵陈，减六升，内二味，煮取三升，去滓，分温三服。

小便当利，尿如皂角汁状，色正赤，一宿腹减，黄从小便去。

【伤寒论注】茵陈禀北方之色，经冬不凋，受霜承雪，故能除热邪留结；栀子以通水源；大黄以调胃实。令一身内外之瘀热悉从小便出，腹满自减而津液无伤，此茵陈汤为阳明利水之妙剂也。

【白话解】茵陈禀赋北方之色，历经冬季而不凋零，承受霜雪，故能清除热邪留结；栀子可通达水源；大黄可祛胃家实邪。诸药可令全身内外的瘀热都从小便而出，腹满随之减轻而又不伤及津液，这便是茵陈蒿汤利水治疗阳明病证的功用。

【伤寒论】伤寒发汗已，身目为黄，所以然者，以寒湿在里，不解故也。不可下，于寒湿中求之。

【伤寒论注】发黄有因瘀热者；亦有因寒邪者；有因于燥令者；亦有因于湿化者。则寒湿在里，与瘀热在里不同，是非汗、下、清三法所可治矣。伤寒固宜发汗，发之而身目反黄者，非热不得越，是发汗不如法，热解而寒湿不解也。太阴之上，湿气主之，则身自黄而面不黄，以此知系在太阴，而非阳明病矣。当温中散寒而除湿，于真武、五苓辈求之。

【白话解】发黄一证有因瘀热所形成；亦有因寒邪所形成；有因于燥邪为患的；亦有因于湿邪困阻的。则寒湿在里，与瘀热在里不同，不是发汗、攻下、清热三种治法所适用的。伤寒固然适宜发汗，发汗后却全身眼目发黄的，不是热邪不得外越，而是发汗方法不正确，使热邪外解而寒湿不除所致。太阴之上，为湿气所主，症见身目发黄而面不黄，以此推知病在太阴，而不在阳明。治疗应当温中散寒除湿邪，使用真武汤、五苓散等相关方剂治疗。

★承气汤证

【伤寒论】伤寒不大便六七日，不恶寒反恶热，头痛身热者，与承气汤。

【伤寒论注】受病后，便不大便，胃家实也。至六七日而头痛身热不解，足见阳气之重，其不恶寒反恶热更可知矣。此太阳阳明合病，已合阳数之期而不愈者，当知不大便之病为在里，不必拘头痛身热之表为未解也。所谓阳盛阴虚，汗之则死，下之即愈，可不知要害乎。

【白话解】患病之后，即出现不大便的情况，此属胃肠实邪阻滞。病至六七日而见头痛身热不解，反映阳气重盛，更可见不恶寒反恶热的表现。此属太阳阳明合病，已到阳病七日愈的期限而病情不解，当知晓不大便说明病已入里，此时不必拘泥头痛身热未解之表证。所谓阳热盛则阴液伤，发汗则重伤其阴而致预后不良，应采用下法，下之则病愈，要知治病之关键所在。

【伤寒论】病人烦热，汗出则解，又如疟状，日晡所发热者，属阳明也。脉实者宜下之，与承气汤。

【伤寒论注】烦热自汗似桂枝证，寒热如疟似柴胡证，然日晡潮热，期属阳明。而脉已沉实，确为可下，是承气主证主脉也。当与不大便六七日，互相发明。

【白话解】烦热自汗出似桂枝汤证，恶寒发热交替往来如疟疾又似小柴胡汤证，然而下午申酉时定时发热，推测病属阳明。而脉象已经沉实，确为可攻下之阳明证，是承气汤证的脉证。当与上条所述不大便六七日相互参见而明晓病机。

【伤寒论】太阳病三日，发汗不解，头不痛，项不强，不恶寒，反恶热，蒸蒸发热者，属胃也，调胃承气汤主之。

【伤寒论注】病经三日，已经发汗，阳气得泄则热当解，而内热反炽，与中风翕翕发热不同，必其人胃家素实，因发汗亡津液，而转属阳明也。三日正阳明发汗之期。此太阳证已罢，虽热未解，而头不痛、项不强、不恶寒、反恶热，可知热已入胃，便和其胃，调胃之名以此。日数不必拘，要在脉证上讲求。

【白话解】病变历经三日，已经发汗治疗，若阳气得以发泄则热势当减，而里热反炽盛，与中风翕翕发热者不同，病人一定是平素胃阳偏盛，因发汗而损伤津液，使病转属阳明。三日正是病由太阳转属阳明的日期。此时太阳表证已完结，虽发热未解除，但头不痛、项不强直、不恶寒、反恶热，可知热邪已经入胃，治疗应调和胃腑，调胃承气汤之名因此而得。判定疾病是否传变不能拘泥于发病日数，重点应放在脉证方面详细探究。

【伤寒论】发汗后，恶寒者，虚故也。不恶寒，反恶热者，实也。当和胃气，与调胃承气汤。

【伤寒论注】虚、实俱指胃言。汗后正气夺则胃虚，故用附子、芍药；邪气盛则胃实，故用大黄、芒硝。此自用甘草，是和胃之意。此见调胃承气，是和剂而非下剂也。

【白话解】本条文所言虚、实都是指胃腑而言。发汗后耗伤人体正气则可导致胃虚，故用附子、芍药以补之；邪气盛则胃家实，故用大黄、芒硝以祛邪实。此处用甘草是和调胃气之意。由此可见调胃承气汤是和解方剂而非攻下方剂。

【伤寒论】若胃气不和谵语者，少与调胃承气汤。

【伤寒论注】承者，顺也，顺之则和。少与者，即调之之法。

【白话解】"承"为顺之意，顺之则为调和。少少频服，即为调和之法。

【伤寒论】伤寒吐后腹胀满者，与调胃承气汤。

【伤寒论注】妄吐而亡津液，以致胃实而腹胀。吐后上焦虚可知。腹虽胀满，病在胃而不在胸，当和胃气，而枳、朴非其任矣。

【白话解】乱用吐法而导致津液耗伤，致使胃家实而见腹部胀满。吐后可知上焦空虚已无实邪。腹部虽然胀满，但病位在胃而不在胸，应当调和胃气，而非枳实、厚朴功用所在。

【伤寒论】阳明病，不吐不下心烦者，可与调胃承气汤。

【伤寒论注】言阳明病则身热汗出不恶寒反恶热矣。若吐下后而烦为虚邪，宜栀子豉汤。未经吐下而烦，是胃火乘心，从前来者为实邪，调其胃而心自和。此实则泻子之法。

【白话解】谈到阳明病则可见身热、汗出、不恶寒反恶热等症状表现。若经吐下后出现心烦者，为无形邪热扰及胸膈所致，宜用栀子豉汤。未经吐下而心烦者，是胃火上扰心神所致，因胃火为实邪，故泻热和胃，调理胃腑而达到心神自安的目的。这就是"实则泻其子"的方法。

【伤寒论】太阳病，过经十余日，心下温温欲吐，而胸中痛，大便反溏，腹微满，郁郁微烦，先其时极吐下者，与调胃承气汤。

【伤寒论注】过经不解十余日，病不在太阳矣。仍曰太阳病者，以此为太阳之坏病也。心中不烦而心下温，腹中不痛而胸中痛，是上焦因极吐而伤矣。心下者，胃口也。心下温，温时即欲吐，胃口有遗热。腹微满，而郁郁时便微烦，是胃家尚未虚，胃中有燥屎矣。大便当硬而反溏，是下焦因极下而伤也。欲吐而不得吐，当利而不利，总因胃气不和，大便溏而胃家仍实也。少与调胃承气汤微和之，三焦得和矣。

【白话解】太阳病过经十多天而病情不能解除，可知病变已不在太阳经。仍然称之为太阳病，以此说明是太阳病发展而成的变证。心中不烦躁而心下温热，腹中不痛而胸中痛，是上焦因大吐而正气损伤所致。心下即指胃口而言。心下温热，热时即吐，是由于胃口有病变遗留的热邪。腹部微满胀，心情郁闷时便会微烦，说明胃腑尚未虚弱，胃肠有燥屎。大便应当坚硬而反稀溏，是由于下焦因大下而伤及正气。欲吐却不能吐出，应当下利却不下利，都因胃气不调和，大便虽然稀溏但胃腑已经成实。少与调胃承气汤泄热和胃，三焦才得以安和。

【伤寒论】伤寒十三日不解，过经谵语者，以有热故也，当以汤下之。若小便利者，大便当硬，而反下利，脉调和者，知医以丸药下之，非其治也。若自下利者，脉当微，今反和者，此为内实也，调胃承气汤主之。

【伤寒论注】经者常也，过经是过其常度，非经络之经也。发于阳者七日愈，七日以上自愈，以行其经尽故也。七日不愈，是不合阴阳之数，便为过经，非十三日不解为过经也。凡表解而不了了者，十二日愈。此十三日而尚身热不解，便见其人之阳有余；过经而谵语，足征其人之胃家实。此内外有热，自阳盛阴虚也，当以承气汤下之，而医以丸药下之，是因其病久，不敢速下，恐伤胃气之意，而实非伤寒过经之治法也。下之不利，今反下利，疑为胃虚，而身热谵语未除，非虚也。凡下利者，小便当不利；小便利者，大便当硬。今小便利而反下利，疑为胃虚，恐热为协热而语为郑声也。当以脉别之，诸微亡阳，若胃虚而下利者脉当微。今调和而不微，是脉有胃气，胃实可知也。是丸药之沉迟，利在下焦，故胃实而肠虚，调其胃则利自止矣。

上条大便反溏，此条反下利，从假不足处得其真实。

上论调胃承气证。

【白话解】"经"者为病程周期的常度，过经即是超过了通常的周期，此处之"经"不是指经络的经。病变发于阳者七日当病愈，七日以上病情自愈，是由于疾病已经过了它的病程周期。七日疾病不愈的，是不符合阴阳的生成之数，便为超过了正常的病程周期，不是指十三日病不解除为过经。凡是表证已解除，但尚未完全恢复正常者将十二日痊愈。本证十三日而仍然身热不退，便可知其人的阳气有余；超过了病程周期的常度而出现谵语，足可证明其人的阳明胃腑已经有邪实。这种内外有热，阳盛阴虚的病证当用承气汤攻下，但医者却以丸药攻下，是因其病程日久不敢峻下，唯恐损伤胃气，但这并不是伤寒过经病证的正确治疗方法。攻下时未下利，现在反自行下利，推测是胃虚所致，但身热、谵语等症未解除，提示不是胃虚证。大凡下利者，小便应当不通利；小便通利者，大便应当硬结。现在小便通利而反见下利症，推测为胃气虚，担心此热为挟表证之热，语言异常为虚证之郑声。此时应当凭脉象加以区别，微脉属亡阳之脉，若胃虚而下利者脉象当微弱。现在脉调和而不微弱，是脉得胃气，可以判断为胃家实邪内结。所用丸药性沉降而作用缓而迟后，通利下焦肠腑，故用丸药攻下后形成胃家实而肠腑亏虚的病机，治疗应调和胃腑则下利自止。

上条大便反稀溏，此条反下利，应从不足的假象中探究病变的实质。

以上论述调胃承气汤证的证候特点。

【伤寒论】太阳病，若吐、若下、若发汗，微烦，小便数，大便因硬者，小承气汤和之愈。

【伤寒论注】此亦太阳之坏病，转属阳明者也。微烦、小便数，大便尚不当硬，因妄治亡津液而硬也。用小承气和之，润其燥也。此见小承气亦和剂，不是下剂。

【白话解】此条所言也是太阳病误治后所形成的变证，由太阳病转属为阳明病。微烦、小便频数，则大便可不干硬，但因乱治损伤津液而使大便硬。治疗用小承气汤以调和，润其燥。由此可见小承气汤也是和解方剂，而非攻下剂。

【伤寒论】得病二三日，脉弱，无太阳、柴胡证，烦躁，心下鞕。至四五日，虽能食，以小承气汤，少少与，微和之，令小安。至六日，与承气汤一升。若不大便六七日，小便少者，虽不能食，但初头硬，后必溏，未定成硬，攻之必溏。须小便利，屎定硬，乃可攻之，宜大承气汤。

【伤寒论注】得病二三日，尚在三阳之界。其脉弱，恐为无阳之征。无太阳桂枝证，无少阳柴胡证，则病不在表。而烦躁心下硬，是阳邪入阴，病在阳明之里矣。辨阳明之虚实，在能食不能食。若病至四五日尚能食，则胃中无寒，而便硬可知。少与小承气微和其胃，令烦躁少安，不竟除之者，以其人脉弱，恐大便之易动故也。犹太阴脉弱，当行大黄、芍药者减之之意。至六日复与小承气一升。至七日仍不大便，胃家实也。欲知大便之燥硬，既审其能食不能食，又当问其小便之利不利。而能食必大便硬，后不能食，是有燥屎。小便少者，恐津液还入胃中，故虽不能食，初头硬后必溏。小便利者，胃必实，屎定硬，乃可攻之。所以然者，脉弱是太阳中风，能食是阳明中风。非七日后不敢下者，以此为风也。须过经乃可下之，下之若早，语言必乱，正此谓也。

【白话解】得病二三日，病程仍在三阳经的范围内。其脉虚弱，恐为无阳之证。没有太阳桂枝汤证，也没有少阳小柴胡汤证，则病不在表。而烦躁、心下硬满，是由于阳邪入里，为病在阳明之里。鉴别阳明病的虚实，在于能食和不能食。若病程发展至四五日尚且能饮食，则表明胃中无寒，可推知大便干硬。因其人脉弱，提示正气不足，恐大便易于变化，故少与小承气汤调和其胃气，令烦躁稍减。犹如太阴病脉虚弱，应当使用大黄、芍药者须适当减其用量。病程至六日再与小承气汤一升。至七日仍然不大便，证明胃肠已实邪内结。想要知道大便的燥硬与否，既要看其能不能饮食，又当问其小便是否通利。能进饮食必定大便硬结，后不能食，是由于燥屎结聚。小便少者，推测津液还入胃腑，因此虽不能饮食，但其大便初头硬而后必溏。小便通利者，胃家必有实邪结聚，燥屎必成，乃可用下之法。之所以这样，是因为脉象虚弱反映太阳中风证，能食则是阳明中风证。病未经七日而不敢攻下，凭此推知为中风证。病程须超过正常周期才可用下法，若下之过早，语言必乱，说的就是这种情况。

【伤寒论】阳明病，脉迟，微汗出，不恶寒者，其身必重，短气，腹满而喘，有潮热者，此外欲解，可攻里也。手足濈然而汗出者，此大便已硬也。大承气汤主之。若汗多，微发热恶寒者，外未解也。其热不潮，未可与承气汤。若腹大满不通者，可与小承气汤，微和胃气，勿令大泄下。

【伤寒论注】脉迟而未可攻者，恐为无阳，恐为在脏，故必表证悉罢，里证毕具，方为下证。若汗虽多而微恶寒，是表证仍在，此本于中风。故虽大满不通，只可微和胃气，令小安，勿使大泄，过经乃可下耳。胃实诸证，以手足汗出为可据，而潮热尤为亲切。以四肢为诸阳之本，而日晡潮热，为阳明主时也。

【白话解】脉迟而不可攻下者，是担心阳气不足，病变在脏，因此必须表证都已解除，里证已成，方可攻下。若汗出虽多而微恶风寒，是由于表证仍在，此本是中风表证。因此虽有腹部严重满胀不通，也只可轻微调和胃气，令病情小安，不可使其大泻下，过太阳经才可攻下。胃家邪实的诸多症状，以手足汗出为辨证的依据，而潮热更为重要。因四肢为诸阳之本，而日晡潮热，是阳明主时为申酉时的缘故。

【伤寒论】阳明病，潮热，大便硬者，可与大承气汤；不硬者，不可与之。若不大便六七日，恐有燥屎。欲知之法，少与小承气汤，汤入腹中转矢气者，此有燥屎，乃可攻之；若不转矢气者，此但初头硬，后必溏，不可攻之，攻之必胀满不能食也。欲饮水者，与水则哕。其后发热者，必大便硬而少也，以小承气汤和之。不转矢气者，慎不可攻也。

【伤寒论注】此必因脉之迟弱，即潮热尚不足据，又立试法。如胃无燥屎而攻之，胃家虚胀，故不能食。虽复潮热、便硬而少者，以攻后不能食故也。要知不转矢气者，即渴欲饮水，尚不可与，况攻下乎？以小承气为和，即以小承气为试。仍与小承气为和，总是慎用大承气耳。

【白话解】此条必是因为有迟弱脉象，即使有潮热，阳明腑实的依据也不足，因此又设立探试的方法。若胃腑无燥屎而用攻下法，则可导致胃腑虚亏而腹胀，故不能饮食。虽然攻下后又见潮热、大便硬而少等症，但此为攻下后不能饮食的缘故。要知道在肠中无矢气转动者，即使口渴欲饮水尚且不可与之水饮，更何况采用攻下之法呢？以小承气汤调和胃腑，即是用小承气汤作探试。仍与小承气汤以调和，总是为谨慎使用大承气汤。

【伤寒论】阳明病，谵语发潮热，脉滑而疾者，小承气汤主之。因与承气汤一升，腹中转矢气者，更服一升；若不转矢气者，勿更与之。明日不大便，脉反微涩者，里虚也，为难治，不可更与承气汤也。

【伤寒论注】脉滑而疾者，有宿食也。谵语潮热，下证具矣。与小承气试之，不转矢气，宜为易动。明日而仍不大便，其胃家似实，而脉反微涩，微则无阳，涩则少血，此为里虚，故阳证反见阴脉也。然胃家未实，阴脉尚多，故脉迟脉弱者，始可和而久可下。阳脉而变为阴脉者，不唯不可下，更不可和。脉滑者生，脉涩者死，故为难治。然滑有不同，又当详明。夫脉弱而滑，是有胃气。此脉来滑疾，是失其常度，重阳必阴，仲景早有成见，故少与小承气试之。若据谵语潮热，而与大承气，阴盛已亡矣。此脉证之假有余，小试之而即见真不足。凭脉辨证，可不慎哉。宜蜜煎导而通之。虚甚者，与四逆汤，阴得阳则解矣。

【白话解】脉象滑疾说明有宿食内停。见谵语、潮热，提示攻下的指征已具备。与小承气汤探试攻下，无矢气转动，证明粪便易于排出。第二天仍然不大便，其胃肠似乎已成邪实，但脉反见微涩，脉微则阳气不足，涩则反映血亏，此属里虚证，是阳证反见阴脉的预后不良的病情。胃家尚未形成邪实，阴性脉象尚在，故脉象迟弱者，治疗开始时应调和胃气而后方可攻下。如果出现阳脉转变为阴脉的现象，不仅不可攻下，更不可调和。脉滑者预后良好，脉涩者预后不良，故为难治之证。然而滑脉也有不同的情况，又应当详细辨查。若脉弱而滑，说明胃气尚存。本条所述脉象滑疾，是失其常度，重阳必阴，仲景早有定见，故少与小承气汤以探试。若依据谵语、潮热而给予大承气汤，则可导致阳亡阴盛而预后不良。此脉证的假象，用小承气以探试便可知正气不足的真相。凭脉象辨别病机，当须谨慎。本证适宜蜜煎通导之法。里虚严重者，可服四逆汤，阴寒得阳热之药驱散则病解矣。

【伤寒论】伤寒，若吐下后，不解，不大便五六日，上至十余日，日晡所发潮热，不恶寒，独语如见鬼状。若剧者，发则不识人，循衣摸床，惕而不安，微喘直视，脉弦者生，涩者死。微者但发热谵语。大承气汤主之。若一服利，止后服。

【伤寒论注】坏病有微、剧之分。微者是邪气实，当以下解。若一服利，止后服，只攻其实，无乘其虚也。剧者，邪正交争，当以脉断其虚实。弦者是邪气实，不失为下证，故生；涩者是正气虚，不可更下，故死。如有所见独语，与郑声谵语不同。潮热不恶寒，不大便，是可下证。目直视不识人，循衣摸床等证，是日晡发热时事，不发时自安，故勿竟断为死证。还将脉推之，凡谵语脉短者死。涩者短也，短则气病；弦者长也，长则气治。凡直视、谵语、喘满者死。此微喘而不满，只是气之不承，非气之不治耳。

【白话解】误治变证有轻、重之分。轻微者是邪气实，当用攻下法解除。"若一服利，止后服"，意即只可攻下其实邪，不能损伤正气。严重者，邪正交争，应当以脉象判断其虚实。弦脉是邪气盛实，为攻下的指征，预后良好；涩脉反映正气亏虚，不可再行攻下，因而预后不良。若出现如有所见而自言自语，其病机与郑声、谵语者不同。潮热、不恶寒、不大便，这是可以攻下的病证。若出现目光直视不能辨识人，循衣摸床等症状，是日晡潮热时严重，不发潮热时病情自安，因此不要轻易据此而判断为死证。还要凭脉象来推断，凡见谵语而脉短小者预后不良。脉涩者为短，脉短则为气病；弦脉为脉长，长则正气未损。凡是目光直视、谵语、喘满的病证预后不良。本条所述病证微喘而不胀满，只是气机不能顺承，不是气机不正常。

【伤寒论】阳明病，其人多汗，以津液外出，胃中燥，大便必硬，硬则谵语，小承气汤主之。若一服谵语止，更莫复服。

【伤寒论注】阳明主津液所生病，故阳明病多汗。多汗是胃燥之因，便硬是谵语之根。一服谵语止，大便虽未利，而胃濡可知矣。

【白话解】阳明主津液异常的病证，故阳明病则多汗出。多汗出是胃中干燥的原因，胃燥而大便干硬是谵语形成的原因。服一次药而谵语解除，此时大便虽未通利，但可推知胃腑已得滋润。

【**伤寒论**】下利谵语者，有燥屎也，宜小承气汤。

【**伤寒论注**】下利是大肠虚，谵语是胃气实。胃实肠虚，宜大黄以濡胃，毋庸芒硝以润肠也。

【**白话解**】下利反映大肠空虚无物，谵语是由于胃腑邪气盛实。胃实肠虚，适宜用大黄以濡润胃腑，不要使用芒硝来润肠泻下。

【**伤寒论**】汗出谵语者，以有燥屎在胃中，此为风也，须下之，过经乃可下之，下之若早，语言必乱，表虚里实故也。下之则愈，宜大承气汤。

【**伤寒论注**】首二句，是冒头，末二句，是总语。言汗出必亡津，谵语因胃实，则汗出谵语，以胃中有燥屎也，宜大承气汤下之。然汗出谵语有二义：有阳明本病多汗亡津而谵语者；有中风汗出早下而谵语者。如脉滑曰风，其谵语潮热下之，与小承气汤，不转矢气，勿更与之。如能食曰风，其烦躁心下硬，少与小承气微和之，令小安。非七日后屎定硬不敢妄下者，以此为风也。七日来行经已尽，阳邪入阴，乃可下之。若不知此义而早下之，表以早下而虚热不解，里以早下而胃家不实。如十三日不解，过经下利而谵语，与下后不解，至十余日不大便，日晡潮热，独语如有所见者是也。

【**白话解**】首两句是开头，末两句是总结之语。言汗液外出必损伤津液，谵语的形成因胃家邪气盛实，则汗出、谵语反映胃中有燥屎内结，适宜用大承气汤攻下。然而汗出、谵语有两种情况：有因阳明本病多汗出损伤津液而谵语的；有中风表证汗出而过早使用下法而谵语的。如果脉滑则为风，其出现谵语、潮热者，用小承气汤攻下，若肠中无矢气转动，不要再服用。如能饮食则为风，其出现烦躁、心下硬满，少量给予小承气汤以微和胃气，令胃腑安和。非七日后屎硬结而不敢乱用下法，因本证属中风证。七日太阳病程已结束，邪气化热入里，乃可攻下。若不知道此深意而早用下法，表证因早下而热不除，里证因早下而胃肠未能形成实邪内结。若十三日病情不解，超过正常疾病周期出现下利而谵语，与下后病不解，到十余日不大便，出现日晡潮热、自言自语而如有所见者相同。

【**伤寒论**】阳明病，谵语，有潮热，反不能食者，胃中必有燥屎五六枚也，宜大承气汤下之。若能食者，但硬耳。

【**伤寒论注**】初能食，反不能食，胃实可知。若能食而大便硬，是肠实而胃未实，恐本于中风，未可下也。谵语、潮热，屎有燥硬之辨。

【白话解】开始能饮食，而后反不能饮食，可推知胃腑实邪已成。若能饮食而大便硬结，是肠腑邪实而胃腑未成邪实，担心病源于中风，未必可用攻下之法。谵语和潮热是鉴别大便燥和硬的区别所在。

【伤寒论】阳明病，下之，心中懊憹而烦，胃中有燥屎者，可攻之，宜大承气汤。腹微满，初头硬后必溏，不可攻之。

【伤寒论注】下后心中懊憹而烦，栀子豉证。若腹大满不通，是胃中燥屎上攻也。若微满，犹是栀子厚朴汤证。

【白话解】攻下之后心中懊憹而烦，属于栀子豉汤证。若腹部严重胀满不通，是胃肠燥屎内结，气机郁阻所致。若是腹部轻微胀满，仍然是栀子厚朴汤证的表现。

【伤寒论】病人不大便五六日，绕脐痛，烦躁，发作有时者，此有燥屎故也。

【伤寒论注】发作有时，是日晡潮热之时。二肠附脐，故绕痛，痛则不通矣。

【白话解】病情阵发性发作，发作时间是日晡潮热之时。大小肠附绕于脐部，故阳明病时可出现绕脐部疼痛，疼痛的原因是腹气不通。

【伤寒论】病人小便不利，大便乍难乍易，时有微热，喘冒不能卧者，有燥屎也，宜大承气汤。

【伤寒论注】小便不利，故大便有乍易；津液不得还入胃中，故喘冒不得卧；时有微热，即是潮热。

【白话解】小便不通利，故有时大便排出容易；津液不能还入于胃中，故可见喘满、郁闷、不得卧；时而微热出，即是日晡潮热。

【伤寒论】大下后，六七日不大便，烦不解，腹满痛者，此有燥屎也。所以然者，以本有宿食故也，宜大承气汤。

【伤寒论注】未病时本有宿食，故虽大下之后，仍能大实，痛随利减也。

【白话解】未得病时本来就有宿食停聚，故虽峻烈攻下之后，仍能形成严重的实邪内结，疼痛会随大便的通利而减轻。

【伤寒论】脉滑而数者，有宿食也，当下之，宜大承气汤。

【伤寒论注】数为在腑，故滑为有食。数以至数言，是本来面目；疾以体状言，在谵语潮热时见，故为失度。

【白话解】脉数反映邪在胃腑，脉滑则提示食积内停。脉数是指脉搏的数率快，是热证的真实反映；脉疾反映了脉体的变化，同见于谵语、潮热是为失其常度。

【伤寒论】腹满不减，减不足言，当下之，宜大承气汤。

【伤寒论注】下后无变证，则非妄下。腹满如故者，下之未尽耳，故当更下之也。

【白话解】使用攻下的治法后，没出现新的症状，这说明下法治疗是正确的，不是盲目使用。腹部胀满与治疗前相同，是没有彻底清除体内燥屎所致，因此应当继续使用下法治疗。

【伤寒论】二阳并病，太阳证罢，但发潮热，手足漐漐汗出，大便难而谵语者，下之则愈，宜大承气汤。

【伤寒论注】太阳证罢，是全属阳明矣。先揭二阳并病者，见未罢时便有可下之证。今太阳一罢，则种种皆下证矣。

【白话解】太阳病的症状已经消退，出现的症状全部反映的是阳明病的表现。此条首先揭示的是太阳与阳明并病的情形，太阳病的症状没有消退，就出现可以使用攻下的症状表现。现在太阳病的症状已经消退，那么出现的各种症状都是可以用下法的指征了。

【伤寒论】发汗不解，腹满痛者，急下之，宜大承气汤。

【伤寒论注】表虽不解，邪甚于里，急当救里，里和而表自解矣。

【白话解】表证虽然没有消退，但体内已出现邪气亢盛的病情，必须尽快对于体内的邪气进行治疗，体内气机恢复正常，则表证自然就消退了。

【伤寒论】阳明病，发热汗多者，急下之，宜大承气汤。

【伤寒论注】前条若汗多微发热恶寒者，外未解也，未可与承气，总为脉迟者言耳。若脉大而不恶寒、蒸蒸发热、汗多亡阳者，当急下以存津液，而勿以潮热为拘也。

【白话解】前面的条文中出现的汗多、轻度发热恶寒诸多症状，表明表证没有消退，不宜用承气汤，鉴别的要点在此时的脉象是迟的。如果脉象是大的，不恶寒、发热如蒸、汗出过多而有阳气脱失的表现时，应当立即使用下法，以保存体内的津液，而不要局限于热型是否是潮热。

【伤寒论】伤寒六七日，目中不了了，睛不和，无表里证，大便难，身微热者，此为实也，急下之，宜大承气汤。

【伤寒论注】伤寒七日不愈，阳邪入阴矣。目不了了，目睛不和，何以故？身微热，是表证已罢。不烦躁，是里证未见。无表里证也。唯不大便为内实，斯必浊邪上升，阳气闭塞。下之，而浊阴出下窍，清阳走上窍矣。

【白话解】感受风寒邪气已经七日了，仍没有痊愈，这表明外邪已经侵入体内了。视物不清，眼珠转动不灵活，这些症状的产生是什么原因呢？身体轻度发热，这是表证已经消退了。不烦躁，表明没有邪气内侵的里证。此即所谓"无表里证"。只是出现不大便的症状，表明肠内有实邪内阻，这种情况下由糟粕产生的浊邪一定会上犯清窍，使正常的清阳之气闭塞不通。应当用攻下的治法，使肠内糟粕从下窍泻出，则清阳运行恢复正常，就会向上濡养上窍了。

【伤寒论】少阴病，得之二三日，不大便，口燥咽干者，急下之，宜大承气汤。

【伤寒论注】热淫于内，肾水枯涸，因转属阳明。胃火上炎，故口燥咽干。急下之，火归于坎，津液自升矣。此必有不大便证，若非本有宿食，何得二三日便当急下？

【白话解】邪热炽盛于里，必然灼烁肾水，使肾水枯竭，因而使疾病向阳明病发展。胃中火邪上炎，耗伤阴液，因而会出现口燥咽干。急用攻下的治法，使火归于肾，津液自然能够上升。这种情况一定会有不大便的症状，如果病人体内原本没有宿食，何必得病二三日就急用攻下的治法呢？

【伤寒论】少阴病，自利清水，色纯青，心下必痛，口干舌燥者，急下之，宜大承气汤。

【伤寒论注】自利而渴者，属少阴。今自利清水，疑其为寒矣。而利清水时，必心下痛，必口燥舌干，是土燥火炎，脾气不濡，胃气反厚，水去而谷不去，故纯青也。虽曰通因通用，仍是通因塞用。

【白话解】下利并有口渴，是属于少阴病症状。现在下利为清水，病性有可能属于寒。如果下利清水时，总出现心下疼痛，总有口燥舌干这些症状，表明这是阳明燥盛火炎，脾气不足，胃火偏亢，胃中津液被消耗而食物不能被运化，所以便色纯青。虽然说这种治法被称为"通因通用"，实际上却是"通因塞用"。

【伤寒论】少阴病六七日，腹胀不大便者，急下之，宜大承气汤。

【伤寒论注】六七日当解不解，因转属阳明，是脏气实而不能入，还之于腑也。急攻之，所谓已入于腑者可下也。

三阳唯少阳无承气证，三阴唯少阴有承气证。盖少阳为阳枢，阳稍虚，邪便入于阴，故不可妄下，以虚其阳。少阴为阴枢，阳有余邪，便伤其阴，故宜急下以存其阴。且少阳属木，邪在少阳，唯畏其克土，故无下证。少阴主水，邪在少阴，更畏有土制，故当急下。盖真阴不可虚，强阳不可纵也。

【白话解】外感病六七日后，病应当痊愈，却没痊愈，并且向阳明传变，这是因为脏气充实，能够抵御邪气，使邪气不能侵入，于是邪气侵入肠腑。应当急用攻下的治法，这就是所说的邪已经侵入肠腑，可以用下法。

三阳病中只有少阳病没有承气汤证，三阴病只有少阴病有承气汤证。大体上说少阳经是阳经的枢纽，其阳气稍微不足，邪气便容易侵入阴经，所以不可以乱用下法，使阳气更虚。少阴经是阴经的枢纽，阳经有过盛的邪气，就容易损伤肾阴，所以应急用攻下来保存体内阴液。况且少阳经属性为木，邪气侵入少阳，最担心邪气乘机克制脾土，因此不用下法。少阴主司水液，邪气侵入少阴，更担心受到脾土的克制，因此也应当急用下法。总之不能使真阴亏虚，不能放纵亢盛的阳邪。

【伤寒论】

调胃承气汤

大黄三两 炙甘草二两 芒硝半斤

上三味，咬咀，以水三升，煮取一升，去滓，内芒硝，更上火微煮令沸，少少温服。

【伤寒论注】亢则害，承乃制，承气所由名也。不用枳、朴而任甘草，是调胃之义。胃调则诸气皆顺，故亦以承气名之。此方专为燥屎而设，故芒硝分两多于大承气。前辈见条中无燥屎字，便云未燥坚者用之，是未审之耳。

【白话解】某气过盛，则对其所胜者造成危害，能够克制该过度之气承袭之，使其受到制约而不过亢为害，承气之名就是这样由来的。方中不用枳实、厚朴，而只用甘草，这是调和胃气的意思。胃气调和那么体内各种气的运行就调畅，所以也用承气来命名。这个方子是专门针对体内有燥屎的情况确定的，所以本方芒硝的药量比大承气汤中多。以前的医家看条文中没有燥屎的字样，就说这个方剂是针对大便尚未干燥坚硬时使用，这是没仔细考量过而产生的误解。

【伤寒论】

大承气汤

大黄四两 酒洗 厚朴半斤 枳实五枚 炙 芒硝三合

水一斗，先煮二物，取五升，去滓，内大黄，煮二升，去渣，再内芒硝，上火微一二沸，分温再服。得下，余勿服。

小承气汤

大黄四两 厚朴二两 去皮 枳实三枚

水四升，煮取一升二合，分温三服。初服汤当大便，不尔者尽饮之，若得大便，勿服。

【伤寒论注】诸病皆因于气，秽物之不去，由气之不顺也。故攻积之剂，必用气分之药，故以承气名汤，分大小有二义焉：厚朴倍大黄，是气药为君，味多性猛，制大其服，欲令大泄下也；大黄倍厚朴，是气药为臣，味少性缓，制小其服，欲微和胃气也。前法更有妙义：大承气之先后作三次煎者，何哉？盖生者气锐而先行，熟者气纯而和缓。欲使芒硝先化燥屎，大黄继通地道，而后枳朴除其痞满也。若小承气三物同煮，不分次第，只服四合，但求地道之通，而不用芒硝之峻，且远于大黄之锐，故称微和之剂云。

【白话解】各种病证的发生都源于气，体内的秽浊之物不能排出，是由于体内气机不畅通。所以攻下积滞的方子都用行气的药物，因此用承气命名该方。承气汤有大小之分，有两种含义：厚朴是大黄量的一倍，是行气药为君，药味多、药性猛、药量大，服用后发挥泻下力量强的作用；大黄的用量是厚朴的一倍，是行气药为臣药，药味少、药性缓、药量小，服用后发挥轻度地调节胃气的作用。前一种用法更有精妙之义，大承气汤使用时先后经过三次煎煮，它的用意是什么呢？大体上生药药性猛烈，先发生作用。熟药药性纯净，作用和缓。煎煮方法不同就是要让芒硝先发挥软化燥屎的作用，进而使大黄发挥畅通肠道的作用，最后枳实、厚朴发挥消除痞满的作用。而小承气汤三种药物一起煎煮，不分先后次序，并且每次只服用四合，意图在于使肠道畅通。其中不用药性峻猛的芒硝，而且避免使用生锐的大黄，所以称作微和的方子。

★少阳脉证

【伤寒论】少阳之为病，口苦，咽干，目眩也。

【伤寒论注】太阳主表，头项强痛为提纲；阳明主里，胃家实为提纲；少阳居半表半里之位，仲景特揭口苦、咽干、目眩为提纲，奇而至当也。盖口、咽、目三者，不可谓之表，又不可谓之里，是表之入里、里之出表处，所谓半表半里也。三者能开能阖，开之可见，阖之不见，恰合枢机之象，故两耳为少阳经络出入之地。苦、干、眩者，皆相火上走空窍而为病也。此病自内之外，人所不知，唯病人独知。诊家所以不可无问法。三证为少阳一经病机，兼风寒杂病而言。但见一证即是，不必悉具。

【白话解】太阳经主司体表，头痛、项部拘急不舒是太阳病的提纲证；阳明经主司体内，胃家实是它的提纲证；少阳经分布在半表半里的部位，仲景特意揭示口苦、咽干、目眩作为提纲证，视角独特而且最为适当。口、咽、目三个部位，不能称之为表，又不能称之为里，这是由表入里、由里出表的部位，也就是所谓半表半里。三个部位都能张开闭合，张开能看见，合上就看不见了，恰合如门轴转动之枢机之象，所以两耳是少阳经络出入的部位。苦、干、眩症状，都是相火上行空窍形成的症状。这种症状是从内向外发生的，外人并不知道，只有病人本人清楚。因此，医生不能没有问诊。不论外感风寒，还是内伤杂病，这三个症状均反映了邪犯少阳的病机，因此可以从少阳论治。正如《伤寒论·辨太阳病脉证并治》所云："伤寒中风，有柴胡证，但见一证便是，不必悉具。"

【伤寒论】伤寒，脉弦细，头痛发热者，属少阳。少阳不可发汗，发汗则谵语，此属胃。胃和则愈，胃不和则烦而躁。

【伤寒论注】少阳初受寒邪，病全在表，故头痛发热与太阳同，与五六日而往来寒热之半表不同也。弦为春脉，细则少阳初出之象也。但见头痛发热，而不见太阳脉证，则弦细之脉，断属少阳，而不可作太阳治之矣。少阳少血，虽有表证，不可发汗。发汗则津液越出，相火燥必胃实而谵语，当与柴胡以和之。上焦得通，津液得下，胃气因和。若加烦躁，则为承气证矣。

【白话解】少阳经刚受到寒邪的侵袭，病位在体表，所以出现的头痛、发热症状，与太阳经感受寒邪的病机是相同的，而与疾病发生五六日后出现的往来寒热时病位在半表不同。弦脉是春季的常脉，细脉是少阳刚出现的征象。如果只是出现头痛、发热，没有出现太阳病的脉证，则弦细的脉象，应当判断属少阳病，不能视作太阳病论治了。少阳经中血少，即使有表证，也不能用发汗的方法治疗。如果发汗，则津液向外泄出，阴液不足致相火燥烈，以至于肠胃糟粕成实而发生谵语，应当用小柴胡汤和解少阳。上焦得以宣通，津液才能够润下，胃气因此顺和。如果症状中还有烦躁，那就是承气汤证了。

【伤寒论】少阳中风，两耳无所闻，目赤，胸中满而烦者，不可吐、下，吐、下则悸而惊。

【伤寒论注】少阳经络，萦于头目，循于胸中，为风木之脏，主相火。风中其经，则风动火炎，是以耳聋目赤，胸满而烦也。耳目为表之里，胸中为里之表，当用小柴胡和解法。或谓热在上焦，因而越之，误吐者有矣；或谓釜底抽薪，因而夺之，误下者有矣；或谓火郁宜发，因而误汗者有矣。少阳主胆，胆无出入，妄行吐、下，津液重亡。胆虚则心亦虚，所生者受病，故悸也；胆虚则肝亦虚，腑病及脏，故惊也。上条汗后而烦，因于胃实；此未汗而烦，虚风所为。上条烦而躁，病从胃来；此悸而惊，病迫心胆。上条言不可发汗；此言不可吐、下，互相发明，非谓中风可汗，而伤寒可吐、下也。此虽不言脉，可知其弦而浮矣。不明少阳脉证，则不识少阳中风；不辨少阳脉状，则不识少阳伤寒也。

【白话解】少阳经络，循行于头目，入于胸中，络属于风木的脏腑，主司相火。风邪侵袭少阳经，则风邪扇动相火上炎，所以会出现耳聋目赤、胸胁满闷而烦。耳目属于体表的里层，而胸中为体内的表层，这种病情应当使用小柴胡汤和解少阳。有人认为本证热在上焦，可以因病位在上而使用吐法，因此出现了误用吐法的情形；有人认为可以用釜底抽薪的治法从下而祛除邪气，因此出现误用下法的情形；有人认为火邪郁闭于内宜用发散的方法，因而出现误用汗法的情形。少阳经属于胆，胆腑无出入的部位，因此可知用吐法、下法，会造成津液进一步的丢失，使胆气更虚，胆气虚则心气也不足，由胆木所生的心火受到累及，所以出现心悸；胆气虚则肝气不足，这是腑的病变累及到脏，所以出现惊恐。上一条文发汗后出现烦，是胃肠燥屎形成所致；本条没有发汗而出现烦，是风邪侵袭引起的。上条的烦躁是邪气从胃肠中来；本条的惊悸，是邪气逼迫心胆所致。前条说不可用发汗的方法，本条说不能使用吐法和下法，两条相互阐发明义，并不是说中风证可以用汗法，而伤寒证可以用吐法和下法。这条虽然没说脉象，也可以推知脉是弦浮的。不清楚少阳脉证，就不认识少阳中风证；不清楚少阳脉形，就不认识少阳伤寒证。

【伤寒论】伤寒三日，少阳脉小者，欲已也。

【伤寒论注】阳明受病，当二三日发；少阳受病，当三四日发。若三日脉大，则属阳明；三日弦细，则属少阳。小即细也，若脉小而无头痛发热等证，是少阳不受邪。此即伤寒三日，少阳证不见，为不传也。

【白话解】阳明经受到外邪的侵袭，按常规应二三日后发病；少阳经受外邪的侵袭，按常规三四日发病。如果第三日脉体阔大且有力，则属阳明经病变；第三日脉象弦细，则属少阳经病变。脉体小就接近细脉了，如果脉体小，且没有头痛发热等症状，这是少阳经未受邪气侵袭的表现。此即《伤寒论·辨太阳病脉证并治》所云"伤寒二三日，阳明少阳证不见者，为不传也"之意。

【伤寒论】少阳病，欲解时，从寅至辰上。

【伤寒论注】寅卯主木，少阳始生，即少阳主时也。主气旺，则邪自解矣。辰上者，卯之尽，辰之始也。

【白话解】寅卯属木，此时少阳开始生发，也就是少阳的主时。少阳经气旺盛，则邪气自然被驱散。辰上是卯时的结束，辰时的开始。

【伤寒论】太阳与少阳并病，脉弦，头项强痛，或眩冒，时如结胸，心下痞硬者，当刺大椎第一间、肺俞、肝俞，慎不可发汗。发汗则谵语。若谵语不止，当刺期门。

【伤寒论注】脉弦属少阳，头项强痛属太阳。眩冒、结胸、心下痞，则两阳皆有之证。两阳并病，阳气重可知。然是经脉之为眚，汗、吐、下之法，非少阳所宜。若不明刺法，不足以言巧。督主诸阳，刺大椎以泄阳气。肺主气，肝主血，肺肝二俞，皆主太阳。调其气血，则头项强痛可除，脉之弦者可和，眩冒可清，结胸痞硬等证可不至矣。若发汗是犯少阳，胆液虚必转属胃而谵语。此谵语虽因胃实，而两阳之证未罢，亦非下法可施也。土欲实，木当平之，必肝气清而水土治，故刺期门而三阳自和。

【白话解】弦脉是少阳病的主脉，头项强痛是太阳病的主症。眩晕、结胸、心下痞满，是少阳病与太阳病都可以见到的症状。两阳并病，可以推断出阳气郁闭的程度很重。经脉部位的病变，就应当使用汗、吐、下的治法，而这些方法，都不适用于少阳病。如果不了解针刺疗法，就不能说清它的巧妙。督脉主管全身诸多阳经，针刺大椎穴，就能起到宣泄阳气的作用。肺主一身之气，肝主藏血，肺腧穴与肝腧穴均在足太阳膀胱经上。调理太阳经的气血，就可以解除头项强痛，脉弦也可得到调和，眩晕可以清除，结胸痞硬等症状可以不发生。如果使用发汗的方法，就会损伤少阳经气，胆液不足，病邪必会转属胃肠而出现谵语。这时的谵语虽然是由胃肠燥屎所致，但太阳病与少阳病的症状并没有消退，因此也不能用下法治疗。土气要充实，就得平抑木气，因此必须要清泄胆热，脾土才能平和，所以针刺期门穴，起到促使三阳经气和畅的目的。

【伤寒论】太阳少阳并病，心下硬，头项强而眩者，当刺大椎、肺俞、肝俞，慎勿下之。

太阳少阳并病，而反下之，成结胸，心下硬，下利不止，水浆不下，其人心烦。

【伤寒论注】并病无结胸证，但阳气怫郁于内，时时若结胸状耳。并病在两阳，而反下之如结胸者，成真结胸矣。结胸法当下，今下利不止，水浆不入，是阳明之阖病于下，太阳之开病于上，少阳之枢机无主。其人心烦，是结胸证具，烦躁者死也。

【白话解】并病没有结胸证，只是阳气不顺畅郁闭于体内，总是感觉像结胸症状。太阳与少阳并病，如果用下法治疗后出现如结胸症状的，就真的是结胸证。结胸证的治疗按道理应当用下法，现在出现下利不止，不能进食水，这是阳明闭合的功能失常，病发生在下部；太阳宣发的功能失常，病发生在上部；少阳主枢的功能失常。病人出现心烦，这是结胸的症状具备了，出现烦且躁扰不宁的，预后不良。

★柴胡汤证

【伤寒论】伤寒五六日，中风，往来寒热，胸胁苦满，默默不欲饮食，心烦喜呕，或胸中烦而不呕，或渴，或腹中痛，或胁下痞硬，或心下悸小便不利，或不渴身有微热，或咳者，小柴胡汤主之。

【伤寒论注】此言非伤寒五六日而更中风也。言往来寒热有三义：少阳自受寒邪，阳气衰少，既不能退寒，又不能发热，至五六日郁热内发，始得与寒气相争，而往来寒热，一也；若太阳受寒，过五六日阳气始衰，余邪未尽，转属少阳，而往来寒热，二也；风为阳邪，少阳为风脏，一中于风，便往来寒热，不必五六日而始见，三也。少阳脉循胸胁，邪入其经故苦满；胆气不舒故默默；木邪犯土故不欲饮食；相火内炽故心烦；邪正相争故喜呕。盖少阳为枢，不全主表，不全主里，故六证皆在表里之间。仲景本意重半里，而柴胡所主又在半表，故少阳证必见半表，正宜柴胡加减。如悉入里，则柴胡非其任矣。故小柴胡称和解表里之主方。

寒热往来，病情见于外；苦喜不欲，病情得于内。看喜、苦、欲等字，非真呕、真满、不能饮食也。看往来二字，见有不寒热时。寒热往来，胸胁苦满，是无形之半表；心烦喜呕，默默不欲饮食，是无形之半里。虽然七证皆偏于里，唯微热为在表；皆属无形，唯心下悸为有形；皆风寒通证，唯胁下痞硬属少阳。

总是气分为病，非有实可据，故皆从半表半里之治法。

【白话解】这条不是说感受寒邪侵袭五六日后又感受风邪侵袭。所谓往来寒热有三层含义：少阳经本身受到寒邪侵袭，由于少阳经阳气衰少，所以既不能祛除寒邪，又不能与邪交争而发热，到了五六日时郁热从内而发，这时才能与寒邪相争，因而出现往来寒热，这是第一层含义；如果太阳经感受寒邪，过了五六日，太阳阳气开始衰减，剩下的寒邪没有祛除，向内侵犯少阳经，因而出现往来寒热，这是第二层含义；风邪是属于阳性的邪气，少阳经是连属于性质为风的脏腑，一旦感受风邪，就会出现往来寒热，不一定等到五六日才出现，这是第三层含义。少阳经脉循行于胸胁，邪气侵入少阳经时，就会出现胸胁有满闷感；胆气不舒畅，所以神情默默；胆邪横逆影响脾土，所以不想吃食物；少阳相火内炽扰及心神，所以心烦；邪正相互争斗，所以频繁呕吐。总之，少阳为一身的枢机，不全主司体表，也不全主司体内，因此这六个症状都是在表里之间。仲景本意是注重半里症状，而柴胡所治疗症状又是在半表，所以少阳病的症状一定会出现半表症状，恰恰适合用小柴胡汤来加减治疗。如果病邪全部侵入体内，那时小柴胡汤就不能治疗了。因此小柴胡汤被称作和解表里的基本方剂。

寒热往来，是病情表现在外的症状；胸胁苦满、默默不欲饮食、心烦喜呕，这些病情是由内部病变引起的。看"喜""苦""欲"这几个字，并不是真的呕吐、真的有物充满、不能吃食物。看"往来"这二字，可以推断有不发生寒热的时候。寒热往来，胸胁苦满，这是无形之邪侵袭人体半表的部位。心烦喜呕，默默不欲饮食，这是无形之邪侵袭人体的半里部位所致。虽然这七个症状都是偏重在里的，只有微热是在体表的症状；虽邪气都属于无形之邪，只有心下悸动是有形之邪的影响；这些症状虽然是感受风寒之邪后都会出现的，只有胁下痞硬是少阳特有的症状。总之，这是气分的病变，不是有形的实邪所致，所以治疗上都用半表半里证的治法。

【伤寒论】血弱气虚，腠理开，邪气因入，与正气相搏，结于胁下。正邪分争，往来寒热，休作有时。默默不欲饮食，脏腑相连，其痛不下，邪高痛下，故使呕也。

【伤寒论注】此仲景自注柴胡证。首五句，释胸胁苦满之因；正邪三句，释往来寒热之义；此下多有缺文，故文理不连属也。

【白话解】这条是仲景自己在注释小柴胡汤证。开头的五句，解释了胸胁苦满的原因；"正邪分争"这三句，解释了往来寒热产生的机制；后面的条文内容有不少缺失的文句，所以整个句子意义并不连贯。

【伤寒论】

小柴胡汤

柴胡半斤 半夏半升 人参 甘草 黄芩 生姜各三两 大枣十二枚

以水一斗二升，煮取六升，去滓，再煎取三升，温服一升，日三服。若胸中烦而不呕者，去半夏、人参，加栝蒌实一枚。若渴者，去半夏，加人参，合前成四两半，加栝蒌根四两。若腹中痛者，去黄芩，加芍药三两。若胁下痞硬，去大枣，加牡蛎四两。若心下悸，小便不利者，去黄芩，加茯苓四两。若不渴，外有微热者，去人参，加桂枝三两，温服，取微汗愈。若咳者，去人参、大枣、生姜，加五味子半升，干姜二两。

【伤寒论注】柴胡感一阳之气而生，故能直入少阳，引清气上升而行春令，为治寒热往来之第一品药。少阳表邪不解，必需之。

半夏感一阴之气而生，故能开结气、降逆气、除痰饮、为呕家第一品药。若不呕而胸烦口渴者去之，以其散水气也。

黄芩外坚内空，故能内除烦热，利胸膈逆气。腹中痛者，是少阳相火为害，以其苦从火化，故易芍药之酸以泻之。心下悸，小便不利者，以苦能补肾，故易茯苓之淡以渗之。

人参、甘草，补中气和营卫，使正胜则邪却，内邪不留，外邪勿复入也。仲景于表证不用人参，此因有半里之无形证，故用之以扶元气，使内和而外邪勿入也。身有微热是表未解，不可补；心中烦与咳，是逆气有余，不可益气，故去之。如太阳汗后身痛而脉沉迟，下后协热利而心下硬，是太阳之半表半里证也。表虽不解，因汗下后重在里，故参、桂兼用。先辈论此汤，转旋在柴、芩二味，以柴胡清表热、黄芩清里热也。卢氏以柴胡、半夏得二至之气而生，为半表半里之主治，俱似有理。然本方七味中，半夏、黄芩，俱在可去之例，唯不去柴胡、甘草。当知寒热往来，全赖柴胡解外，甘草和中。故大柴胡去甘草，便另名汤，不入加减法。

【白话解】柴胡是感受少阳之气而生长的，所以能够直接进入少阳，引领清气向上升腾，发挥如同春天那样的生发的作用，是治疗寒热往来的首选药。少阳病表邪不缓解时，必须使用此药。

半夏是感受一阴之气而生长的，所以能够开散结气，使逆气下降，祛除痰饮，是治疗呕吐的首选药。如果不呕，且胸烦口渴时，就去掉它，因其能耗伤津液。

黄芩外表坚硬中间空，所以能够清除体内的烦热，使胸膈的逆气下降。如果出现腹中疼痛，这是少阳相火造成的，因黄芩味苦能够化生火邪，所以用味酸的芍药替代，以泻少阳相火。心下悸动，小便不利者，由于黄芩味苦能够补肾，所以用味淡的茯苓替代，以淡渗利水。

人参、甘草，补益中气，调和营卫，助正气战胜邪气，使邪气不能停留在体内，则体外的邪气也不能再侵入了。仲景在治疗表证时不使用人参，这次使用是由于本证有无形之邪侵袭而致的半里证，所以用人参扶助元气，使体内元气充足，则外邪不能进入。身体有轻度发热，这是表证没有解除，不能用补药；心中烦与咳，是邪气偏盛的表现，不能再补气，所以在这时要去掉人参。如太阳病，发汗后身体疼痛而脉象沉迟，或误下后体表有热并且下利，心下硬满，这些都是太阳病的半表半里证。表证虽然没解除，但由于发汗、攻下后，体内正气受损病位在里，所以还要人参和桂枝同时使用。前人论述这个方子时，重点在于柴胡、黄芩两药，原因在于柴胡能清宣表热，黄芩能清泄里热。明清医家卢之颐认为，柴胡、半夏是感受冬至与夏至之气生长的，是治疗半表半里证的主药，好像都有道理。但纵观本方七味药中，半夏、黄芩都在可以去掉的药物行列中，唯独不可去掉柴胡、甘草。应当意识到寒热往来这一症状，全依赖于柴胡解除表邪，甘草调和中气的功效。所以在大柴胡汤中去掉甘草时，就另外起个名来命名方子，也不将其放在加减运用中进行论述。

【伤寒论】伤寒中风，有柴胡证，但见一证便是，不必悉具。

【伤寒论注】柴胡为枢机之剂，凡寒气不全在表未全入里者，皆服之。证不必悉具，故方亦无定品。

【白话解】小柴胡汤是调畅枢机的方剂，大凡寒邪侵袭人体，邪不完全在表，也未完全入里者，都可以使用。条文中列举的症状不需要每个都出现，所以说这个方子没有特定的症状。

【伤寒论】呕而发热者，小柴胡汤主之。

【伤寒论注】伤寒则呕逆，中风则干呕。凡伤寒中风，无麻黄、桂枝证，但见喜呕一证，则发热者，便可用柴胡汤，不必寒热往来而始用也。发热而呕，则人参当去，而桂枝非所宜矣。其目赤、耳聋、胸满而烦者，用柴胡去参、夏加栝蒌实之法。脉弦细而头痛发热者，从柴胡去参加桂之法。

【白话解】伤寒证多出现呕逆，中风证多出现干呕。凡是伤寒、中风时没有出现麻黄汤证、桂枝汤证的症状，只出现常常呕吐一症，则此发热症，就可以使用小柴胡汤治疗，不必等到寒热往来出现时才使用。发热伴有呕吐时，应去掉人参，桂枝在这种情况下也不适合使用。如果病出现目赤、耳聋、胸满、心烦时，用小柴胡汤去掉人参、半夏，加栝蒌实治疗。脉象弦细，头痛发热时，应使用小柴胡汤去人参加桂枝来治疗。

【伤寒论】伤寒五六日，头汗出，微恶寒，手足冷，心下满，口不欲食，大便硬，脉沉细者，此为阳微结。必有表复有里也，脉沉亦在里也。汗出为阳微结。假令纯阴结，不得复有外证，悉入在里矣。此为半在里半在表也。脉虽沉细，不得为少阴病。所以然者，阴不得有汗，今头汗出，故知非少阴也，可与小柴胡汤。设不了了者，得屎而解。

【伤寒论注】大便硬谓之结。脉浮数能食曰阳结，沉迟不能食曰阴结。此条俱是少阴脉，谓五六日又少阴发病之期，若谓阴不得有汗，则少阴亡阳，脉紧汗出者有矣。然亡阳与阴结有别：亡阳咽痛吐利，阴结不能食而大便反硬也。亡阳与阳结亦有别：三阴脉不至头，其汗在身；三阳脉盛于头，阳结则汗在头也。邪在阳明，阳盛，故能食，此谓纯阳结；邪在少阳，阳微，故不欲食，此谓阳微结，宜属小柴胡矣。然欲与柴胡汤，必究其病在半表。而微恶寒，亦可属少阴，但头汗，始可属之少阳。欲反覆讲明头汗之义，可与小柴胡而勿疑也。上焦得通，则心下不满而欲食；津液得下，则大便自软而得便矣。此为少阴少阳之疑似证。

上论小柴胡主证。

【白话解】大便硬称作结。脉象浮数而能食者称作阳结，脉象沉迟而不能食者称为阴结。本条所述都是少阴病的脉象，发病五六日又是少阴病发病的时间，如果说病在阴证不会有汗出，那么当少阴亡阳时，也会有脉紧汗出的情况。然而亡阳与阴结是有区别的：亡阳时有咽痛、呕吐、下利的症状，阴结时有不能食、大便反硬的症状。亡阳与阳结也有区别：三阴经脉循行的部位不涉及头部，所以汗出在身体躯干部；三阳经脉主要在头部循行，所以阳结时汗出主要分布在头部。邪气聚于阳明，阳气亢盛，故能食，这就是所说的纯阳结；邪聚在少阳，阳气少，所以不欲食，这叫阳微结，治疗上宜用小柴胡汤。需要注意的是，要用小柴胡汤，病位一定是在半表。轻微的恶寒也可以是少阴病的症状，但有头汗出这一症状，就可以确定这是少阳病了。

这里反复讲清楚头汗的原因，就在于可以毫无顾虑地使用小柴胡汤。上焦气机宣通，那么心下就没有满闷感，也想吃饭了；津液能够向下输布，那么大便自然变软而且能够排出了。这条是少阴病与少阳病的疑似证。

以上论述了小柴胡汤证的主要症状。

【伤寒论】伤寒四五日，身热恶风，头项强，胁下满，手足温而渴者，小柴胡汤主之。

【伤寒论注】身热恶风，头项强，桂枝证未罢。胁下满，已见柴胡一证，便当用小柴胡去参、夏加桂枝、栝蒌以两解之。不任桂枝而主柴胡者，从枢故也。

【白话解】身热、恶风、头项拘急不舒，这是桂枝汤证尚未解除。胁下满闷，表明已经出现小柴胡汤证的一个重要症状，就可以使用小柴胡汤去掉人参、半夏，加桂枝、栝蒌以两解太阳与少阳之邪。不用桂枝汤而用小柴胡汤，是由于少阳主枢。

【伤寒论】阳明病，发潮热，大便溏，小便自可，胸胁满者，小柴胡汤主之。

【伤寒论注】潮热已属阳明，然大便溏而小便自可，未为胃实。胸胁苦满，便用小柴胡和之，热邪从少阳而解，不复入阳明矣。上条经四五日，是太阳少阳并病，此是阳明少阳合病。若谓阳明传入少阳，则谬矣。

【白话解】潮热一症表明病已转属阳明，如果是大便溏而小便正常，表明此时胃肠内燥屎还没形成。如果出现胸胁苦满，便可以用小柴胡汤和解少阳，使热邪从少阳经驱散，不再入阳明。前条病经四五日，是太阳少阳并病的情形，本条是阳明少阳合病。如果认为邪气从阳明传入了少阳，就错了。

【伤寒论】阳明病，胁下硬满，不大便而呕，舌上白胎者，可与小柴胡汤。上焦得通，津液得下，胃气因和，身濈然汗出而解也。

【伤寒论注】不大便属阳明，然胁下硬满而呕，尚在少阳部。舌上白胎者，痰饮溢于上焦也。与小柴胡汤，则痰饮化为津液而燥土和，上焦仍得汗出而充身泽毛矣。

【白话解】不大便是阳明病的一个症状，如果胁下硬满而呕吐，则表明病邪仍留在少阳经。舌上白苔者，是痰饮溢于上焦。使用小柴胡汤治疗，就可化痰饮而生津液，使胃土和顺，上焦顺畅才能汗出而充养皮肤毛发。

【伤寒论】伤寒呕多，虽有阳明证，不可攻之。

【**伤寒论注**】呕者，水气在上焦，上焦得通，津液得下，胃气因和矣。

【**白话解**】呕吐，是由水气停蓄上焦所致。上焦气机得以畅通，津液能够向下输布，胃气因而调和顺降。

【**伤寒论**】服柴胡汤已，渴者，属阳明也，以法治之。

【**伤寒论注**】柴胡汤有芩、参、甘、枣，皆生津之品。服之反渴者，必胃家已实，津液不足以和胃也，当行白虎、承气等法。仍用柴胡加减，非其治矣，此少阳将转属阳明之证。

上论两经合并病。

【**白话解**】小柴胡汤中有黄芩、人参、甘草、大枣，这些都是滋生津液的药物。服用后反而觉得口渴的，一定是胃肠燥屎已形成，津液不充足，不能和降胃气，应当使用白虎汤、承气汤等治疗。如果继续用柴胡汤加减治疗，是不恰当的，因为这是少阳病即将向阳明病转变的证候了。

以上论述了两经合病、并病的情况。

【**伤寒论**】妇人中风七八日，续得寒热，发作有时，经水适断者，此为热入血室，其血必结，故使如疟状，发作有时，小柴胡汤主之。

【**伤寒论注**】中风至七八日，寒热已过，复得寒热，发作有期，与前之往来寒热无定期者不侔，此不在气分而在血分矣。凡诊妇人，必问月事，经水适断于寒热时，是不当止而止也。必其月事下而血室虚，热气乘虚而入，其余血之未下者，干结于内，故适断耳。用小柴胡和之，使结血散则寒热自除矣。余义详阳明篇。

上论热入血室。

【**白话解**】感受风寒之邪七八日以后，恶寒发热已经停止了，再次出现恶寒发热，发作有节律，这与疾病初期出现的没有规律的往来寒热不同，表明疾病不在气分，已经入血分了。大体来说为女人诊病时，一定要问她月经的情况，发生恶寒发热时月经正好停止，这是不应当停止却停止的情况。一定是因为月经来潮时血室空虚，热邪趁虚侵入，血室内没有及时排出的经血，受邪气的影响凝结在血室之中，所以就正好停经了。用小柴胡汤调和，使凝结的血宣散，这样恶寒发热就不再发作了。还有一些内容在阳明病篇已经详细阐述了。

以上论述热入血室证。

【**伤寒论**】伤寒六七日，发热微恶寒，肢节烦疼，微呕，心下支结，外证未去者，柴胡桂枝汤主之。

【伤寒论注】伤寒至六七日，正寒热当退之时，反见发热恶寒证，此表证而兼心下支结之里证，表里未解也。然恶寒微，则发热亦微。但肢节烦疼，则一身骨节不烦疼可知。支如木之支，即微结之谓也。表证微，故取桂枝之半；内证微，故取柴胡之半。此因内外俱虚，故以此轻剂和解之也。

上论柴胡桂枝各半证。

【白话解】感受风寒之邪后六七日，正是恶寒和发热症状应当消退的时候，这个时候反而又出现发热恶寒的症状，这是表证不解又出现了心下支结的里证，表里证都没有解除。如果恶寒轻微，则发热的程度也很轻。只是四肢关节烦疼，表明全身躯干骨节不烦疼。支像树木的枝，也就是所说的微结。因表证轻，所以用桂枝汤一半的剂量；因里证也轻，所以用小柴胡汤一半的剂量。本证因表里之气都不足，所以用这样的轻剂来和解表里。

以上论述了柴胡桂枝汤证。

【伤寒论】

柴胡桂枝汤

柴胡四两　黄芩　人参　生姜　芍药　桂枝各两半　甘草一两　半夏二合半　大枣六枚

以水七升，煮取三升，去滓，温服一升。

【伤寒论注】桂、芍、甘草，得桂枝之半；柴、参、芩、夏，得柴胡之半；姜、枣得二方之半，是二方合半非各半也。与麻黄桂枝合半汤又不同。

【白话解】桂枝、芍药、甘草的剂量为桂枝汤中各药剂量的一半；柴胡、人参、黄芩、半夏的剂量是小柴胡汤中各药剂量的一半；生姜、大枣是二方中某一方药剂量的一半，所以说本证是桂枝汤和小柴胡汤两方合在一起的半量，并不是各自的一半剂量。这与桂枝麻黄各半汤的含义不同。

【伤寒论】伤寒，阳脉涩，阴脉弦，法当腹中急痛，先用小建中汤。不差者，小柴胡汤主之。

【伤寒论注】前条偏于半表，此条偏于半里。注详建中汤证中。

【白话解】前一条偏重论述在半表的病变，本条偏重于论述在半里的病变。本条的注解在小建中汤证中有详细的阐述。

【伤寒论】本太阳病不解，转入少阳者，胁下硬满，干呕不能食，往来寒热，尚未吐、下，脉弦细者，与小柴胡汤。若已吐、下、发汗、温针，谵语，柴胡证罢，此为坏病，知犯何逆，以法治之。

【伤寒论注】少阳为枢，太阳外证不解，风寒从枢而入少阳矣。若见胁下硬满，干呕不能食，往来寒热之一，便是柴胡证未罢，即误于吐、下、发汗、温针，尚可用柴胡治之。若误治后，不见半表半里证而发谵语，是将转属阳明，而不转属少阳矣。柴胡汤不中与之，亦不得以谵语即为胃实也。知犯何逆，治病必求其本也，与桂枝不中与同义。此太阳坏病，而非少阳坏病也。

【白话解】少阳是三阳经的枢纽，太阳病表证不解除，风寒之邪由此侵入少阳。如果出现胁下硬满、干呕不能食、往来寒热这几个症状之一的，就表明有小柴胡汤的适应证，即使是错误地使用了吐、下、发汗、温针等治法，还是可以用小柴胡汤治疗。如果错误治疗后，没出现半表半里的症状，却出现了谵语，这是疾病要向阳明病发展了，而不是向少阳病发展，就不能用小柴胡汤治疗了，也不能单凭谵语就断定是胃肠有燥屎。"知犯何逆"，是指治病一定要明确疾病发生的根本原因，这与桂枝汤不中与之的意义相同。本条是太阳病的误治变证，而不是少阳病的误治变证。

【伤寒论】凡柴胡汤病而反下之，若柴胡证不罢者，复与柴胡汤，必蒸蒸而振，却发热汗出而解。

【伤寒论注】此与下后复用桂枝同局。因其人不虚，故不为坏病。

【白话解】本条与使用下法后再用桂枝汤的道理是相同的。由于病人体质不虚，所以不会发展成误治变证。

【伤寒论】伤寒五六日，呕而发热者，柴胡汤证具，而以他药下之。若心下满而硬痛者，此为结胸也，大陷胸汤主之。但满而不痛者，为痞，柴胡不中与之，宜半夏泻心汤。

【伤寒论注】注详泻心汤证中。此为柴胡坏证，故不中与之。

【白话解】在泻心汤证中有详细注释。这条是小柴胡汤证的误治变证，所以不能再用小柴胡汤治疗。

【伤寒论】得病六七日，脉迟浮弱，恶风寒，手足温。医二三下之，不能食而胁下满痛，面目及身黄，颈项强，小便难者，与柴胡汤，后必下重。本渴而饮水呕，食谷哕者，柴胡不中与也。

【伤寒论注】浮弱为桂枝脉，恶风寒为桂枝证。然手足温而身不热，脉迟，为寒，为无阳，为在脏，是表里虚寒也。法当温中散寒，而反二三下之，胃阳丧亡，不能食矣；食谷则哕，饮水则呕，虚阳外走，故一身面目悉黄；

肺气不化，故小便难而渴；营血不足，故颈项强；少阳之枢机无主，故胁下满痛。此太阳中风误下之坏病，非柴胡证矣。柴胡证不欲食，非不能食；小便不利，非小便难；胁下痞硬，不是满痛；或渴，不是不能饮水；喜呕，不是饮水而呕。与小柴胡汤后必下利者，虽有参、甘，不禁柴、芩、栝蒌之寒也。此条亦是柴胡疑似证，而非柴胡坏证。前条似少阴而实少阳，此条似少阳而实太阳坏病。得一证相似处，大宜着眼。

【白话解】脉象浮弱是桂枝汤证的脉象，恶风寒是桂枝汤证的症状。然而手足温而身不发热，脉迟，是寒象，表明阳气不足，病在脏，这些症状表明本证为表里虚寒。按道理应当用温中散寒的治法，如接二连三地使用下法，就会造成胃阳的衰亡，以至不能饮食；进食就哕，喝水就呕，这是虚阳向外耗散的表现，所以全身面目都发黄；肺气不能输布，所以小便难而口渴；营血不足，所以颈项拘急不舒；少阳不能主司枢机，所以胁下满闷疼痛。这是太阳中风证误用攻下的治法后产生的误治变证，而不是小柴胡汤证了。小柴胡汤证中的症状表现是不欲食，而不是不能食；是小便不利，而不是小便难；是胁下痞硬，而不是胁下满痛；出现口渴，而不是不能饮水；出现常呕吐，而不是饮水后才出现呕吐。用小柴胡汤治疗后出现下利症状，是由于小柴胡汤中虽然有人参、甘草之甘补，但是药量小于方中的柴胡、黄芩、栝蒌，难以抵御这些寒凉之性药物的作用，所以整个方子表现出寒性。这条也是小柴胡汤证的疑似证，而不是小柴胡汤证的误治变证。前条类似于少阴病而实际上是少阳病，本条类似于少阳病而实际上是太阳病的误治变证。条文中有某一症状相类似，就要仔细辨别。

【伤寒论】伤寒五六日，已发汗而复下之，胸胁满微结，小便不利，渴而不呕，但头汗出，往来寒热，心烦者，此为未解也，柴胡桂枝干姜汤主之。初服微烦，复服汗出便愈。

【伤寒论注】汗下后，而柴胡证仍在者，仍用柴胡汤加减。此因增微结一证，故变其方名耳。此微结与阳微结不同：阳微结对纯阴结而言，是指大便硬，病在胃；此微结对大结胸而言，是指心下痞，其病在胸胁，与心下痞硬心下支结同义。

【白话解】用发汗、攻下的治法后，小柴胡汤证仍然存在，仍然可以使用小柴胡汤治疗。这条因为增加了"微结"这一个症状，所以改变了治疗方剂的名称。这里的"微结"和"阳微结"不同："阳微结"是相对"纯阴结"

而言的，是指大便硬，病位在胃；这里的"微结"则是相对大结胸证而言的，是指心下痞硬，病位在胸胁，与心下痞硬、心下支结的意思相同。

【伤寒论】

柴胡桂枝干姜汤

柴胡半斤 黄芩 桂枝各三两 栝蒌根四两 干姜 牡蛎 甘草各二两 煎服同前法。

【伤寒论注】此方全是柴胡加减法：心烦不呕而渴，故去参、夏加栝蒌根；胸胁满而微结，故去枣加蛎；小便虽不利而心下不悸，故不去黄芩不加茯苓；虽渴而表未解，故不用参而加桂；以干姜易生姜，散胸胁之满结也。初服烦即微者，黄芩、栝蒌之效；继服汗出周身而愈者，姜、桂之功也。小柴胡加减之妙，若无定法而实有定局矣。

【白话解】这个方子全部是小柴胡汤加减用药：心烦不呕、口渴，去掉人参、半夏，加上栝蒌根；胸胁满闷去掉大枣，加上牡蛎；小便虽然不利，但心下不悸，所以不必去掉黄芩，也不加茯苓；即使口渴，但表证没有解除，所以不用人参，另加桂枝；用干姜换下生姜，以消散胸胁的满闷。服药后即感心烦减轻者，这是由于方中有黄芩和栝蒌根的原因；继续服用本方后全身汗出而诸症痊愈的，这是干姜、桂枝的作用。小柴胡汤加减用法的巧妙在于，好像是没有固定的做法，但实际上是有一定原则的。

【伤寒论】伤寒八九日，下之，胸满，烦惊，小便不利，谵语，一身尽重不可转侧者，柴胡加龙骨牡蛎汤主之。

【伤寒论注】妄下后热邪内攻，烦惊谵语者，君主不明，而神明内乱也。小便不利者，火盛而水亏也；一身尽重者，阳内而阴反外也；难以转侧者，少阳之枢机不利也。此下多亡阴，与火逆亡阳不同。

【白话解】错误地使用下法，使邪热攻入体内，出现心烦、惊恐、谵语，这是心主不安，神明错乱所导致的。小便不利是由热邪盛而体内阴液不足所致；全身都觉得沉重，是由于阳气内郁，邪气盛于体外；难以翻身转侧，是由于少阳枢机不利。这是误下耗伤阴液，与误用火法损伤阳气不同。

【伤寒论】

柴胡加龙骨牡蛎汤

柴胡四两 黄芩 人参 生姜 茯苓 铅丹 桂枝 龙骨 牡蛎各一两半 大黄二两 半夏一合 大枣六枚

水八升，煮取四升，内大黄，更煮一二沸，去滓，温服一升。

【伤寒论注】此方取柴胡汤之半，以除胸满心烦之半里。加铅丹、龙、蛎以镇心惊，茯苓以利小便，大黄以止谵语。桂枝者，甘草之误也。身无热无表证，不得用桂枝。去甘草则不成和剂矣。心烦谵语而不去人参者，以惊故也。

【白话解】本方取用小柴胡汤的大部分药物，达到祛除病位在半里的胸满心烦症状。另加铅丹、龙骨、牡蛎重镇安神以止惊悸，茯苓淡利小便，大黄泻实以止谵语。桂枝实际上应当是甘草。因为身上不发热，没有表证，就不应当用桂枝。但是如果去掉了甘草就不能称作和剂了。心烦谵语而不去掉人参的原因，应当是由于有惊恐这个症状。

【伤寒论】伤寒十三日，下之，胸胁满而呕，日晡所发潮热，已而微利。此本柴胡证，下之而不得利，今反利者，知医以丸药下之，非其治也。潮热者，实也，先宜小柴胡以解外，后以柴胡加芒硝汤主之。

【伤寒论注】日晡潮热，已属阳明，而微利可疑。利既不因于下药，潮热呕逆，又不因利而除，故知误不在下而在丸药也。丸药发作既迟，又不能荡涤肠胃，以此知日晡潮热，原因胃实。此少阳阳明并病，先服小柴胡二升，以解少阳之表；其一升加芒硝，以除阳明之里。不加大黄者，以地道原通；不用大柴胡者，以中气已虚也。后人有加大黄、桑螵蛸者，大背仲景法矣。

【白话解】午后申酉时出现潮热，表明已属阳明病，但是出现的轻度下利这个症状让人怀疑是否是邪入阳明。这种下利既不是因为使用了攻下的药物，潮热、呕吐又没有因为下利而缓解，这表明治疗失误的原因不在于使用下法，而在于使用丸药。丸药药效发作得慢，又不能荡涤肠胃中的糟粕，因此判断午后潮热是由于胃肠燥屎所致。本证是少阳与阳明并病，先服用小柴胡汤二升，以解除在少阳的表证；其中一升加入芒硝，以解除在阳明的里证。不加入大黄的原因在于大肠原本通畅，不用再通；不使用大柴胡汤，是由于脾胃之气已经不足了。后来有人在这个方子中加入大黄、桑螵蛸，这种做法是违背仲景立法的本义的。

【伤寒论】太阳病，过经十余日，心下温温欲吐，而胸中痛，大便反溏，腹微满，郁郁微烦。先其时极吐下者，与调胃承气汤；若不尔者，不可与。但欲呕，胸中痛，微溏者，此非柴胡证。以呕，故知极吐下也。

【伤寒论注】太阳居三阳之表，其病过经不解，不转属阳明，则转少阳矣。心烦喜呕，为柴胡证。然柴胡证或胸中烦而不痛，或大便微结而不溏，或腹中痛而不满。此则胸中痛、大便溏、腹微满，皆不是柴胡证。但以欲呕一证似柴胡，当深究其欲呕之故矣。夫伤寒中风，有柴胡证，有半表证也，故呕而发热者主之。此病既不关少阳寒热往来，胁下痞硬之半表，见太阳过经而来，一切皆属里证，必十日前吐下而误之坏病也。胸中痛者，必极吐可知；腹微满，便微溏，必误下可知。是太阳转属阳明，而不属少阳矣。今胃气虽伤，而余邪未尽，故与调胃承气和之。不用枳、朴者，以胸中痛，上焦伤，即呕多虽有阳明证，不可攻之谓也。若未经吐下，是病气分而不在胃，则呕不止而郁郁微烦者，当属之大柴胡矣。

此阳明少阳疑似证。前条得坏病之虚，此条得坏病之实。

上论柴胡变证。

【白话解】太阳经位于三阳经的最外边，太阳病的发展超过经气运行的时间后，病仍未愈，则病不转属阳明，即转属少阳。心烦喜呕，属小柴胡汤证的表现。但小柴胡汤证还会出现胸中烦而不痛，或者大便轻微秘结但便质不稀，或者腹痛但不满闷。可是本条出现的症状是胸中痛、大便稀、腹部有轻微的胀满感，这些都不是小柴胡汤证的表现。只有欲呕吐这一症状，与小柴胡汤证相似，所以应当深入细致地研究欲呕吐一症的原因。一般说来感受风寒之邪，有小柴胡汤证，就是有半表证，因此出现呕而发热，这时用小柴胡汤治疗。本条病证的呕吐，既与病在少阳出现往来寒热无关，也与病在半表出现的胁下痞硬无关，又是出现在太阳过经之后，这一切都表明是里证，一定是由于十日前乱用吐法和下法形成的误治变证。胸中痛，必定是由过度地使用吐法造成的；腹部轻度胀满、大便微溏，必定是错误地使用了下法所致。这是太阳病向阳明病传变所致，而不是少阳病。现在胃气虽然受到损伤，但邪气还有残留，所以可以用调胃承气汤来治疗。不使用枳实、厚朴的原因在于，胸中痛表明上焦受到损伤，此即《伤寒论·辨阳明病脉证并治》"伤寒呕多，虽有阳明证，不可攻之"之意。如果没有经过吐、下的治疗，则表明病在气分而不在胃肠，那么不停地呕吐、神情郁闷、轻度心烦，就应当使用大柴胡汤治疗了。

这是阳明病与少阳病的疑似证，前一条是误治变证的虚证，本条是误治变证的实证。

上述论述了小柴胡汤证的变证。

【伤寒论】太阳病过经十余日，反二三下之，后四五日，柴胡证仍在者，先与小柴胡汤。呕不止，心下急，郁郁微烦者，为未解也，与大柴胡汤下之则愈。

【伤寒论注】病从外来者，当先治外而后治其内。此屡经妄下，半月余而柴胡证仍在，因其人不虚，故枢机有主而不为坏病。与小柴胡和之，表证虽除，内尚不解。以前此妄下之药，但去肠胃有形之物，而未泄胸膈气分之结热也。急者满也，但满而不痛，即痞也。姜、夏以除呕，柴、芩以去烦，大枣和里，枳、芍舒急。而曰下之则愈者，见大柴胡为下剂，非和剂也。若与他药和下之，必有变证，意在言外。呕不止，属有形；若欲呕，属无形。

【白话解】病邪从体外侵袭而致病者，应当先治外证，后治里证。这条是半个月来屡次乱用下法，但小柴胡汤证仍然存在，这是由于病人体质不虚，枢机能够被少阳所主持，所以没有形成误治变证。用小柴胡汤和解少阳，表证虽然解除了，但里证仍在。由于以前乱用攻下的药物，只攻除了肠胃内有形之邪，并没有清泄胸膈气分结聚的无形之热。"急"就是满的意思，只是满但不痛，也就是痞闷的意思。因此用生姜、半夏治疗呕吐，用柴胡、黄芩治疗心烦，用大枣调中，用枳实、芍药舒缓拘急。从条文言"下之则愈"可推知大柴胡汤是攻下剂，并不是和解剂。言外之意，如果再和其他的药一起攻下，一定会导致变证的。呕吐不止，为有形之邪所致；欲呕吐，为无形之邪所致。

【伤寒论】伤寒十余日，热结在里，复往来寒热者，与大柴胡汤。

【伤寒论注】里者对表而言，不是指胃。此热结气分，不属有形，故十余日复能往来寒热。若热结在胃，则蒸蒸发热，不复知有寒矣。往来寒热，故倍生姜佐柴胡以解表；结热在里，故去参、甘之温补，加枳、芍以破结。

【白话解】本条文中所指的"里"是相对于表来说的，并不是指胃肠。这条是热邪结聚在气分，不属于有形实邪，所以在发病十多天后又可发生往来寒热的症状。如果热邪聚结在胃肠，那就会出现发热如蒸，且不再有恶寒的感觉。因往来寒热，所以加倍生姜的用量来帮助柴胡解除表邪；因热聚结在里，所以去掉具有温补作用的人参和甘草，添加枳实、芍药来破除热结。

【伤寒论】伤寒发热，汗出不解，心下痞硬，呕吐而下利者，大柴胡汤主之。

【伤寒论注】汗出不解，蒸蒸发热者，是调胃承气证。汗出解后，心下痞硬，下利者，是生姜泻心证。此心下痞硬，协热而利，表里不解，似桂枝人参证。然彼在妄下后而不呕，则此未经下而呕，则呕而发热者，小柴胡主之矣。然痞硬在心下而不在胁下，斯虚实补泻之所由分也，故去参、甘之甘温益气，而加枳、芍之酸苦涌泄耳。

上论大柴胡证。

【白话解】汗出但热不退，仍然发热如蒸，这是调胃承气汤证。汗出热退后，心下痞满而硬、下利，这是生姜泻心汤证。这条的心下痞满而硬，伴有发热的下利，表里证都不缓解，很像是桂枝人参汤证。然而桂枝人参汤证是乱用下法后发生的，而且没有呕吐，本条没经过攻下就出现呕吐，那么呕而发热者，就应当用小柴胡汤治疗。然而痞满而硬在心下而不是在胁下，这就是虚、实、补、泻的辨别点，所以用小柴胡汤去掉甘温益气的人参、甘草，加上具有酸苦涌泄作用的枳实、芍药来治疗。

以上论述的是大柴胡汤证。

【伤寒论】

大柴胡汤

小柴胡汤去人参 甘草，加生姜二两 芍药三两 枳实四枚。余同小柴胡法。

【伤寒论注】按：大柴胡是半表半里气分之下药，并不言大便。其心下急与心下痞硬，是胃口之病，而不在胃中。结热在里，非结实在胃。且下利则地道已通，仲景不用大黄之意晓然。若以下之二字，妄加大黄，则十枣汤攻之二字，如何味乎？

大小柴胡，俱是两解表里，而有主和主攻之异。和无定体，故有加减；攻有定局，故无去取之法也。

【白话解】按：大柴胡汤是病在半表半里气分的攻下剂，并不涉及大便的情况。它的适应证中，心下拘急与心下痞满而硬，都是病在胃的上口，而不是病在胃中。结聚的热邪在体内，而不是结聚成实在胃部。况且已经出现下利，表明大肠是通畅的，所以仲景不用大黄的意图就非常清楚了。如果因为"下之"两个字，就随便地加入大黄，那么十枣汤用"攻之"这两个字，又怎么解释呢？

大、小柴胡汤，都是表里双解的方剂，但又有偏于调和与偏于攻邪的不同。和解没有固定的形式，所以有加减用法；攻邪有一定原则，所以没有加减的用法。

★ 建中汤证

【伤寒论】伤寒二三日，心中悸而烦者，小建中汤主之。

【伤寒论注】伤寒二三日，无阳明证，是少阳发病之期，不见寒热、头痛、胸胁苦满之表，又无腹痛、苦呕、或咳、或渴之里，但心悸而烦，是少阳中枢受寒，而木邪挟相火为患。相火旺则君火虚，离中真火不藏，故悸；离中真火不足，故烦。非辛甘以助阳，酸苦以维阴，则中气亡矣。故制小建中以理少阳，佐小柴胡之不及。心烦、心悸原属柴胡证而不用柴胡者，首揭伤寒不言发热，则无热而恶寒可知。心悸而烦，是寒伤神、热伤气矣。二三日间，热已发里，寒犹在表，原是半表半里证，然不往来寒热，则柴胡不中与也。心悸当去黄芩，心烦不呕当去参、半，故君桂枝通心而散寒，佐甘草、枣、饴，助脾安悸，倍芍药泻火除烦，任生姜佐金平木。此虽桂枝加饴而倍芍药，不外柴胡加减之法。名建中，寓发汗于不发之中。曰小者，以半为解表，不全固中也。少阳妄汗后，胃不和，因烦而致躁，宜小柴胡清之；未发汗，心已虚，因悸而致烦，宜小建中和之。

【白话解】感受风寒之邪二三日，没有出现阳明病的症状，二三日正是少阳发病的时间，没有恶寒发热、头痛、胸胁感觉胀满等病位在半表的症状，也没有腹痛、呕吐、可能咳嗽、可能有口渴等病位在里的症状，只是心悸、心烦，这是少阳感寒，邪犯肝木影响少阳相火所致之证。少阳胆火偏旺则心阳不足，心阳不藏而外泄则心悸；心阳不足则心烦。必须用辛甘之味补益阳气，用酸苦之味来维系阴液，否则脾胃之气就耗散殆尽。因此创立小建中汤来调理少阳，补小柴胡汤没有的药效。心烦、心悸原来是小柴胡汤的适应证，现在因为病情改变了，就不用小柴胡汤了。条文开始就提及是感受风寒之邪，而不提发热，意在说明此证没有发热而只有恶寒的症状。心悸而烦，是寒邪损伤了神志，热邪耗伤了正气。二三日内，热在体内已表现出来，但在体表仍有寒邪的侵袭，原来是半表半里证，但现在没有往来寒热，因此就不再治以小柴胡汤。心悸时应当去掉黄芩，心烦不呕吐应当去掉人参、半夏，所以用温通心脉而散寒的桂枝作君药，佐用甘草、大枣、饴糖协助脾安定心悸，加倍用芍药清泻火热以除烦，用生姜辅助肺金以克制肝木。本方虽是由桂枝汤加饴糖倍芍药而成，但没有超出小柴胡汤的加减用法。命名为"建中"，含有不发汗的药物能起到发汗作用的意味。称为"小"的原因是有部分药物是用以解表的，不是全部地固护中焦。少阳病乱用发汗后，胃气不和顺，因此出现烦且躁的，适宜用小柴胡汤清泄；未经发汗，心气已经不足，因而心悸且烦的，适宜用小建中汤来调和。

【伤寒论】伤寒，阳脉涩，阴脉弦，法当腹中急痛，先用小建中汤；不差者，小柴胡汤主之。

【伤寒论注】尺寸俱弦，少阳受病也。今阳脉涩而阴脉弦，是寒伤厥阴，而不在少阳也。寸为阳，阳主表，阳脉涩者，阳气不舒，表寒不解也。弦为木邪，必挟相火，相火不能御寒，必还入厥阴而为患。厥阴抵少腹，挟胃属肝络胆，则腹中皆厥阴部也。尺为阴，尺主里。今阴脉弦，为肝脉，必当腹中急痛矣。肝苦急，甘以缓之，酸以泻之，辛以散之，此小建中为厥阴驱寒发表平肝逐邪之先着也。然邪在厥阴，腹中必痛，原为险症，一剂建中，未必成功。设或不差，当更用柴胡，令邪走少阳，使有出路，所谓阴出之阳则愈。又以小柴胡佐小建中之不及也。

前条辨证，此条辨脉。前条是少阳相火犯心而烦，其证显；此条是厥阴相火攻腹而痛，其证隐。若腹痛而非相火，不得用芍药之寒。《内经》：暴注胀大，皆属于热。此腹痛用芍药之义。

或问腹痛前以小建中温之，后以小柴胡凉之，仲景岂姑试之乎？曰非也。不差者，但未愈，非更甚也。先以建中解肌而发表，止痛在芍药；继以柴胡补中而达邪，止痛在人参。按柴胡加减法，腹中痛者去黄芩加芍药，其功倍于建中，岂有温凉之异乎？阳脉仍涩，故用人参以助桂枝；阴脉仍弦，故用柴胡以助芍药。若一服差，又何必更用人参之温补、柴胡之升降乎？仲景有一证用两方者，如用麻黄汗解，半日复烦，用桂枝更汗同法。然皆设法御病，非必然也。先麻黄继桂枝，是从外之内法；先建中继柴胡，是从内之外法。

【白话解】尺寸脉都是弦象，这是病在少阳。现在寸脉涩、尺脉弦，这是寒邪侵袭厥阴，而不是在少阳。寸部为阳，阳主在表的病变，阳脉涩，表明阳气不流畅，表寒没有解除。脉弦为肝木受邪，一定会影响少阳相火，相火不能抵御寒邪，必定会再次侵犯厥阴造成危害。厥阴经上达少腹，挟行胃的两旁，连属肝，联络于胆，所以腹中都是厥阴的范围。尺部为阴，尺主在体内的病变。今尺脉弦，是邪犯于肝的表现，一定会出现腹中拘急疼痛之症。《素问·脏气法时论》曰："肝苦急，急食甘以缓之。""肝欲散，急食辛以散之，用辛补之，酸泻之。"这是小建中汤驱散厥阴经的寒邪，解除表证，平肝驱邪的第一步。然而邪犯厥阴，腹中一定会疼痛，原本是危重证，用小建中汤这一剂药，不一定能完全解除病证。假如病证未愈，应当更换方子，用小柴胡汤驱邪至少阳，使邪有出路，这就是所说的"阴出之阳"就病愈了。又可以用小柴胡汤弥补小建中汤的不足。

前一条是辨别症状，这条是辨别脉象。前条是少阳相火影响心神才出现的心烦，它的症状明显；这条是厥阴相火攻入腹内才发生的腹痛，它的症状隐匿。如果腹痛不是由于相火引起的，那就不能使用寒性的芍药。《素问·至真要大论》曰："诸胀腹大，皆属于热。""暴注下迫，皆属于热。"这就是腹痛时用芍药的原因。

有人会问，本证腹痛，开始用小建中汤温中，后来用小柴胡汤凉解，仲景难道是在尝试着用药吗？我回答不是。"不瘥"，只是病证没有痊愈，并不是更加严重。开始用小建中汤解肌而发表，止痛主要靠芍药；随后用小柴胡汤补益中气而宣散邪气，止痛主要靠人参。按照小柴胡汤的加减使用方法，腹中痛时，去掉黄芩加上芍药，芍药止痛的效果明显好于小建中汤，哪里有温中剂、凉解剂的区别？寸脉仍然是涩象，所以用人参帮助桂枝发散表邪；尺脉还是弦象，所以用柴胡帮助芍药以泻肝。如果服一次药病情即好转，又何必换上温补的人参、调解少阳气机的柴胡呢？仲景也有同一病证用两个方子的，如用麻黄汤发汗解表，半日后又出现烦躁，仍然用汗法，改用桂枝汤调和营卫，解肌祛风。然而这些都是为治疗疾病所采取的设法预防的措施，不是一定要用的方法。先用麻黄汤再用桂枝汤，属于从表及里的驱邪方法；先用小建中汤再用小柴胡汤，属于从里达表的驱邪方法。

【伤寒论】呕家不可用建中汤，以甘故也。

【伤寒论注】此建中汤禁，与酒客不可与桂枝同义。心烦喜呕，呕而发热，柴胡证也；胸中有热，腹痛欲呕，黄连汤证也；太、少合病，自利而呕，黄芩汤证也。

【白话解】这是小建中汤的禁忌证，与嗜酒之人不可用桂枝汤的道理相同。心烦喜呕，呕而发热，这些都是小柴胡汤证的表现。胸中有热，腹痛欲呕，这是黄连汤证的表现。太阳与少阳合病，自利而呕是黄芩汤证的表现。

【伤寒论】

小建中汤

桂枝去粗皮　生姜各三两　芍药六两　炙甘草二两　大枣十二枚　擘　胶饴一升

水七升，煮取三升，去滓，内胶饴，更上微火消解，温服一升，日三服。

★黄连汤证

【伤寒论】伤寒胸中有热，胃中有邪气，腹中痛，欲呕吐者，黄连汤主之。

【伤寒论注】此热不发于表而在胸中，是未伤寒前所蓄之热也。邪气者即寒气。夫阳受气于胸中，胸中有热，上形头面，故寒邪从胁入胃。《内经》所谓：中于胁则下少阳者是也。今胃中寒邪阻隔，胸中之热不得降，故上炎作呕；胃脘之阳不外散，故腹中痛也。热不在表，故不发热；寒不在表，故不恶寒。胸中为里之表，腹中为里之里。此病在焦腑之半表里，非形躯之半表里也。往来寒热者，此邪由颊入经，病在形身之半表里。如五六日而胸胁苦满，心烦喜呕，此伤于寒而传为热，非素有之热。或腹中痛者，是寒邪自胸入腹，与此由胁入胸胃不同。故君以黄连，亦以佐柴胡之不及也。

欲呕而不得呕，腹痛而不下利，似乎今人所谓干霍乱、绞肠痧等症。

【白话解】本证热邪不是由表而发的，而是从胸中而发的，是没感受寒邪之前体内就有蓄积的热邪。条文中"邪气"就是指寒气而言。阳气来源于胸中，胸中有热，向上影响到头面，故寒邪从胁部侵入胃，这就是《灵枢·邪气脏腑病形》所曰"中于面则下阳明，中于项则下太阳，中于颊则下少阳，其中于膺背两胁亦中其经"的意思。现在胃中有寒邪阻滞，胸中的邪热不能下降，只能向上扰于胃而致胃气上逆产生呕吐；胃中阳气不能向外宣散，所以腹中疼痛。热不在体表，所以不发热；寒不在体表，所以不恶寒。胸中是里之表，腹部是里之里。因此本病是发生在三焦的半表半里，而不是身体的半表半里。往来寒热，原因是邪气循颊部入少阳经中，病在身体的半表半里。五六日出现胸胁满闷，心烦喜呕，这是受到寒邪的侵袭，由寒邪转化成热邪，不是平素就有的热邪。有时见到腹中疼痛，这是寒邪从胸进腹，与由胁部进入胸胃部不同。所以用黄连作为君药，也可以起到柴胡不俱备的作用。

想呕又呕不出来，腹痛又不下利，这类似于现在人所说的干霍乱、绞肠痧之类的病症。

【伤寒论】

黄连汤

黄连三两　干姜三两　炙甘草二两　桂枝三两　人参二两　半夏半升　大枣

十二枚 擘

水一斗，煮取六升，去滓，温服一升，日三夜二服。

【伤寒论注】此亦柴胡加减方也。表无热，腹中痛，故不用柴、芩。君黄连以泻胸中积热，姜、桂以驱胃中寒邪，佐甘枣以缓腹痛，半夏除呕，人参补虚。虽无寒热往来于外，而有寒热相持于中，仍不离少阳之治法耳。

此与泻心汤大同，而不名泻心者，以胸中素有之热，而非寒热相结于心下也。看其君臣更换处，大有分寸。

【白话解】这个方子也是小柴胡汤的加减方。体表无发热，腹中疼痛，所以不用柴胡、黄芩。用黄连作为君药清泻胸中积热，用干姜、桂枝驱散胃中的寒邪，用甘草、大枣作为佐药缓解腹痛，用半夏止呕，人参补虚。虽然体表没有出现寒热往来的症状，但在体内有寒热相互对峙，所以仍然没有离开少阳病的治法。

这个方子与泻心汤大体相同，但不称"泻心"，原因在于胸中平素就有热邪存在，而不是寒热互结在心下。看黄连汤君臣用药的调整，很有尺度。

★黄芩汤证

【伤寒论】太阳与少阳合病，自下利者，与黄芩汤；若呕者，黄芩加半夏生姜汤主之。

【伤寒论注】两阳合病，阳盛阴虚，阳气下陷入阴中，故自下利。太阳与阳明合病，是邪初入阳明之里，与葛根汤辛甘发散，以从阳也，又下者举之之法。太阳与少阳合病，是邪已入少阳之里，与黄芩汤酸苦涌泄，以为阴也，又通因通用之法。

【白话解】太阳与少阳合病，外邪盛而内虚，阳气内郁下迫于内，所以出现下利。太阳与阳阳合病，邪气刚入阳明之里，用葛根汤来辛甘发散，助阳气上升，又体现了《素问·气交变大论》中"下者举之"之法。太阳与少阳合病，邪气已经进入少阳之里，用黄芩汤酸苦涌泄，因其能入少阳之里，这又体现了通因通用的治法。

【伤寒论】

黄芩汤

黄芩三两 甘草三两 炙 芍药三两 大枣十二枚

水一斗，煮取二升，去滓，温服一升，日再服，夜一服。呕者加 半夏

半升　生姜　三两　。

【伤寒论注】此小柴胡加减方也，热不在半表，已入半里，故以黄芩主之。虽非胃实，亦非胃虚，故不须人参补中也。

阳明少阳合病，必自下利，其脉不负者，顺也。负者，失也，互相克贼，名为负。若少阳负趺阳者为顺也。

两阳合病，必见两阳之脉，阳明脉大，少阳脉弦，此为顺脉。若大而不弦，负在少阳；弦而不大，负在阳明。是互相克贼，皆不顺之候矣。然木克土，是少阳为贼邪。若少阳负而阳明不负，亦负中之顺脉。

【白话解】这个方子是小柴胡汤的加减方。热邪不在半表，已经侵入半里，所以用黄芩为君药清泄里热。虽然不是胃肠燥实，但也不是胃肠气虚，所以也不需要用人参来补益中气。

阳明与少阳合病，总会出现下利的症状，如果脉象不负的话，病势发展较好。相互克制，即为负，负，即失之意。如果少阳脉负于趺阳脉，那么病势发展较好。

两阳合病，总会出现两阳的脉象表现，阳明病脉大，少阳病脉弦，这是病势发展较好的脉象。若脉大但没弦象，为负在少阳；脉弦但不大，为负在阳明。这种互相克制，都属于病势发展不好的证候。其中木克土，说明少阳为贼邪。如果少阳脉负，阳明脉不负，在负脉中也可看作是病势发展相对较好的脉象。

卷 四

★太阴脉证

【伤寒论】太阴之为病，腹满而吐，食不下，自利益甚，时腹自痛。若下之，必胸下结硬。

【伤寒论注】阳明三阳之里，故提纲属里之阳证；太阴三阴之里，故提纲皆里之阴证。太阴之上，湿气主之，腹痛吐利，从湿化也。脾为湿土，故伤于湿，脾先受之。然寒湿伤人，入于阴经，不能动脏，则还于腑。腑者胃也，太阴脉布胃中，又发于胃，胃中寒湿，故食不内而吐利交作也。太阴脉从足入腹，寒气时上，故腹时自痛，法宜温中散寒。若以腹满为实而误下，胃中受寒，故胸下结硬。

【白话解】阳明为三阳之里，所以提纲证中所描述的症状都属于在里的阳证的表现。太阴为三阴之里，所以提纲中所描述的症状都属于在里的阴证的表现。太阴主湿气，腹痛吐利，是由于邪气顺从湿气而变化。脾为湿土，所以感受湿邪，脾先受病。然而寒湿伤人，侵入阴经，不能影响脏的功能，便会返回影响腑的功能。与太阴相表里的腑是胃，太阴脉布于胃中，又发于胃，今胃中有寒湿停留，所以会有食少纳呆而吐利交作的症状。太阴脉从足入腹，寒气时常循经上逆，所以时腹自痛，治法应当温中散寒。如果以为腹满是实证的表现而误用下法，使胃中受寒，则会出现胸下结硬。

【伤寒论】自利不渴者属太阴，以其脏有寒故也，当温之，宜四逆辈。

伤寒四五日，腹中痛，若转气下趋少腹者，此欲自利也。

【伤寒论注】上条明自利之因，此条言自利之兆。四五日是太阴发病之期。

【白话解】前一条讲自利的原因，本条讲发生自利的征兆。四五日是太阴病发病的时间。

【伤寒论】伤寒脉浮而缓，手足自温者，系在太阴。太阴当发身黄，若小便自利者，不能发黄。至七八日，虽暴烦，下利日十余行，必自止，以脾家实，腐秽当去故也。

【伤寒论注】前条是太阴寒湿，脉当沉细；此条是太阴湿热，故脉浮缓。

首揭伤寒，知有恶寒证。浮而缓，是桂枝脉。然不发热而手足温，是太阴伤寒，非太阳中风矣。然亦暗对不发热言耳，非太阴伤寒必手足温也。夫病在三阳，尚有手足冷者，何况太阴？陶氏分太阴手足温、少阴手足寒、厥阴手足厥冷，是大背太阴四肢烦痛、少阴一身手足尽热之义。第可言手足为诸阳之本，尚自温，不可谓脾主四肢故当温也。凡伤寒则病热，太阴为阴中之阴，阴寒相合，故不发热。太阴主肌肉，寒湿伤于肌肉，而不得越于皮肤，故身当发黄。若水道通调，则湿气下输膀胱，便不发黄矣。然寒湿之伤于表者，因小便而出；湿热之蓄于内者，必从大便而出也。发于阴者六日愈，至七八日阳气来复，因而暴烦下利。虽日十余行，不须治之，以脾家积秽臭塞于中，尽自止矣。手足自温，是表阳犹在，暴烦，是里阳陡发。此阴中有阳，与前脏寒不同。能使小便利，则利自止，不须温，亦不须下也。

【白话解】上一条讲的是太阴寒湿证，脉当沉细；本条讲的是太阴湿热证，所以脉浮缓。首先点明伤寒，可知有恶寒的症状。脉浮而缓，是桂枝汤证的脉象。然而不发热而见手足温，是太阴伤寒的表现，不是太阳中风证。"手足自温"也暗对不发热而言，不是太阴伤寒证一定有手足温的症状。病在三阳，尚可见到手足冷的症状，何况太阴为病呢？明代医家陶华（号节庵）分太阴手足温、少阴手足寒、厥阴手足厥冷，严重违背了仲景太阴病四肢烦痛、少阴病一身手足尽热的论述。这里可以讲因为手足为诸阳之本，所以自温，而不可以说脾主四肢所以应当手足温。凡伤寒病则有发热的表现，太阴为阴中之阴，阴中之阴与寒邪相合，所以不发热。太阴主肌肉，寒湿伤于肌肉，而不得从皮肤外出而解，所以应当出现全身发黄的表现。如果水道通调，那么湿气会向下输布于膀胱而排出体外，则不会出现身体发黄的症状。外有寒湿侵及，可从小便外出而解；内有湿热蓄蕴，一定要从大便而解。湿邪入里，六日可以治愈，至第七日或第八日，脾阳恢复，因而突然出现心烦和下利的表现。虽然一日下利十余次，也不用治疗，因为蓄积的秽臭之邪阻塞中焦，这些秽臭之邪排尽则下利便自行停止。手足自温，是表邪仍在，暴烦，是里热突然发作。这是阴中有阳，与上条的脏寒不同。能使小便通利，则下利可以自止，不须使用温药，也不须使用下法。

【伤寒论】伤寒下利，日十余行，脉反实者死。

【伤寒论注】脾气虚而邪气盛，故脉反实也。

【白话解】本条中出现脉实的原因是脾气虚而邪气盛。

【伤寒论】太阴病，脉弱，其人续自便利。设当行大黄、芍药者，宜减之，以其胃气弱，易动故也。

【伤寒论注】太阴脉本弱，胃弱则脾病，此内因也。若因于外感，其脉或但浮，或浮缓，是阴病见阳脉矣。下利为太阴本证。自利因脾实者，腐秽尽则愈；自利因脏寒者，四逆辈温之则愈。若自利因太阳误下者，则腹满时痛，当加芍药；而大实痛者，当加大黄矣。此下后脉弱，胃气亦弱矣。小其制而与之，动其易动，合乎通因通用之法。

大黄泻胃，是阳明血分下药；芍药泻脾，是太阴气分下药。下利腹痛，热邪为患，宜芍药下之。下利腹痛为阴寒者，非芍药所宜矣。仲景于此，芍药与大黄并提，勿草草看过。

【白话解】太阴病之脉原本为弱，胃气弱则脾易病，这是内因。如果感受外邪，脉象见浮，或见浮缓，此属阴病见阳脉。下利是太阴病必见症状，自利因为脾阳恢复的，腐秽尽去则病愈；自利因脾虚寒的，采用四逆汤之类温里散寒则病愈。如果因为太阳病误下而出现自利的，可见腹满时痛的症状，应当加芍药；而腹部胀满疼痛严重的，当加大黄。本条论述攻下后见脉弱，则表明胃气亦虚。减少大黄和芍药的剂量，调整虚弱的胃气，符合通因通用的治法。

大黄泻胃，是阳明血分的下药；芍药泻脾，是太阴气分的下药。热邪为患的下利腹痛，宜用芍药下之。由阴寒所致的下利腹痛，不是芍药治疗所宜。仲景在此，将芍药和大黄同时提出，不要不假思索，草草略过。

【伤寒论】恶寒脉微而复利，亡血也，四逆加人参汤主之。

【伤寒论注】方注见四逆汤注中。

上论太阴伤寒脉证。

【白话解】方解见四逆汤。

以上论述太阴伤寒证的脉证。

【伤寒论】太阴病脉浮者，可发汗，宜桂枝汤。

【伤寒论注】太阴主里，故提纲皆属里证。然太阴主开，不全主里也。脉浮者，病在表，可发汗，太阴亦然也。尺寸俱沉者，太阴受病也。沉为在里，当见腹痛吐利等证；此浮为在表，当见四肢烦疼等证。里有寒邪，当温之，宜四逆辈；表有风热，可发汗，宜桂枝汤。太阳脉沉者，因于寒，寒为阴邪，沉为阴脉；太阴有脉浮者，因乎风，风为阳邪，浮为阳脉也。谓脉在三阴则俱沉，阴经不当发汗者，非也。但浮脉是麻黄脉，沉脉不是桂枝证，而反用桂枝汤者，以太阴是里之表证，桂枝是表之里药也。

【白话解】太阴主里，所以太阴病提纲证所述病状都属里证。然而太阴主开，又不完全主里。脉浮，表明病在表，可以用汗法治疗，太阴也可以这样使用。尺脉和寸脉都沉，是太阴受病的表现。脉沉表明病位在里，应当有腹痛、吐、利等症状；本条所述脉浮，为病位在表，当见四肢烦痛等症状。内有寒邪，当用温法，宜使用四逆汤一类方剂；表有风热，可以使用汗法治疗，宜使用桂枝汤。太阳病出现沉脉是因为感受寒邪，寒为阴邪，沉为阴脉；太阴病见到浮脉，因为感受风邪，风为阳邪，浮为阳脉。所谓三阴病脉象都沉，阴经病不应当使用汗法的说法是不正确的。但是浮脉是麻黄汤证所见之脉，沉脉不是桂枝汤证所见之脉，反而使用桂枝汤治疗，因太阴病是里之表证，桂枝汤是表之里剂。

【伤寒论】太阴中风，四肢烦疼，阳微阴涩而长者，为欲愈。

【伤寒论注】风为阳邪，四肢为诸阳之本。脾主四肢，阴气衰少，则两阳相搏，故烦疼。脉涩与长，不是并见，涩本病脉，涩而转长，病始愈耳。风脉本浮，今而微，知风邪当去。涩则少气少血，今而长则气治，故愈。

四肢烦疼，是中风未愈前证；微涩而长，是中风将愈之脉。宜作两截看。

太阳以恶风、恶寒别风寒；阳明以能食、不能食别风寒；太阴以四肢烦、温别风寒，是最宜着眼。少阳为半表半里，又属风脏，故伤寒、中风互称。少阴厥阴，则但有欲愈脉，无未愈证，惜哉！

上论太阴中风脉证。

【白话解】风为阳邪，四肢为诸阳之本。脾主四肢，脾虚则阴气衰少，四肢之阳与风邪相搏，故见四肢烦痛。脉象的涩与长，不是同时出现，涩是本病之脉，涩而转变为长，说明病将痊愈。感受风邪应见浮脉，现在出现微脉，可知风邪应当消除了。涩是少气少血的表现，现在出现长脉，表明正气恢复，所以疾病将愈。

四肢烦痛，是太阴中风没有治愈的前期表现；微涩而长，是太阴中风即将痊愈的脉象。应当把这段条文分成两段来看。

仲景将太阳病以恶风、恶寒两个症状来分别太阳中风证和太阳伤寒证；阳明病以能食、不能食来分别阳明中风证与阳明伤寒证；太阴病以四肢烦和四肢温来分别太阴中风证和太阴伤寒证，这些是最恰当的鉴别点。少阳处于半表半里，又属于风脏，所以少阳病不把伤寒和中风作以区分。少阴病和厥阴病则只记载了欲解的脉象，没有记述未解的症状，真可惜啊！

以上主要论述太阴中风证的症状和脉象。

【伤寒论】太阴病欲解时，从亥至丑上。

【伤寒论注】《经》曰：夜半后而阴隆为重阴。又曰：合夜至鸡鸣，天之阴，阴中之阴也。脾为阴中之至阴，故主亥、子、丑时。

【白话解】《灵枢·营卫生会》曰："夜半而阴陇为重阴。"《素问·金匮真言论》又曰："合夜至鸡鸣，天之阴，阴中之阴也。"脾为阴中之至阴，所以太阴病欲解时为亥、子、丑时。

★三白散证

【伤寒论】寒实结胸，无热证者，与三白小陷胸汤，为散亦可服。

【伤寒论注】太阳表热未除，而反下之，热邪与寒水相结，成热实结胸；太阴腹满时痛，而反下之，寒邪与寒药相结，成寒实结胸。无热证者，不四肢烦疼者也。名曰三白者，三物皆白，别于黄连小陷胸也。旧本误作三物，以黄连、栝蒌投之，阴盛则亡矣。又误作白散，是二方矣。黄连、巴豆，寒热天渊，云亦可服，岂不误人？且妄编于太阳篇中水噀证后，而方后又以身热皮粟一段杂之，使人难解。今移太阴胸下结硬之后，其证其方，若合符节①。

按：三白小陷胸，非是两汤，系三白可陷下胸中之结耳，不可作两句看。盖既称寒实，小陷胸是大寒之药，乃下井投石耳。

【白话解】太阳表热未除，反而使用下法，热邪与寒水相结，形成热实结胸证；太阴腹满时痛，反而使用下法，寒邪与寒药相结，形成寒实结胸证。本条所谓"无热证者"，是指无四肢烦痛的症状。命名"三白"的原因是三味药都是白色的，有别于使用黄连的小陷胸汤。旧版本误写作"三物"，若以黄连、栝蒌治疗，则使阴寒内盛的病情转为危重。又有误以为三物、白散是两个方子。黄连、巴豆，寒热差异天地之别，说也可以服用，岂不耽误了病人的治疗？况且错误地将本条编列于太阳篇中水噀证之后，而方后又以"身热皮粟"一段来干扰，使人难以理解。现将本条移至太阴病胸下结硬之后，

---

① 符节：古代符信的一种。用金、铜、玉、角、竹、木、铅等不同原料制成，上刻文字，分为两半，使用时双方各执一半，合之以验真假，如兵符、虎符等。

方证相合若符节之合。

按：三白小陷胸，不是两个方剂，是三味色白的药可以使胸中结聚的邪气下行，不可当作两句来看。既然称本证所述为寒实证，小陷胸汤是大寒之药，使用它来治疗本证就相当于落井下石。

【伤寒论】

三物白散

桔梗 贝母各二钱 巴豆一分 去皮 熬黑 研如脂

上二味为散，内巴豆，更于白中杵之，以白饮和服。强人半钱匕，羸者减之。

【伤寒论注】贝母主疗心胸郁结；桔梗能开提血气利膈宽胸；然非巴豆之辛热斩关而入，何以胜硝黄之苦寒，使阴气流行而成阳也？白饮和服者，甘以缓之，取其留恋于胸，不使速下耳。散者散其结塞，比汤以荡之更精。

【白话解】贝母主治心胸郁结；桔梗能开提血气，利膈宽胸；而如果没有巴豆的辛热之性斩关而入，怎么能够战胜芒硝、大黄的苦寒之性，使阴寒之气流行而使阳气得复呢？白饮和服是取白饮的甘缓之性留恋药物于胸中，不使药力下行太快。使用散剂来消散结塞之邪，比使用汤剂荡涤病邪要更精当。

【伤寒论】病在膈上者，必吐；在膈下者，必利。

【伤寒论注】本证原是吐利，因胸下结硬，故不能通。因其势而利导之，则结硬自除矣。

【白话解】本条所述原是因为胸下结硬而出现的吐利之症，所以不能用通法。因其势而利导之，那么结硬自然会消除。

【伤寒论】不利，进热粥一杯，利过不止，进冷粥一杯。

【伤寒论注】东垣云：淡粥为阴中之阳，所以利小便。今人服大黄后，用粥止利，即此遗意耳。

【白话解】李东垣说："淡粥为阴中之阳，所以利小便。"现在病人服用大黄后，用粥来止利，就是这个缘故。

★ 少阴脉证

【伤寒论】少阴之为病，脉微细，但欲寐也。

【伤寒论注】三阳以少阳为枢，三阴以少阴为枢。弦为木象，浮而弦细者，阳之少也；微为水象，沉而微细者，阴之少也。卫气行阳则寤，行阴则寐，日行二十五度，常从足少阴之间，分行脏腑。今少阴病，则入阳分多，故欲寐。

欲寐是病人意中，非实能寐也。少阳提纲，各臻其妙。

【白话解】三阳经以少阳为枢，三阴经以少阴为枢。脉弦为木象，脉浮而弦细是阳气少的表现；脉微为水象，脉沉而微细是阴液少的表现。卫气运行于阳经则醒，行于阴经则睡，日行二十五度，常从足少阴之间分行入脏腑。现在患少阴病，那么卫气行于阳经增多，所以出现欲寐的表现。欲寐是病人主观的感受，并不是真正的入睡。少阳病的提纲，各有各的玄妙之处。

【伤寒论】少阴病，欲吐不吐，心烦，但欲寐，五六日自利而渴者，属少阴也。虚，故引水自救。若小便色白者，少阴病形悉具。小便白者，以下焦虚，有寒，不能制水故也。

【伤寒论注】欲吐而不得吐者，枢病而开阖不利也，与喜呕同。少阳脉下胸中，故胸烦，是病在表之里也；少阴经出络心，故心烦，是病在里之里也。欲吐不得吐，欲寐不得寐，少阴枢机之象也。五六日，正少阴发病之期。太阴从湿化，故自利不渴；少阴从火化，故自利而渴。少阴主下焦，输津液司闭藏者也。下焦虚，则坎中之阳，引水上交于离而未能，故心烦而渴；关门不闭，故自利，不能制火，由于不能制水故耳。然必验小便者，以少阴主水，热则黄赤，寒则清白也。若不于此详察之，则心烦而渴，但治上焦之实热，而不顾下焦之虚寒，则热病未除，下利不止矣。

按：自利不渴属太阴，而渴则属少阴也。

【白话解】病人表现欲吐却不得吐，是枢机不畅而开阖不利所导致的疾病，与喜呕的原因相同。少阳经循行于胸中，所以胸烦是病邪在表之里；少阴经向体外走行联络于心，所以心烦是病在里之里。欲吐不得吐，欲寐不得寐，是少阴枢机不利的表现。五六日，正是少阴发病之时。太阴病从湿化，所以自利而不渴；少阴病从火化，所以自利而渴。少阴主下焦，具有输布津液主持闭藏的功能。下焦虚，则肾中之阳不能引水上交于心，所以心烦而渴；关门不闭，所以自利，不能克制心火，是由于肾不能制水。然而必须查验小便的情况，是因为少阴主水，有热则尿色黄赤，有寒则尿色清白。如果不详细考察小便的情况，出现心烦而渴的症状，只治疗上焦之实热，而不顾及下焦之虚寒，则会出现还没有治愈热病，却出现了下利不止的情况。

按：自利不渴是太阴病的临床表现，自利而渴是少阴病的临床表现。

【伤寒论】少阴病，脉沉细数，病为在里，不可发汗。

【伤寒论注】前条详证，后条详脉。脉浮为在表，然亦有里证，如脉浮而大，心下反硬，有热属脏者是矣。沉为在里，然亦有表证，如少阴病反发热者是矣。少阴脉沉者当温，然数则为热，又不可温；而数为在脏，是为在里，更不可汗。可不审之精而辨之确乎？

【白话解】前一条详细说明了症状，后一条详细说明了脉象。脉浮为病在表，但是也会有表现为里证的情况，例如脉象浮大，心下硬满，说明里有热而属脏病。脉沉为在里，然而也有表证未解的情况，例如少阴病反发热之证。少阴病脉沉应当用温里散寒的方法治疗，然而脉数说明有热，所以不能用温法治疗；脉数说明热在脏，属里证，所以更不可用汗法解表，怎能不审查精细而进行准确地辨证论治呢？

【伤寒论】少阴病，脉微，不可发汗，亡阳故也。阳已虚，尺中弱涩者，复不可下之。

【伤寒论注】少阴之不可汗下，与少阳同。因反发热，故用麻黄微汗；因里热甚，故用承气急下。此病反其本，故治亦反其本。微为无阳，涩为少血。汗之亡阳，下之亡阴。阳虚者既不可汗，即不可下，玩复字可知。其尺脉弱涩者，复不可下，亦不可汗也。若谓无阳是阴邪而下之，其误人甚矣。

【白话解】少阴病不可用汗、下之法的情况，与少阳病是相同的。因为反发热，所以用麻黄微取其汗；因里热重，所以用承气剂急下。此病的发病机制与少阴病不同，所以治则也不同。脉微为阳气虚少，脉涩为阴血亏虚。过汗可以亡阳，过下可以亡阴。阳虚之体的人既不可用汗法，也不可用下法，品"复"字可以看出仲景的深意。其尺脉弱涩者，既不可用下法，也不可用汗法。若将此阳虚以阴邪为论而用下法，这便是严重的误治了。

【伤寒论】病人脉阴阳俱紧，反汗出者，亡阳也。此属少阴，法当咽痛而复吐利。

【伤寒论注】太少阴阳各异，或脉同证殊，或脉证相同。从脉从证之时，大宜详审。脉沉发热，为太阳少阴相似证，前辈言之矣。阴阳俱紧，为太阳少阴相似脉，尚未有知之者。紧脉为寒，当属少阴。然病发于阴，不当有汗，反汗出者，阴极似阳也。盖太阳主外，阳虚不能作汗，故发热而反无汗；少阴主里，阴虚生内热，故身无热而汗反出。亡阳者，虚阳不归，其邪皆由少阴不藏所致。故上焦从火化而咽痛呕吐，下焦从阴虚而下利不止也，宜八味肾气丸主之。

【白话解】太阳与少阴阴阳各异，或者是脉象相同而症状不同，或者是脉症相同。根据脉象或症状进行辨证时，应该详细审查。脉沉发热，是太阳病与少阴病的相似证，前贤多有提及。脉阴阳俱紧，是太阳病与少阴病相似的脉象，目前还没有知道这种情况的人。脉紧主寒，属少阴病。病发于阴，不应该汗出，反而出汗，是阴寒极盛逼阳于外所致。太阳主外，阳虚不能作汗，所以发热无汗；少阴主里，阴虚生内热，所以反汗出身无热。亡阳，是虚阳不归，都是因为少阴不藏所致，所以邪气从上焦火化则咽痛、呕吐，从下焦寒化则下利不止，应该用金匮肾气丸治之。

【伤寒论】脉阴阳俱紧者，口中气出，唇口燥干，鼻中涕出，踡卧足冷，舌上胎滑，勿妄治也。到七日以来，其人微发热，手足温者，此为欲解；或到八日以上，反大发热者，此为难治。设使恶寒者，必欲呕也；腹内痛者，必欲利也。

【伤寒论注】此是少阴经文，与此上下文符合。王氏集脉法中，以无少阴二字也。少阴脉络肺，肺主鼻，故鼻中涕出；少阴脉络舌本，故舌上胎滑；少阴大络注诸络以温足胫，故足冷。诸证全似亡阳，而不名亡阳者，外不汗出，内不吐利也。口中气出，唇口干燥，鼻中涕出，此为内热；阴阳脉紧，舌上胎滑，蜷卧足冷，又是内寒。此少阴为枢，故见寒热相持。病虽发于阴，而口、舌、唇、鼻之半表里，恰与少阳口、咽、目之半表里相应也。治之者，与少阳不同，当神而明之，汗、吐、下、温、清、补之法，勿妄用也。与其用之不当，宁静以待。若至七日，一阳来复，微发热，手足温，是阴得阳则解也。阴阳自和，紧脉自去矣。若微热不解，八日以上反大热，此为晚发。恐畜热有余，或发痈脓，或便脓血，为难治耳。若七日来，设使其人不能发热，以阴阳俱紧之脉，反加恶寒，是寒甚于表，上焦应之，必欲呕矣。如反加腹痛，是寒甚于里，中焦受之，必欲利矣。

【白话解】此条文属少阴经病，与前后条文相应。王叔和将其收集到《脉经》中，是因无"少阴"二字。少阴经脉络肺，肺开窍于鼻，所以鼻中流涕；少阴脉络舌根，故舌上苔滑；少阴经脉络注诸络以温足胫，所以足冷。诸症类似亡阳，而不称为亡阳证，是因在外无汗出，在内无吐利。口中浊气出，唇口干燥，鼻中流涕，此为内热所致；脉阴阳俱紧，舌上苔滑，蜷卧足冷，此为里寒所致。少阴为三阴之枢，故见寒热相持之证。病虽发于阴，而口、舌、唇、鼻为半表半里之位，恰与少阳口、咽、目之半表半里相应。治疗与少阳病不同，应理解两者不同之处，汗、吐、下、温、清、补之法，不要盲目使用。与其治疗错误，不如安静地观察。如果到了七日以后，阳气恢复，出现微发热，手足温，这是阳气恢复阴寒得解之表现。阴阳调和，紧脉自然消失。如果微发热仍不缓解，八日以后反而出现大热，此属晚发的病情。恐怕是邪热内蕴日久，或发作为痈脓，或者便血，都是难以治疗的病情。如果七日以来，假设其人不发热，脉阴阳俱紧，反而增加了恶寒，是因为肌表寒邪较重，上焦感邪，必定呕吐。如果反而增加腹痛，是里寒较甚，中焦感邪，必定会下利。

【伤寒论】脉阴阳俱紧，至于吐利，其脉独不解，紧去人安，此为欲解。

【伤寒论注】阴阳俱紧，至于吐利，紧脉不去，此亡阳也。紧去则吐利自止，其人可安。此据脉辨证法。

【白话解】脉寸关尺俱紧，甚至有呕吐下利，紧脉不消失，此为亡阳之证。紧脉消失则呕吐、下利会自止，此人可转危为安。这是根据脉象进行辨证的方法。

【伤寒论】少阴病，脉紧，至七八日，自下利，脉暴微，手足反温，脉紧反去者，为欲解也。虽烦下利，必自愈。

【伤寒论注】前条是亡阳脉证，此条是回阳脉证。前条是反叛之反，此条是反正之反。玩反温，前此已冷可知。微本少阴脉，烦利本少阴证。至七八日，阴尽阳复之时。紧去微见，所谓谷气之来也，徐而和矣。烦则阳已反于中宫，温则阳已敷于四末。阴平阳秘，故烦利自止。

【白话解】上条讲亡阳脉证，此条讲阳气回复的脉证。前条原文的"反"是反叛的"反"，此条原文的"反"是反正的"反"。仔细琢磨"反温"二字，可知已经有寒冷的表现。微脉原本是少阴病的脉象，烦躁、下利原本是少阴病的症状。病程到了七八日，正是阴气殆尽阳气恢复的时候。紧脉退去，而微脉显现，正是水谷之气来复的表现，脉象徐缓而且调和。"烦"说明阳气已经返回于中焦，"温"说明阳气已经敷布于四肢手足。阴阳平衡，因此烦、利自然停止。

【伤寒论】少阴中风，脉阳微阴浮者，为欲愈。

【伤寒论注】阳微者，复少阴之本体；阴浮者，知坎中之阳回。微则不紧，浮则不沉，即暴微而紧反去之谓也。邪从外来者，仍自内而出，故愈。

【白话解】寸脉微，是恢复了少阴病的本脉；尺脉浮，表明肾中阳气恢复。脉微则不紧，脉浮则不沉，也可称为突然出现的微脉中已没有紧脉。感受外邪，邪又从体内祛除，所以会病愈。

【伤寒论】少阴病，欲解时，从子至寅上。

【伤寒论注】天以一生水而关于子，故少阴主于子。

【白话解】天一之数是水的生数，其地支为子，因此少阴在子时当令。

【伤寒论】少阴病，若利自止，恶寒而踡卧，手足温者，可治。

少阴病，恶寒身踡而利，手足逆冷者，不治。

【伤寒论注】伤寒以阳为主，不特阴证见阳脉者生，又阴病见阳证者可治。背为阳，腹为阴。阳盛则作痉，阴盛则踡卧。若利而手仍温，是阳回故可治。若利不止而手足逆冷，是纯阴无阳。所谓六腑气绝于外者，手足寒；五脏气绝于内者，下利不禁矣。

【白话解】伤寒病预后以阳气为主，不只是阴证见阳脉者生，如果是阴病见阳证也可以治疗。背为阳，腹为阴。阳热盛则生痉病，阴寒盛则四肢蜷卧。如果下利而手足仍温和，这说明阳气回复可以治疗。如果下利不止而手足逆冷，这说明病情很重已到亡阳的阶段。正所谓六腑阳气绝于外，则手足寒；五脏阳气绝于内，则下利不止。

【伤寒论】少阴病，恶寒而踡，时自烦，欲去衣被者，可治。

少阴病，四肢冷逆，恶寒而踡，脉不至，不烦而躁者，死。

【伤寒论注】阳盛则烦，阴极则躁。烦属气，躁属形。烦发于内，躁见于外，形从气动也。时自烦，是阳渐回；不烦而躁，是气已先亡，唯形独存耳。

【白话解】阳盛则生烦，阴盛则生躁。烦属气，躁属形。烦发于内，躁见于外，形由气生。时有自烦，说明阳气渐渐回复；不烦而躁，说明气先失，只有形独存。

【伤寒论】少阴病，吐利，手足不逆冷，反发热者，不死。脉不至者，灸少阴七壮。

少阴病，吐利烦躁，四逆者，死。

【伤寒论注】上吐下利，胃脘之阳将脱；手足不逆冷，诸阳之本犹在；反发热，卫外之阳尚存。急灸少阴，则脉可复而吐利可止也。若吐利而兼烦躁，四肢俱冷，纯阴无阳，不可复生矣。

少阴动脉在太谿，取川流不息之义也。其穴在足内踝后跟骨上动脉陷中，主手足厥冷，寒至节，是少阴之原，此脉绝则死。伏留在足内踝骨上二寸动脉陷中，灸之能还大脉，是少阴之经。

【白话解】上吐下利，胃阳将脱失；四肢为诸阳之本，手足不冷则阳气仍在；反见发热，说明卫阳仍在。紧急灸少阴经的腧穴，则脉象可恢复、吐利可停止。如果吐利兼有烦躁，四肢都冷，说明阴寒极盛出现亡阳，难以救治。

少阴经脉的跳动在太溪穴，太溪是河流川流不息的意思。此穴在足内踝后跟骨之上的动脉凹陷之中，这个穴治疗手足逆冷、冷至关节，是足少阴经的原穴，此脉绝则不治。伏留穴在足内踝上二寸动脉搏动凹陷中，属少阴经脉，灸之则能恢复少阴经脉的跳动。

【伤寒论】少阴病，脉微涩，呕而汗出，大便数而少者，宜温其上，灸之。

少阴病，脉沉微细，但欲卧，汗出，不烦，自欲吐。至五六日，自利，复烦躁，不得卧寐者，死。

【伤寒论注】脉微而涩，呕而汗出，阳已亡矣。大便数少而不下利，是下焦之阳尚存。急灸百会以温其上，则阳犹可复也。脉沉微细，是少阴本脉；欲卧欲吐，是少阴本证；当心烦而反不烦，心不烦而反汗出，亡阳已兆于始得之日矣。五六日自利，而反烦躁不得卧，是微阳将绝，无生理矣。同是恶寒踡卧，利止手足温者可治；利不止手足逆冷者不治。时自烦，欲去衣被者可治；不烦而躁，四逆而脉不至者死。同是吐利，手足不逆冷反发热者不死；烦躁四逆者死。同是呕吐汗出，大便数少者可治；自利烦躁不得卧者死。盖阴阳互为其根，阴中有阳则生，无阳则死，独阴不生故也。是以六经以少阴为枢。

【白话解】脉微而涩，呕吐伴汗出，说明阳气已经亡失。大便次数减少且不下利，这说明下焦阳气尚在。紧急灸百会穴以温阳，则阳气仍可恢复。少阴病的本脉为沉微细，少阴病的本证为欲卧欲吐；本该心烦而不心烦，心不烦而反汗出，说明得病之始即已出现亡阳的征兆。五六日以后出现自下利，反而会有烦躁、不能平卧的症状，这是阳气将绝，难以存活。同是出现恶寒身体蜷缩，下利停止、手足开始转温说明阳气恢复，预后良好；下利不止、手足逆冷说明阳气不复，预后不良。有时出现心烦，想要去掉衣服和被子，说明预后良好；无心烦但四肢躁扰不宁，四肢逆冷且脉不回复，则预后不良。同样是呕吐、下利，手足不冷反而发热则说明预后良好；若出现烦躁，四肢逆冷者预后不良。同样出现呕吐、汗出，大便次数少者预后良好；若有自利、烦躁、不能平卧者预后不良。阴阳互根，阴中有阳则会生，阴中无阳则会死，孤阴不生就是这个道理。所以六经以少阴为枢，六经病以少阴病为生死之转归。

【伤寒论】少阴病，下利止而头眩，时时自冒者，死。

【伤寒论注】冒家自汗则愈。今头眩而时时自冒，清阳之气已脱。此非阳回而利止，是水谷已竭，无物更行也。

【白话解】眼前昏黑，目无所见之人若自汗出以后则会痊愈。现在有头晕并时常昏冒，说明清阳之气已脱于外。本证并非阳气恢复所致的下利停止，而是胃气衰败，水谷难以化生精微而至无物可下的缘故。

【伤寒论】少阴病，六七日，息高者死。

【伤寒论注】气息者，乃肾间动气，脏腑之本，经脉之根，呼吸之蒂，三焦生气之原也。息高者，但出心与肺，不能入肝与肾，生气已绝于内也。六经中独少阴历言死证，他经无死证，甚者但曰难治耳，知少阴病是生死关。

【白话解】气息，是肾间动气而发，它是脏腑之本、经脉之根、呼吸之蒂，为三焦生气之源。呼吸浅表时，气息只出于心肺，却不能入于肝肾，表明生气已绝于内。六经病中只有少阴病提到死证，其他经病无死证，病情严重时也只是说难治，说明少阴病是生死攸关的阶段。

【伤寒论】病六七日，手足三部脉皆至，大烦而口噤不能言，其人躁扰者，必欲解也。若脉和，其人大烦，目重睑内际黄者，此欲解也。

【伤寒论注】脉者，资始于肾，朝会于肺，肾气绝则脉不至。三部手足皆至，是脉道已通，有根有本，非暴出可知。大烦躁扰者，是阴出之阳，非阴极而发也。口噤不能言，因脉气初复，营血未调，脾涩不运故耳。若所至之脉和调，虽大烦不解，亦不足虑。再视其人之目重睑内际，此属于脾，若色黄而不杂他脏之色，是至阴未虚，虽口噤亦不足虑矣。此以脾为五脏之母，又水位之下，土气承之也。

【白话解】脉，根始于肾，百脉之气，皆朝会于肺，肾气绝则脉不至。手足三部脉皆有，说明脉络通，脉有根本，可知此脉并非突然出现而又逐渐微弱。心烦躁扰比较严重，是阴出于阳，并非阴寒极盛而发。牙关紧闭、不能说话，是脉气刚开始回复，脾虚不能运化水谷，营血还未调和所致。若脉象调和，即使烦躁严重不能解除，也不必过多担心。再观察此人的内眼角，该位置属脾，若颜色发黄不夹杂其他颜色，说明太阴经气未虚，即使牙关紧闭、不能讲话也不必顾虑太多。此因脾为五脏之母，又因为水位之下，由土位所承接。

★麻黄附子汤证

【伤寒论】少阴病，始得之，无汗恶寒，反发热，脉沉者，麻黄附子细辛汤主之。

【伤寒论注】太阳主表，病发于阳，故当发热；少阴主里，病发于阴，只当内热。今始得寒邪，即便发热，似乎太阳，而属之少阴者何？《内经》曰：逆冬气则少阴不藏，肾气独沉。故反热而脉则沉也。肾为坎象，二阴不藏，则一阳无蔽，阴邪始得而内侵，孤阳因得以外散耳。病在表脉浮者，可发汗可知；病在表脉沉者，亦不可不汗矣。然沉为在里，而反发其汗，津液越出，亡阳则阴独矣。故用麻黄开膝理，细辛散浮热，而无附子固元阳，则热去寒起，亡可立待也。其人不知养藏之道，逆冬气而伤肾，故有此证。能不扰乎阳，无泄皮肤，去寒就温，讵有此患哉？本条当有无汗恶寒证。

【白话解】太阳主表，病发于阳，故当出现发热的症状；少阴主里，病发于阴，只当有内热的表现。现在刚感受寒邪，马上出现发热症状，看似太阳病，为什么却属于少阴病呢？《素问·四气调神大论》曰："逆冬气，则少阴不藏，肾气独沉。"因此出现反发热而脉沉的表现。卦象肾为坎，肾阴不能敛藏，则肾阳无以保护，故寒邪刚刚侵袭即内传，孤阳因此外散。病在肌表而脉浮者可用发汗法治疗；病在表而脉沉者，亦须发汗。但是脉沉主病在里，而反发其汗，则津液外泄，而亡伤阳气使阴独存。因此治疗用麻黄开泄膝理，细辛发散浮热，但若无附子固护元阳，则可导致表热去而内寒生，预后不良。病人不知晓养生潜藏之道理，不能顺应冬季宜闭藏的特点而损伤肾气，故而产生此证。若能护阳气，固肌表，避免寒邪侵袭，岂会有本证的发生？本条所述病证应有无汗恶寒的表现。

【伤寒论】少阴病，始得之二三日，麻黄附子甘草汤微发汗。以二三日无里证，故微发汗也。

【伤寒论注】言无里证，则有表证可知。以甘草易细辛，故曰微发汗。要知此条是微恶寒微发热，故微发汗也。《皮部论》云：少阴之阴，其入于经也，从阳部注于经；其出者，从阴内注于骨。此证与附子汤证，皆是少阴表证。发热脉沉无里证者，从阳部注于经也；身体骨节痛，手足寒，背恶寒，脉沉者，从阴内注于骨也。从阳注经，故用麻黄、细辛；从阴注骨，故用参、苓、术、芍。口中和，枢无热，皆可用附子。

【白话解】言"无里证"，则可推知有表证。用甘草替换细辛，故称轻微发汗。要知道此条所述是轻微恶寒、轻微发热，故治疗应轻微发其汗。《素问·皮部论》曰："少阴之阴……其入经也，从阳部注于经；其出者，从阴内注于骨。"本证与附子汤证都是少阴表证。发热、脉沉、无里证者，是邪气"从阳部注于经"；身体骨节疼痛、手足逆冷、背部恶寒、脉沉，是邪气"从阴部内注于骨"。邪从阳部注于经者，治用麻黄、细辛；从阴部注于骨者，治用人参、茯苓、白术、芍药。口中无异常感觉，说明少阴经无热，都可用附子治疗。

【伤寒论】

麻黄附子细辛汤

麻黄 细辛各三两 附子一枚 炮 去皮

水一斗，先煮麻黄，减二升，去沫沸，内诸药，煮取三升，去滓，温服一升，日三服。

【伤寒论】

麻黄附子甘草汤

【伤寒论注】前方去细辛加甘草二两，水七升，煎法同。亦见微发汗之意。

【白话解】前方去细辛加甘草二两，用水七升，煎法同上方。也可体现出微发其汗之意。

【伤寒论】少阴病八九日，一身手足尽热者，以热在膀胱，必便血也。

【伤寒论注】此脏病传腑，阴乘阳也；气病而伤血，阳乘阴也。亦见少阴中枢之象。发于阴者六日愈，到七日其人微发热手足温者，此阴出之阳则愈也。到八日以上，反大发热者，肾移热于膀胱，膀胱热则太阳经皆热。太阳主一身之表，为诸阳主气，手足者诸阳之本，故一身手足尽热。太阳经多血，血得热则行。阳病者，上行极而下，故尿血也。此里传表证，是自阴转阳则易解，故身热虽甚不死。轻则猪苓汤，重则黄连阿胶汤可治。与太阳热结膀胱血自下者，证同而来因则异。

少阴传阳证者有二：六七日腹胀不大便者，是传阳明；八九日一身手足尽热者，是传太阳。

下利便脓血，指大便言；热在膀胱而便血，是指小便言。

【白话解】此条所述为病在肾而传入膀胱之腑，邪由阴脏入阳腑；气分病进而伤及血分，是由阳分入阴分。可见少阴主枢的特点。病发于阴者六日病解，到七日其人轻微发热且手足温热，这是病由阴出于阳而将愈之象。到八日以上，反出现严重发热者，是病邪由肾转移入膀胱，致膀胱热盛，则太阳经表里皆热。太阳主一身之表，为诸阳主气，手足为诸阳之本，故太阳经热盛则全身及手足都会发热。太阳经血气充盛，血因热而妄行，《素问·太阴阳明论》曰："阳病者上行极而下。"故见尿血。此属由里传表之证，由阴位转出阳位而病变易解，故虽见身热严重而预后较好。轻证可用猪苓汤，重证则用黄连阿胶汤治疗。本证与太阳热结膀胱证出现尿血者，症状表现虽同但病因病机不同。

少阴病转阳证有两种情况：若出现六七日腹部胀满不大便者，是转出而为阳明病；八九日全身手足都热者，是转出而为太阳病。

下利便脓血是指大便而言；热在膀胱而见便血，是指小便而言。

【伤寒论】少阴病，咳而下利谵语者，被火气劫故也。小便必难，以强责少阴汗也。

【伤寒论注】上咳下利，津液丧亡，而谵语非转属阳明。肾主五液，入心为汗。少阴受病，液不上升，所以阴不得有汗也。少阴发热，不得已用麻黄发汗，即用附子以固里，岂可以火气劫之而强发汗也？少阴脉入肺，出络心。肺主声，心主言，火气迫心肺，故咳而谵语也。肾主二便，治下焦，济泌别汁，渗入膀胱。今少阴受邪，复受火侮，枢机无主，大肠清浊不分，膀胱水道不利，故下利而小便难也。小便利者，其人可治。此阴虚，故小便难。

【白话解】少阴病误治导致咳嗽、下利，说明津液严重耗伤，出现谵语并非转属阳明所致。肾主司人体五种津液，在心为汗液。少阴受病，主司津液的功能失常，津液不能上升，因此阴病一般不出现汗出之症。少阴病见发热，不得已用麻黄发汗，须用附子以固里，怎么可以用火法强发其汗？少阴脉入肺，络于心。肺主声，心主言语，火邪内迫心肺，故见咳而谵语。肾主司二便，治理下焦，泌别津液，输于膀胱。今少阴感受邪气，又被火攻，枢机功能失调，使大肠清浊不分，膀胱水道不通利，故出现下利而小便不利。小便通利，其人尚可治疗。此证阴虚，故小便难。

【伤寒论】少阴病，但厥无汗，而强发之，必动其血。未知从何道出，或从口鼻，或从目出，是名下厥上竭，为难治。

【伤寒论注】阳气不达于四肢，故厥。厥为无阳，不能作汗，而强发之。血之与汗，异名同类，不夺其汗，必动其血矣。上条火劫发汗，上伤心肺，下竭膀胱，犹在气分，其害尚轻。峻剂发汗，伤经动血。若阴络伤而下行，犹或可救；若阳络伤而上溢，不可复生矣。妄汗之害如此。

【白话解】阳气失布，不能达于四肢，故见厥逆。厥逆为阳虚，不能鼓动汗液外出，却强迫发其汗。血与汗异名同源，今强发其汗，若无汗出必伤动其血。上条谈到用火法发汗，在上可伤及心肺，在下可劫夺膀胱，但病变仍在气分阶段，其损害尚且轻浅。若用峻剂发汗，可损伤经络而动血。若阴络损伤则血从下行，仍可救治；若阳络伤而血从上溢者，预后严重不良。如此可知妄用发汗法的危害。

★附子汤证

【伤寒论】少阴病，身体痛，手足寒，骨节痛，脉沉者，附子汤主之。
少阴病，得之一二日，口中和，其背恶寒者，当灸之，附子汤主之。

【伤寒论注】少阴主水，于象为坎，一阳居其中，故多热证。是水中有火，阴中有阳也。此纯阴无阳，阴寒切肤，故身疼；四肢不得禀阳气，故手足寒；寒邪自经入脏，脏气实而不能入，则从阴内注于骨，故骨节疼。此身疼骨痛，虽与麻黄证同，而阴阳寒热彼此判然。脉沉者，少阴不藏，肾气独沉也。口中兼咽与舌言，少阴之脉循喉咙，挟舌本，故少阴有口干、舌燥、咽痛等证。此云和者，不燥干而渴，火化几于息矣。人之生也，负阴而抱阳，故五脏之俞，皆系于背。背恶寒者，俞气化薄，阴寒得以乘之也，此阳气凝聚而成阴，必灸其背俞，使阴气流行而为阳。急温以附子汤，壮火之阳，而阴自和矣。

【白话解】少阴主司人体水液代谢，在卦象为坎，肾阳内寄其中，故得病多是热证。这是水中有火、阴中有阳的缘故。但本条所述病证是属于阴寒盛而阳虚，肌表失于阳气的温煦故见身疼痛；阳气不能布达于四肢，因此手足寒；寒邪由经入脏，若脏腑正气尚强则邪气不能深入，但可内注于骨节，故可见骨节疼痛。这些表现虽与麻黄汤证相同，但病证属阴属阳，属寒属热，两者截然不同。脉沉，正是《素问·四气调神大论》中"逆冬气，则少阴不藏，肾气独沉"的表现。"口中"包括咽与舌，少阴脉循喉咙挟舌体，因此少阴为病可出现口干、舌燥、咽痛等症。条文中所言"口中和"，是指口中不干燥、不口渴，非少阴热化证。人之生命的持续是内负阴而外抱阳，因此五脏的腧穴都联系于人体的背部。若背部恶寒，是因腧穴经气不足，阴寒之邪乘虚而入，这属于阳气凝聚而不流动的情况，因此必须灸其背部腧穴，使凝聚的阳气流动。治疗急以附子汤壮火温阳，而阴寒之邪自可消退。

【伤寒论】

附子汤

附子二枚 炮 白术四两 人参二两 芍药 茯苓各三两

水八升，煮取三升，去滓，温服一升，日三服。

【伤寒论注】此伤寒温补第一方也，与真武汤似同而实异。倍术、附去姜加参，是温补以壮元阳，真武汤还是温散而利肾水也。

【白话解】这是治疗伤寒病中温补的第一方，与真武汤相似但实质不同。倍用白术、附子，去掉生姜加入人参，具有温补以壮元阳的功效，而真武汤功用在于温散而利水饮。

★ 真武汤证

【伤寒论】少阴病，二三日不已，至四五日，腹痛，小便不利，四肢沉重疼痛，自下利者，此为有水气。其人或咳，或小便利、或下利，呕者，真武汤主之。

【伤寒论注】为有水气，是立真武汤本意。小便不利是病根，腹痛下利，四肢沉重疼痛，皆水气为患，因小便不利所致。然小便不利，实由坎中之无阳。坎中火用不宣，故肾家水体失职，是下焦虚寒，不能制水故也。法当壮元阳以消阴翳，逐留垢以清水源，因立此汤。末句语意，直接有水气来。后三项是真武加减证，不是主证。若虽有水气而不属少阴，不得以真武主之也。

【白话解】设立真武汤是为了治疗水气病。小便不利是本病证的根本原因，腹痛下利，四肢沉重疼痛，都是水气为患之症，由小便不利所致。然而小便不利的形成当责之于肾中阳气亏虚。肾中阳气虚而不能宣通，故肾主司水液的功能失调，这是下焦虚寒不能制水而形成的病证。治疗应当温壮元阳以消散阴翳，祛除水饮内停，因而制定真武汤。末句"真武汤主之"应上接"此为有水气"句。后三项是真武汤运用的加减症，不是主症。若体内有水气内停但病不归属少阴，则不可使用真武汤。

【伤寒论】

真武汤

茯苓 芍药 生姜各三两 白术二两 附子一枚 炮

水八升，煮取三升，温服七合，日三服。咳者，加五味半升，细辛一两。小便利而下利者，去芍药、茯苓，加干姜一两。呕者，去附子，加生姜足前成半斤。

【伤寒论注】真武，主北方水也。坎为水，而一阳居其中，柔中之刚，故名真武。是阳根于阴，静为动本之义。盖水体本静，动而不息者，火之用也。火失其位，则水逆行。君附子之辛温，以奠阴中之阳；佐芍药之酸寒，以收炎上之用；茯苓淡渗，以正润下之体；白术甘苦，以制水邪之溢。阴平阳秘，少阴之枢机有主，开阖得宜，小便自利，腹痛下利自止矣。生姜者，用以散四肢之水气，与肤中之浮热也。

咳者，是水气射肺所致。加五味子之酸温，佐芍药以收肾中水气；细辛之辛温，佐生姜以散肺中水气。小便自利而下利者，胃中无阳，则腹痛不属相火，四肢困于脾湿，故去芍药之酸寒，加干姜之辛热，即茯苓之甘平亦去之。此为温中之剂，而非利水之剂矣。呕者是水气在中，故中焦不治。四肢不利者，不涉少阴，由于太阴湿化不宣也，与水气射肺不同。法不须附子之温肾，倍加生姜以散邪，此和中之剂，而非下焦之药矣。

附子、芍药、茯苓、白术，皆真武所重，若去一，即非真武汤。

【白话解】真武神主司北方之水。坎卦于五行对应肾水，而肾阳居其中，为柔中有刚，故称真武。这是阴阳互根，阳根于阴，静中有动的道理。水体本身静止，但由于火的作用而在体内运动不止。若火失常态，则可导致水逆上行。真武汤中君药附子为辛温之品，用其温补阴中之阳；用酸寒的芍药以制约肾火之上炎；茯苓为淡渗之药，用其调理肾主司水液的功能；白术味甘苦，健脾燥湿以制约水邪泛滥。由此可使阴阳平衡，恢复少阴枢机的功用，使开阖有度，小便通利而腹痛下利自止。方中用生姜能发散四肢的水气和肌表浮散的热邪。

咳嗽是由于水气袭肺，肺失肃降所致。方中加酸温的五味子佐助芍药收敛肾中的水气；用辛温的细辛佐助生姜发散肺中的水气。小便通利且下利者，是由于胃中阳气衰微，说明腹痛不是由于相火所致，又有脾虚生湿而困于四肢，故去酸寒的芍药，加入辛热的干姜，即使是甘平的茯苓也去掉。这样形成的是温中之剂，而不是利水的方剂。呕吐是由于水气停留中焦，故中焦气机升降失司。四肢沉重活动不自如的病机不涉及少阴肾，是由太阴脾湿不化所形成，与水气袭肺的病机不同。治法中不须用附子温肾阳，但倍用生姜以宣散水饮，这样就变成调理中焦的方剂，而不是治理下焦的方剂。

附子、芍药、茯苓、白术，都是真武汤的重要组成部分，若去掉任意一味，即不再是真武汤了。

【伤寒论】太阳病发汗，汗出不解，其人仍发热，心下悸，头眩，身𬌗动，振振欲擗地者，真武汤主之。

【伤寒论注】肾液入心而为汗，汗出不能遍身，故不解。所以然者，太阳阳微，不能卫外而为固；少阴阴虚，不能藏精而起亟也。仍发热而心下悸，坎阳外亡而肾水凌心耳。头眩身𬌗，因心下悸所致；振振欲擗地，形容身𬌗动之状。凡水从火发，肾火上炎，水邪因得上侵。若肾火归原，水气自然下降，外热因之亦解。此条用真武者，全在降火利水，重在发热而心下悸，并不在头眩身𬌗动也。如伤寒厥而心下悸，宜先治水，亦重在悸，不重在厥。但彼本于太阳寒水内侵，故用桂枝；此则少阴邪水泛溢，故用附子。仲景此方，为少阴治水而设。附会三纲之说者，本为误服青龙而设。不知服大青龙而厥逆筋惕肉𬌗，是胃阳外亡，轻则甘草干姜汤，重则建中、理中辈，无暇治肾。即欲治肾，尚有附子汤之大温补，而乃用真武耶？要知小便自利，心下不悸，便非真武汤证。

【白话解】肾液上济于心而为汗，若汗出不能遍及全身，则表证不解。之所以这样，是因太阳阳气不足，不能卫外固护肌表；少阴阴虚，不能藏精而应急。发汗后仍发热而见心下悸动，是肾阳因汗而伤从而肾水凌心所致。头目眩晕、肌肉跳动也是水饮为患。振振欲擗地，是形容身体肌肉跳动，肢体震颤之状。凡是水饮由肾中而成，肾火上炎，水邪均可因此而上犯。若肾火归原，水气之邪自然下降，表热也会随之而解除。此条用真武汤，其功用全在降火利水，病变重在发热而心下悸动，并不在头眩、身𬌗动之症。《伤寒论·辨厥阴病脉证并治》："伤寒厥而心下悸，宜先治水，当服茯苓甘草汤。"该条辨证重点在心下悸，而非厥冷。但治疗上彼证是由于太阳寒水内袭，故用桂枝；而本证为少阴水邪泛溢，故用附子。仲景用此方是为少阴肾治理水液而设定。附会三纲鼎立之说者，认为是误服大青龙汤出现变证而设立真武汤。可见其不知误服大青龙汤而成厥逆筋惕肉𬌗，是由于胃阳随过汗而外泄，轻证用甘草干姜汤，重则小建中汤、理中汤之类，无须治少阴肾。即使要治肾，尚且有附子汤的大温补以治疗，还需真武汤吗？要知道小便通利，心下不悸便不是真武汤证。

★理中丸证

【伤寒论】病发热头痛，身疼恶寒，上吐下利者，名曰霍乱。热多欲饮水者，五苓散主之；寒多不用水者，理中丸主之。

理中丸

人参 甘草 白术 干姜

捣筛为末，蜜和丸，如鸡黄大。以沸汤数合，和一丸，研碎，温服之。日三四，夜二服。腹中未热，加至三四丸，然不及汤。汤以水八升，煮取三升，去滓，温服一升，日三服。

若脐上筑者，肾气动也，去术加桂；吐多者，去术加生姜三两；下多者，还用术；悸者，加茯苓；腹中痛，虚者，加人参；腹满者，去术，加附子一枚。

★桃花汤证

【伤寒论】少阴病，二三日至四五日，腹痛，小便不利，下利不止，便脓血者，桃花汤主之。

【伤寒论注】本证与真武不同，彼以四肢沉重疼痛，是为有水气；此便脓血，是为有火气矣。盍不清火，反用温补？盖治下焦水气，与心下水气不同法。下焦便脓血，与心下痛，心中烦，亦应异治也。心为离火，而真水居其中，法当随其势之润下，故用苦寒以泄之；坎为水而真火居其中，法当从其性之炎上，故用苦温以发之。火郁于下，则克庚金；火炎于上，则生戊土。五行之理，将来者进，已往者退。土得其令，则火退位矣；水归其职，腹痛自除，脓血自清，小便自利矣。故制此方，不清火，不利水，一唯培土。又全赖干姜转旋，而石脂、杭米，得收平成之绩也。名桃花者，取春和之义，非徒以色言耳。

【白话解】本证和真武汤证在病机上不同。真武汤证出现的四肢沉重疼痛，是由于水气所致；本证的大便脓血，是由于火气所迫。为什么有火不清泻，反而用温补的治法呢？这主要在于，既然治疗下焦的水气，与治疗心下水气的方法不同，那么下焦大便脓血，与心下疼痛，心烦，也应该用不同的治法。

心的作用类似于离火，其中寓有真水，按道理应当顺着水的流势发挥水润下的作用，所以用苦寒的药物来泻火。坎有水之性，内有真火，按道理应当顺着火势，使其发挥向上温煦的作用，所以用苦温的药物来宣发。火郁闭在下，就会制约庚金的功能。火向上温煦，就会温育戊土。五行生克的道理在于，将要发生的一行称为进，已经发生的一行称为退。土行发挥正常作用时，火行的作用就会减弱。水行也因此回到自己本身的位置上，腹痛就自行解除了，脓血便自然不发生了，小便也自动通利了。所以创制这个方子，不用清泻火邪的药，不用利水之品，只是培补脾土。该方主要靠干姜斡旋脾气，促使赤石脂、粳米发挥平定脓血的作用。方名为桃花的原因在于，取此方有春季孕育调和的作用，而不是简单地靠药物的色彩命名的。

【伤寒论】

桃花汤

赤石脂一斤 一半全用 一半筛用 干姜一两 粳米一升

【伤寒论注】石脂性涩以固脱，色赤以和血，味甘而酸，甘以补元气，酸以收逆气，辛以散邪气，故以为君。半为块而半为散，使浊中清者，归心而入营；浊中浊者，入肠而止利。火曰炎上，又火空则发，得石脂以涩肠，可以遂其炎上之性矣。炎上作苦，佐干姜之苦温，以从火化，火郁则发之也。火亢则不生土，臣以粳米之甘，使火有所生，遂成有用之火。土中火用得宣，则水中火体得位，下陷者上达，妄行者归原，火自升而水自降矣。

少阴病，腹痛下利，是坎中阳虚。故真武有附子，桃花用干姜，不可以小便不利作热治。真武是引火归原法，桃花是升阳散火法。

坎阳有余，能出形躯之表而发热，麻黄附子汤是矣。坎阳不虚，尚能发热于躯内之上焦，如口燥、舌干、咽痛、心烦、胸满、心痛等证是矣。坎阳不足，不能发热于腰以上之阳，仅发热于腰以下之阴，如小便不利、下利便脓血者是矣。此为伏阳屈伏之火，与升阳之火不同。

【白话解】赤石脂药性涩，有固脱的作用，药色赤能和血，药味甘且酸，甘可以培补元气，酸能收敛逆乱之气，辛能宣散邪气，所以将此药作为君药。药量的一半用块状的，一半用散状的，使药味中性清的部分，归心经入营血；药味中性浊的部分，入大肠止泻。火性炎上，又善从孔隙钻出，有赤石脂固涩大肠后，可以使火循空上炎。火上炎产生苦味，佐用性味苦温的干姜，利于苦温之性从火而化，使郁闭之火得以宣发。火偏盛则不能生土，用甘味的粳米作为臣药，使火有化生之源，也使其成为人体正常的火。土中的火能够宣发，则水中的火功能正常，下陷之火能够向上升达，不循常道之火回到原位上，体内的火正常上升则水自然下降了。

少阴病出现腹痛、下利的症状，这是肾中阳气虚所致。所以真武汤中用附子，桃花汤中用干姜，都是此义，不能将小便不畅视为热证来治疗。真武汤体现了引火归原的治法，而桃花汤体现的是升阳散火治法。

肾中阳气有余，能行于体表形成发热，这时可用麻黄细辛附子汤治疗。肾中阳气不虚，还能够在体内上焦部位产生热证，如口燥、舌干、咽痛、心烦、胸满、心痛等症。肾中阳气不足，不能在腰以上的部位发热，只能在腰以下的部位产生热证，如小便不利、下利便脓血等就是这种情况。这是阳气郁伏化生的屈伏之火，与阳气亢盛向上形成的升阳之火不同。

【伤寒论】少阴病，便脓血者，可刺。

【伤寒论注】便脓血，亦是热入血室所致，刺期门以泻之。病在少阴而刺厥阴，实则泻其子也。

【白话解】大便脓血，也是热邪侵袭血室引起的，可以用针刺期门来清泻热邪。病位在少阴，却针刺厥阴经脉的腧穴，这是《难经·六十九难》"实者泻其子"的治法。

★四逆汤证上

【伤寒论】脉浮而迟，表热里寒，下利清谷者，四逆汤主之。

【伤寒论注】脉浮为在表，迟为在脏。浮中见迟，是浮为表虚，迟为脏寒。未经妄下而利清谷，是表为虚热，里有真寒矣。仲景凡治虚证，以里为重，协热下利脉微弱者，便用人参。汗后身疼脉沉迟者，便加人参。此脉迟而利清谷，且不烦不咳，中气大虚，元气已脱，但温不补，何以救逆乎？观茯苓四逆之烦躁，且用人参，况通脉四逆，岂得无参？是必因本方之脱落而成之耳。

此是伤寒证。然脉浮表热，亦是病发于阳，世所云漏底伤寒[①]也。必其人胃气本虚，寒邪得以直入脾胃，不犯太、少二阳，故无口苦、咽干、头眩、项强痛之表证。然全赖此表热，尚可救其里寒。

【白话解】脉浮为病在表，脉迟说明病在脏。浮脉之中见到迟脉之象，说明这个浮脉是表虚，迟脉是脏有寒。没有经过乱用攻下之法却出现下利

---

① 漏底伤寒：指伤寒兼见下利甚至泄利不止的病证，见陶华《伤寒六书》。

清谷，这是表有虚热，里有真寒之证。仲景大凡治疗虚证，均以里证为重点，出现协热下利脉微的病人，就用人参。如发汗后身体疼痛，脉象沉迟者，方中就加入人参。本证所述的脉迟伴有下利清谷，而且没有烦躁、咳嗽，这说明中气虚损严重，元气已经脱失，只用温热药而不予以补益的话，怎么能够起到救逆之作用呢？参见茯苓四逆汤证出现的烦躁症用到了人参，更何况通脉四逆汤证，怎么能没有人参呢？这一定是因为本方原文脱失而导致的。

本条所述为伤寒证。然而脉浮表热，也是病发于阳，这就是后世所谓的"漏底伤寒"。一定是因为此病人胃气原本亏虚，寒邪得以直入脾胃，而不经过太阳、少阳，因此没有口苦、咽干、头眩、项强痛之表证。然而全凭此在表之热，尚且可以救治在里之寒。

【伤寒论】下利清谷，不可攻表，汗出必胀满。

【伤寒论注】里气大虚，不能藏精而为阳之守，幸表阳之尚存，得以卫外而为固。攻之更虚其表，汗生于谷，汗出阳亡，脏寒而生满病也。

【白话解】体内元气空虚，不能发挥封藏精气固守阳气的作用，庆幸的是体表阳气还在，能够固护体表。攻下的方法会进一步损伤体表的阳气，因汗液是水谷化生的，汗液外泄则损伤阳气，此即《素问·异法方宜论》所谓"脏寒生满病"之意。

【伤寒论】下利腹胀满，身体疼痛，先温其里。

伤寒下之后，续得下利清谷不止，身疼痛者，急当救里，宜四逆汤。

【伤寒论注】下利是里寒，身痛是表寒。表宜温散，里宜温补。先救里者，治其本也。

【白话解】下利是体内有寒，身体疼痛是体表有寒。表寒适合用温散的方法治疗，里寒适合用温补的方法治疗。首先救治里寒，是治本的体现。

【伤寒论】病发热，头疼，脉反沉，若不差，身体疼痛，当救其里，宜四逆汤。

【伤寒论注】此太阳麻黄汤证。病为在表，脉当浮而反沉，此为逆也。若汗之不差，即身体疼痛不罢，当凭其脉之沉而为在里矣。阳证见阴脉，是阳消阴长之兆也。热虽发于表，为虚阳，寒反据于里，是真阴矣。必有里证伏而未见，藉其表阳之尚存，乘其阴之未发，迎而夺之，庶无吐利厥逆之患，里和而表自解矣。

邪之所凑，其气必虚，故脉有余而证不足，则从证；证有余而脉不足，则从脉。有余可假，而不足为真，此仲景心法。

【白话解】这是太阳病麻黄汤证。病邪在表，脉象应当浮反而出现脉沉，这是逆证的表现。如果发汗后疾病没有痊愈，即身体疼痛没有停止，应当凭借脉沉而诊断病邪在里。阳证见到阴脉，这是阳消阴长的征兆。发热虽然出现在肌表，但此为虚阳，寒邪反而盘踞在里，这是里有真寒之证。一定有里证隐伏而没有显现于外，正值在表的阳气尚存，在阴寒之邪尚未发作之时，迎面直击，幸好尚无吐、利、厥逆之患，使里气调和而表邪自然可以解除。

《素问·评热病论》曰："邪之所凑，其气必虚。"因此脉象有余而证不足之时，辨证应当从其证；证有余而脉象不足，辨证则应当从其脉。有余可能是假象的表现，而不足才是疾病的本质，这正是仲景辨证的关键之处。

【伤寒论】大汗，若大下利，而厥冷者，四逆汤主之。

【伤寒论注】大汗则亡阳，大下则亡阴，阴阳俱虚，故厥冷。但利非清谷，急温之，阳回而生可望也。

【白话解】大量汗出就会严重损伤阳气，泻下程度重就会严重损失阴液，阴液阳气都不足，就会出现手足逆冷。如果只是泄泻而非下利清谷，则急用温阳的方法治疗，也许有希望回复阳气使病人活下去。

【伤寒论】大汗出，热不去，内拘急，四肢疼，又下利，厥逆而恶寒者，四逆汤主之。

【伤寒论注】治之失宜，虽大汗出而热不去，恶寒不止，表未除也。内拘急而下利，里寒已发；四肢疼而厥冷，表寒又见矣。可知表热里寒者，即表寒亡阳者矣。

【白话解】治疗的方法不当，就会出现即使大量汗出却热不退，并伴有持续的恶寒，这都表明表证未解除。腹内拘急疼痛、下利，表明里寒证已经发生了；四肢疼痛而厥冷，表明表寒证又出现了。由此可知，表热里寒证实际上就是表有寒证而里有亡阳证。

【伤寒论】呕而脉弱，小便复利，身有微热，见厥者难治，四逆汤主之。

【伤寒论注】呕而发热者，小柴胡证。此脉弱而微热，非相火明矣。内无热，故小便利；表寒虚，故见厥；是膈上有寒饮，故呕也。伤寒以阳为主，阳消阴长，故难治。

【白话解】《伤寒论·辨厥阴病脉证并治》云："呕而发热者，小柴胡汤主之。"外感病出现呕吐伴有发热，是小柴胡汤的适应证。本条脉弱伴有轻度发热，表明这不是少阳相火偏盛所致病证。体内无热，所以小便通畅；体表寒邪盛阳气虚，所以出现手足逆冷；由膈上有寒饮，所以出现呕吐。伤寒病的预后以阳气为主，阳气不足而阴寒邪盛，则疾病预后不良。

【伤寒论】既吐且利，小便复利，而大汗出，下利清谷，内寒外热，脉微欲绝者，四逆汤主之。

【伤寒论注】吐利交作，中气大虚，完谷不化，脉微欲绝，气血丧亡矣。小便复利而大汗出，是门户不要，玄府不闭矣。所幸身热未去，手足不厥，则卫外之阳，诸阳之本犹在，脉尚未绝，有一线之生机，急救其里，正胜而邪可却也。

【白话解】上吐下泻并作，使人中气大亏，下利完谷不化，脉微欲绝，表明气血大衰。小便又很通利而且大汗出，这是门户不得约束，汗孔不得闭合所致。所幸身热尚未祛除，手足不逆冷，这是卫护于外的阳气以及诸阳之根本仍在，脉气尚且没有断绝，病人有一线生机，应急救其里，正气胜邪则邪气便可退却。

【伤寒论】吐利汗出，发热恶寒，四肢拘急，手足厥冷者，四逆汤主之。

【伤寒论注】此吐利非清谷，汗出不大，而脉不微弱，赖此发热之表阳，助以四逆而温里，尚有可生之望。

【白话解】这条出现的吐利不是下利清谷的程度，汗出量也不多，且脉象也不微弱，并且还有因表阳尚存所引发的发热，正由于有表阳的存在，可以帮助四逆汤温中，使疾病有治愈的希望。

【伤寒论】自利不渴者，属太阴，以其脏有寒故也。当温之，宜四逆辈。

少阴病，脉沉者，急温之，宜四逆汤。

若膈上有寒饮者，当温之，宜四逆汤。

恶寒脉微而复利，利止亡血也，四逆加人参汤主之。

【伤寒论注】利虽止而恶寒未罢，仍宜四逆。以其脉微为无血，当仍加人参以通之也。

上论四逆脉证。

【白话解】下利虽然停止了，但恶寒未罢，仍适宜使用四逆汤来治疗。因出现脉微，表明体内气血亏虚，因此仍当添加人参来补益气血。

上述几条讨论了四逆汤证的脉证。

【伤寒论】少阴病，下利清谷，里寒外热，手足厥逆，脉微欲绝，身反不恶寒，其人面色赤，或腹痛、或干呕、或咽痛、或利止、脉不出者，通脉四逆汤主之。

【伤寒论注】此寒热相伴证。下利清谷，阴盛于里也；手足厥逆，寒盛于外也。身不恶寒面赤，阳郁在表也；咽痛利止，阳回于内也；腹痛干呕，寒热交争也。温里通脉，乃扶阳之法。脉为司命，脉出则从阳而生，厥逆则从阴而死。

【白话解】这是寒热相伴之证。下利清谷，表明阴寒之邪盛于里；手足逆冷，表明阴寒之邪盛于外。周身不恶寒、面部红赤，说明阳气郁滞在表；咽痛、下利停止，表明体内阳气回复；腹痛、干呕，这是寒热交争之象。温里通脉，是扶助阳气的方法。脉象的搏动变化体现了人身之生死，脉气一出则体现病证从阳而化，病人尚有一线生机，如果手足厥逆则病证从阴而化，病人唯恐预后不良。

【伤寒论】下利清谷，里寒外热，汗出而厥者，通脉四逆汤主之。下利脉沉而迟，其人面少赤，身有微热，下利清谷者，必郁冒汗出而解，病人必微厥。所以然者，其面戴阳，下虚故也。

【伤寒论注】此比上条脉证皆轻，故能自作郁冒汗出而解。面赤为戴阳，阳在上也。因其戴阳，故郁冒而汗出；因其下虚，故下利清谷而厥逆；热微厥亦微，故面亦少赤。此阴阳相等，寒热自和，故易愈。

【白话解】这一条原文所述之脉证较上条所述均属轻浅，因此病人能自己出现头昏目眩汗出而疾病解除。面部红赤是戴阳证，为阳气浮越于上部所致。因为病人戴阳于上，因此出现头昏目眩及汗出之症；因为下焦阳气亏虚，因此出现下利清谷、手足厥逆；邪热轻微则手足厥冷也轻微，因此面部红赤也轻微。此时体内阴寒之邪与阳气势均力敌，恶寒与发热可以自然调和，因此容易痊愈。

【伤寒论】吐已下断，汗出而厥，四肢拘急不解，脉微欲绝者，通脉四逆加猪胆汁汤主之。

【伤寒论注】此必有阴盛格阳之证，故加胆汁为反佐，阅白通证可知。

【白话解】这条必定有阴寒邪亢盛，格拒阳气于外的病证，所以添加猪胆汁作为反佐药，看过白通证就可以了解了。

【伤寒论】吐利止而脉平，小烦者，以新虚不胜谷气故也。

四逆汤

甘草二两 炙 干姜一两半 附子一枚 生用 去皮 破八片

上三味，以水三升，煮取一升二合，去滓，分温再服。强人可大附子一枚，干姜三两。

通脉四逆汤

甘草二两 炙 附子大者一枚 生用 去皮 破八片 干姜三两 强人可四两

上三味，以水三升，煮取二升二合，去滓，分温再服。其脉即出者愈。面色赤者，加葱九茎；腹中痛者，去葱，加芍药二两；呕者，加生姜二两；咽痛，去芍药，加桔梗一两；利止脉不出者，去桔梗，加人参二两。

【伤寒论注】病皆与方相应者，乃服之。

【白话解】病证与方药相适应，才能服用此方药。

【伤寒论】

通脉四逆加猪胆汁汤

前方加 猪胆汁一合，余同前法。

【伤寒论】伤寒六七日，大下后，寸脉沉而迟，手足厥冷，下部脉不至，咽喉不利，吐脓血，泄利不止者，为难治。

【伤寒论注】寸脉沉迟，气口脉平矣；下部脉不至，根本已绝矣。六腑气绝于外者，手足寒；五脏气绝于内者，利下不禁；咽喉不利，水谷之道绝矣。汁液不化而成脓血，下濡而上逆。此为下厥上竭，阴阳离决之候，生气将绝于内也。旧本有麻黄升麻汤，其方味数多而分两轻，重汗散而畏温补，乃后世粗工之伎，必非仲景方也。此证此脉，急用参、附以回阳，尚恐不救，以治阳实之品，治亡阳之证，是操戈下石矣，敢望其汗出而愈哉？绝汗出而死，是为可必，仍附其方，以俟识者。

【白话解】寸脉沉迟，说明寸口脉的脉象平和；切不到尺部的脉象，说明肾气已经败绝。六腑的精气败绝于外的人，会出现手脚寒冷；五脏的精气败绝于里的人，会出现下利不止；咽喉不利，说明水谷之道已败绝。津液不得运化而形成脓血，同时出现吐逆和下利。这是下焦阳虚而厥逆，上焦出血而阴血耗竭之证，属阴阳离决的征象，说明人身之生机即将泯灭。旧本《伤寒论》载有麻黄升麻汤，此方的药味数量众多但药物剂量较轻，重用发汗宣散之药而畏避温补之药，说明此方为后世医术粗劣、平庸的医生所制，一定不是仲景的方子。如此症状脉象，急用人参、附子回阳，尚且唯恐不能救治，更何况用治疗阳热盛实的药物，治疗亡阳之证，这是手持利刃，且落井下石，怎么能够期望病人汗出之后而病证痊愈呢？绝汗出后，病人亡命，这是必然的，仍旧将麻黄升麻汤附于原文之后，以待有识之士进一步研究。

【伤寒论】

麻黄升麻汤

麻黄二两半 去节 升麻一两一钱 当归一两一钱 黄芩 葳蕤各六铢 芍药 知母十八铢 天冬去心 桂枝去皮 干姜 甘草炙 石膏碎 绵裹 白术 茯苓各六钱

上十四味，以水一斗，先煮麻黄一二沸，去上沫，内诸药，煮取三升，去滓，分温三服。相去如炊三斗米顷，令尽，汗出愈。

★四逆汤证下

【伤寒论】手足厥冷，脉细欲绝者，当归四逆汤主之。

【伤寒论注】上篇论外热内寒，兼吐利呕逆烦躁等证。此篇但论厥阴脉证，虽无外卫之微阳，亦未见内寒诸险证也。

【白话解】上篇论述了外热里寒，兼有下利、呕吐、烦躁等症。这一篇只论述厥阴的脉证，虽然没有卫阳虚弱，但也没有见到体内阴寒内盛所致的危急之证。

【伤寒论】

当归四逆汤

当归 桂枝 芍药 细辛各三两 甘草炙 通草各二两 大枣二十五枚 擘 一法十二枚

上七味，以水八升，煮取三升，去滓，温服一升，日三服。

【伤寒论注】此条证为在里，当是四逆本方加当归，如茯苓四逆之例。若反用桂枝汤攻表，误矣。既名四逆汤，岂得无姜、附？

【白话解】这一条原文所论之证的病位在里，应当是四逆汤原方加当归，就像茯苓四逆汤一样。如果反而用桂枝汤解表，那就错了。既然名为四逆汤，怎么能没有干姜、附子呢？

【伤寒论】若其人内有久寒者，宜当归四逆加吴茱萸生姜汤。

当归四逆加吴茱萸生姜汤

即前方加 吴茱萸一两 生姜半斤 切片

上九味，以水六升，清酒六升，和煮，取五升，去滓，温分五服。

【伤寒论注】此本是四逆与吴茱萸相合而为偶方也。吴萸配附子，生姜佐干姜，久寒始去。

【白话解】这原本是四逆汤与吴茱萸汤相合而成的偶方。吴茱萸配伍附子，生姜佐干姜，体内的陈年痼寒方能祛除。

【伤寒论】凡厥者，阴阳气不相顺接，便为厥。厥者，手足逆冷是也。

【伤寒论注】手足六经之脉，皆自阴传阳，自阳传阴。阴气胜，则阳不达于四肢，故为寒厥。

【白话解】手足六经的经脉，都是从阴经传至阳经，从阳经传至阴经。阴寒气胜，就会使阳气不能到达四肢，因此形成寒厥之证。

【伤寒论】诸四逆厥者，不可下之，虚家亦然。

【伤寒论注】热厥者，有可下之理；寒厥为虚，则宜温补。

【白话解】热厥证，有可以攻下的道理；寒厥证属虚，则适合用温补之法。

【伤寒论】伤寒五六日，不结胸，腹濡，脉虚，复厥者，不可下。此为亡血，下之死。

【伤寒论注】其脉空虚，此无血也。

【白话解】此病人脉象空虚，这是阴血大亏的表现。

【伤寒论】病者，手足厥冷，言我不结胸，小腹满，按之痛者，此冷结在膀胱关元也。

【伤寒论注】关元在脐下三寸，小肠之募，三阴任脉之会，宜灸之。按此二条，当知结胸证有热厥者。

【白话解】关元穴位于脐下三寸，是小肠的募穴，也是足三阴经与任脉相会合的地方，适宜用灸法。按照这两条原文所述，应当知晓结胸证也会出现热厥之证。

【伤寒论】伤寒脉促，手足厥者，可灸之。

【伤寒论注】促为阳脉，亦有阳虚而促者，亦有阴盛而促者。要知促与结皆代之互文，皆是虚脉。火气虽微，内攻有力，故灸之。

【白话解】促脉为阳脉，但也有因阳气虚而形成促脉者，也有因阴寒内盛而形成促脉者。要知道促脉与结脉都是代脉的互文之辞，都是虚脉。灸法的火热之气虽然微弱，但是在体内攻逐寒邪的力量显著，因此可以用灸法治疗此证。

【伤寒论】伤寒六七日，脉微，手足厥冷，烦躁，灸厥阴，厥不还者死。

【伤寒论注】厥阴肝脉也，应春生之气，故灸其五俞而阳可回也。

上论厥阴脉证。

【白话解】厥阴经是肝的经脉，与春生之气相应，因此灸厥阴经的五输穴，阳气因而回复。

以上论述了厥阴病的脉证。

【伤寒论】发汗，若下之，病仍不解，烦躁者，茯苓四逆汤主之。

【伤寒论注】未经汗下而烦躁，为阳盛；汗下后而烦躁，是阳虚。汗多既亡阳，下多又亡阴，故热仍不解。姜、附以回阳，参、苓以滋阴，则烦躁止而外热自除，此又阴阳双补法。

【白话解】没有经过发汗、攻下而出现的烦躁，属于阳盛；经过发汗、攻下之后出现的烦躁，这是阳虚。发汗过多会导致亡阳，攻下过多又会出现亡阴，因此其热仍旧不能解除。干姜、附子能回阳，人参、茯苓能滋阴，这样使烦躁停止而外热自然消除，这便又是阴阳双补之法。

【伤寒论】

茯苓四逆汤

茯苓四两　人参一两　附子一枚　去皮　生用　切八片　甘草二两　炙　干姜一两五钱

上五味，以水五升，煮取三升，去滓，温服七合，日二服。

下后，复发汗，昼日烦躁不得眠，夜而安静，不呕，不渴，无表证，脉沉微，身无大热者，干姜附子汤主之。

【伤寒论注】当发汗而反下之，下后不解，复发其汗，汗出而里阳将脱，故烦躁也。昼日不得眠，虚邪独据于阳分也。夜而安静，知阴不虚也。不呕渴，是无里热；不恶寒头痛，是无表证。脉沉微，是纯阴无阳矣。身无大热，表阳将去矣。幸此微热未除，烦躁不宁之际，独任干姜、生附，以急回其阳，此四逆之变剂也。

【白话解】本应当发汗反而用了攻下之法，攻下之后病邪未能解除，又用发汗之法，结果汗出之后导致在里的阳气将要脱失，因此出现烦躁。白天难以闭目休息，这是虚阳浮越于外扰及阳分所致。到了夜晚，病人安然静卧，由此可知病人没有阴虚之证。没有出现呕吐、口渴，说明体内无热；没有出现恶寒、头痛，这说明没有表证。脉象沉微，这是纯阴无阳之象。身无大热，说明在表的阳气将要殆尽而去。幸好此时微热尚未解除，烦躁不得安宁之时，单用干姜、生附子，以急救回阳，这是四逆汤的变方。

【伤寒论】

干姜附子汤

干姜一两　附子一枚　去皮　生用　切八片

上二味，以水三升，煮取一升，去滓顿服。

下之后复发汗，必振寒，脉微细。所以然者，内外俱虚故也。

【伤寒论注】内阳虚，故脉微细；外阳虚，故振栗恶寒，即干姜附子证。

上论四逆加减证。

【白话解】体内阳气亏虚，因此脉象微细；在表的阳气不足，因此寒颤恶寒，这正是干姜附子汤证。

以上论述的是四逆汤的加减适应证。

★ 吴茱萸汤证

【伤寒论】少阴病，吐利，手足厥冷，烦躁欲死者，吴茱萸汤主之。

【伤寒论注】少阴病吐利，烦躁、四逆者死。四逆者，四肢厥冷，兼臂胫而言。此云手足，是指指掌而言，四肢之阳犹在。岐伯曰：四末阴阳之会，气之大路也。四街者，气之经络也。络绝则经通，四末解则气从合。故用吴茱萸汤以温之，吐利止而烦躁除。阴邪入于合者，更得从阳而出乎井矣。

【白话解】少阴病出现吐利、烦躁、四逆为病情危重的表现。四逆是指四肢兼见臂部及胫部厥冷。本条所说手足，是指手指、足趾、手掌、足掌而言，说明四肢之阳气尚存。《灵枢·动输》曰："夫四末阴阳之会者，此气之大络也。四街者，气之径路也。故络绝则径通，四末解则气从合，相输如环。"所以用吴茱萸汤温里散寒，使吐利和烦躁的症状消除。就如同阴寒之邪从合穴侵入，更得从阳部井穴外解一样。

【伤寒论】干呕，吐涎沫，头痛者，吴茱萸汤主之；不头痛者，半夏干姜汤主之。

【伤寒论注】呕而无物，胃虚可知矣；吐唯涎沫，胃寒可知矣。头痛者，阳气不足，阴寒得以乘之也。吴茱萸汤温中益气，升阳散寒，呕痛尽除矣。干呕吐涎是二证，不是并见。

4

【白话解】干呕，是胃虚的表现；只吐涎沫，是胃寒的表现；头痛，是阳气不足，阴寒之邪乘虚而犯的表现。吴茱萸汤温中益气，升阳散寒，则呕吐和头痛的症状都被消除。干呕、吐涎沫这两个症状，不是同时出现的症状。

【伤寒论】食谷欲呕者，属阳明也，吴茱萸汤主之。得汤反剧者，属上焦也。

【伤寒论注】胃热则消谷善饥，胃寒则水谷不纳。食谷欲呕，固是胃寒；服汤反剧者，以痰饮在上焦为患，呕尽自愈，非谓不宜服也。此与阳明不大便，服柴胡汤胃气因和者不同。

【白话解】胃热则消谷善饥，胃寒则水谷不纳。食谷欲呕，一定是胃中有寒的表现；服吴茱萸汤后症状反而加重，是痰饮阻于上焦的原因，痰饮被呕吐排净便可自行痊愈，并不是不适合服此药治疗。这与阳明病不大便时，服小柴胡汤后胃气和降而大便排出顺畅的病情不同。

【伤寒论】

吴茱萸汤

吴茱萸一升 汤洗七次 人参三两 生姜六两 大枣十二枚

水七升，煮取二升，温服七合。日三服。

【伤寒论注】吴萸温中散寒，则吐利可除；人参安神定志，则烦躁可止；姜、枣调和营卫，则手足自温，头痛自瘳矣。

【白话解】吴茱萸温中散寒，可除吐利；人参安神定志，可止烦躁；生姜、大枣调和营卫，使手足自温，头痛自愈。

★白通汤证

【伤寒论】少阴病，下利，脉微者，与白通汤。利不止，厥逆，无脉，干呕，烦者，白通加猪胆汁汤主之。服汤后脉暴出者死，微续者生。

【伤寒论注】下利脉微，是下焦虚寒不能制水故也。与白通汤以通其阳，补虚却寒而制水。服之利仍不止，更厥逆，反无脉，是阴盛格阳也。如干呕而烦，是阳欲通而不得通也。猪者水畜，属少阴也；胆者甲木，从少阳也。法当取猪胆汁之苦寒为反佐，加入白通汤中，从阴引阳，则阴盛格阳者，当成水火既济矣。脉暴出者，孤阳独行也，故死；微续者，少阳初生也，故生。

【白话解】下利脉微，是下焦虚寒不能制水所致。用白通汤温通阳气，补虚祛寒而制水。服药后下利仍不止，且又见厥逆，无脉，是阴盛格阳的表现。

如果出现干呕而烦的症状，是阳气欲通而不得通的缘故。猪是属水的牲畜，属少阴；胆属甲木，隶属少阳。治疗当取猪胆汁之苦寒为反佐，加入白通汤中，从阴引阳，则可将阴盛格阳的状态转变成水火既济之势。如果脉搏突然由无到有且应指有力，这是孤阳独行的表现，所以病情危殆；脉搏逐渐恢复，是阳气逐渐恢复的表现，所以病情向好的方向发展。

【伤寒论】

白通汤

葱白四茎 干姜一两 附子一枚 去皮 生用

上三味，以水三升，煮取一升，去滓，分温再服。

白通加猪胆汁汤

本方加 人尿五合 猪胆汁一合

和合相得，分温再服。无猪胆汁亦可服。

【伤寒论注】葱辛温而茎白，通肺以行营卫阴阳，故能散邪而通阳气，率领姜、附，入阳明而止利，入少阴而生脉也。附子生用，亦取其勇气耳。论中不及人尿，而方后反云无猪胆汁亦可服者，以人尿咸寒，直达下焦，亦能止烦除呕矣。

【白话解】葱辛温而茎为白色，通肺以行营卫阴阳，所以能驱散邪气而通行阳气，能率领干姜、附子，入阳明而止利，入少阴而生脉。附子生用，也是取其勇猛之气。《伤寒论》在此方的描述中没有提及人尿，而白通加猪胆汁汤中反而说不加猪胆汁也可以服用，是因为人尿咸寒，可以直达下焦，也能够止烦除呕。

【伤寒论】下利，手足逆冷，无脉者，灸之不温，若脉不还，反微喘者死。

下利后，脉绝，手足厥冷，晬时脉还，手足温者生；脉不还者死。

【伤寒论注】此不呕不烦，不须反佐而服白通，外灸少阴及丹田、气海，或可救于万一。

【白话解】本条所述的不呕、不烦的症状，不须使用反佐的方法服用白通汤，外灸少阴经脉及丹田穴、气海穴，或可有机会救治。

★ 黄连阿胶汤证

【伤寒论】少阴病，得之二三日，心中烦，不得卧，黄连阿胶汤主之。

【伤寒论注】此病发于阴，热为在里，与二三日无里证，而热在表者不同。按少阴受病，当五六日发，然发于二三日居多。二三日背恶寒者，肾火衰败也，必温补以益阳；反发热者，肾水不藏也，宜微汗以固阳。口燥咽干者，肾火上走空窍，急下之以存津液。此心中烦不得卧者，肾火上攻于心也，当滋阴以凉心肾。

【白话解】本病发于阴，热为在里，与发病后二三日无里证，而热在表的情况不同。根据病位在少阴推断，应当五六日发病，然而在二三日发病者居多。得病二三日背恶寒的病人，是肾阳虚衰的表现，一定要用温补的方法来补益阳气；反而发热的病人，是肾阴不藏，只适合用微微发汗的方法来固护。口燥咽干，是肾火上行于头的表现，需要紧急使用下法，以保存未损伤的津液。本条所述之心中烦不得卧的症状，是肾火上攻于心，应当滋阴以凉心肾。

【伤寒论】

黄连阿胶汤

黄连四两 阿胶三两 黄芩 芍药各二两 鸡子黄三枚

上五味，以水六升，先煮三物，取二升，去滓，内阿胶，烊尽少冷，内鸡子黄搅令相得。温服七合，日三服。

【伤寒论注】鸡感巽化，得心之母气者也。黄禀南方火色，率芍药之酸，入心而敛神明；引芩连之苦，入心而清壮火。驴皮被北方水色，入通于肾，济水性急趋下，内合于心，与之相溶而成胶，是火位之下，阴精承之。凡位以内为阴，外为阳；色以黑为阴，赤为阳。鸡黄赤而居内，驴皮黑而居外，法坎宫阳内阴外之象，因以制壮火之食气耳。

【白话解】鸡感巽化，得心之母气。鸡子黄禀南方火色，率芍药之酸，入心而敛神；引黄芩、黄连之苦，入心而清实火。驴皮属北方水色，入通于肾，迅速补益肾中之阴，内合于心，用它来炼制成阿胶，这是心火之下有肾之阴水与其相承。从位置来看，在内为阴，在外为阳；从颜色来看，黑为阴，赤为阳。鸡子黄色赤而居内，驴皮色黑而居外，二者合用，依照坎卦阴在外阳在内之卦象，所以能够治疗心中实火伤气之证。

★猪苓汤证

【伤寒论】少阴病，下利六七日，咳而呕渴，心烦不得眠者，猪苓汤主之。

【伤寒论注】少阴病，但欲寐，心烦而反不得卧，是黄连阿胶证也。然二三日心烦是实热，六七日心烦是虚烦矣。且下利而热渴，是下焦虚，不能制水之故，非芩、连、芍药所宜。咳呕烦渴者，是肾水不升；下利不眠者，是心火不降耳。凡利水之剂，必先上升而后下降，故用猪苓汤主之，以滋阴利水而升津液。斯上焦如雾而咳渴除，中焦如沤而烦呕静，下焦如渎而利自止矣。

【白话解】少阴病，出现但欲寐，心烦而反不得卧的表现，这是黄连阿胶汤证。病者一般二三日出现心烦多是实热引起，而六七日出现心烦则多属于虚烦。况且下利而渴喜热饮，是下焦虚，不能制水的缘故，不是黄芩、黄连、芍药之类药所能治疗的。出现咳、呕、烦渴的症状，是因为肾水不能上济；下利、不得眠，是心火不降所致。所有利水的方药，一定先上升而后下降，所以用猪苓汤治疗此病，以滋阴利水而升津液。上焦如雾而咳、渴的症状得以解除，中焦如沤而烦、呕的症状得以息止，下焦如渎而下利可以自止。

【伤寒论】

猪苓汤

猪苓 泽泻 茯苓 滑石 阿胶各一两

上五味，以水四升，先煮四味，取二升，内阿胶烊尽，温服七合，日一服。

【伤寒论注】五味皆润下之品，为少阴枢机之剂。猪苓、阿胶，黑色通肾，理少阴之本也；茯苓、滑石，白色通肺，滋少阴之源也。泽泻、阿胶，咸先入肾，壮少阴之体；二苓、滑石，淡渗膀胱，利少阴之用。故能升水降火，有治阴和阳，通理三焦之妙。

【白话解】本方为少阴枢机之剂，所用五味药皆为润下之品。猪苓、阿胶，都为黑色通于肾，滋阴液以调理少阴之根本；茯苓、滑石，均为白色通于肺，滋少阴肾之母。泽泻、阿胶，味咸先入于肾，壮少阴肾之体；猪苓、茯苓、滑石，淡渗膀胱之水湿，有助于少阴功能的发挥。所以此方能升水降火，有治阴和阳、通理三焦的妙用。

【伤寒论】阳明病，若脉浮，发热，渴欲饮水，小便不利者，猪苓汤主之。

【伤寒论注】脉证全同五苓。彼以太阳寒水利于发汗，汗出则膀胱气化而小便行，故利水之中，仍兼发汗之味；此阳明燥土最忌发汗，汗之则胃亡津液，而小便更不利，所以利水之中，仍用滋阴之品。二方同为利水：太阳用五苓者，因寒水在心下，故有水逆之证，桂枝以散寒，白术以培土也；阳明用猪苓者，因热邪在胃中，故有自汗证，滑石以滋土，阿胶以生津也。散以散寒，汤以润燥，用意微矣。

二方皆是散饮之剂：太阳转属阳明者，其渴尚在上焦，故仍用五苓入心而生津。阳明自病而渴者，本于中焦，故又藉猪苓入胃而通津液。

【白话解】本条所述之脉象与症状全与五苓散证相同。五苓散是用发汗的方法来协助祛除太阳寒水之邪，汗出则膀胱气化正常而小便通利，所以是在利水之中仍兼使用了发汗之药；本条为阳明病，阳明燥土最忌使用发汗的方法，发汗则胃中津液损伤，而小便更不通利了，所以利水之中，仍加用滋阴之药。这两个方剂同为利水之剂，但作用有别：太阳病用五苓散，是因寒水在心下，所以有水逆的表现，用桂枝散寒，白术培养脾土；阳明病用猪苓汤，是因热邪在胃中，所以有自汗的表现，用滑石以滋脾土，阿胶以生津液。五苓散取散以散寒之意，猪苓汤取汤以润燥之意，用意各有不同。

这两个方子都是散饮之方：太阳病转属阳明病，出现渴的症状，源于上焦，所以仍用五苓散入心而生津。阳明本经自病而出现渴的症状，是由于中焦炽热，所以又借猪苓入胃而通津液。

【伤寒论】阳明病，汗多而渴者，不可与猪苓汤。以汗多，胃中燥，猪苓汤复利其小便故也。

【伤寒论注】阳明病，重在亡津液。饮水多而汗不多，小便不利者，可与猪苓汤利之。若汗出多，以大便燥，饮水多，即无小便，不可利之。不知猪苓汤本为阳明饮多而用，不为阳明利水而用也。不可与猪苓汤，即属腑者不令溲数之意。以此见阳明之用猪苓，亦仲景不得已之意矣。汗多而渴，当白虎汤；胃中燥，当承气汤，具在言外。

【白话解】阳明病，主要病机为耗伤津液。病人如果饮水多而汗不多，小便不利，可以用猪苓汤来通利小便。如果汗出多，因大便燥，饮水多，即使小便量少，也不可治以通利小便的方法。医者不了解猪苓汤本来是用来治疗阳明病水饮内停的方剂，而不是用来治疗阳明病小便不利的方剂。不可与猪苓汤，即是腑病不会引起小便频数的意思。由此可见，阳明病用猪苓汤，也是张仲景不得已而为之。言外之意，汗多而渴当用白虎汤治疗，胃中燥当用承气汤治疗。

★猪肤汤证

【伤寒论】少阴病，下利，咽痛，胸满，心烦者，猪肤汤主之。

【伤寒论注】少阴下利，下焦虚矣。少阴脉循喉咙，其支者，出络心注胸中。咽痛、胸满、心烦者，肾火不藏，循经而上走于阳分也。阳并于上，阴并于下，火不下交于肾，水不上承于心，此未济之象。猪为水畜，而津液在肤。君其肤以除上浮之虚火，佐白蜜、白粉之甘，泻心润肺而和脾，滋化源，培母气，水升火降，上热自除而下利止矣。

【白话解】少阴病出现下利的症状，是下焦虚的表现。足少阴经循喉咙，其支脉，从肺出，络于心，注于胸中。咽痛、胸满、心烦这些症状，是肾火不藏，循经而上，扰于上焦的表现。阳气汇聚于上，阴液汇聚于下，火不下交于肾，水不上承于心，这是水火失济的表现。猪为属水的牲畜，它的津液都蓄积在皮肤。以猪肤为君药，清除上浮之虚火，用白蜜、米粉的甘味为佐，泻心润肺而和脾，滋津液化生之源，培补母气，使水升火降，则上焦之热自然解除，下利自然停止。

【伤寒论】

猪肤汤

猪肤一两

上一味，以水一斗，煮取五升，去滓，加白蜜一升，白粉五合，熬香，和合相得，温分六服。

附咽痛诸方

少阴病，二三日，咽痛者，可与甘草汤；不差者，与桔梗汤。

【伤寒论注】但咽痛，而无下利胸满心烦等证，但甘以缓之足矣。不差者，配以桔梗，辛以散之也。其热微，故用此轻剂耳。

【白话解】只有咽痛，而未出现下利、胸满、心烦等症状，只需要用甘味药来缓解症状就可以了。不缓解的，配以桔梗，用其辛味来发散。因为热势轻微，所以用这个药味少、剂量轻的方剂来治疗。

【伤寒论】

甘草汤

甘草二两

上一味,以水三升,煮取一升半,去滓,分温再服。

桔梗汤

甘草 桔梗各二两 余同前法。

少阴病,咽中痛,半夏散及汤主之。

半夏散

半夏 桂枝 甘草

上三味,各等分,各捣筛已,合治之,白饮和服方寸匕,日二服。若不能散服,以水一升,煎七沸,内散方寸匕,更煮三沸,下火令少冷,少少咽之。

【伤寒论注】此必有恶寒欲呕证,故加桂枝以散寒,半夏以除呕。若夹相火,则辛温非所宜矣。

【白话解】本证一定有恶寒、欲呕之症,所以加桂枝通阳散寒,半夏以止呕。如果夹杂肝火,就不能用辛温之剂治疗了。

【伤寒论】少阴病,呕而咽中伤,生疮不能语,声不出者,苦酒汤主之。

苦酒汤

半夏十四枚 洗 破如枣核大 鸡子一枚 去黄存白 留壳中

上二味,内半夏、苦酒著鸡子内。以鸡子置刀镮中,安火上,令三沸,去滓,少少含咽之。不差,更作三剂。

【伤寒论注】取苦酒以敛疮,鸡子以发声。而兼半夏者,必因呕而咽伤,胸中之痰饮尚在,故用之。且以散鸡子、苦酒之酸寒,但令滋润其咽,不令泥痰于胸膈也。置刀环中放火上,只三沸即去滓,此略见火气,不欲尽出其味,意可知矣。

鸡子黄走血分,故心烦不卧者宜之;其白走气分,故声不出者宜之。

【白话解】苦酒即是醋,可以解毒、杀菌、敛疮,鸡子去黄为鸡蛋清能润咽喉、出声音。加半夏,治疗因为呕吐而损伤咽喉,并且胸中的痰饮未除。半夏还可以消散鸡子、苦酒的酸寒,使鸡子白和苦酒只发挥其滋润咽喉之效,而不腻于胸膈而为痰。将鸡子白、苦酒、半夏都放在鸡蛋壳中,蛋壳卡在刀环中,置于火上,稍微开三沸即可,然后把鸡蛋清、半夏等渣滓去掉,此法的作用是使药物略加火热之气,而不是将药物的功效全部释放出来。

鸡子黄善走血分,所以可以用它治疗心烦、不能卧床之人;鸡子白善走气分,所以可以治疗不能发声之人。

★四逆散证

【伤寒论】少阴病，四逆，泄利下重，其人或咳，或悸，或小便不利，或腹中痛者，四逆散主之。

【伤寒论注】四肢为诸阳之本，阳气不达于四肢，因而厥逆，故四逆多属于阴。此则泄利下重，是阳邪下陷入阴中，阳内而阴反外，以致阴阳脉气不相顺接也。可知以手足厥冷为热厥，四肢厥寒为寒厥者，亦凿矣。条中无主证，而皆是或然证，四逆下必有阙文。今以泄利下重四字，移至四逆下，则本方乃有纲目。或咳、或利、或小便不利，同小青龙证；厥而心悸，同茯苓甘草证；或咳、或利、或腹中痛、或小便不利，又同真武证。种种是水气为患，不发汗利水者，泄利下重故也。泄利下重，又不用白头翁汤者，四逆故也。此少阴枢机无主，故多或然之证。因取四物以散四逆之热邪，随症加味以治或然证。此少阴气分之下剂也，所谓厥应下之者，此方是矣。

【白话解】四肢为诸阳之本，阳气不能到达四肢，因而四肢逆冷，所以四肢逆冷多属阴证。本条论述的下利有后重之感，为阳邪陷于阴中，阳邪入阴而迫阴外出，导致阴阳之气不能顺接。由此可知手足厥冷多为热厥，四肢厥寒多为寒厥，这也是确凿无疑的。条文中无主症，都是或然症，说明"四逆"后文中必有缺漏的文字。现在将"泄利下重"四字，移至"四逆"之后，则本方所治之症才有主有次。或咳、或利、或小便不利，与小青龙汤证相同；四肢逆冷而心悸，同茯苓甘草汤证相同；或咳、或下利、或腹中痛、或小便不利，又与真武汤证相同。以上诸症都是水饮内停所致，而不用汗、利之法祛水邪，是因为有泄利下重之症。泄利下重之症不用白头翁汤治疗，因为有四肢逆冷之症。本证因少阴枢机不利，所以出现诸多或然症。因而取用四味药以解除四肢逆冷之热邪，随症加减治疗或然症。此为少阴病气分证的泻下剂，所谓四肢厥冷应用下法治疗，本方即是一例。

【伤寒论】

四逆散

甘草 炙 枳实 柴胡 芍药

上四味，各十分，捣筛，白饮和服方寸匕，日三服。咳者，加五味子、干姜各五分，并主下利；悸者，加桂枝五分；小便不利者，加茯苓五分；腹中痛者，加附子一枚，炮令坼；泄利下重者，先以水五升，内薤白三升，煮取三升，去滓，以散三方寸匕，内汤中，煮取一升半，分温再服。

【伤寒论注】此仿大柴胡之下法也。以少阴为阴枢，故去黄芩之苦寒，姜、夏之辛散，加甘草以易大枣，良有深意。然服方寸匕，恐不济事。少阳心下悸者加茯苓，此加桂枝。少阳腹中痛者加芍药，此加附子，其法虽有阴阳之别，恐非泄利下重者宜加也。薤白性滑，能泄下焦阴阳气滞，然辛温太甚，荤气逼人，顿用三升，而入散三匕，只闻薤气而不知药味矣。且加味俱用五分，而附子一枚，薤白三升，何多寡不同若是，不能不致疑于叔和编集之误耳。

【白话解】本方仿大柴胡汤的下法而成。因少阴为阴经的枢纽，所以去黄芩的苦寒，生姜、半夏的辛散，加甘草替换大枣，意义很深刻。然而服用方寸匕的剂量，恐怕不能解决问题。少阳病伴心下悸动加茯苓，而本证加桂枝。少阳病伴腹痛加白芍，而本证加附子，此方法虽有阴阳不同，恐怕不是出现泄利下重时应该加入的。薤白性滑，能通下焦各种气滞，然而辛温太过，气味雄烈逼人，一次先煮三升，再加入四逆散三方寸匕，这里只能闻到薤白一味药的气味，不能闻到其他药的气味。并且各或然症所加之药皆为五分，而附子一枚，薤白三升，药味剂量差别很大，不能不怀疑这是王叔和在编次收集时的错误。

★厥阴脉证

【伤寒论】厥阴之为病，消渴，气上撞心，心中疼热，饥而不欲食，食即吐蛔，下之利不止。

【伤寒论注】太阴、厥阴，皆以里证为提纲：太阴主寒，厥阴主热，太阴为阴中之至阴，厥阴为阴中之阳也。太阴腹满而吐食不下，厥阴饥不欲食食即吐蛔。同是不能食，而太阴则满，厥阴则饥。同是一吐，而太阴吐食，厥阴吐蛔，此又主脾、主肝之别也。太阴病则气下陷，故腹时痛而自利；厥阴病则气上逆，故心疼热而消渴，此湿土风木之殊也。太阴主开，本自利而下之，则开折。胸下结硬者，开折反阖也。厥阴主阖，气上逆而下之，则阖折。利不止者，阖折反开也。

按：两阴交尽，名曰厥热。阴尽而阳生，故又名阴之绝阳，则厥阴为病，宜无病热矣。以厥阴脉络于少阳，厥阴热症，皆相火化令耳。厥阴经脉，上膈贯肝，气旺故上撞心；气有余即是火，故消渴而心中疼热；火能消物故饥；

肝脉挟胃，肝气旺，故胃口闭塞而不欲食也；虫为风化，厥阴病则生蛔，蛔闻食臭，则上入于膈而从口出也。病发于阴而反下之，则气无止息而利不止矣。乌梅丸主之，可以除蛔，亦可以止利。

【白话解】太阴病与厥阴病，皆以里证为提纲：太阴病主寒，厥阴病主热，是因太阴为阴中之至阴，厥阴为阴中之阳。太阴病表现为腹满而吐、食不下，厥阴病表现为饥而不欲食、食即吐蛔。同样是不能食，太阴病为胀满，厥阴病却为饥饿。同样是有呕吐一症，太阴病表现为呕吐食物，厥阴病却表现为吐蛔虫，这里又有太阴主脾、厥阴主肝的不同。太阴病为气下陷，所以有阵发性腹痛而下利；厥阴病为气上逆，所以心痛热而消渴，这就是土受湿气与木受风邪的不同。太阴主开，本有下利却治以下法，则会导致泻下不止。胸下硬满，是因为太阴主开的功能失司反而闭阖。厥阴主阴经的闭阖，气机上逆反治以下法，则闭阖之用失调。下利不止，是因为厥阴主阖的功能失常而反开。

按：太阴与厥阴两经交尽，名为厥阴。阴至极而阳气生，又名阴之绝阳，所以厥阴为病，应该无热证。因厥阴经脉络于少阳经，所以厥阴病热证，都是因为胆中相火化生所致。厥阴经脉，上循膈横贯肝，肝气旺盛故上逆撞心；气有余便是火，所以出现渴欲饮水而口渴不止的消渴症以及心中痛热的症状；火热犯胃故消谷善饥；肝脉挟胃，肝气旺盛，所以胃脘满闷不适而不欲食；蛔虫为肝经内风所化，故厥阴病则生蛔，蛔虫闻到食物的气味，则上入于膈而从口吐出。病伤于阴反而治以下法，所以气喘不止、下利也不止。乌梅丸主治驱蛔，也可治下利不止。

【伤寒论】伤寒腹满谵语，寸口脉浮而紧，此肝乘脾也，名曰纵，刺期门。

【伤寒论注】腹满谵语，得太阴阳明内证；脉浮而紧，得太阳阳明表脉。阴阳表里疑似难明，则证当详辨，脉宜类推。脉法曰：脉浮而紧者，名曰弦也。弦为肝脉。《内经》曰：诸腹胀大，皆属于热。又曰：肝气甚则多言。是腹满由肝火，而谵语乃肝旺所发也。肝旺则侮其所胜，直犯脾土，故曰纵。刺期门以泻之，庶不犯厥阴汗下禁。

上条是肝乘心，此条是肝乘脾，下条是肝乘肺，肝为相火，有泻无补者，此类是也。

【白话解】出现了腹满、谵语，说明其病为太阴病和阳明病的里证；浮紧是太阳病与阳明病表证的脉象。此时的阴、阳、表、里很难辨明，所以应当详细地辨别症状，类推脉象。《伤寒论·辨脉法》曰："脉浮而紧者，名曰弦也。"弦为肝脉。《素问·至真要大论》曰："诸胀腹大，皆属于热。"《灵枢·杂病》又曰："怒而多言。"本证腹部满闷是肝火所致，而谵语是肝气旺盛所致。肝气旺盛则侮其所胜，直接侵犯脾土，所以将这种情况称作"纵"。用泻法针刺期门穴以泻肝火，如此治疗则不犯厥阴病禁用汗、下之忌。

上一条是肝乘心，本条是肝乘脾，下一条是肝乘肺，肝为相火，只宜用泻法不宜用补法，以上几条治法都属这一类。

【伤寒论】伤寒发热，啬啬恶寒，大渴欲饮水，其腹必满，此肝乘肺也，名曰横，刺期门。自汗出，小便利，其病欲解。

【伤寒论注】发热恶寒，寒为在表；渴欲饮水，热为在里。其腹因饮多而满，非太阴之腹满，亦非厥阴之消渴矣。此肝邪挟火而克金。脾精不上归于肺，故大渴；肺气不能通调水道，故腹满。是侮所不胜，寡于畏也，故名曰横。必刺期门，随其实而泻之。得自汗，则恶寒发热自解；得小便利，则腹满自除矣。

【白话解】发热恶寒，说明寒邪在表；口渴欲饮水，说明热在里。腹部因为饮水过多而胀满，并不是太阴病的腹满，饮水多也不是厥阴病的消渴。这是肝火反侮肺金之证。脾不散精上归于肺，故大渴；肺气不能通调水道，所以腹部胀满。这是侮所不胜之证，肝不惧怕所胜自己之肺，进而侮之，所以名"横"。治疗上一定要针刺期门穴，随其实而泻肝火。如果出现自汗，恶寒发热自然会解除；如果小便自利，则腹部胀满也会解除。

【伤寒论】厥阴病，渴欲饮水者，少少与之愈。

【伤寒论注】水能生木，能制火，故厥阴消渴最宜之。

【白话解】水能生木，又能制约火，所以厥阴病的消渴症最适合这样治疗。

【伤寒论】厥阴中风，脉微浮为欲愈，不浮为未愈。

厥阴受病，则尺寸微缓而不浮。今微浮，是阴出之阳，亦阴病见阳脉也。

【伤寒论注】有厥阴中风欲愈脉，则应有未愈证。夫以风木之脏，值风木主气时，复中于风，则变端必有更甚他经者。今不得一焉，不能无阙文之憾。

【白话解】有厥阴病中风证欲愈之脉象，就应该有未愈的症状。肝为风木之脏，正值风木主气之时，又外感风邪，所以发生的变证必会比其他经病更重。如今没有此记载，不能不为这里有缺漏而遗憾。

【伤寒论】厥阴病，欲解时，从丑至卯上。

【伤寒论注】木克于丑，旺于寅卯，故主此三时。

【白话解】木气受克于丑时，盛于寅、卯时，所以厥阴病主丑、寅、卯这三个时辰。

★乌梅丸证

【伤寒论】伤寒脉微而厥，至七八日肤冷，其人躁，无暂安时者，此为脏厥，非蛔厥也。蛔厥者，其人当吐蛔。今病者静而复时烦，此非脏寒，蛔上入膈，故烦，须臾复止，得食而呕。又烦者，蛔闻食臭出，其人故吐蛔。吐蛔者，乌梅丸主之，又主久利。

【伤寒论注】伤寒脉微厥冷烦躁者，在六七日，急灸厥阴以救之。此至七八日而肤冷，不烦而躁，是纯阴无阳，因脏寒而厥，不治之证矣。然蛔厥之证，亦有脉微肤冷者，是内热而外寒，勿遽认为脏厥而不治也。其显证在吐蛔，而细辨在烦躁。脏寒则躁而不烦；内热则烦而不躁。其人静而时烦，与躁而无暂安者迥殊矣。此与气上撞心，心中疼热，饥不能食，食即吐蛔者，互文以见意也。夫蛔者，虫也，因所食生冷之物，与胃中湿热之气，相结而成。今风木为患，相火上攻，故不下行谷道而上出咽喉，故用药亦寒热相须也。此是胸中烦而吐蛔，不是胃中寒而吐蛔，故可用连、柏，要知连、柏是寒因热用，不特苦以安蛔。看厥阴诸证，与本方相符，下之利不止，与又主久利句合，则乌梅丸为厥阴主方，非只为蛔厥之剂矣。

【白话解】伤寒脉微四肢厥冷并伴有烦躁，在发病六七日的时候，紧急灸厥阴经腧穴可以得救。到七八日的时候，皮肤冷，无心烦但有躁动不安，这属于阳气大衰而阴寒内盛，因为脏寒而出现四肢厥冷，这是难治之证。然而蛔厥之证，也有脉象微弱、皮肤冷等症状，这是里有热而外有寒，不要盲目地认为是脏厥而无法治疗。本证症状特点为吐蛔，辨证关键在烦躁。如果脏腑虚寒则会出现躁扰而不心烦，体内有热则会出现心烦而不躁。蛔厥证病人平时安静而出现阵发性心烦，与脏厥证的躁扰不安无片刻安静之时有明显的区别。这些症状表现与厥阴病的气上撞心，心中痛热，饥而不能食，食即吐蛔等症，是互文见义。蛔虫是因食用生冷食物，与胃中湿热之气相结而形成的。现在肝风为患，肝火循经上攻，不下行肠道而上出咽喉，因此用药治疗当寒热相须为用。本证为胸中烦热而吐蛔，并不是胃中寒冷而吐蛔，所以可以用黄连、黄柏治疗，应用黄连、黄柏苦寒之性以清热，不只是用苦味安蛔。厥阴病诸症，多与本方所治之症相符，治以下法之后则下利不止，与"又主久利"句相合，因此乌梅丸为治疗厥阴病的主方，并不只是治疗蛔厥的方剂。

【伤寒论】

乌梅丸

乌梅二百枚 细辛六两 干姜十两 黄连十六两 当归四两 附子六两 炮 去皮 蜀椒四两 出汗 桂枝六两 去皮 人参六两 黄柏六两

上十味，异捣筛，合治之。以苦酒渍乌梅一宿，去核，蒸之五升米下，饭熟，捣成泥，和药令相得，内臼中，与蜜杵二千下，丸如梧桐子大。先食饮服十丸，日三服，稍加至二十丸。禁生冷、滑物、臭食等。

【伤寒论注】蛔从风化，得酸则静，得辛则伏，得苦则下。故用乌梅、苦酒至酸者为君，姜、椒、辛、附、连、柏，大辛大苦者为臣，佐参、归以调气血；桂枝以散风邪，藉米之气以和胃；蜜之味以引蛔。少与之而渐加之，则烦渐止而蛔渐化矣。食生冷则蛔动，得滑物则蛔上入膈，故禁之。

【白话解】蛔虫从厥阴风化，得酸味则静，得辛味则伏，得苦味则下。故用乌梅和醋这些至酸之品为君，干姜、蜀椒、细辛、附子、黄连、黄柏这些大辛大苦的药物为臣，佐以人参、当归调理气血；桂枝以发散风邪，借米之气以和胃气；用蜜之甘味以引蛔虫。开始少量服用而后逐渐加大用量，则可使心烦渐止而蛔虫逐渐化除。饮食生冷则易使蛔虫蠢动，得柔滑类食物可使蛔虫上逆入膈，故禁止食用这类食物。

★白头翁汤证

【伤寒论】热利下重者，白头翁汤主之。

【伤寒论注】暴注下迫属于热。热利下重，乃湿热之秽气郁遏广肠，故魄门重滞而难出也。《内经》曰：小肠移热于大肠为虚瘕。即此是也。

【白话解】暴注下迫属于热证。热利后重，乃是湿热秽浊之气郁遏大肠，因此肛门有重滞感而大便难以排出。《素问·气厥论》曰："小肠移热于大肠，为虚瘕。"就是指的这种情况。

【伤寒论】下利，欲饮水者，以有热故也，白头翁汤主之。

【伤寒论注】下利属胃寒者多。此欲饮水，其内热可知。

【白话解】下利属于胃寒证者居多。本证欲饮水，可推知其有内热。

【伤寒论】下利，脉沉弦者，下重也；脉大者，为未止；脉微弱数者，为欲自止，虽发热不死。

【伤寒论注】前条论证，此条言脉，互相发明。复出发热二字，见热利指内热，不是协热。沉为在里，弦为少阳，此胆气不升，火邪下陷，故下重也。脉大为阳明，两阳相熏灼，大则病进，故为未止；微弱为虚，利后而数亦为虚，故欲自止。发热者，热自里达外，阴出之阳，故不死。

【白话解】前条讨论症状表现，本条言及脉象，前后两条互文见义。又提出"发热"二字，说明此时出现的热利为内热所致，而非挟表热下利。沉脉主病在里，弦脉主少阳，这是胆气不升，火邪下陷的脉象，故导致后重之症。脉大主阳明，两阳相熏灼，脉大为病情加重，故病未愈；脉微弱为虚，下利后而脉数亦为虚，故而病欲自止。本证发热是邪热由里达于外，故预后尚可。

【伤寒论】下利，微热而渴，脉弱者，令自愈。

【伤寒论注】发热而微，表当自解矣；热利脉弱，里当自解矣。可不服白头翁而待其自愈也。乃渴欲饮水之互文。

【白话解】发热轻微，表明表证当自解；热利脉弱，表明里证当自解。可不服用白头翁汤而等待其自愈。这是渴欲饮水的互文。

【伤寒论】下利，脉数，有微热。汗出，令自愈。设脉复紧为未解。

【伤寒论注】汗出是热从汗解，内从外解之兆。紧即弦之互文。

【白话解】汗出是热随汗而解，里证从外而解的征兆。紧脉即是弦脉的互文。

【伤寒论】下利，脉数而渴者，令自愈。设不差，必圊脓血，以有热故也。

【伤寒论注】脉数有虚有实，渴亦有虚有实。若自愈，则数为虚热，渴为津液未复也。若不差，则数为实热，渴为邪火正炽矣。

【白话解】脉数有虚实之分，口渴亦有虚实的不同。若病能自愈，则脉数为虚热，口渴为津液未恢复所致。若病不愈，则脉数为实热，口渴为邪火炽盛所致。

【伤寒论】下利，寸脉反浮数，尺中自涩者，必圊脓血。

【伤寒论注】寸为阳，沉数是阳陷阴中，故圊血。今脉反浮，是阴出之阳，利当自愈矣。涩为少血，因便脓血后见于尺中，亦顺脉也。前条是未圃脓血，因不差而预料之辞；此在脓血已圃后，因寸浮尺涩而揣摩之辞，不得以必字作一例看。

【白话解】 脉寸位为阳，脉沉数是因阳陷阴中，故如厕时出现便血。今脉反浮，是里邪出于表，下利当自愈。脉涩为阴血亏少，因大便脓血后见尺中脉涩，亦为顺脉。前条未见如厕时便脓血，是因病情不愈而判断预后的言辞；此条在如厕见脓血后，是因寸脉浮尺脉涩进而揣摩的言辞，不得以"必"字而局限看。

【伤寒论】 伤寒六七日不利，复发热而利，其人汗出不止者死，有阴无阳故也。

【伤寒论注】 六七日当阴阳自和，复发热而利，正气虚可知。汗出不止，是阳亡而不能卫外也。有阴无阳，指内而言，此为亡阳，与热利之发热不死、汗出自利者天渊矣。

【白话解】 伤寒病至六七日应当阴阳自和，出现复发热而下利，可推知正气已亏虚。汗出不止，是阳气衰亡而不能卫外的缘故。有阴无阳，指内而言，此为亡阳所致，与热利之发热不死、汗出自利者迥异。

【伤寒论】

白头翁汤

白头翁二两 黄连 黄柏 秦皮各三两

上四味，以水七升，煮取二升，去滓，温服一升。

【伤寒论注】 四物皆苦寒除湿胜热之品也。白头翁临风偏静，长于驱风。盖脏腑之火，静则治，动则病，动则生风，风生热也，故取其静以镇之。秦皮木小而高，得清阳之气，佐白头以升阳，协连、柏而清火。此热利下重之宜剂。

【白话解】 四味药物都是苦寒除湿去热之品。白头翁临风偏静，擅长驱逐风邪。脏腑之火静则正常，妄动则为病，动则生风，风生热，故取白头翁其性静而重镇之。秦皮木小而高，得清阳之气，佐助白头翁以升举阳气，协同黄连、黄柏而清火。此为热利下重的适宜方剂。

★热厥利证

【伤寒论】 伤寒一二日至四五日而厥者，必发热。前热者，后必厥。厥深者热亦深，厥微者热亦微。厥应下之，而反发汗者，必口伤烂赤。

【伤寒论注】其四五日来，恶寒无热可知。手足为诸阳之本，阴盛而阳不达，故厥冷也。伤寒三日，三阳为尽，四五日而厥者，三阴受邪也。阴经受邪，无热可发。阴主脏，脏气实而不能入，则还之于腑。必发热者，寒极而生热也。先厥后热，为阳乘阴，阴邪未散，故必复发。此阴中有阳，乃阴阳相搏而为厥热，与阴厥亡阳者迥别也。欲知其人阳气之多寡，即观其厥之微甚。厥之久者，郁热亦久；厥之轻者，郁热亦轻，故热与厥相应耳。若阳虚而不能支，即成阴厥而无热矣。热发三阳，未入于腑者，可汗；热在三阴，已入于腑者，可下。阴不得有汗，而强发之，此为逆也。阳邪不能外散而为汗，必上走空窍，口伤烂赤所由至矣。然此指热伤气而言。若动其血，或从口鼻，或从目出，其害有不可言者。下之清之，谓对汗而言。是胃热而不是胃实，非三承气所宜。厥微者，当四逆散，芍药、枳实以攻里，柴胡、甘草以和表也。厥深者，当白虎汤，参、甘、粳米以扶阳，石膏、知母以除热也。

【白话解】伤寒已经四五日，可从其恶寒而无热得知。手足为诸阳之本，阴寒内盛而阳气不能布达四末，故手足厥冷。伤寒三日，三阳经邪气已尽，四五日而手足厥冷者，是为三阴经受邪。阴经受邪，因阳虚而无力抗邪故无热。阴主脏，脏气实而邪不能入，则病可还之于腑。"必发热"是因寒极而生热。先厥后热，为阳气胜阴寒，阴寒之邪未散，故必复发热。本证为阴中有阳，乃阴寒之邪与阳气相搏而为厥逆发热症，与阳气大衰阴寒内盛之厥逆者不同。欲知其人阳气之多寡，可通过观其厥冷的微甚程度来判断。厥逆时间久者，郁热亦久；厥逆轻者，郁热亦轻，故发热与厥冷的程度是相对应的。若阳虚而不能支持，即成阴厥证而无发热。热发于三阳经，邪未入于腑者，可发汗；热在三阴经，邪已入于腑者，可攻下。阴经病不得有汗，若强责其汗，则为误治。阳邪不能通过发汗而外散，必上走空窍，导致口舌红赤溃烂。这是指热伤气而言。若热邪扰动血脉，则血液妄行，或从口鼻出，或从目出，其危害难以形容。下之、清之，是针对发汗而言。本证属胃热而不是胃家有形实邪结聚，则其治疗非三承气汤所宜。厥逆轻微者，当用四逆散，以芍药、枳实攻里，柴胡、甘草和表。厥逆深重者，当用白虎加人参汤，以人参、甘草、粳米扶助阳气，石膏、知母除热。

【伤寒论】脉滑而厥者，里有热也，白虎汤主之。

【伤寒论注】上条明热厥之理，此条明热厥之脉，并热厥之方。脉弱以滑，是有胃气。缓而滑，名热中，与寒厥之脉微欲绝者，大相径庭矣。当知有口燥舌干之证，与口伤烂赤者照应焉。

【白话解】上条阐明热厥之病机，此条明确热厥的脉象和治疗热厥的方剂。脉弱而滑是说明有胃气。脉缓而滑，名热中，与寒厥之脉微欲绝者，大不相同。当知本证有口燥舌干之症，与口伤烂赤症相对应。

【伤寒论】伤寒病，厥五日，热亦五日，设六日当复厥；不厥者自愈。厥终不过五日，故知自愈。

【伤寒论注】阴盛格阳，故先厥；阴极阳生，故后热。热与厥相应，是谓阴阳和平，故愈。厥终即不厥也。不过五日，即六日不复厥之谓。愈指热言。

【白话解】阴盛格阳故先厥冷；阴极阳生故后发热。热与厥的发作时间相同，是谓阴阳平和，故病愈。"厥终"即是厥冷消失之意。"不过五日"即是指第六日不再厥逆。"愈"指阳气恢复导致发热而言。

【伤寒论】伤寒热少厥微，指头寒，默默不欲饮食，烦躁，数日小便利，色白者，此热除也，欲得食，其病为愈。若厥而呕，胸胁逆满者，其后必便血。

【伤寒论注】身无大热，手足不冷，但指头寒，此热微厥亦微也。凡能食不呕，是三阴不受邪。若其人不呕，但默默不欲饮食，此内寒亦微。烦躁是内热反盛。数日来，小便之难者已利，色赤者仍白，是阴阳自和，热除可知。不欲食者，今欲得食，不厥可知矣。若其人外虽热少厥微，而呕不能食，内寒稍深矣；胸胁逆满，内热亦深矣。热深厥深，不早治之，致热伤阴络，其后必便血也。此少阳半表半里症，微者小柴胡和之，深者大柴胡下之。

【白话解】身体无大热，手足不冷，只见指尖发凉，这是邪热内伏轻浅致手足厥冷也轻微的表现。凡症见能食而不呕，表明三阴经未感受邪气。假若病人不呕吐，只是表情淡漠不欲饮食，这说明里寒也很轻微。烦躁是因为里热反而炽盛所致。经过多日，小便由排出困难已变成通利，小便黄赤变成清白，可推知病者阴阳已调和，里热已解除。不欲饮食者现在想要进食，便可知其手足不厥冷了。若病人外在表现虽然发热与厥冷轻微，但却呕吐不能饮食，则说明里寒较重；若胸胁满胀，则表明里热较盛。邪热深伏致手足厥冷严重的病人，若不及早治疗，则可导致热伤阴络，其后势必会出现便血。这属于少阳半表半里证，病情轻者可用小柴胡汤和解，病情重者可用大柴胡汤以攻下治疗。

【伤寒论】伤寒发热四日，厥反三日，复热四日，厥少热多，其病当愈。

四日至七日，热不除者，其后必便脓血。

【伤寒论注】伤寒以阳为主，热多当愈，热不除为太过，热深厥微，必伤阴络。医者当于阳盛时预滋其阴，以善其后也。四日至七日，自发热起至厥止而言。热不除，指复热四日。复热四日句，语意在其病当愈下。

【白话解】伤寒病应以阳气之盛衰来判断病情及预后，阳气损伤不甚则病情向愈，阳气太过则可导致里热不除，热邪内郁深重而手足厥冷轻微者，必定会导致邪热损伤阴络而便血。医生应当在阳热过盛时预先滋补阴液，以改善其预后。四日至七日，是指从发热时起到厥冷消失为止而言。热不除，是指又发热四日。"复热四日"句，语意应在"其病当愈"之后。

【伤寒论】伤寒厥四日，热反三日，复厥五日，其病为进。寒多热少，阳气退，故为进也。

【伤寒论注】凡厥与热不相应，便谓之反。上文先热后厥，是阳为主；此先厥后热，是阴为主。热不及厥之一，厥反进热之二。热微而厥反胜，此时不急扶其阳，阴盛以亡矣。

【白话解】凡是厥冷与发热不相对应者，便称之为"反"。上条论述先发热而后厥冷，病机是以热为主；本条论述先厥冷而后发热，病机是以寒为主。厥热胜复且病情加重的原因有二：一是发热时间短而厥冷时间长，一是厥冷时间短而发热时间长且发热不止。热势轻微而厥冷反加重，此时若不紧急扶助病人的阳气，则会导致阴盛亡阳证。

【伤寒论】伤寒始发热六日，厥反九日而利。凡厥利者，当不能食；今反能食者，恐为除中。食以索饼，不发热者，知胃气尚在，必愈。恐暴热来出而复去也。后三日脉之，其热续在，脉和者，期之是日夜半愈。所以然者，本发热六日，厥反九日，复发热三日，并前六日，亦为九日，与厥相应，故期之是日夜半愈。后三日脉之而脉数，其热不罢者，此为热气有余，必发痈脓也。

【伤寒论注】病虽发于阳，而阴反胜之。厥利，此胃阳将乏竭矣。如胃阳未亡，腹中不冷，尚能化食，故食之自安。若除中，则反见善食之状，如中空无阳，今俗云食禄将尽者是也。此为阳邪入阴，原是热厥热利，故能食而不为除中。其人必有烦躁见于外，是厥深热亦深，故九日复能发热，复热则厥利自止可知。曰热续在，则与暴出有别；续热三日来，其脉自和可知；热当自止，正与厥相应，故愈。此愈指热言。夜半者，阳得阴则解也。若续热三日而脉数，可知热之不止，是阳气有余，必有痈脓之患。便脓血，是阳邪下注于阴窍；发痈脓，是阳邪外溢于形身。俗所云伤寒留毒者是也。

【白话解】虽然病变初始之时有发热，但阴寒之邪却反胜于发热。厥与利是胃阳将要衰亡的表现。若胃阳未衰，腹中不冷，尚且能运化饮食，则饮食自安。若除中，则会反见饮食大增的现象，这是由于中焦阳气衰亡所致，即现在俗称食禄将尽的表现。本证为阳邪入于阴分，原是热厥热利，故能饮食而未成除中。其人必有烦躁的表现，这是厥冷程度愈重则内热也愈重的体现，因此九日又见发热，说明阳气恢复，可推知厥冷和下利自然歇止。条文所述"热续在"，则是与热暴出不同；持续发热三日以后，可推知脉象和缓；发热当自止，正好与厥冷消退的时日相对应，故病情向愈。此病愈指内热而言。夜半而愈是因为阳得阴助而相合故病愈。若持续发热三日而见脉数，可推知里热不除，是阳气过盛所致，必定会产生痈脓一类的病证。便脓血是由阳邪下注于阴窍所形成；外发痈肿流脓是因为阳邪伤于身形肌表所致。即俗称伤寒留毒的病证。

【伤寒论】发热而厥，七日下利，为难治。

【伤寒论注】发于阳者，当七日愈。今厥不止而反下利，恐为除中，故难治。若躁烦而能食，尚为热厥利耳。便脓血发痈脓者，是不足而往，有余从之也；发热而厥除中者，是有余而往，不足随之也。

【白话解】病有发于阳者，应当七日而愈。现在手足厥冷不止而反下利，恐怕已形成除中的病证，因此难于治疗。若躁扰不宁同时能进饮食，是属病证尚为热厥兼下利。便脓血而外发痈脓者，是阳热有余的表现；发热而手足厥冷且除中者，是中焦阳气衰亡所致。

【伤寒论】伤寒先厥后发热而利者，必自止，见厥复利。

【伤寒论注】先厥利而后发热者，寒邪盛而阳气微，阳为阴抑故也。其始也，无热恶寒而复厥利，疑为无阳；其继也，发热而厥利自止，是为晚发。此时阴阳自和则愈。若阴气胜则虚热外退，而真寒内生，厥利复作矣。厥与利相应则愈，是阳消阴长之机。

【白话解】先手足厥冷、下利而后发热者，是因为阴寒邪盛而阳气衰微，阳气被阴邪所抑制。此病证开始见无热恶寒而又手足厥冷与下利，可能反映阳气衰亡；再见发热而厥利自止可称为晚发。这时阴阳自和则病愈。若阴寒气胜则虚热消退，而在里之真寒内生，可导致厥利再次发生。厥与利发作相对应则病情向愈，是阳消阴长的病机。

【伤寒论】伤寒先厥后发热而下利，必自止；而反汗出，咽中痛者，其喉为痹。发热无汗而利，必自止；若不止，必便脓血。便脓血者，其喉不痹。

【伤寒论注】此与上条同为先阴后阳，寒盛生热之证，而阳气虚实不同。上条阳不敌阴，故阳退而阴进。此热虽发汗厥后，而阳能胜阴，故厥利自止而不复发。然阳气有余者，又有犯上陷下之不同，即可以发热时有汗无汗为区别。下利不当有汗，有汗是阳反上升，故咽中痛而成喉痹；无汗是阳从中发，热与厥应，厥利止而寒热自解矣。若厥止而热与利不止，是阳邪下陷，必便脓血。下而不上，故咽不痛而喉不痹。

上段似少阴之亡阳，下段似阳明之协热利。汗因于心，无汗则心气平，故火不上炎而咽不痛；利因于胃，利止则胃液藏，故火不下陷而无脓血。

【白话解】本条与上条所论病证同为先见阴证而后阳证，是寒极生热的病证，但二者阳气虚实的病机不同。上条病证为阳不能胜阴，因此阳退而阴进。本证发热虽见于发汗厥冷后，代表阳能胜阴，故厥利自止而不会复发。然而阳气有余的病证，又有犯上与陷下的不同，可以通过发热时汗出与否来区别。下利不应伴有汗出，有汗则代表阳热上犯，故见咽中疼痛而形成喉痹病证；无汗是说明阳气从中焦而发，发热与厥冷相对应，厥利证除则寒热证自然解除。若厥冷证消除而发热与下利仍在，则是由于阳邪下陷，必定导致便脓血。邪气陷下而未犯上，故而咽喉不肿不痛未成喉痹证。

上段所述病证好似少阴病之亡阳证，下段好似阳明病之协热利。汗为心之液，无汗则心气平和，故没有心火上炎而咽不痛；下利与胃相关，利止则胃液内藏而不耗伤，故火热之邪不下陷而无脓血。

【伤寒论】伤寒发热，下利至甚，厥不止者死。

伤寒发热，下利厥逆，躁不得卧者死。

【伤寒论注】厥利不止，脏腑气绝矣；躁不得卧，精神不治矣。微阳不久留，故死。

【白话解】厥冷与下利证不消除，表明脏腑精气已衰竭；躁扰不得安卧，则精神失常。阳气衰微而不能久留，故预后不良。

★复脉汤证

【伤寒论】伤寒，脉结代，心动悸者，炙甘草汤主之。

【伤寒论注】寒伤心主，神明不安，故动悸。心不主脉，失其常度，故结代也。结与代皆为阴脉，伤寒有此，所谓阳证见阴脉者死矣。不忍坐视，姑制炙甘草汤，以欲挽回于已去之候耳。收检余烬，背城借一^①，犹胜于束手待毙乎？

【白话解】寒邪伤及心阳，使神明不安，故心跳悸动不安。心不能主司血脉而失其常度，故脉象结代。结脉与代脉都是阴性脉象，伤寒病见此脉，即所说的阳证见阴性脉象，预后不良。医生不忍坐以待毙，姑且创制炙甘草汤想要挽救病患。背水一战不是胜于束手待毙吗？

【伤寒论】

炙甘草汤

甘草四两 炙 桂枝 生姜各三两 麦门冬半升 枣仁半升（旧本用麻仁者误）人参 阿胶各二两 大枣三十枚 生地黄一斤

上九味，以酒七升，水八升，先煮八味，取三升，去滓，内胶，得令温，服一升，日三服。

【伤寒论注】一百十三方，未有用及地黄、麦冬者，恐亦叔和所附。然以二味已载《神农本经》，为滋阴之上品，因伤寒一书，故置之不用耳。此或阳亢阴竭而然，复出补阴制阳之路，以开后学滋阴一法乎？地黄、麦冬、阿胶滋阴；人参、桂枝、清酒以通脉；甘草、姜、枣以和营卫；酸枣仁以安神，结代可和而悸动可止矣。所谓补心之阳，寒亦通行者欤！

【白话解】《伤寒论》中所载一百一十三方，没有使用生地黄、麦冬的方剂，本方可能也是王叔和附加而成。然而因这二味中药已收载在《神农本草经》之中，并列为滋阴之上品药，岂有因《伤寒论》一书的出现，此二药而置之不用的道理。这二味药或可治疗阳亢阴竭之证，为补阴抑阳之法，为后世滋阴法的形成奠定基础。本方生地黄、麦冬、阿胶滋补阴液；人参、桂枝、清酒可通血脉；甘草、生姜、大枣调和营卫；酸枣仁可安神，诸药相合可和解结代之脉，治疗悸动之证。正所谓温补心阳，则寒邪也可祛除。

【伤寒论】脉来缓，时一止复来者，名曰结；脉来数，时一止复来者，名曰促。阳盛则促，阴盛则结，此皆病脉。

【伤寒论注】持其脉口五十动而不一止者，五脏皆受气。呼吸闰息，脉以五至为平，太过不及，是阴阳偏胜失其常度矣。偏胜之脉，更为邪阻，则止而不前。阳邪盛而数中见止，名曰促，有急趋忽蹶之象也；阴邪盛而缓中

---

① 收检余烬，背城借一：出自《左传·成公二年》："请收合余烬，背城借一。"意为收拾剩余力量，背靠城墙，依仗最后一战来决定存亡。多指决定存亡的最后一战。

见止，名曰结，有绵绵泻漆之状也。阳盛，可知为阴虚之病脉；阴盛，可知为阳虚之病脉矣。

【白话解】寸口脉跳五十次而没有一次歇止，说明五脏皆能禀受真气。以呼吸定息，脉五动为平，太过与不及，是阴阳偏胜失其常度的表现。阴阳有所偏胜之脉，多有实邪阻滞，其脉象可见歇止而不前。阳邪盛而致脉数并有歇止者，名为促脉，有如急于奔走而突然跌倒之象；阴邪盛而致脉跳缓慢并有歇止者，名为结，有如以漆写字，因漆性黏滞而笔画不畅之象。若阳盛，脉促为阴虚所致；若阴盛，脉结则为阳虚所致。

【伤寒论】又脉来动而中止，更来小数中有还者反动，名曰结，阴也；脉来动而中止，不能自还，因而复动者，名曰代，阴也。得此脉者难治。

【伤寒论注】阴阳相搏而脉动，伤寒见此，是形冷恶寒，三焦皆伤矣。况有动中见止，更来小数中有还者反动，宛如雀啄之状，不以名促，反从结名者，以其为心家真脏之阴脉也。更有动而中止，不能自还，因而复动，宛如虾游之状，不可名结，因得代名者，以乍疏乍数为脾家将绝之阴脉也。

【白话解】阴阳之气相搏而脉动，伤寒病见此脉象，是身凉恶寒，三焦之气皆伤的表现。况且脉动兼夹歇止，复来无规律，宛如雀啄之状，其未命名为促脉，反名为结脉，是因为此脉象为心真气外露之阴性脉。又有一种脉象，动而中间歇止，不能自己回复，因而再次跳动，宛如虾虫游动之状，不可将其称为结脉，而应命名为代脉，因为脉象时而舒缓时而紧数，属脾真气将绝的阴性脉象。

【伤寒论】脉瞥瞥如羹上肥者，阳气衰也，脉萦萦如蜘蛛丝者，阴气衰也；浮而虚大者，阳已无根，沉而虚细者，阴已无根。

其脉浮而汗出如流珠者，卫气衰也；脉绵绵如泻漆之绝者，亡其血也。

【伤寒论注】脉浮为阳盛，法当无汗，而反汗出如流珠，是阳虚不能卫外而为固，绝汗出矣。阴虚不能藏精而主血，绵绵其去如泻漆矣。

【白话解】脉浮是阳盛，理应没有汗，反而汗出如珠，这是阳气亏虚不能卫护于外以固摄阴津的缘故，这是绝汗。阴虚不能藏精气而主司阴血，因此脉象绵软地搏动如同流淌的油漆一般。

【伤寒论】伤寒，咳逆上气，其脉散者死，谓其形损故也。

【伤寒论注】外寒伤形，内热伤气。咳逆不止，气升而不下，脉散而不朝，心肺之气已绝矣。原其咳逆之故，因于寒伤形，形气不相保耳。

【白话解】外寒损伤形体，内热耗伤元气。咳逆不停，这是气升而不降的表现，说明脉气散乱而不规则，心肺之气已经败绝。推求其咳逆产生的原因，是寒邪损伤形体，形气不相保全之故。

【伤寒论】脉浮而洪，身汗如油，喘而不休，水浆不下，形体不仁，乍静乍乱，此为命绝也。

【伤寒论注】脉浮而洪，不是死脉，而汗出如油，是心液尽脱，阳反独留之脉也。治节不行，仓廪不纳，形神无主，无生理矣。

【白话解】脉浮而洪，这不是死脉，若伴见汗出如油，则是心液殆尽脱绝，阳气反而独留的脉象表现。肺脾的功能尽失，导致形神无所主司，则没有生还的道理。

【伤寒论】又未知何脏先受其灾。若汗出发润，喘不休者，此为肺先绝也；阳反独留，形体如烟熏，直视摇头者，此为心绝也；唇吻反青，四肢习者，此为肝绝也；环口黧黑，柔汗发黄者，此为脾绝也；溲便遗失，狂言，目反视者，此为肾绝也。

又未知何脏阴阳先绝者。阳气前绝，阴气后竭者，其人死，身色必青；阴气前绝，阳气后竭者，其人死，身色必赤，腋下温，心下热也。

【伤寒论注】五脏相生，一脏受灾，四脏不救。阴阳相须，彼气先绝，此气不存。有司命之责者，可不调于未灾未绝之先乎？

【白话解】五脏相互滋生，如果一脏受邪，其他四脏也会受到牵连。阴阳相须为用，某一方面的精气先败绝，另一方面的精气也会无法留存。作为医生怎么能不未病先防呢？

★阴阳易证

【伤寒论】伤寒，阴阳易之为病，其人身体重，少气，少腹里急，小便不利，阴中拘挛，热上冲胸，头重不欲举，眼中生花，膝胫拘急者，烧裈散主之。

【伤寒论注】此证无内外因，本非伤寒而冠以伤寒者。原其因也，无恶寒发热之表证，无胃实自利之里证，因淫情之不禁，而余邪得以投其隙，移祸于不病之人，顿令一身之精气神形，皆受欲火之为害，是不病于伤寒，而病于阴阳之易也。

勿得以男女分名也。夫邪之所凑，其气必虚。阴虚而淫邪凑之，故少气而热上冲胸；气少不能运躯，故头重不举，身体皆重；邪中于阴，故阴中拘挛；冲任脉伤，故小腹里急；精神散乱，故眼中生花；摇动筋骨，故膝胫拘急；病由于肾，毒侵水道，故小便不利耳。谅非土木金石之味所能愈，仍须阴阳感召之理以制之，斯裈裆之以意相求也。

【白话解】本条所述之证无内外病因，原本不属于伤寒而冠以伤寒之名。推究其形成原因，没有恶寒发热并见的表证，也没有胃家实及自下利的里证，是由于淫欲之情无度，使余邪乘对方体虚而致病，顿令全身精气形神都遭受欲火的侵害，这不是伤寒所引起，而是病形成于男女交合之变易。

不要以男女不同而分别命名。《素问·评热病论》曰："邪之所凑，其气必虚。"意即邪气侵袭而致病，反映病人正气必有虚损。阴虚而淫乱之邪侵袭，故见少气，热上冲胸；气虚无力托举运动躯体，故见头重不举，身体皆重；邪气侵袭阴器，故见阴中拘挛不适；冲、任脉损伤，故导致小腹拘急不舒；精神散乱失常，因而眼中视物不清；邪扰筋骨，故见腿膝胫骨拘急挛急；本病证起因于肾，有邪毒阻于水道，故致小便不利。此病证非一般土木金石之类药物所能治疗，仍必须使用具有阴阳感召之理的烧裈散治疗，以调和阴阳才能治愈。

【伤寒论】

烧裈散

上取妇人中裈近隐处者，剪烧灰，以水和服方寸匕，日三服，小便即利，阴头微肿则愈。妇人病，取男子裈裆烧灰。

【伤寒论注】裈裆者，男女阴阳之卫。阴阳之以息相吹、气相聚、精相向者也。卫乎外者，自能清乎内。感于无形者，治之以有形，故取其近隐处烧而服之，形气相感，得其隐曲，小便即利。阴头微肿，浊阴走下窍，斯清阳出上窍，欲火平而诸证悉除矣。男服女，女服男，仍合阴阳交易之理、男女媾精之义、格物之情。至秽之品，为至奇之方，有如此者。

【白话解】裈裆为男女顾护阴阳之器的内裤。阴阳交合，精气相聚相随。裈裆为阴阳卫外之物，本身具有清除内在邪气的功用。本病感于无形之邪，治疗当以有形之物，因此获取男女接近隐处之衣物烧灰而内服，使形气相感，得其污秽之气，则小便即利。阴器头部微肿，表明阴浊邪气走下窍，使清阳出上窍，淫欲之火平复则诸证皆愈。男患服用女子裈裆之烧灰，女患服用男子裈裆之烧灰，这符合阴阳交合、男女媾精的原理。越是污秽之物，越是可愈病的奇方，烧裈散即是此类方药。

★诸寒热证

【伤寒论】病人身大热，反欲近衣者，热在皮肤，寒在骨髓也；病人身大寒，反不欲近衣者，寒在皮肤，热在骨髓也。

【伤寒论注】此属内因，不是外感，亦不关于七情。病在形躯，不涉脏腑，亦不犯于经络，故无六经脉证之可凭，非天时寒热所可拘也。是病只在骨髓，不在皮肤。皮肤寒热，是指天时，不是指病，两身字言身当其时也。若指皮肤，则不可为骨髓非身矣。风寒之邪，得之于骤，故无定体。或发热恶寒，或骨内热而脏腑寒，或手足寒而肠胃热，或内外皆寒，或表里俱热，此骨髓之邪积渐使然，故无定体。伤寒中风之寒，是时令之邪气，故感其邪者，畏而恶之。此大热大寒，是时令之正气，因病非外来，故反欲之。伤寒中风之发热，是人身之阳气，故能与寒气相争。此骨髓之寒热，是渐积之伏邪，故虽逢天令之大寒大热，亦不能除。时大热而身反欲复衣，时大寒而反欲裸身，此病在骨髓，与病营卫者不同。法当以六味、八味二丸，补肾中之真阴真阳，而骨髓之畜热痼寒，可得渐平耳。原化嗣伯① 水攻之法，但可以资谭柄，而不可为继也。

【白话解】本条所示属内在病因所致，非外邪而成，也不是由于七情所伤。病位在形体躯壳，不涉及内在脏腑，亦不侵犯经络，因此没有六经脉证可依循，不受时令气候之寒热所拘泥。本病病位只在骨髓，不在皮肤。肌表皮肤所见寒热，是反映天时气候，不是指症状表现，条文中两"身"字是说明病人其身所处的天时寒热。若寒热为皮肤肌表的症状，则不能说骨髓不是身体的一部分。风寒邪气，突然感受，故证候无定体。或见发热恶寒，或骨内热而脏腑虚寒，或手足寒而肠胃热盛，或内外都寒，或表里都热，这些表现都是深入骨髓之邪逐渐积累而成，故证候无定体。伤寒中风证之寒，是属时令邪气，故感受时令之邪，则导致畏惧其邪而恶寒。本条所言大热大寒是指时令之正常气候，因本病非外来邪气侵袭所成，因此病者反欲接触所处气候。伤寒证与中风证所致发热是反映人身之阳气，故能与寒气相争。此骨髓寒热之证，是逐渐积聚的伏邪，故虽遇到时令气候之大寒大热，也

---

① 嗣伯：指徐嗣伯，南北朝时南齐医家。

不能解除。时令气候大热而病者身体反欲加盖衣被，时令大寒而反欲赤裸身体，这说明病位在骨髓，与病在营卫肌表者不同。本病治疗当用六味地黄丸、八味肾气丸，以此补益肾中真阴真阳，而骨髓伏蓄之寒热可逐渐消除。徐嗣伯使用水攻之法治疗本病，只能给后人增加一些谈话的资料，而不能按照他的方法治疗。

【伤寒论】问曰：病有洒淅恶寒而复发热者何？答曰：阴脉不足，阳往从之；阳脉不足，阴往乘之。曰：何谓阳不足？答曰：假令寸口脉微，名曰阳不足，阴气上入阳中，则洒淅恶寒也。曰：何谓阴不足？答曰：尺脉弱，名曰阴不足，阳气下陷入阴中，则发热也。

【伤寒论注】前条病在骨髓，故着而不移；此病在经络，故寒热反覆。然与外感之往来寒热，疟疾之鼓颔战栗又不同。病得之外感而恶寒发热者，必见有余之脉；病得之内因而恶寒发热者，全是不足之脉。见脉之不足，则寒固为虚寒，而热亦为虚热矣。寸者，阳所治也。寸口脉微，则微为无阳，是阳脉不足，故下焦之阴寒，得以上乘阳位，而洒淅恶寒也。尺者，阴所治也，尺脉弱为血虚，是阴脉不足，故上焦虚阳，得以下陷阴部而发热也。人身阴阳之气，互为之根，而又以阳为主，故阳脉微则阴脉亦弱。其始也，乘阳而恶寒，阴不平则阳不秘；故继也，从阳而发热。夫阳为阴乘，阳脉固见其不足，而阴脉亦不见其有余。阳虽微，尚能发热，不终恶寒，犹不失阳道实阴道虚之定局耳。亡阳则阴不独存矣，故治之者，当以扶阳为急，此补中益气之方，为功最巨也。

【白话解】上条所述病位在骨髓，故证候表现不变；本病病位在经络，故有恶寒、发热之变化。但是与外感病的往来寒热，疟疾的下颔振动全身战栗又有所不同。病证形成于外感而见恶寒发热者，必见有余的脉象；病证得之于内因而见恶寒发热者，切脉均见不足之象。脉见不足之象，则说明寒为虚寒，而热也为虚热。寸脉反映人之阳气盛衰，则寸脉微提示阳气衰，属阳脉不足，因此下焦的阴寒得以乘虚上袭阳位，而见洒然恶寒。尺脉反映人之阴气盛衰，尺脉弱为血虚，是属阴脉不足，因此上焦虚阳得以下陷阴部而见发热。人身阴阳之气互为根本，而又以阳为主，故阳脉微弱则阴脉也不足。病证开始为阳伤而恶寒，阴不平则阳不秘；其后病从阳化而见发热。阳被阴伤，阳脉故见不足之象，而阴脉亦不见有余的表现。阳气虽然微弱，尚且能致发热，不终见恶寒，仍不违背阳道实而阴道虚之旨。

阳亡则阴不能独存，故治疗本证当以扶助阳气为先，适宜用补中益气一类的方剂治疗，其功效显著。

【伤寒论】病人脉微而涩者，此为医所病也。大发其汗，又数大下之，其人亡血，病当恶寒，后乃发热无休止时。夏月盛热，欲着复衣；冬月盛寒，欲裸其身。所以然者，阳微则恶寒，阴弱则发热。此医发其汗，使阳气微，又大下之，令阴气弱。五月之时，阳气在表，胃中虚冷，以阳气内微，不能胜冷，故欲着复衣；十一月之时，阳气在里，胃中烦热，以阴气内弱，不能胜热，故欲裸其身。又阴脉迟涩，故知亡血也。

【伤寒论注】先寒后热，阳微阴弱，具证与上文同。前条病因在血脉虚，此病因在妄汗下，以致亡血而脉微涩也。夏月四句，是写寒热发作时状。始而恶寒，虽在盛夏，欲着复衣；继而发热，虽当隆冬，欲裸其身。此是设辞，勿以无休止时，作绵连冬夏解也。医发其汗以下，又重释前义，亦蛇足矣。

此条又可分作四证者：寒热往来不休如疟者，为一证；或阳气内微，但恶寒不发热，病在盛暑而欲着复衣者，为一证；或阴气内弱，但发热不恶寒，病在隆冬而欲裸身者，为一证；或其人绵连冬夏，在盛暑反恶寒，隆冬反恶热为一证。此各从元气之厚薄，而寒热为之浅深耳。

【白话解】本证表现先恶寒后发热，病机阳微阴弱，与上条原文相同。上条病因为血脉亏虚，本条病证是由于妄用攻下发汗之法，导致亡血而见脉微涩。"夏月"四句是描述恶寒发热发作时的表现以及气候特点。开始表现恶寒，病虽发于盛夏，但欲加盖衣被；继而发热，虽在隆冬，但欲赤裸其身。这是用词方法，不要认为病变一直持续，而是反复发作，缠绵于整个冬季和夏季。条文中"医发其汗"以后又重新阐述了前文之意，属画蛇添足无用之举。

此条所述病证又可分为四种：寒热往来不止如疟疾者，为一种；或因阳气里虚，只见恶寒不发热，病变发于盛夏而欲加盖衣被者，为一种；或阴气里虚，只发热不恶寒，病发于隆冬而欲赤裸身体者，为一种；或其人病变缠绵于冬季和夏季，在盛夏之季反见恶寒，而在隆冬反见恶热，为一种。这些病证均根据病者元气的多寡，而决定病变之浅深。

伤寒论翼

自　序

　　世之补《伤寒》者百余家，究其所作，不出二义：一则因论本文为之注疏，犹公、谷说《春秋》也；一则引仲景之文而为立论，犹韩婴说《诗》而为《外传》也。然引征者，固不得断章取义之理；而注疏者，反多以辞害义之文。初不知仲景先师著《伤寒杂病论》合十六卷，良法大备。此《灵》《素》已具诸病之体，而明针法之巧妙；至仲景复备诸病之用，而详方药之准绳。其常中之变，变中之常，靡不曲尽。使全书具在，寻其所集，尽可以见病知源。自王叔和编次，伤寒、杂病分为两书，于本论削去杂病。然论中杂病，留而未去者尚多，是叔和有《伤寒论》之专名，终不失伤寒杂病合论之根蒂也。名不副实，是非混淆，古人精义弗彰，是以读之者鲜。而旁门歧路，莫知适从，岂非叔和编次之谬以祸之欤？世谓治伤寒，即能治杂病，岂知仲景《杂病论》，即在《伤寒论》中。且伤寒中又最多杂病夹杂其间，故伤寒与杂病合论，则伤寒、杂病之症治井然。今伤寒与杂病分门，而头绪不清，必将以杂病混伤寒而妄治之矣。乃后人专为伤寒著书，自朱奉议出而伤寒之书日多，而伤寒之病日混。非其欲伤寒之混也，由不识何病是伤寒也。陶节庵出而伤寒之书更多，非真伤寒多也，即《金匮》中杂病，亦尽指为伤寒也。世锢于邪说，反以仲景书难读，而不知仲景书皆叔和改头换面，非本来面目也。冠脉法序例于前集，可汗不可汗等于后，引痓、湿、暍于太阳之首，霍乱、劳复等于厥阴之外，杂鄙见于六经之中，是一部王叔和之书矣。林亿诸公校正，不得仲景原集，惑于《伤寒论》之名，又妄编三百九十七法、一百一十三方之数，以附会叔和所定之伤寒。于是欲知仲景之道，更不可得。成无己信古笃好，矫然特出，惜其生林亿之后，欲为仲景功臣，无由得其真传。故注仲景之书，而仲景之旨多不合；作《明理论》，而伤寒之理反不明。因不得仲景伤寒、杂病合论之旨，故不能辨许叔微三方鼎立之谬。反集之于注，开疑端于后人，岂非为三百九十七法等说所误乎？由是方中行有《条辨》之作，而仲景之规矩准绳，更加败坏，名为翻叔和之编，实以灭仲景之活法也。卢子由《疏抄》，不编林亿之数目，不宗方氏之三纲，意甚有见，而又以六经谬配六义，增标本形层本气化气等说。仲景之法，又何堪如此挠乱哉？近日作者蜂起，尚论愈奇，去理愈远，条分愈新，古法愈乱。仲景六经反茅塞而莫辨，不深可悯耶？原夫仲景之六经，为百病立法，不专为伤寒一科。伤寒、杂病，治无二理，咸归六经之节制。六经各有伤寒，非伤寒中独有六经也。治伤寒者，但拘伤寒，不究其中有杂病之理。治杂病者，以《伤寒论》为无关于杂病，而置之不问。将参赞化育之书，悉归狐疑之域。愚甚为斯道忧之，于仲景书究心有年，愧未深悉。然稍见此中微理，敢略陈固陋，名曰《伤寒论翼》。不兼杂病者，恐人未知原文合论之旨，以杂病为不足观耳。其当与否，自有能辨之者。

甲寅春慈溪柯琴序

伤寒论翼
目　录

卷　上

★全论大法第一

【伤寒论】按仲景自序言作《伤寒杂病论》合十六卷，则伤寒杂病，未尝分两书也。凡条中不冠伤寒者，即与杂病同义。如太阳之头项强痛，阳明之胃实，少阳之口苦、咽干、目眩，太阴之腹满吐利，少阴之欲寐，厥阴之消渴、气上撞心等症，是六经之为病，不是六经之伤寒，乃是六经分司诸病之提纲，非专为伤寒一症立法也。观五经提纲，皆指内证，惟太阳提纲为寒邪伤表立；五经提纲皆指热证，惟太阴提纲为寒邪伤里立。然太阳中暑发热而亦恶寒，太阴伤热亦腹痛而吐利，俱不离太阳主外、太阴主内之定法。而六经分症，皆兼伤寒、杂病也，明矣。因太阳主表，其提纲为外感立法，故叔和将仲景之合论全属伤寒，不知仲景已自明其书不独为伤寒设。所以太阳篇中，先将诸病线索，逐条提清，比他经更详也。其曰太阳病，或已发热，或未发热，必恶寒体痛呕逆，脉阴阳俱紧者，名曰伤寒，是伤寒另有提纲矣。此不特为太阳伤寒之提纲，即六经伤寒总纲，亦不外是。观仲景独于太阳篇，别其名曰伤寒、曰中风、曰中暑、曰温病、曰湿痹，而他经不复分者，则一隅之举，可以寻其一贯之理也。其他结胸、脏结、阳结、阴结、瘀热发黄、热入血室、谵语如狂等症，或因伤寒，或非伤寒，纷纭杂沓之中，正可思伤寒杂病合论之旨矣。盖伤寒之外皆杂病，病名多端，不可以数计，故立六经而分司之。伤寒之中最多杂病，内外夹杂，虚实互呈，故将伤寒杂病而合参之。正以合中见泾渭之清浊，此扼要法也。叔和不知此旨，谓痉、湿、暍三种，宜应别论，则中风、温病何得与之合论耶？以三症为伤寒所致，与伤寒相似，故此见之，则中风非伤寒所致，温病与伤寒不相似者，何不为之另立耶？霍乱是肝邪为患，阴阳易、瘥后劳复，皆伤筋动血所致，咸当属于厥阴，何得另立篇目？叔和分太阳三症于前，分厥阴诸症于后，开后人分门类症之端。岂知仲景约法，能合百病，兼该于六经，而不能逃六经之外，只在六经上求根本，不在诸病名目上寻枝叶。乃叔和以私意紊乱仲景之原集，于劳复后重集可发汗不可发汗诸篇。如弱反在关，濡反在巅，微反在上，涩反在下，不知如何名反，岂濡弱微涩等脉有定位乎？此类姑不悉辨。其云大法春夏宜发汗，春宜吐，秋宜下。设未值其时，当汗不汗，当下不下，必待其时耶？而且利水、清火、温补、和解等法，概不言及，所以今人称仲景只有汗、吐、下三法，实由于此。夫四时者，众人所同，受病者，因人而异，汗、吐、下者，因病而施也。立法所以治病，非以治时。自有此大法之谬，后人因有随时用药之迁。论麻黄、桂枝汤者，谓宜于冬月严寒，而三时禁用。论白虎汤者，谓宜于夏，而大禁于秋分后与立夏之前。夫寒热温凉之逆用，必先岁气，毋伐天和，为平人饮食调理之常耳。仲景因症立方，岂随时定剂哉？当知仲景治法，悉本《内经》。按岐伯曰：调治之方，必别阴阳。阳病治阴，阴病治阳。定其中外，各守其乡。外者外治，内者内治。从外之内者，治其外；从内之外者，调其内。从内之外而盛于外者，先调其内，后治其外；从外之内而盛于内者，先治其外，后调其内；中外不相及，则治主病。微者调之，其次平之，盛者夺之。寒热温凉，衰之以属，随其攸利。此大法也。仲景祖述靡遗，宪章昭著。本论所称发热恶寒发于阳，无热恶寒发于阴者，是阴阳之别也。阳病制白虎、承气以存阴，阴病制附子、吴萸以扶阳。外者用麻、桂以治表，内者用硝、黄以治里。其于表虚里实，表热里寒，发表和表，攻里救里，病有浅深，治有次第，方有轻重，是以定其中外，各守其乡也。太阳阳明并病，小发汗，太阳阳明合病，用麻黄汤，是从外之内者，治其外也。阳明病，发热汗出，不恶寒，反恶热，用栀子豉汤，是从内之外者，调其内也。发汗不解，蒸蒸发热者，从内之外而盛于外，调胃承气，先调其内也。表未解而心下痞者，从外之内而盛于内，当先解表，乃可攻痞，是先治其外，后调其内也。中外不相及，是病在半表半里，大小柴胡汤，治主病也。此即所谓微者调之，其次平之，用白虎、栀豉、小承气之类。盛者夺之，则用大承气、陷胸、抵当之类矣。所云观其脉症，知犯何逆，以法治之，则寒热温凉，衰之以属，随其攸利之谓也。若分四时以拘法，限三法以治病，遇病之变迁，则束手待毙矣。且汗、吐、下之法亦出于岐伯，而利水、清火、调补等法悉具焉。其曰有邪者，渍形以为汗，在皮者，汗而发之，实者，散而泻之，此汗家三法。中满者，泻之于内，血实者，宜决之，是下之二法。高者因而越之谓吐，下者引而竭之谓利小便。剽悍者，按而收之，是清火法。气虚宜掣引之，是调补法也。夫邪在皮毛，犹未伤形，故仲景制麻黄汤，急汗以发表；邪入肌肉，是已伤其形，故制桂枝汤，啜稀热粥以解肌，是渍形以为汗。若邪正交争，内外皆实，寒热互呈，故制大青龙于麻桂中加石膏以泻火，是散以泻之也。吐剂有栀豉、瓜蒂，分胸中虚实之相殊。下剂有大小承气、调胃、抵当，分气血浅深之不同。利水有猪苓、真武寒热之悬绝，清火有石膏、芩、连轻重之差等。阳气虚，加人参于附子、吴萸中以引阳。阴气虚，加人参于白虎、泻心中以引阴。诸法井然，质之岐伯，纤毫不爽。先圣后圣，其揆一也。愚更有议焉，仲景言平脉辨症为《伤寒杂病论》，是脉与症亦未尝两分也。夫因病而平脉，则平脉即在辨症中。病有阴阳，脉合阴阳。发热恶寒发于阳，无热恶寒发于阴，是病之阴阳也，当列全论之首。浮、大、动、滑、数名阳，沉、涩、弱、弦、微名阴，是脉之阴阳也，此条当为之继。叔和既云搜采仲景旧论，录其症候诊脉，是知叔和另立脉法，从此搜采耳。试观太阳篇云：脉浮者，病在表。脉浮紧者，法当身疼痛。脉浮数者，法当汗出愈。诸条脉法，不入辨脉平脉篇，是叔和搜采未尽，犹遗仲景旧格也。由此推之，知寸口脉浮为在表，及寸口脉浮而紧、脉浮而数诸条，皆从此等处采出。脉有阴结、阳结条，未始不在阳明中风、中寒之间；洒淅恶寒而发热者，未始不在少阳寒热往来之部。脉阴阳俱紧者，未必非少阴之文；阴阳相搏条，未必不在伤寒脉结代之际。设仲景另集脉法，或有上下之分，谅无辨平之别矣。名平名辨，皆叔和搜采之说，仲景所云各承家技者是也。世徒云序例为叔和之文，而不知仲景之书，皆系叔和改换，独为伤寒立论。十六卷中，不知遗弃几何，而六经之文夹杂者亦不少，岂犹然仲景旧集哉？如疑余见之谬，请看序例所引《内经》，莫不增句易字，彼尚敢改岐伯之经，况乎仲景之论耶？欲识真仲景者，逐条察其笔法，知《考工记》① 自不合于《周官》，褚先生② 大不侔于太史③ 矣。世皆以《金匮要略》为仲景杂病论，则有若④ 之似圣人，惟曾子为不可强乎？

【白话解】按照张仲景自序中所说的著《伤寒杂病论》共计十六卷，"伤寒"和"杂病"并没有分成两部书。凡是条文中没有冠以"伤寒"之名的，就是与"杂病"同义。比如太阳病的头项强痛，阳明病的胃实，少阳病的口苦、咽干、目眩，太阴病的腹满、呕吐、下利，少阴病的欲寐，厥阴病的消渴、气上撞心等症，这些都是六经病的症状表现，而不是伤寒的六经症状表现，是六经病的提纲证，而不是专门为伤寒一证所立之法。纵观五经病提纲证，

---

① 《考工记》：据清代学者江永考证，《考工记》是东周后齐人所作，补足《周官》（后称《周礼》）所亡佚的冬官部分。
② 褚先生：西汉史学家褚少孙，褚氏将《史记》中只有篇目没有内容的传记补全，凡他补写《史记》都有"褚先生"的字样。
③ 太史：太史公司马迁。
④ 有若：孔子学生，容貌似孔子。

都是指里证，唯独太阳病的提纲证是为寒邪伤及肌表而设立；五经病的提纲证都是指热证，唯独太阴病的提纲证是为寒邪伤及于里而设立。然而，太阳中暑发热也有恶寒，太阴伤热也有腹痛、吐利，这些都不离开太阳主表、太阴主里的定法。因而六经分证都兼有伤寒、杂病，这一点也就明确了。因为太阳主表，其提纲证是为外感病所设立的法规，因此王叔和将仲景所有的论述全部归属于伤寒，却不知道仲景自己已经明确提出他的书不是单独为伤寒而设立的。所以，在《伤寒论·辨太阳病脉证并治》中先将各个病的线索逐条列清，比其他五经病更为详尽。《伤寒论·辨太阳病脉证并治》云："太阳病，或已发热，或未发热，必恶寒，体痛，呕逆，脉阴阳俱紧者，名曰伤寒。"这是说明伤寒另有提纲之证。这句条文不仅仅是太阳病伤寒证的提纲，六经病伤寒证总的提纲也都包括在这句条文中。纵观全书，仲景单独在《伤寒论·辨太阳病脉证并治》中区别病名称为伤寒、中风、中暑、温病、湿痹，而其他经病不再分别列举这些病名，这是举例陈说，可以按照其中一贯的道理进而推论。其他病证，如结胸、脏结、阳结、阴结、瘀热发黄、热入血室、谵语如狂等证，有的是因为伤寒而发病，有的不是因伤寒而发病，纷繁复杂，正好可以思索伤寒与杂病合论的旨意。由于伤寒之外都是杂病，病名复杂多端，不易计数，因此设立六经而分别主司诸病。伤寒之中杂病为数最多，表里夹杂，虚实互见，因此将伤寒与杂病合篇论述以互为参考。正是在合篇论述之中见其区别，这是辨证中抓住要点的方法。王叔和不知道这一旨意，称痉、湿、喝三种病证，应该分别论述，那么中风、温病为什么能与伤寒合篇论述呢？痉、湿、喝三证均为伤寒所致，症状表现与伤寒相似，它们可单独分篇论述，而中风并不是伤寒所致，温病与伤寒也不相似，为什么不将其另立篇章呢？霍乱是肝邪为患所致，阴阳易、瘥后劳复，都是伤筋动血所致，这些病证都应该属于厥阴病，为什么要另立篇目呢？王叔和将太阳病的痉、湿、喝三证列于六经病之前，将厥阴诸证置于六经病之后，开创了后世医家分门别类的先河。哪知仲景的诊治大法，能涵盖百病，统摄六经，而不能超越六经之外，只在六经中寻求根本，不在各种病名上寻求细枝末节。这是王叔和以个人想法打乱了仲景原著，在《伤寒论·辨阴阳易差后劳复病脉证并治》之后又重新汇集"可发汗""不可发汗"诸篇。例如《伤寒论·辨不可发汗病脉证并治》中云："弱反在关，濡反在巅，微反在上，涩反在下。"不知道为何称为"反"，难道濡、弱、微、涩等脉象都有定位吗？这些问题姑且不予辨析。王叔和所说的"大法春夏宜发汗""春宜吐""秋宜下"，假使未到王叔和所言应予以治疗的季节，本应当发汗却不发汗，本应攻下却不攻下，难道必须等到季节到来再予以汗、下吗？而且利水、清火、温补、和解等治法，都没有论及，所以现在人们说仲景只有汗、吐、下三法，都是这个缘故。一年四季对于所有人来说都是相同的，而对于得病的人，却是因人而异，所以汗、吐、下三法应当根据所患疾病的不同而予以施用。立法是为了治病，而不是针对时间来治疗。自从有了这些错误的认识之后，后人因而有只根据四季时辰而用药的迂腐做法。比如论及麻黄汤、桂枝汤时，称这两个方子适用于冬天严寒之时，而其他季节禁用。论及白虎汤时，称此方适用于夏天，而在秋分之后与立夏之前绝对禁用。利用药物的寒热温凉之性来解决实际问题，一定要先根据气候，不能与自然界的气候相违背，这是正常人饮食调养护理的常规做法。仲景是根据证候来确立治疗方药的，怎么能根据时辰来确定方药呢？应当知道仲景的治法，都是本于《内经》的。《素问·阴阳应象大论》云："阳病治阴，阴病治阳。"《素问·至真要大论》云："调气之方，必别阴阳，定其中外，各守其乡，内者内治，外者外治，微者调之，其次平之，盛者夺之。""从内之外者，调其内；从外之内者，治其外；从内之外而盛于外者，先调其内而后治其外；从外之内而盛于内者，先治其外而后调其内；中外不相及，则治主病。""寒热温凉，衰之以属，随其攸利。"这些都是诊治疾病的大法。仲景原来的论述没有遗漏，而且篇章条目明晰显著。《伤寒论·辨太阳病脉证并治》云："病有发热恶寒者，发于阳也；无热恶寒者，发于阴也。"这是阴阳的区别所在。阳病用白虎汤、承气汤以保存阴液，阴病用附子、吴茱萸以扶助阳气。病在外者用麻黄、桂枝以解表，病在里者用芒硝、大黄以治里。其针对表里的虚实、寒热，分别采用发散表邪或调和营卫，攻逐里邪或救治里虚等治法，疾病有深浅，治疗有先后次序，方药用量有轻重，这就是"定其中外，各守其乡"之意。太阳阳明并病，治以小发其汗，太阳阳明合病，用麻黄汤治疗，这是"从外之内者，治其外"之意。阳明病，发热汗出，不恶寒，反恶热，用栀子豉汤治疗，这是"从内之外者，调其内"之意。发汗不解，蒸蒸发热者，用调胃承气汤治疗，这是"从内之外而盛于外者，先调其内而后治其外"之意。表邪还没解除却出现心下痞者，应当先解表邪，然后才能治疗痞证，这是"从外之内而盛于内者，先治其外而后调其内"之意。病邪既不在表，也不在里，而在半表半里者，用大、小柴胡汤治疗，这是"中外不相及，则治主病"之意。这就是所谓的"微者调之，其次平之"，用白虎汤、栀子豉汤、小承气汤之类的方子治疗。"盛者夺之"，就是用大承气汤、陷胸汤、抵当汤之类的方子治疗。《伤寒论·辨太阳病脉证并治》所云"观其脉证，知犯何逆，随证治之"就是"寒热温凉，衰之以属，随其攸利"之意。如果治法拘泥于四时，并且限定用汗、吐、下三法来治疗疾病，若遇到病证的变化，就只能束手待毙了。况且汗、吐、下之法也是出自于《内经》，而且利水、清火、调补等治法都具备了。《素问·阴阳应象大论》中"其有邪者，渍形以为汗；其在皮者，汗而发之""其实者，散而泻之"，这是汗法的三种具体治法。"中满者，泻之于内""血实宜决之"，这是下法的两种具体治法。"其高者，因而越之"，这是吐法，"其下者，引而竭之"，这是利小便的方法。"其慓悍者，按而收之"，这是清火之法。"气虚宜掣引之"，这是调补之法。邪气在皮毛，尚未伤及形体，因此仲景用麻黄汤，快速发汗以发散表邪；当邪气侵入肌肉，这是已经损伤了形体，因此服用桂枝汤，同时大口喝热稀粥以解肌，这是"渍形以为汗"的具体治法。如果邪气与正气交争，表里邪气盛实，寒热并见，则用大青龙汤治疗，即在麻黄、桂枝等辛温药中加入石膏以泻火，这是"散以泻之"的具体治法。涌吐剂有栀子豉汤、瓜蒂散，根据胸中虚实之不同而分别应用。攻下剂有大小承气汤、调胃承气汤、抵当汤，根据病变所及气血的深浅不同而分别应用。利水剂有猪苓汤、真武汤，根据疾病寒热属性的不同而分别应用。清热药有石膏、黄芩、黄连等，需根据火热轻重的不同而分别应用。阳气虚者，在附子、吴茱萸等温里散寒药中加入人参以引阳气。阴液虚者，在白虎汤、泻心汤中加入人参以引阴液。各种治法井然有序，问询于《内经》，也丝毫不差。不论《内经》还是《伤寒论》，其医道都是一样的。我更是有所想法，《伤寒论·张仲景原序》云："撰用《素问》《九卷》《八十一难》《阴阳大论》《胎胪药录》，并《平脉辨证》，为《伤寒杂病论》合十六卷。"脉与证也未尝分为两端。因病而平脉，那么平脉就在辨证过程中。病有阴阳，脉亦合于阴阳。《伤寒论·辨太阳病脉证并治》云："病有发热恶寒者，发于阳也；无热恶寒者，发于阴也。"这是疾病的阴阳之分，这句条文应当位列于全文之首。《伤寒论·辨脉法》云："凡脉大、浮、数、动、滑，此名阳也；脉沉、涩、弱、弦、微，此名阴也。"这是脉象的阴阳之分，这句条文应当放在首句之后。王叔和既然称搜采仲景旧论，录入其证候诊脉，可知王叔和另外设立脉法，是从这里搜罗采集的。观察《伤寒论·辨太阳病脉证并治》中"脉浮者，病在表""脉浮紧者，法当身疼痛""脉浮数者，法当汗出而愈"，各个条文所述的脉法，没有收入《伤寒论》的辨脉篇、平脉篇，这是王叔和搜罗采集的脉法没有尽全，还遗留有仲景原书旧貌。由此推论可知，《伤寒论·辨脉法》中"寸口脉浮为在表""寸口脉浮而紧""脉浮而数"等条文，都是从此处搜罗采集而来。脉有阴结、阳结的条文，未尝不在阳明中风、中寒之间；洒淅恶寒而发热者，未尝不在少阳寒热往来之处。脉阴阳俱紧者，未必不是少阴的条文；阴阳相搏这一条文，也未必不出在伤寒脉结代之处。假使仲景另外收集了脉法，或许有上下之分，恐怕没有辨脉、平脉的区别。称为"平脉""辨脉"，都是王叔和搜罗采集仲景脉法的说辞，是仲景所说的"各承家技"者。后世只说《伤寒论·伤寒例》是王叔和所写，却不知仲景的书都是王叔和改换后，单独为伤寒立论而成的。十六卷中，原书的内容不知道丢失了多少，而且六经原文中夹杂他人之说又有不少，因此怎能如同仲景旧论呢？若怀疑我所言有误，请看《伤寒论·伤寒例》中所引用《内经》的文字，没有不增改字句的，王叔和尚且敢于更改《内经》的文字，更何况仲景的书呢？要想了解仲景的真实论述，应该逐条审查《伤寒论》书写的笔法。要知道《考工记》自然不同于《周礼》，褚先生与太史公也不相同。世人都认为《金匮要略》是仲景治疗杂病之论，《金匮》之貌似仲景论就像有若之貌似孔圣人一样，难道只有曾子不这么认为吗？（言外之意，作者也和曾子一样不以貌取人，即作者与世人观点不同，作者认为金匮不是仲景之原书。）

★六经正义第二

【**伤寒论翼**】按仲景自序云虽未能尽愈诸病，其留心诸病可知。故于诸病之表里阴阳，分为六经，令各得所司。清理脉症之异同，寒热之虚实，使治病者只在六经下手，行汗吐下和解温补等法而无失也。夫一身之病，俱受六经范围者，犹周礼分六官而百职举，司天①分六气而万物成耳。伤寒不过是六经中一症，叔和不知仲景之六经，是经界之经，而非经络之经，妄引《内

---

① 司天：运气学说术语。与"在泉"相对，意为掌握天上的气候变化。

经·热病论》作序例，以冠仲景之书，而混其六经之症治。六经之理因不明，而仲景平脉辨症，能尽愈诸病之权衡废矣。夫热病之六经，专主经脉为病，但有表里之实热，并无表里之虚寒。虽因于伤寒，而已变成热病，故竟称热病，而不称伤寒。要知《内经》热病，即温病之互名，故无恶寒症，但有可汗可泄之法，并无可温可补之例也。观温病名篇，亦称评热病论，其义可知矣。夫叔和不于病根上讲求，但于病名上分解，故序例所引《内经》，既背仲景之旨，亦舛岐伯之意也。夫仲景之六经，是分六区地面，所该者广，虽以脉为经络，而不专在经络上立说。凡风寒温热内伤外感，自表及里，有寒有热，或虚或实，无乎不包。故以伤寒杂病合为一书，而总名伤寒杂病论。所以六经提纲，各立一局，不为经络所拘，弗为风寒划定也。然仲景既云撰用素问，当于素问之六经广求之。按皮部论云：皮有分部，脉有经纪。其生病各异，别其部分，左右上下，阴阳所在，诸经始终。此仲景创立六经部位之原。又曰：阳主外，阴主内。故仲景以三阳主外，三阴主内。又曰：在阳者主内，在阴者主出，以渗于内。故仲景又以阳明主内。少阴亦有反发热者，故仲景又于表剂中用附子，是固其渗也。又曰：少阴之阴，名曰枢儒。其入于经也，从阳部注于经，其出者，从阴部注于骨。故仲景制麻黄附子汤，治发热脉沉无里症者，是从阳部注经之义也；制附子汤治身体骨节痛、手足寒、背恶寒、脉沉者，是从阴内注于骨之义也。又阴阳离合论太阳为开。故仲景以之主表，而以脉浮、恶寒、头项强痛为提纲，立言与热病颇同，而立意自别。阳明为阖，故以之主里，而以胃实为提纲，虽有目痛、鼻干等症，而所主不在是。少阳为枢，少阴亦为枢，故皆主半表半里症。少阳为阳枢，归重在半表，故以口苦、目眩为提纲，而不及胸胁痛硬。少阴为阴枢，其欲寐不寐，欲吐不吐，亦半表半里症，虽有舌干、口燥等症，而不入提纲，归重在半里也。岂唯阳明主里，三阴皆主里，而阴阳异位，故所主各不同。阳明主里症之阳，阳道实，故以胃实属阳明。太阴主里症之阴，阴道虚，故以自利属太阴。太阴为开，又为阴中之至阴，故主里寒自利。厥阴为阖，又为阴中之阳，故主里热而气逆。少阴为阴中之枢，故所主或寒或热之不同，或表或里之无定，与少阳相似也。请以地理喻，六经犹列国也。腰以上为三阳地面，三阳主外而本乎里。心者三阳夹界之地也。内由心胸，外自巅顶，前至额颅，后至肩背，下及于足，内合膀胱，是太阳地面。此经统领营卫，主一身之表症，犹近边御敌之国也。内自心胸至胃及肠，外自头颅，由面至腹，下及于足，是阳明地面。由心至咽，出口颊，上耳目，斜至巅，外自胁内属胆，是少阳地面。此太阳差近阳明，犹京畿矣。腰以下为三阴地面，三阴主里，而不及外。腹者三阴夹界之地也。自腹由脾及二肠魄门，为太阴地面。自腹至两肾及膀胱溺道，为少阴地面。自腹由肝上膈至心，从胁肋下及于小腹宗筋，为厥阴地面。此经通行三焦，主一身之里症，犹近京夹辅之国也。太阴阳明，同居异治，犹周、召分政之义。四经部位，有内外出入，上下牵引之不同，犹先王分土域民，犬牙相制之理也。若经络之经，是六经道路，非六经地面矣。六经之有正邪客邪、合病并病、属脾属胃者，犹寇贼充斥，或在本境，或及邻国，或入京师也。太阳地面最大，内邻少阴，外邻阳明，故病有相关。如小便不利，本膀胱病，少阴病而亦小便不利者，是邪及太阳之界也。腰痛本肾病，太阳病而亦腰痛者，是邪及少阴之界也。六七日不大便，及头痛身热者，是阳明热邪，侵入太阳之界也。头项强痛兼鼻鸣干呕者，是太阳风邪，侵及阳明之界也。心胸是阳明地面，而为太阳之通衢。因太阳主营卫，心胸是营卫之本，营卫环周不休，犹边邑之吏民士卒，会于京畿，往来不绝也。如喘而胸满者，是太阳外邪入阳明地面而骚扰，故称为太阳阳明合病。若头不痛，项不强，胸中痞硬，气冲咽喉，不得息者，此邪不自太阳来，乃阳明实邪结于胸中，犹盗贼聚于本境而为患也。心为六经之主，故六经皆有心烦证。如不头项强痛，则烦不属太阳；不往来寒热，则烦不属少阳；不见三阴症，则烦不属三阴矣。故心愦愦，心怵惕，心中懊憹，一切虚烦，皆属阳明，以心居阳明之地面也。阳明犹京师，故心腹皆居其地。邪在心为虚烦，在腹为实热，以心为阳而属无形，腹为阴而属有形也。夫人身之病，动关心腹。阳邪聚于心，阴邪聚于腹。肝为阴中之阳，故能使阴邪之气撞于心。阳明主在里之阳，故能使阳邪入聚于腹耳。更请以兵法喻，兵法之要，在明地形。必先明六经之路，才知贼寇所从来，知某方是某腑来路，某方是某郡去路。来路是边关，三阳是也；去路是内境，三阴是也。六经来路各不同，太阳是大路，少阳是僻路，阳明是直路，太阴近路也，少阴后路也，厥阴斜路也。客邪多从三阳来，正邪多由三阴起，犹外寇自边关至，盗贼自内地生也。明六经地形，始得握百病之枢机；详六经来路，乃得操治病之规则。如以证论，伤寒大寇也，病从外来；中风流寇也，病因旁及；杂病盗贼也，病由中起。既认为何等之贼，又知为何地所起，发于其境，便御之本境，移祸邻郡，即两路夹攻。如邪入太阳地面，即汗而散之，犹陈利兵于要害，乘其未定而击之也。邪之轻者在卫，重者在营，尤重者在胸膈，犹寇之浅者在关外，其深者在关上，尤深者在关内也。麻黄为关外之师，桂枝、葛根为关上之师，大小青龙为关内之师矣。凡外寇不靖，内地盗贼必起而应之，因立两解法，故有大小青龙及桂枝、麻黄加减诸方。如前军无纪，致内乱蜂起，当重内轻外，因有五苓、十枣、陷胸、泻心、抵当等汤也。邪入少阳地位，宜杂用表里寒热攻补之品，为防御解利之法。如偏僻小路，利于短兵，不利于矛戟，利于守备，不利于战争也。邪之轻者入腠理，重者入募原，尤重者入脾胃。小柴胡腠理之剂也，大柴胡募原之剂也；小建中、半夏泻心、黄芩、黄连四汤，少阳之脾剂也；柴胡加芒硝加龙蛎二方，少阳之胃剂也。如太阳少阳有合并病，是一军犯太阳，一军犯少阳矣。用柴胡桂枝汤，是两路分击之师也。甚至三阳合并病，是三面受敌矣，法在独取阳明。阳明之地肃清，则太、少两路之阳邪，不攻自解。但得内寇宁而外患自息，此白虎之所由奏捷耳。若阳邪不戢于内地，用大承气以急下之，是攻贼以护主。若阴邪直入于中官，用四逆汤以急救其里，是强主以逐寇也。阳明为内地，阳明界上，即太阳少阳地面。邪入阳明之界，近太阳地面，虽不犯太阳，太阳之师，不得坐视而不救。故阳明之营卫病，即假麻黄桂枝等方以汗之。邪近少阳地面，虽不入少阳，少阳之师，不得高垒而无战。故阳明之腠理病，即假柴胡以解之。是阳明之失守，非太阳之不固，即少阳之无备，所以每每两阳相合而为病也。若邪已在阳明地面，必出师奋击，以大逐其邪，不使少留，故用栀豉瓜蒂之吐法以迅扫之。若深入内地，不可复驱，则当清野千里，使无所剽掠，是又白虎得力处也。若邪在内廷，又当清宫除盗，此三承气所由取胜。如茵陈、猪苓辈，又为失纪之师立法矣。太阴亦内地，少阴厥阴是太阴之夹界也。太阴居中州，虽外通三阳，而阴阳既已殊途，心腹更有膈膜之藩蔽。故寒水之邪，从太阳外属者轻，由少阴内授者重；风木之邪，自少阳来侵者微，因厥阴上袭者甚。如本经正邪转属阳明而为实，犹师老势穷，可下之而愈。如阳明实邪转属本经而成虚，则邪盛正衰，温补挽回者甚难。盖太阴阳明，地面虽分，并无阻隔。阳明犹受敌之通衢，甲兵所聚，四战之地也。太阴犹仓廪重地，三军所依，亦盗贼之巢穴也。故元气有余，则邪入阳明；元气不支，则邪入太阴。在阳明地面，则陈师鞠旅，可背城一战，取胜须臾。在太阴地面，则焚劫积蓄，仓廪空虚，枵腹之士，无能御敌耳。厥阴之地，相火游行之区也，其本气则为少火。若风寒燥湿之邪，一入其境，悉化为热，即是壮火。其少火为一身之生机，而壮火为心腹之大患。且其地面通达三焦，邪犯上焦，则气上撞心，心中疼热，消渴口烂，咽痛喉痹。逼入中焦，即手足厥冷，脉微欲绝，饥不欲食，食即吐蛔。移祸下焦，则热利下重，或便脓血，为害非浅，犹跋扈之师矣。仲景制乌梅丸方，寒热并用，攻补兼施，通理气血，调和三焦，为平治厥阴之主方，犹总督内地之大帅也。其与之水以治消渴，茯苓甘草汤以治水，炙甘草汤以复脉，当归四逆以治厥，是间出锐师，分头以救上焦之心主，而安神明也。用白虎、承气辈，清胃而平中焦之热实，白头翁、四逆散，清脾而止下焦之热利，是分头以救腹中之阴，而扶胃脘之元气耳。胃为一腑，而分阴阳二经，少阴一经，而兼阴阳两脏者，皆为根本之地故也。邪有阴阳两途，脏分阴阳二气。如阳邪犯少阴之阳，反发热心烦，咳渴咽痛；阳邪犯少阴之阴，则腹痛自利，或便脓血。阴邪犯少阴之阳，则身体骨节痛，手足逆冷，背恶寒，而身蜷卧；阴邪犯少阴之阴，则恶寒呕吐，下利清谷，烦躁欲死。仲景制麻黄附子细辛、黄连阿胶、甘草、桔梗、猪肤、半夏、苦酒等汤，御阳邪犯少阴之阳也；其制桃花、猪苓等汤，御阳邪入少阴之阴也；附子、吴茱萸、四逆等汤，御阴邪犯少阴之阳也；通脉四逆、茯苓四逆、干姜附子等汤，御阴邪入少阴之阴也。少阴为六经之根本，而外通太阳，内接阳明。故初得之而反发热，与八九日而一身手足尽热者，是少阴阳邪侵及太阳地面也；自利纯清水，心下痛，口燥舌干者，少阴阳邪侵阳明地面也。出太阳则用麻黄为锐师，而督以附子，入阳明则全仗大承气，而不设监制，犹兵家用向导与用本部不同法也。其阴邪侵入太阴，则用理中、白通加人尿猪胆等法，亦犹是矣。嗟乎！不思仲景之所集，安能见病知源也哉？

【白话解】按：据仲景自序所言"虽未能尽愈诸病"，可知仲景留心观察各种疾病。因此根据各种疾病表里阴阳属性的不同，分为六经病，使诸多病证各自有所归属。整理鉴别脉证的异同，寒热的虚实，使治病者遵循六经辨证纲领施治，用汗、吐、下、和解、温补等方法治疗而没有失误。人体一身的疾病，都可以归属于六经病范围，犹如《周礼》分为六官而能统摄百官，司天分为六气而能涵盖万物之生成一样。伤寒只不过是六经病中的一个证候，王叔和不了解《伤寒论》中的六经是经界的经，而非经络的经，胡乱引用《素问·热论篇》而作《伤寒例》，置于《伤寒论》之卷首，从而使六经证治相互混淆。六经的机制成因不明确，从而使仲景的平脉辨证而能治愈各种疾病的权衡规矩被废弃。热病的六经，专主发生于经脉上的疾病，只有表里的实热，并无表里的虚寒。虽然源起于伤寒，如今已变成了热病，因此称为热病，而不称为伤寒。要知道《内经》中的热病，就是温病的互辞，因此没有恶寒的症状，只有可发汗、可攻下之法，并没有可以温补的例子。观察《内经》中命名温病的篇名，也就是《素问·评热病论》，其中的含义便可知晓。王叔和不探求疾病的根源，只是在病名上予以区别解释，因此《伤寒论·伤寒例》中所引用的《内经》原文，既违背了仲景的旨意，也偏离了《内经》的本意。《伤寒论》中的六经，是将人体分六部分，所包含的部位很广泛，虽然以脉为经络，但并非专以经络立说。大凡风寒温热、内伤外感各种病证，从表到里，寒热虚实，都包括在内。因此仲景将伤寒、杂病合并著成一部书，并命名为《伤寒杂病论》。所以，六经病的提纲各自设立一个范围，既不被经络所拘泥，也不被风寒所限定。然而仲景既言撰用《素问》，就应当在《素问》中所载的六经基础上更为广泛地推求《伤寒论》六经的含义。按照《素问·皮部论》"皮有分部，脉有经纪""其所生病各异，别其分部，左右上下，阴阳所在，病之始终"，这是仲景创立六经部位的源头。又云："阳主外，阴主内。"因此，仲景以三阳主表，三阴主里。又云："在阳者主内，在阴者主出，以渗于内。"因此，仲景又以阳明主内。病人患少阴病也有反而发热的情况，因此仲景又在解表剂中加入附子，这是为了固摄其里，防止邪气渗透到脏腑中。又云："少阴之阴，名曰枢儒。""其入经也，从阳部注于经，其出者，从阴内注于骨。"因此仲景创制麻黄细辛附子汤，治疗出现发热脉沉而无里证表现的病人，这是"从阳部注于经"之意；创制附子汤治疗出现身体骨节痛、手足寒、背恶寒、脉沉表现的病人，这是"从阴内注于骨"之意。又《素问·阴阳离合论》云："太阳为开。"因此仲景以太阳主表，而以脉浮、恶寒、头项强痛为提纲证，其文字叙述与热病颇为相同，而立意各异。又云："阳明为阖。"因此仲景以阳明主里，而以胃家实为提纲证，虽然有目痛、鼻干等症状，但阳明病所主不在于此。云"少阳为枢"，又"少阴为枢"，因此少阳、少阴都主半表半里证。少阳是阳枢，其归属偏重在半表，因此以口苦、目眩为提纲证，而没有涉及胸胁痛硬之症。少阴是阴枢，其所表现出的欲寐不能寐，欲吐不能吐，也是半表半里之证，虽然有舌干、口燥等症状，却没有将这些症状纳入提纲证中，这是因为少阴病的归属偏重在半里。不仅仅是阳明主里，三阴也都主里，而阳明与三阴所处位置不同，所以阳明病与三阴病所主病证也就有所不同。阳明病主里证中属阳的部分，正所谓"阳道实"，因此胃家实属于阳明病。太阴病主里证中属阴的部分，正所谓"阴道虚"，因此自利属于太阴病。太阴为开，又是阴中的至阴，因此太阴病主里有寒而自利。又云"厥阴为阖"，厥阴又为阴中之阳，因此厥阴病主里有热而气逆之证。少阴是阴中之枢，因此，少阴病所主有或寒或热的不同，有或表或里的不定，这一点与少阳病相似。

如果以地理作为比喻，六经就犹如列国一般。腰部以上是三阳的范围，三阳主人体之表而本源于里。心是三阳交界的地方。从内在的心胸，到外在的巅顶，向前到额颅，向后到肩背，向下到足，在里合应于膀胱，这是太阳的范围。太阳统领营卫，主司一身之表证，犹如靠近边疆，防御敌人的边境一般。在内从心胸到胃肠，在外从头颅，由面部到腹部，下到足部，这是阳明的范围。从心到咽部，出于口颊，上到耳目，斜上到巅，在外到胁部，在内属胆，属于少阳的范围。这是太阳靠近阳明之地，就如同国都及其附近的地区一般。腰以下是三阴的范围，三阴主人体之里而不涉及于外。腹部是三阴交界的地方。腹部由脾到大肠、小肠、肛门，这是太阴的范围。从腹部到两肾以及膀胱、尿道，属于少阴的范围。从腹部由肝上到膈至心，从胁肋下到小腹及前阴，是属于厥阴的范围。厥阴通行三焦，主司一身之里证，犹如靠近国都辅佐王室的诸侯国一般。太阴与阳明，同处一地而治疗各异，犹如周公旦与召公奭以陕塬为界将西周王朝一分为二而分别治理一样。阳明、太阴、少阴、厥阴这四经的部位，有内外出入，上下牵引的不同，犹如先王分土域民，而地界连接，如犬牙交错，相互牵制的道理一般。如果是经络的经，则是指六经的道路，而不是六经范围。六经有正邪客邪、合病并病、属脾属胃者，犹如草寇贼人，有的出现在本境，有的出现在邻国，有的已经进入京师之地。太阳的范围最大，在内邻近少阴，在外邻近阳明，因此，太阳为病与阳明、少阴有所关联。比如小便不利，原本是膀胱疾病，少阴病也会出现小便不利，这是邪气已经累及太阳的地界。腰痛原本是肾病，太阳病也会出现腰痛，这是邪气已经累及少阴的地界。病人六七日不大便，同时出现头痛身热的表现，这是阳明的热邪侵入了太阳的地界。病人出现头项强痛兼有鼻鸣干呕的症状，这是太阳的风邪侵入了阳明的地界。心胸属于阳明的范围，同时也是太阳的通路。因为太阳主营卫，而心胸是营卫的根本，营卫环流周身不停不休，犹如边疆的吏民士卒会聚到靠近国都的地方，不断于两地之间穿梭往来一样。比如出现喘而胸满的表现，这是太阳外邪侵入扰动阳明之地，因此称为太阳阳明合病。再比如出现头不痛，项不强，胸中痞硬，气冲咽喉，不得息的症状，邪气不是自太阳而来，而是阳明的有形实邪结聚于胸中，犹如盗贼盘踞于本地而作乱为患一般。心是六经之主，因此六经都有心烦之症。如果不出现头项强痛，说明此心烦不属于太阳病证；没有往来寒热的症状，说明此心烦不属于少阳病证；如果没见到三阴病证出现，说明此心烦不属于三阴病。因此，心愦愦、心怵惕、心中懊憹，一切虚烦之证，都属于阳明病，因为心位居于阳明之地。阳明犹如京师之地一般，因此心、腹都位居于阳明之地。邪气在心就形成虚烦，在腹中则形成实热，因为心为阳属于无形，而腹为阴属于有形。人体的疾病，多与心腹有关。阳邪易聚于心，阴邪易聚于腹。肝属阴中之阳，因此能使阴邪之气上撞冲心。阳明主在里之阳，因此能使阳邪侵入并会聚于腹中。再拿兵法作比喻，兵法的关键，在于明晰地形。一定要先明确六经的道路，这样才能知晓贼寇从何而来，知晓某方是治疗邪气从何路而来，某方是治疗邪气从何路而去。来路就像是边关，相当于三阳；去路就像是本土境内，相当于三阴。六经病的来路各不相同，太阳是大路，少阳是僻静的小路，阳明是直路，太阴是近路，少阴是后路，厥阴是斜路。外来的邪气多从三阳而来，内生之邪气多从三阴而起，犹如外寇多从边关而来，盗贼多从内地而生一样。明确六经的走行范围，才能把握百病的关键；翔实六经的来路，才能掌握治病的规则。如果以病证论述的话，伤寒证就是大寇，病邪从外而来；中风证是流寇，病邪会涉及其他部位；杂病是盗贼，病由体内而生。既然明确了是什么邪气，又知道了从什么地方起病，疾病发生在里，就治里安内，病邪延至其他部位，就安内攘外，从内外两方面途径攻逐邪气。比如邪气侵入太阳，就用发汗的方法宣散邪气，犹如将尖利的兵刃放置于要害之处一般，趁邪气尚未稳定之时而攻击邪气。邪气轻者在卫分，邪气重者在营分，更重者在胸膈，就好像贼患在关外则情况轻浅，在关上事态就严重了，贼患进入关内就更加严重一样。麻黄汤就像关外的军队一样，桂枝汤、葛根汤就像关上的军队一样，大、小青龙汤就像是关内的军队一样。大凡外寇不得清除者，境内的贼寇必然奋起而与之呼应，因此设立了表里双解的治法，因而设有大、小青龙汤以及桂枝汤、麻黄汤的加减化裁诸方。如果担任前锋的军队内没有纲纪，致使内乱蜂拥而起，应当把重点放在里证的治疗上，因而设有五苓散、十枣汤、陷胸汤、泻心汤、抵当汤等汤剂。邪气侵入少阳，适合兼用表里寒热攻补之药，而成防御解利之法。如同僻静的小路，方便使用较短的兵刃，而不便使用较长的矛戟，有利于守关，而不利于战争一样。较为轻浅的邪气侵入腠理，严重的邪气会侵入募原，更严重的邪气会侵入脾胃。小柴胡汤是能解除腠理中邪气的方剂，大柴胡汤是能解除募原中邪气的方剂；小建中汤、半夏泻心汤、黄芩汤、黄连汤这四个汤剂，是归属少阳的治脾的方剂；柴胡加芒硝汤、柴胡加龙骨牡蛎汤，是归属少阳的治胃的方剂。如果太阳少阳有合病、并病，这是一部分邪气侵入太阳，一部分邪气侵入少阳所致。用柴胡桂枝汤以分别祛除太阳、少阳两路的邪气。甚至有三阳合病、并病的情况，这是三面受邪，其治法在于单独治疗阳明病。阳明的邪气清除之后，太阳、少阳的邪气则会不攻自破。只要是内邪祛除，那么外邪会自然平息，这是白虎汤之所以奏效迅捷的原因。如果热邪炽盛于里而不除，则用大承气汤急以攻下，这是祛除邪气以求保护正气的治法。如果阴邪直入脏腑，则用四逆汤以急救其里，这是扶助正气以祛除邪气的治法。阳明是内地，在阳明的范围之上，就是太阳、少阳的范围。邪气侵入阳明，接近太阳，虽然暂时尚未侵犯太阳，但是太阳的正气不会坐视不管。因此，阳明的营卫之气受邪发病，就借用麻黄汤、桂枝汤等方药予以发汗。邪气接近少阳，虽然暂时尚未侵犯少阳，少阳也不能像身居高垒上一样安然而无战争。因此，阳明腠理受邪发病，就借用小柴胡汤予以解除病邪。因为阳明正气失于防御，不是太阳正气不能固护，就是少阳正气有失防备，所以经常是太少两阳相合而发病。如果邪气已经侵入阳明，阳明正气必然奋起抗邪外出，因而用栀子豉汤、瓜蒂散的涌吐之法以迅速扫除邪气。如果邪气深入阳明之里，不能再用涌吐之法祛除，那就应当清泄其里，使贼邪无所侵袭，这又是白虎汤的擅长之处。如果邪气在肠腑，则又当清除肠腑之邪气，应当用三承气汤治疗。再如茵陈蒿汤、猪苓汤之类，又是为其他变证所立之法。太阴也属里，少阴、厥阴是太阴的夹界之地。太阴居于人体的中焦，虽然外通于三阳经，但阴经与阳经的位置截然不同，心腹之间更有膈膜的庇护。因此寒水邪气如果是从太阳外来者尚属轻浅，如果是从少阴之里而生者必然严重；风木邪气如果是从少阳侵袭而来者尚属轻微，如果是从厥阴上侵者必然严重。如果太阴的邪气转而归属于阳明而成阳明胃家实之证，犹如军队已穷途末路一般，则攻下即可病愈。如果是阳明盛实之邪转而归属于太阴而成虚证，则因邪气盛而正气衰，即使应用温补之品也难以挽回。因为太阴与阳明虽为两经，但是二者之间并没有什么阻隔。阳明如同受邪的通路，是正邪会聚争斗之地。太阴如同仓廪重地一般，是人体气血生化之源，同时也是邪气易侵袭之地。因此，元气充沛则邪气易入阳明，元气不足则邪气易入太阴。邪气在阳明经，因阳明气血充盛，则正易胜邪。如果邪气侵入太阴，由于太阴仓廪之地空虚，则正气难以胜邪。厥阴内寄相火，其本气则是少火。风寒燥湿等邪气一旦侵入厥阴，就都化为火热，继而形成壮火。少火是人体一身的生机所在，而壮火则是人身之心腹大患。而且厥阴通达三焦，邪气如果侵及上焦，就会出现气上撞心、心中痛热、消渴口烂、咽痛喉痹的症状表现。邪气侵入中焦，就会出现手足厥冷、脉微欲绝、饥而不欲进食、进食则吐出蛔虫的症状表现。邪气侵袭下焦，就会出现热利下重，或者是便下脓血的症状表现，病患危害不浅，犹如嚣张跋扈的军队一般。仲景创制乌梅丸方，寒热并用，攻补兼施，通达调理气血，调和三焦，是平治厥阴病的主方，犹如总督内地的大帅一样。给病人饮水以治消渴，用茯苓甘草汤以治水，用炙甘草汤以复脉，用当归四逆汤以治厥，这是分别用了如同精锐部队一般的方药，从各个方面治疗上焦心主之患，以宁心安神。用白虎汤、承气汤之类清胃而平息中焦的热实，用白头翁汤、四逆散清脾而治疗下焦的热利，从不同方面以挽救腹中的阴液，而扶助胃脘的元气。胃是一腑，而分为阳明与太阴两经，少阴是一经，而兼有心肾阴阳两脏，因为二者都是人身的根本部位。邪气有阴邪与阳邪之分，五脏之中各脏也分有阴阳二气。如果阳邪侵犯少阴之阳，就会出现反而发热、心烦、咳、渴、咽痛的表现；阳邪侵犯少阴之阴，就会出现腹痛自利，或者便下脓血的表现。如果阴邪侵犯少阴之阳，就会出现身体骨节疼痛、手足逆冷、背恶寒、身蜷卧的表现；阴邪侵犯少阴之阴，就会出现恶寒呕吐、下利清谷、烦躁欲死的表现。仲景创制麻黄细辛附子汤、黄连阿胶汤、甘草汤、桔梗汤、猪肤汤、半夏散及汤、苦酒汤等方剂，以防御阳邪侵犯少阴之阳；创制桃花汤、猪苓汤等方剂，以防御阳邪侵犯少阴之阴；创制附子汤、吴茱萸汤、四逆汤等方剂，以防御阴邪侵犯少阴之阳；创制通脉四逆汤、茯苓四逆汤、干姜附子汤等方剂，以防御阴邪侵犯少阴之阴。少阴是六经的根本，外通太阳，内接阳明。因此，病人初得少阴病时反而出现发热，以及患病八九日而出现一身手足都发热的情况，这都是少阴的阳邪侵犯太阳经所致；出现自利纯清水、心下痛、口燥舌干的表现，这是少阴的阳邪侵犯阳明经所致。要使邪气外出于太阳，就得使用麻黄汤治疗，同时加入附子来监制，邪气侵入阳明则全凭借大承气汤祛邪而不用设监制之品，犹如兵家用向导与用本部人员的不同之法。如果阴邪侵入太阴，就用理中汤、白通汤加入人尿、猪胆汁等方法治疗，也如同此法。如果不认真学习仲景所集的诊治方法，怎能达到辨证求因，审因论治的水平呢？

★合并启微第三

【伤寒论翼】病有定体，故立六经而分司之，病有变迁，更求合病并病而互参之，此仲景二法之尽善也。夫阴阳互根，气虽分而神自合。三阳之里，便是三阴，三阴之表，即是三阳。如太阳病而脉反沉，便合少阴；少阴病而反发热，便合太阳。阳明脉迟，即合太阴；太阴脉缓，即合阳明。少阳细小，是合厥阴；厥阴微浮，是合少阳。虽无合并之名，而有合并之实。或阳得阴而解，阴得阳而解，或阳入阴而危，阴亡阳而逆，种种脉证，不可枚举。学者当于阴阳两症中，察病势之合不合，更于三阳三阴中，审其症之并不并，予以阴病治阳，阳病治阴，扶阳抑阴，泻阳补阴等法，用之恰当矣。三阳皆有发热症，三阴皆有下利症，如发热而下利者，阴阳合病也。阴阳合病，阳盛者属阳经，则下利为实热，如太阳阳明合病、阳明少阳合病、太阳少阳合病，必自下利，用葛根、黄芩等汤者是也。阴盛者属阴经，则下利属虚寒，如少阴病吐利及发热者不死，少阴病下利清谷，里寒外热，不恶寒而面色赤，用通脉四逆者是也。若阳与阳合，不合于阴，即是三阳合病，则不下利而自汗出，为白虎症也。阴与阴合，不合于阳，即是三阴合病，不发热而吐利厥逆，为四逆症也。并病与合病稍异者，合则一时并见，并则以次相乘。如太阳之头项强痛未罢，递见脉弦、眩冒、心下痞硬，是与少阳并病，更见谵语，即三阳并病矣。太阳与阳明并病，太阳症未罢者，从太阳而小发汗，太阳症已罢者，从阳明而下之，其机在恶寒发热而分也。然阳明之病，在胃家实，太阳阳明合病，喘而胸满者，不可下，恐胃家未实耳。若阳明与太、少合病，必自下利，何以得称阳明？要知协热下利，即胃实之始，《内经》所云，暴注下迫，皆属于热，其脉必浮大弦大，故得属之阳明，而不系太阴也。若下利清谷，里寒外热，脉浮而迟者，则浮不得属之于表，而迟则为脏。若见脉微欲绝，即身不恶寒，而面色赤者，又当属之少阴。盖太阴阳明下利之辨，在清谷不清谷，而太阴少阴之清谷，又在脉之迟与微为辨也。夫阳明主胃实，而有协热利；太阴主下利清谷，又因脉微细而属少阴。脉微下利，反见阳明之不恶寒而面色赤，若不于合并病参之，安知病情之变迁如此，而为之施治哉？然此为六经之合并与内伤外感之合并，神而明之，不可胜极。以阴阳互根之体，见阴阳离合之用，是知六经之准绳，更属定不定法矣。何漫云三阴无合并病也哉？

【白话解】疾病都有固定的表现，因此设立六经而分别主司各种疾病，同时疾病在发展的过程中也会有所变化，因此更要将合病并病互参对照，这是仲景十分完善的两种诊治方法。阴阳互为根本，因此气虽然有阴阳之分，但是阴阳之神自然是合二为一的。三阳之里便是三阴，三阴之外就是三阳。

比如，太阳病而脉象反沉，这就是合并少阴病；少阴病反而出现发热，这就是合并太阳病。阳明病而脉迟，就是合并太阴病；太阴病而脉缓，就是合并阳明病。少阳病而脉细小，就是合并厥阴病；厥阴病而脉象微浮，就是合并少阳病。这些病情虽然没有合、并之名，却有合、并之实。或者是阳性病变出现阴性脉证表现后病证解除，或者阴性病变出现阳性脉证表现后病证解除，或者是疾病由阳入于阴而病情危重，或者是阴液亡失导致阳气浮越而使病情加重，种种脉证表现，不胜枚举。学者应该在三阴三阳的阴阳两种病证中详细审查辨证是否有合病、并病的情况，并施与阴病治阳，阳病治阴，扶阳气抑阴寒，泻阳热补阴津等方法，使治法用之恰如其分。三阳病都有发热的症状，三阴病都有下利的症状，如果病人出现发热同时伴有下利的症状，这是阴阳合病。三阳病与三阴病的合病，阳热亢盛则邪气归属于三阳经，那么下利就是实热性下利，比如太阳阳明合病、阳明少阳合病及太阳少阳合病，必然会出现自下利的症状，用葛根汤、黄芩汤等方剂治疗就属于这种情况。阴寒内盛则邪气归属于三阴经，那么下利就属于虚寒性下利，比如少阴病吐利及发热者不死，少阴病下利清谷、里寒外热、不恶寒而面色赤，用通脉四逆汤治疗就属于这种情况。如果是阳经与阳经合病，不与阴经相合，就是三阳合病，那么病人没有下利的症状，而有自汗出的表现，即属白虎汤证。阴经与阴经合病，不与阳经相合，就是三阴合病，出现不发热而吐利厥逆的症状，即属四逆汤证。并病与合病稍有不同，合病是同时并见，并病是不同经病证按先后顺序出现。比如太阳病的头项强痛症状没有解除的时候，随即出现脉弦、眩冒、心下痞硬的症状表现，这是太阳与少阳并病，如果再见到谵语，那就是三阳并病。太阳与阳明并病，太阳病证还没有解除，则从太阳病论治而治以小发其汗，如果太阳病证已经解除，那么就从阳明病论治而用攻下之法治疗，其辨证的关键在于恶寒发热的有无。然而，阳明病的辨证关键在于胃家实，如太阳阳明合病，出现喘而胸满症状，则不可以使用攻下之法，这是担心胃家邪气尚未盛实的缘故。如果阳明与太阳、少阳合病，出现自下利的症状表现，为什么能称为阳明病呢？要知道挟表热而下利就是胃家实的开始，《素问·至真要大论》所云："暴注下迫，皆属于热。"其脉象必然浮大、弦大，因此是属于阳明病，而不是太阴病。如果出现下利清谷，内真寒外假热，脉见浮而迟的表现，则表明脉浮不是病在表，而脉迟为病在里在脏。如果见到脉微欲绝，周身不恶寒而面色赤的症状表现，这又应当属于少阴病。

因为太阴病与阳明病下利的辨证要点在于是否有下利清谷，而太阴病与少阴病下利清谷的辨证要点在于脉象是迟还是微。阳明病主胃家实，因而有挟表热而下利的表现；太阴病主下利清谷，又因为有脉微细的表现而属于少阴病的情况。出现脉微下利的表现，同时反而见到阳明病不恶寒、面色赤的症状，如果不考虑合病与并病的情况，怎么能知晓病情如此的变化，并施与相应的治疗呢？这就是六经病的合病、并病与内伤外感病的合病、并病的情况，虽然各种表现很复杂，但如果辨证准确，还是有规律可循的。通过阴阳互根之体，而见阴阳离合之用，这是知晓六经辨证论治的准则，更是以不变应万变之法。怎么能随便说三阴病无合病、并病的现象呢？

★风寒辨惑第四

【伤寒论翼】风寒二气，有阴阳之分，又相因为患。盖风中无寒，即是和风，一夹寒邪，中人而病，故得与伤寒相类，亦得以伤寒名之。所以四时皆有风寒，而冬月为重也。伤寒中风，各有重轻，不在命名，而在见症。太阳篇言中风脉症者二：一曰太阳中风，阳浮而阴弱，阳浮者热自发，阴弱者汗自出，啬啬恶寒、淅淅恶风、翕翕发热、鼻鸣干呕者，桂枝汤主之；一曰太阳中风，脉浮紧，发热恶寒，身疼痛，不汗出而烦躁者，大青龙汤主之。以二症相较，阳浮见寒之轻，浮紧见寒之重；汗出见寒之轻，不汗出见寒之重；啬啬淅淅见风寒之轻，翕翕见发热之轻，发热恶寒见寒热之俱重；鼻鸣见风之轻，身疼见风之重；自汗干呕，见烦之轻，不汗烦躁，见烦之重也。言伤寒脉症者二：一曰太阳病，或未发热，或已发热，必恶寒体痛呕恶，脉阴阳俱紧者，名曰伤寒；一曰伤寒脉浮，自汗出，小便数，心烦微恶寒，脚挛急。以二症相较，微恶寒，见必恶寒之重，体痛，觉脚挛急之轻；自汗出、小便数、心烦，见伤寒之轻，或未发热，见发热之轻，必先呕逆，见伤寒之重；脉浮见寒之轻，阴阳俱紧见寒之重。中风伤寒，各有轻重如此。今人必以伤寒为重，中风为轻，但知分风寒之中、伤，而不辨风寒之轻重，于是有伤寒见风、中风见寒之遁辞矣。夫风为阳邪，寒为阴邪，虽以皆于时气之感，而各不失其阴阳之性。故伤寒轻者，全似中风，独脚挛急不似，盖腰以上为阳，而风伤于上也；中风重者，全似伤寒，而烦躁不似，盖寒邪呕而不烦，逆而不躁也。然阴阳互根，烦为阳邪，烦极致躁；躁为阴邪，躁极致烦。故中风轻者烦轻，中风重者烦躁；伤寒重者躁烦，伤寒轻者微烦。微烦则恶寒亦微，是微阳足以胜微寒，故脉浮不紧矣。如本论所云：凡欲自解者，必当先烦，乃有汗而解。以脉浮不紧，故知汗出解也。若不待自解而妄攻其表，所以亡阳，因阳微故耳。凡伤寒见烦，则寒气欲解。躁烦则阳为寒郁，而邪转盛。故伤寒一日，若躁烦者，为欲传；六七日，躁烦者，为阳去入阴也。因病人所禀之阳气有不同，而受邪之部位、阴阳更不类，故阳有多少，热有微甚。如太阳为先天之巨阳，其热发于营卫，故一身手足壮热。阳明乃太少两阳相合之阳，其热发于肌肉，故蒸蒸发热；少阳为半表半里之阳，其热发于腠理，时开时阖，故往来寒热。此三阳发热之差别也。太阴为至阴，无热可发，因为胃行津液，以灌四旁，故得主四肢，而热发于手足。所以太阴伤寒，手足自温，太阴中风，四肢烦疼耳。少阴为封蛰之本，若少阴不藏，则坎阳无蔽。故有始受风寒而脉沉发热者，或始无表热，八九日来，热入膀胱，致一身手足尽热者。厥阴当两阴交尽，一阳之初生，其伤寒也，有从阴而先厥后热者，有从阳而先热后厥者，或阳进而热多厥少，或阳退而热少厥多，或阴阳和而厥与热相应者。是三阴发热之差别也。太阳为父，多阳盛之病。如初服桂枝而反烦，解半日许而复烦，下之而脉仍浮、气上冲，与不汗出而躁烦，服药微除而烦瞑发衄者，皆阳气重故也。少阴为雌，多亡阳之病。如下利清谷，手足厥逆，脉微欲绝，恶寒蜷卧，吐利汗出，里寒外热，不烦而躁，皆亡阳故也。又《内经·病形》云：邪中于项，则下太阳，中于面，则下阳明，中于颊，则下少阳，其中膺背两胁，亦中其经。故本论太阳受邪，有中项中背之别，中项则头项强痛，中背则背强几几也。阳明有中面中膺之别，中面则目疼鼻干，中膺则胸中痞硬也。少阳有中颊中胁之别，中颊则口苦咽干，中胁则胁下痞硬也。此岐伯中阳溜经之义。又云：邪中于阴，从臂胻始，自经及脏，脏气实而不能容，则邪还于腑。故本论三阴皆有自利症，是寒邪还腑也；三阴皆有可下症，是热邪还腑也。此岐伯中阴溜腑之义。六经之部位有高下，故受邪之日有远近。太阳为三阳，居表位最高，最易伤寒，故一日受；阳明为二阳而居前，故二日受；少阳为一阳而居侧，故三日受；太阴为三阴，居阴位最高，故四日受；少阴为二阴，居阴位之中，故五日受；厥阴为一阴，居三阴之尽，故六日受。此皆言见症之期，非六经以次相传之日也。《内经》曰：气有高下，病有远近，适其至所。即此意也。按本论传字之义，各各不同，必牵强为传经则谬。伤寒一日，太阳受之，脉若静者为不传，是指热传本经，不是传阳明之经络。阳明无所复传，始虽恶寒，二日自止，是指寒传本经，不是传少阳之经络。伤寒二三日，阳明少阳症不见者，为不传，皆指热传本经，不是二日传阳明，三日传少阳之谓。太阳病至七日以上自愈者，以行其经尽故也。言七日当来复之辰，太阳一经之病当尽，非日传一经，七日复传太阳之谓。若复传，不当曰尽，若日一经，不当曰行其经矣。若欲再作经，是太阳不罢而并病阳明。传经不传，是使阳明之经不传太阳之热，非再传少阳之谓也。太阳与阳明少阳地位相近，故太阳阳盛而不罢，便转属阳明，阳已衰而不罢，便转系少阳，若阳陷便转系太阴，阳虚则转入少阴，阳逆则转属厥阴矣。阳明万物所归，故六经皆得转属。而阳明无所复传，是知太阳阳明无转属少阳之症。阳明太阴俱属于胃，胃实则太阴转属阳明，胃虚则阳明转太阴矣。少阴与二阴地位相近，受太阴之寒，则吐利清谷，受厥阴之热，则咽痛便血也。厥阴为阴之尽，亦如阳明之无所复传，然阴出之阳，则热多厥少，阴极亡阳，则热少厥多，此即少阳往来寒热之变局也。按本论云：太阳病，发热汗出，恶风脉缓者，为中风。又云：太阳中风，脉浮紧，不汗出而烦躁。又云：阳明中风，脉弦浮大，不得汗。合观之，不得以无汗为非中风矣。本论云：太阳病，或未发热，或已发热，必恶寒体痛呕逆，脉阴阳俱紧者，名伤寒。而未尝言无汗。又云：太阳病头痛发热，身疼腰痛，骨节疼痛，恶风无汗而喘者，麻黄汤主之。此不冠以伤寒，又不言恶寒。又云：伤寒脉浮，自汗出，微恶寒。合观之，又不得以有汗为非伤寒矣。人但据桂枝条之中风自汗，而不究伤寒亦有自汗出者。强以麻黄症之无汗为伤寒，而不究中风最多无汗者。谓伤寒脉浮紧，中风脉浮缓，而不知伤寒亦有浮缓，中风亦有浮紧者。知三阳脉浮，三阴脉沉，而不知三阴皆有浮脉，三阳亦有沉脉者。总是据一条之说，不理会全书耳。当知麻黄汤大青龙汤治中风之重剂，桂枝汤葛根汤治中风之轻剂，伤寒可通用之，非主治伤寒之剂也。世皆推桂枝为中风主剂，而不敢以大青龙为中风之剂者，是惑于中风见寒脉，伤寒见风脉之谬也。不敢以麻黄为中风之剂者，是泥于有汗为中风，无汗为伤寒之谬也。风为阳邪，因四时之气而变迁，且一日亦具有四时之气，气运更有郁复淫胜之不同，故有麻黄、桂枝、葛根、青龙等法。当知四时俱有中风，俱有伤寒，不得拘春伤于风，冬伤于寒之一说矣。太阳经多中风方，如麻黄、桂枝，葛根、大青龙是也。少阴经多伤寒方，如麻黄附子细辛、真武、附子、茱萸、白通、四逆、通脉等汤是也。中风诸方，可移治伤寒，伤寒诸方，不可移治中风者，寒可温而风不可以热治也。风为阳邪，故中风者虽在少阴，每多阳症；寒为阴邪，故伤寒者虽在太阳，每多阴症。太阳经多中风症，阳从阳也；少阴经多伤寒症，阴从阴也。夫风者，善行而数变，故脉症皆不可拘。自变者观之，其症或自汗鼻鸣，或无汗而喘，或不汗出而烦躁，或下利呕逆，或渴欲饮水，或往来寒热，或口苦咽干，或短气腹满、鼻干嗜卧，或目赤耳聋、胸满而烦，或四肢烦疼，种种不同；其脉或浮缓，或浮紧，或弦而浮大，或阳微阴涩，或阳微阴浮，亦种种不同。自不变者观之，唯浮是中风之主脉，恶风是中风之定症。盖风脉变态不常，而浮为真体；风症变幻多端，而恶风其真情也。仲景广设诸方，以曲尽其变耳。夫寒之伤人也有三：早晚雾露，四时风雨，冬春霜雪，此天之寒气也；幽居旷室，砖地石阶，大江深泽，邃谷高山，地之寒气也；好饮寒泉，喜食生冷，酷嗜瓜果，误服冷药，人之寒气也。此义最浅，伤寒诸书莫之或及，而以冬寒春温时疫之三症掩之，何不求致病之因，而归时令之变耶？夫寒固为冬气，三时岂必无寒？第寒有轻重，伤亦有轻重，不拘定于冬。温固为春气，而三时亦病温，且温随时而发者多，因冬月伤寒而致者少，不可谓必然之道也。即冬时病温，亦因其人阴虚而发，岂冬时之暖气，即有毒以伤人乎？若时行疫气，正天地温热之毒，如凉风一起，疫邪自散，岂遇寒而反重耶？疫与寒，如风牛马之不相及，何得以寒冠时行之疫？若为暴寒所折而病，即是三时之伤寒，勿得妄以疫名之矣。谓三四月阳气尚弱，为寒折而病热轻，五六月阳气已盛，为寒折而病热重，七八月阳气已衰，为寒折而病热微，此叔和无稽之说也。夫病寒病热，当审其人阴阳之盛衰，不得拘天气之寒热。天气之寒热伤人，必因其人阴阳之多少，元气之虚实为轻重，不全凭时令之阴阳为转移也。所以仲景制方，全以平脉辨症为急务，不拘于受病之因，不拘于发病之时为施治。如夏月盛暑而伤寒吐利，多有用姜、附、吴萸而始效，隆冬严寒而病温，多有用石膏、硝、黄而热乃解者。今谓麻桂二汤只宜于冬月之正伤寒，而三时不可轻用，其失岂不多乎？夫开口言伤寒，动手反用寒凉克伐之剂，曷不于伤寒二字顾名思义耶？寒伤于表，法当温散；寒伤于里，法当温补。仲景治伤寒，只有温散、温补二法。其清火、凉解、吐下等法，正为温暑时疫而设，所以治热，非以治寒，治热淫于内，非治寒伤于表也。今伤寒家皆曰仲景治温治暑，必另有法治，今遗失而无。唯伤寒只有汗吐下三法，将温补正法，置之不用，反曰治伤寒无补法。于是人伤于天地之寒者轻，伤于医师之法者重；死于饮食之内伤者少，死于寒药之内伤者多耳。

【白话解】风寒二气，有阴阳之分，二者又互为因果而为患。一般来说风气中若无寒气相伴，就是和风，一旦夹杂寒邪，侵入人体就会得病，因此风寒为患与伤寒相类似，也用伤寒为之命名。所以一年四季都有风寒，而以冬季的风寒为重。伤寒证与中风证各有轻重，两者的区别不在于命名，而在于各自的症状表现。《伤寒论·辨太阳病脉证并治》中论述中风证的脉证表现有两种：一云"太阳中风，阳浮而阴弱，阳浮者热自发，阴弱者汗自出，啬啬恶寒，淅淅恶风，翕翕发热，鼻鸣干呕者，桂枝汤主之"。一云"太阳中风，脉浮紧，发热恶寒，身疼痛，不汗出而烦躁者，大青龙汤主之"。比较这两种脉证表现，脉浮说明感受的寒邪较轻，脉浮紧说明感受的寒邪较重；汗出说明感受的寒邪较轻，不汗出说明感受的寒邪较重；啬啬、淅淅说明感受风寒之邪较轻，翕翕说明发热的症状较轻，而发热恶寒说明寒热都重；鼻鸣说明感受的风邪较轻，身痛说明感受的风邪较重；自汗干呕，体现出烦躁较轻，不汗出烦躁，体现出烦躁较重。论述伤寒证的脉证表现有两种：一云"太阳病，或已发热，或未发热，必恶寒，体痛，呕逆，脉阴阳俱紧者，名曰伤寒"。一云"伤寒脉浮缓，自汗出，小便数，心烦，微恶寒，脚挛急"。将这两种脉证表现相比较，有微恶寒之症，说明必恶寒更为严重，有体痛一症，说明小腿挛急较之为轻；出现自汗出、小便数、心烦，说明伤寒证病情较轻，或未发热，说明发热之症较轻，必先呕逆，说明伤寒证较重；脉浮说明感受寒邪较轻，脉阴阳俱紧说明感受寒邪较重。中风证与伤寒证，各有轻重，正如上述所言。现在人们认为一定是伤寒证重，中风证轻，只知道区分感受风寒邪气中的伤寒、中风的不同，却不辨析风寒所致病证的轻重，于是有了伤寒见风、中风见寒的托词。风为阳邪，寒属阴邪，虽然风、寒都是时行所感之气，但是风、寒都不偏离各自的阴阳属性。因此，伤寒证轻微者，症状基本与中风证相似，唯独小腿挛急不与中风证相似，这是腰以上属阳，风邪易袭上部的缘故；中风证较重者，症状基本与伤寒证相似，唯独烦躁一症不与伤寒证相似，这是因为寒邪致病，呕逆而不烦躁。然而，阴阳互为根本，烦是阳邪所致，烦到极点会导致躁；躁为阴邪所致，躁到极点也会出现烦。因此，中风证较轻者烦症也较轻，中风证严重者就会出现烦躁；伤寒证严重者会出现躁烦，伤寒证较轻者就表现为微烦。病人出现微烦的症状则知恶寒也轻微，这是微弱的阳气足以战胜微弱的寒邪之故，因此脉象见浮而不紧。正如《伤寒论·辨太阳病脉证并治》所云："欲自解者，必当先烦，乃有汗而解。何以知之？脉浮，故知汗出解。"如果不等待病邪自行解除而乱用解表药的话，就会导致亡阳，这是阳气本来就微弱的缘故。凡是伤寒证出现烦症，都是寒邪将要解除的表现。躁烦是阳气被寒邪所郁滞，而邪气转而亢盛的表现。因此，伤寒一日，如果出现躁烦，为邪气将要传变之象；伤寒六七日，出现躁烦则是邪气离阳入阴的表现。因为病人所禀赋的阳气各有不同，而感受邪气的部位、邪气的阴阳属性更不相同，因此阳气有多少之分，发热有轻重之别。比如，太阳是先天的巨阳，太阳病之热发自于营卫，因此病人出现一身手足壮热的表现。阳明是太阳与少阳两阳相合之阳，阳明病的发热发自于肌肉，因此病人表现为蒸蒸发热。少阳是半表半里之阳，少阳病之热发自于腠理，时开时阖，因此表现为恶寒与发热交替出现。以上这些是三阳病发热的差别。太阴为至阴，无热可以发散，因为太阴脾为胃运行津液以灌注四肢，所以太阴能主四肢，而太阴病之热发自于手足。因此太阴伤寒证表现为手足温热，太阴中风证则表现为四肢烦痛。少阴肾是封蛰之本，如果少阴肾不能封藏，则坎中之阳无所蔽藏。因此少阴病就有初感风寒而脉沉发热的症状表现，或者出现刚开始在肌表并没有发热，病程过了八九天，邪热入于膀胱，导致一身手足都发热的病情。厥阴在太阴与少阴交尽之处，亦为一阳初生之地，厥阴伤寒证有从阴化而表现为先厥而后热，也有从阳化而表现为先热后厥，或者因阳气盛而热多厥少，或者因阳气衰退而热少厥多，或者因阴阳和合而厥与热相等。以上这些是三阴病发热的差别。太阳为父，阳气多，故多出现阳盛的病证。比如病人初服桂枝汤反而出现烦躁的症状，病证解除半日左右而又出现烦躁症，攻下后而脉象仍浮、气上冲，以及不汗出而躁烦，服药后病邪稍有解除而出现烦躁、目瞑、衄血的病情，这些都是阳气盛的缘故。少阴为母，阳气少，故多有亡阳的病证。比如病人出现下利清谷，手足厥逆，脉微欲绝，恶寒踡卧，吐利汗出，里寒外热，不烦而躁的症状，这些都是亡阳所致。又《灵枢·邪气脏腑病形》云："中于面则下阳明，中于项则下太阳，中于颊则下少阳，其中于膺背两胁亦中其经。"因此，《伤寒论》中论述太阳感受邪气，有累及项部与累及背部的不同，邪气侵袭项部会出现头项强痛的表现，侵袭背部会出现背部拘急不适，转动俯仰不利的表现。阳明病有累及面部与累及胸膺部的区别，邪气侵袭面部会出现目痛、鼻干的表现，侵袭胸膺部则会出现胸中痞硬的表现。少阳病有累及颊部和累及胁部的区别，邪气侵袭颊部会出现口苦、咽干的表现，侵袭胁部会出现胁下痞硬的表现。这就是《灵枢·邪气脏腑病形》所云"中阳则溜于经"之义。又《灵枢·邪气脏腑病形》云：

"中于阴者，常从臂胻始。""邪入于阴经，则其脏气实，邪气入而不能客，故还之于腑。"因此在《伤寒论》中三阴病都有自下利症，这是寒邪还之于腑的表现；三阴病都有可下之证，这是热邪还之于腑的表现。这就是《灵枢·邪气脏腑病形》所云"中阴则溜于腑"之义。六经的部位有高下之分，因此六经感受邪气的时日有远近之别。太阳是三阳，在表而居于最高位，最易伤于寒邪，因此感邪第一日就发病；阳明是二阳，位居于前，因此感邪第二日发病；少阳是一阳，位于人体的两侧，因此感邪第三日发病；太阴是三阴，在阴位中位置最高，所以感邪第四日发病；少阴是二阴，处于阴位的中间，所以感邪第五日发病；厥阴是一阴，位居三阴的尽头，所以感邪第六日发病。以上这些都是在阐述出现症状的时间，并不是论述六经按照次序相传变的日期。《素问·至真要大论》云："气有高下，病有远近，证有中外，治有轻重，适其至所为故也。"就是这个意思。《伤寒论》中"传"字的意思各有不同，若一定要将"传"牵强附会为"传经"之意则是错误的。《伤寒论·辨太阳病脉证并治》所云："伤寒一日，太阳受之，脉若静者，为不传。"是指热邪传于太阳经，而不是传于阳明经。《伤寒论·辨阳明病脉证并治》所云："阳明居中，主土也，万物所归，无所复传。始虽恶寒，二日自止。"是指寒邪传于阳明经，而不是传于少阳经。《伤寒论·辨太阳病脉证并治》云："伤寒二三日，阳明少阳证不见者，为不传也。"这是指热邪传于太阳经，而不是指第二日传到阳明经，第三日传到少阳经之意。《伤寒论·辨太阳病脉证并治》云："太阳病，头痛至七日以上自愈者，以行其经尽故也。"指的是七日是正气应当来复的时候，太阳经的病情应该结束，而不是指每日传一经，到七日又传到太阳经之意。如果再传太阳经，不应当言"尽"；如果每日传一经，不应当言"行其经"。"若欲再作经"，是指太阳病还没解除继而出现了阳明病。传经不传，是指使太阳经之热不传到阳明经，而不是指再传到少阳经。太阳和阳明、少阳的位置相近，所以太阳病阳气盛而邪气没有解除，便转而出现阳明病的脉证表现，若阳气已经衰弱而邪气仍未衰退，就转而出现少阳病的脉证表现。若阳气内陷便转系太阴，阳气虚则转入少阴，阳气逆则转属厥阴。阳明是万物所归属之地，所以六经病都能转属为阳明病。而邪气传入阳明便不会再传他经，说明太阳病与阳明病没有转属少阳病的情况。阳明与太阴都属于胃，胃气实则太阴病转属阳明病，胃气虚则阳明病转属太阴病。少阴与太阴、厥阴位置相近，感受太阴的寒邪，就会出现呕吐、下利清谷的表现，感受厥阴的热邪，则出现咽痛便血的症状。厥阴是三阴的尽头，就好像邪在阳明不会再传他经一样，如果阳出于阴，则出现热多厥少，如果阴极阳亡，则表现为热少厥多，这种情况实际上就是少阳病恶寒与发热交替出现的一种变化形式。《伤寒论·辨太阳病脉证并治》云："太阳病，发热汗出，恶风脉缓者，名为中风。"又云："太阳中风，脉浮紧，发热恶寒，身疼痛，不汗出而烦躁者。"又《伤寒论·辨阳明病脉证并治》云："阳明中风，脉弦浮大而短气，腹都满，胁下及心痛，久按之气不通，鼻干不得汗。"综合来看，不能认为无汗就不是中风证。《伤寒论·辨太阳病脉证并治》云："太阳病，或已发热，或未发热，必恶寒，体痛，呕逆，脉阴阳俱紧者，名曰伤寒。"这句条文中没有言及无汗。又云："太阳病，头痛发热，身痛腰痛，骨节疼痛，恶风，无汗而喘者，麻黄汤主之。"此处不冠名伤寒，又不言恶寒。又云："伤寒脉浮，自汗出，小便数，心烦，微恶寒。"综合来看，又不能认为有汗就不是伤寒证。人们只依据桂枝汤条文中的中风证有自汗的症状，却不探究伤寒证也有自汗出的症状。强行把麻黄汤证的无汗认为是伤寒证，却不探究中风证有很多无汗的情况。称伤寒证脉浮紧，中风证脉浮缓，却不知道伤寒证也有浮缓脉，中风证亦有浮紧脉的情况。知道三阳病脉浮，三阴病脉沉，却不知三阴病皆有浮脉，三阳病也有沉脉的情况。总是根据一个条文的说法，而不理会全书的旨意。应当知晓麻黄汤、大青龙汤是治疗中风证的重剂，桂枝汤、葛根汤是治疗中风证的轻剂，这些方剂在治疗伤寒证时都可以使用，但不是伤寒证的主治方剂。当世医家都推崇桂枝汤为治疗中风证的主要方剂，而不敢把大青龙汤作为治疗中风证的方剂，这是被中风证见寒脉，伤寒证见风脉的错误认识所困扰。不敢将麻黄汤作为治疗中风证的方剂，这是拘泥于有汗是中风证，无汗为伤寒证的错误认识的缘故。风为阳邪，依四时之气而变迁，而且一日之中也有四时之气，气的运行更是有郁滞不行以及偏胜的不同，因此设有麻黄汤、桂枝汤、葛根汤、大青龙汤等不同治法。应当知道一年四季都有中风证，也都有伤寒证，不能拘泥于"春伤于风，冬伤于寒"这种说法。太阳病多用治中风证的方剂，如麻黄汤、桂枝汤、葛根汤、大青龙汤。少阴病多用治伤寒证的方剂，如麻黄细辛附子汤、真武汤、附子汤、吴茱萸汤、白通汤、四逆汤、通脉四逆汤。治疗中风证的各个方剂，都可以用来治疗伤寒证，而治疗伤寒证的方剂，不可以用以治疗中风证，因为伤寒证可以用温法治疗而中风证不可以用温热剂治疗。风为阳邪，故中风证虽然在少阴，却常常多阳证；寒为阴邪，故伤寒证虽然在太阳，却往往多阴证。太阳病多中风证，是阳邪易伤阳处所致；少阴病多伤寒证，是阴邪易袭阴位所为。风的特征是善行而数变，故中风证的脉证不能拘泥于固定的表现。从变化的脉证上观察，其症状或者自汗鼻鸣，或者无汗而喘，或者不汗出而烦躁，或者下利呕逆，或者渴欲饮水，或者往来寒热，或者口苦咽干，或者短气腹满、鼻干嗜卧，或者目赤耳聋、胸满而烦，或者四肢烦痛，种种表现各不相同；其脉象或浮缓，或浮紧，或弦而浮大，或阳脉微而阴脉涩，或阳脉微而阴脉浮，种种表现也是各不相同。从不变的脉证上观察，只有浮脉是中风证的主脉，恶风是中风证固定的症状表现。因为中风证的脉证变化无常，而浮为本脉；中风证的症状变幻多端，而恶风是其本症。仲景广泛设立各种方子，来应对中风证的变化。寒邪伤人有三种方式：早晚雾露，四时风雨，冬春霜雪，这是自然界的寒气；幽居旷室，砖地石阶，大江深泽，邃谷高山，这是居住地的寒气；好饮寒泉，喜食生冷，酷嗜瓜果，误服冷药，这是人为的寒气。这其中的含义最为浅显，与伤寒有关的各种书籍却都没有提及，而是用冬寒、春温、时疫这三证来掩饰它，为何不去探求致病的真正原因，而只是归咎于季节的变化呢？寒固然是冬气，其他季节难道就一定没有寒气吗？尽管寒气有轻重，而寒邪伤人也有轻重，不能仅仅局限于冬季伤于寒邪致病。温固然为春气，而其他季节也有温邪致病的情况，而且温邪致病随时而发的情况很多，而因冬月伤于寒邪致病的情况却很少，因此不能说冬季伤寒，春季病温一定是必然规律。即使是冬时病温，也有因其人阴虚而发病的，哪能说冬季的暖气，就一定有毒而伤人呢？若是时行疫气，正是天地之间温热之毒邪，如果凉风一吹，疫邪就自行消散，怎么能说遇寒反而加重呢？疫邪与寒邪，就如同风马牛不相及一样，怎么能够将寒邪冠以时行之疫名呢？若被暴寒侵袭而致病，即使是春夏秋季伤于寒邪，也不能乱用疫邪来称呼。所谓三四月份阳气尚且微弱，被寒邪侵袭而发热的表现较轻，五六月份阳气已盛，寒邪侵袭而发热的症状较重，七八月份阳气已经衰弱，寒邪伤人而发热的表现轻微，这是王叔和的无稽之谈。病寒与病热，应当审查病人阴阳盛衰的情况，而不能拘泥于天气的寒热。天气的寒热之邪侵袭人体，必然根据人体阴阳的盛衰，以及元气的虚实情况而决定致病的轻重，不能全凭季节的寒温变换来决定疾病的寒热变化。所以仲景制定方剂，全都以平脉辨证为要务，不拘泥于发病的原因，也不局限于发病的时间来施治。例如夏月盛暑之时因伤于寒而呕吐、下利，则多有用干姜、附子、吴茱萸治疗而起效的；隆冬季节严寒之时而病温，又多有用石膏、芒硝、大黄治疗而热乃解。当世医家认为麻黄汤、桂枝汤只适宜于冬季的伤寒，而其他季节不可轻易使用，这种做法所造成的失误怎能不多呢？开口称伤寒，动手施治反而用寒凉克伐之剂，为什么不从"伤寒"二字考虑辨证与治疗呢？寒邪伤于表，当用温散的方法治疗；寒邪伤于里，当用温补的方法治疗。仲景治疗伤寒，只有温散和温补两种方法。清火、凉解、吐下等方法，是为治疗温暑、时疫之病而设立的，所以这些方法是用来治疗热病，不是用来治疗伤寒的，是用来治疗热淫于内，而不是治疗寒伤于表的。当今伤寒医家都说仲景治温暑之病必定有其他的治则治法，而如今都遗失不见了。唯独伤寒有治有法，但也仅有汗、吐、下三法，将应该使用的温补之法，置之不用，反而称治伤寒没有补法。于是出现了伤于天地之寒的人病情较轻，而伤于医师误治的人病情较重；死于饮食内伤的人很少，而死于寒药内伤的人却很多的异常现象。

★温暑指归第五

【伤寒论翼】《内经》论伤寒而反发热者有三义：有当时急发者，曰人伤于寒，则为病热也；有过时发热者，曰冬伤于寒，春必病温也；有随时易名者，曰凡病伤寒而成温者，先夏至日为病温，后夏至日为病暑也。夫病温、病暑，当时即病者不必论，凡病伤寒而成者，其病虽由于冬时之伤寒，而根实种于其人之郁火。《内经》曰：藏于精者，春不病温。此明冬伤于寒，春必病温之源。先夏至日为病温，后夏至日为病暑，申明冬不藏精，夏亦病温之故。夫人伤于寒，则为病热，其恒耳。此至春夏而病者，以其人肾阳有余，好行淫欲，不避寒冷，虽外伤于寒，而阳气足以御之。但知身着寒，而不为寒所病。然表寒虽不得内侵，而虚阳亦不得外散，乃下陷入阴中。故身不知热，而亦不发热，所云阳病者，上行极而下也。冬时行收藏之令，阳不遽发，寒愈久则阳愈匮，阳日盛则阴愈虚。若寒日少而蓄热浅，则阳火应春气而病温；寒日多而郁热深，则阴火应夏气而病暑。此阴消阳长，从内而达于外也。叔和不知此义，谓寒毒藏于肌肤，至春变为温病，至夏变为暑病。夫寒伤于表，得热则散，何以能藏？设无热以御之，必深入脏腑，何以只藏于肌肤？且能藏者不能变，何以时换而变其所藏乎？不知原其人之自伤，而但咎其时之外伤；只知伤寒之因，不究热伤其本；妄拟寒毒之能变热，不知内陷之阳邪，发见其本来之面目也。又谓辛苦之人，春夏多温热病者，皆因冬时触寒所致，而非时行之气。不知辛苦之人，动摇筋骨，凡动则为阳，往往触寒即散，或因饥寒而病者有之，或因劳倦而发热者有之。故春夏之时，辛苦之人，因虚而感时行之气者不少矣。若夫春夏之温热，由冬时触寒所致者，偏在饱暖淫欲之人，不知持满，醉以入房，以欲绝其精，以耗散其真，阳强不能密，精失守而阴虚，故遗祸至于春夏也。《内经》论温之脉症治法甚详，学者多不得其要领，仲景独挈发热而渴、不恶寒为提纲，洞悉温病之底蕴，合《内经》冬不藏精之旨矣。热病以口燥舌干而渴属少阴，少阴者，封蛰之本，精之处也。少阴之表，名曰太阳，太阳根起于至阴，名曰阴中之阳，故太阳病当恶寒。此发热而不恶寒，是阳中无阴矣。而即见少阴之渴，太阳之根本悉露矣。于此见逆冬气，则少阴不藏，肾气独沉，孤阳无附，而发为温病也。温病症治，散见六经，请类推之。如伤寒发热不渴，服汤已渴者，是伤寒温病之关也。寒去而热罢，即伤寒欲解症，寒去而热不解，是温病发见矣。如服桂枝汤大汗出后，大烦渴不解，脉洪大者，即是温势猖獗。用白虎加人参，预保元气于清火之时，是凡病伤寒而成温者之正治法也。因所伤之寒邪，随大汗而解，所成之温邪，随大汗而发，焉得无虚？设不加参，则热邪因白虎而解，安保寒邪不因白虎而来乎？是伤者当补，治病必求其本耳。如服柴胡汤已，渴者，属阳明也，以法治之。夫柴胡汤有参、甘、芩、枣，皆生津之品，服已反渴，是微寒之剂，不足以解温邪，少阳相火，直起阳明也。是当用白虎加人参法。若柴胡加人参法，非其治矣。夫相火寄甲乙之间，故肝胆为发温之源，肠胃为市，故阳明为成温之薮。阳明始虽恶寒，二日即止，即不恶寒而反恶热，此亦病伤寒而成温之一征也。若夫温热不因伤寒而致者，只须扶阴抑阳，不必补中益气矣。且温邪有浅深，治法有轻重。如阳明病，脉浮发热，渴欲饮水，小便不利者，猪苓汤主之。瘀热在里不得越，身体发黄，渴欲饮水，小便不利者，茵陈汤主之。少阴病，得之二三日，口燥咽干者，大承气汤急下之。厥阴病，下利欲饮水者，白头翁汤主之。此仲景治温之大略也。夫温与暑，偶感天气而病者轻，因不藏精者此为自伤，其病重。若再感风土之异气，此三气相合而成温疫也。温热利害，只在一人，温疫移害，祸延邻里。今人不分温热、温疫，浑名温病，令人恶闻而讳言之，因于辞之害义矣。吴又可

《温疫论》，程郊倩《热病注》，俱有至理可传，愚不复赘。

【白话解】《内经》论述伤寒病而反发热的病情有三种情况：有当时即发者，即《素问·热论》"人之伤于寒也，则为病热"；有过时发热者，即《素问·生气通天论》"冬伤于寒，春必温病"；有随季节变化而变换病名者，即《素问·热论》"凡病伤寒而成温者，先夏至日者为病温，后夏至日者为病暑"。病温、病暑，感邪之后随即发病的就不必论述了，凡是病由伤寒而成的病人，其病变虽然是由于冬季伤于寒邪而发，但其病因实属其人内蕴郁火。《素问·金匮真言论》云："藏于精者，春不病温。"这句话阐明了"冬伤于寒，春必病温"的病机根源。"先夏至日者为病温，后夏至日者为病暑"，这句话申明了冬不藏精，夏可成温病的原因。《素问·热论》："人之伤于寒也，则为病热。"这是常理。至春夏之季而成热病的病人，是因为其人肾阳有余，好行淫欲，不避寒冷，虽然寒邪伤于肌表，而阳气足以抵御外邪。所以病人只感觉到身体受寒邪侵袭，却不因被寒邪侵袭而发病。然而伤于肌表的寒邪虽然不能内侵，而体内的虚阳也不得外散，于是阳气下陷入于阴中。所以病人身体不感觉热，而且也不发热，这就是《素问·太阴阳明论》所云"阳病者上行极而下"之意。冬季气机主收藏，阳气不易快速发散，寒邪伤人越久则阳气越伏匿，阳气郁久而日盛则阴气愈发虚亏。如果寒邪侵袭的时间短少而阳热内蕴轻浅，则火热之邪顺应春季气候而成温病；如果寒邪侵袭的时间长久而热郁深重，则火热之邪顺应夏季气候而成暑病。这是阴消阳长，病变由内而达于外的情况。王叔和未能知晓此处深意，认为病变是由于寒毒潜藏于肌肤，至春季演变为温病，至夏季变为暑病。寒邪伤于肌表，得热则外散，怎么能潜藏呢？假设无热以使寒邪发散，邪气必定深入脏腑，怎么能只藏于肌肤呢？况且潜藏的邪气不能变化，怎么会因季节变换而潜藏的邪气发生改变呢？这是不知探究其人的内在病变，而只追究外在时行邪气的侵袭；只知道寒邪伤人的外因，而不深究郁热伤正的病变根本；妄自虚拟寒毒能化热，却不知病变实质在于内陷之阳邪郁热。又称辛苦劳作的人在春夏季节多成温热病变，都是因为在冬季感触寒邪所致，而不是时行邪气所引起。这是因为不了解辛苦劳作的人常运动筋骨，凡动则属阳，往往使冬季感触的寒邪即刻消散，因此患病的人或因饥饿而感寒，或因劳倦而成发热证。故春夏之季，经常见到辛苦劳作的人因体虚感受时行邪气而发病的情况。如果说春夏之季的温热性疾病，是由冬季感受寒邪而导致的，那么这种情况则多见于温饱思淫欲之人，他们不知持满精气，酒醉后行房，以损耗精元真气，阳气失调不能固守，精气失守而致阴虚，所以遗留病邪至春夏而成温暑之病。《内经》论述温病的脉证治法非常详细，但学者大多不能得其要领，张仲景在《伤寒论·辨太阳病脉证并治》中独执"发热而渴，不恶寒"为温病的提纲证，洞悉了温病的病变本质，符合《内经》所谓冬不藏精而发病的宗旨。外感热病中口燥舌干而渴的症状表现属少阴病，《素问·六节脏象论》曰："肾者，主蛰，封藏之本，精之处也。"《素问·阴阳离合论》曰："少阴之上，名曰太阳，太阳根起于至阴，结于命门，名曰阴中之阳。"因此太阳病应当有恶寒的表现。《伤寒论·辨太阳病脉证并治》所云温病"发热而渴，不恶寒"是阳中无阴的缘故。而发病即见少阴热病口渴的表现，表明太阳的根本已经全部外露。由此可见感受冬季非常之气，则少阴失于敛藏，肾气独降，孤阳无以依附，而发为温病。温病的证治散见于《伤寒论》六经条文中，下面一一详列。如《伤寒论·辨太阳病脉证并治》云："伤寒……发热不渴，服汤已渴者。"是伤寒与温病区分的关键之处。若寒去而热退，即是伤寒欲解的表现，若寒去而热不解，则是温病发生的表现。如《伤寒论·辨太阳病脉证并治》云："服桂枝汤，大汗出后，大烦渴不解，脉洪大者。"这是温热邪气猖獗的表现。用白虎汤加人参治疗，在清热泻火之中保存元气，这是凡初病伤寒而后成温病的正治之法。因所伤之寒邪，随大汗而解，所成之温邪，随大汗而发，怎能不导致正气虚损呢？假设不加人参，则热邪因白虎汤清热之功而解，怎能保证寒邪不因白虎汤的清热之力导致阳气受损而再来侵袭呢？因此损伤正气者应当补益，这是治病必求其根本的方法。如《伤寒论·辨太阳病脉证并治》云："服柴胡汤已，渴者属阳明，以法治之。"小柴胡汤中有人参、甘草、黄芩、大枣，都是生津之品，服小柴胡汤后反而出现口渴的表现，是因为小柴胡汤为微寒之剂，不足以解除温邪，而使少阳相火炽盛，内入侵犯阳明所致。因此应当用白虎加人参汤治疗。如果用小柴胡汤加入人参来治疗，就不是正确的治法。相火寄于肝胆之间，因此肝胆为发温病的来源；肠胃为温热之邪往来的固定场所，所以阳明成为温热之邪聚集的地方。《伤寒论·辨阳明病脉证并治》云："虽得之一日，恶寒将自罢，即自汗出而恶热也。""……始虽恶寒，二日自止，此为阳明病也。"阳明病初始虽有恶寒的症状，二日后恶寒的症状就消失了，随即出现不恶寒而反恶热的表现，这也是初病伤寒而后成温病的证候之一。若病人所患的温热病不是由于伤于寒而形成的，则只需扶阴液而抑阳热，不必补中益气。而且温邪伤人有浅深的不同，治法也有轻重之别。如《伤寒论·辨阳明病脉证并治》云："若脉浮发热，渴欲饮水，小便不利者，猪苓汤主之。""阳明病，发热汗出，此为热越，不能发黄也。但头汗出，身无汗，剂颈而还，小便不利，渴引水浆者，此为瘀热在里，身必发黄，茵陈蒿汤主之。"《伤寒论·辨少阴病脉证并治》云："少阴病，得之二三日，口燥咽干者，急下之，宜大承气汤。"《伤寒论·辨厥阴病脉证并治》云："下利，欲饮水者，以有热故也，白头翁汤主之。"以上这些都是仲景治疗温热证的概要。温病与暑病的形成，若是因偶感天气时邪而发病者病情较轻，若因精气不藏而发病者为自身正气损伤，病情较重。如果再感受风土之乖戾异气，此三气相合就形成了瘟疫。温热之病，只伤一人；瘟疫之病，广为流行，祸延邻里。当今医者不区分温热与瘟疫的不同而将两者混称为温病，令人厌恶听闻而且忌讳谈及温病，这是不辨病名的真假而曲解了两种病变本义所致。吴又可的《温疫论》，程郊倩的《热病注》，对此都有至理名言可以学习借鉴，我就不再赘述了。

★痉湿异同第六

【伤寒论翼】六气为病，皆能发热。然寒与热相因，暑与湿相从，独燥与湿相反。风寒温暑皆因天气，而湿病多得之地气，燥病多得之内因，此病因之殊同也。《内经》病机十九条，其分属六气者，火居其八，风寒湿各居其一，燥症独无。若诸痉项强，皆属于湿，愚尝疑其属燥。今本论有痉、湿之分，又曰：太阳病发汗太多，因致痉，则痉之属燥无疑也。夫痉以状命名，因血虚而筋急耳。六气为患，皆足以致痉，然不热则不燥，不燥则不成痉矣。六经皆有痉病，须审部位以别之。身以后者属太阳，则凡头项强急，项背几几，脊强反张，腰似折，髀不可以曲，腘如结，皆其症也。身之前者属阳明，头面动摇，口噤齿齘，缺盆纽痛，脚挛急，皆其症也。身之侧者属少阳，口眼㖞斜，手足牵引，两胁拘急，半身不遂，皆其症也。若腹内拘急，因吐利而四肢拘急，是太阴痉。恶寒蜷卧，尻以代踵，脊以代头，俯而不能仰者，是少阴痉。睾丸上升，宗筋下注，少腹里急，阴中拘挛，膝胫拘急者，厥阴痉也。若痉之挟风寒者，其症发热无汗而恶寒，气上冲胸而小便少，其脉必坚紧，其状必强直而口噤，此得之天气，《内经》所云诸暴强直，皆属于风者是也。其势勇猛，故曰刚痉。病因外来，当逐邪而解外。痉有挟本邪而为患者，其邪从内出，故发热汗出而不恶寒，其脉沉迟，其状则项背强几几，此得之地气，《内经》云诸痉项强，皆属于湿者是也。其势弱耎，故名柔痉。病因于内，当滋阴以和内。要知属风之痉，不因风而因热；属湿之痉，不因湿而因燥。治风君葛根，治湿君栝蒌根者，非以治风，实以生津，非以治湿，实以润燥耳。夫痉之始也，本非正病，必夹杂于他病之中。人之病此者，世医悉指为风，所以不明其理。善医者，必于他症中审察而预防之。如头项强痛，即痉之一端，是太阳之血虚，故筋急也。今人但知风寒，不惜津液，所以发汗太多，因致痉者多矣。夫痉之征，本有由来，一经妄治，即奇形毕现。项背强几几，是痉之征兆，故用葛根；身体强，是痉状已著，故用栝蒌根；卧不着席，脚挛急，口噤齿齘，是痉之极甚，故用大黄、芒硝。无非取多津多液之品，以滋养阴血，不得与当汗不汗者同例也。观伤寒脉浮，自汗心烦恶寒，而见脚挛急，是痉势已成，便当滋阴存液，不得仍作伤寒主治。故与桂枝汤则厥，与芍药甘草汤，其脚即伸，此明验矣。第以表症未除，不得用承气，若谵语者，少与调胃承气，是又与不着席者与大承气汤，同一机彀也。凡痉之为病，因外邪伤筋者少，因血虚筋急者多。如误作风治，用辛散以助阳，则真阴愈虚，用燥剂以驱风，则血液愈涸。故痉得之暴起者少，妄治而致者多。虚而不补，不死何待？非参、芪、归、地，调治营卫，未易平痉而奏捷也。

《内经》曰：诸湿肿满，皆属于脾。又曰：湿胜则濡泄。此指湿伤于内者言也。又曰：地之湿气，感则害人皮肉筋骨。又曰：因于湿，首如裹。此指湿伤于外者言也。若湿而兼热，则大筋耎短而为拘，小筋弛长而为痿，即柔痉之变见矣。阳明篇有湿热发黄之症，叔和不为别论，独取太阳之风湿相搏者，尚遗数条，亦搜采之疏失也。《内经》曰：身半以上者，风中之也；身半以下者，湿中之也。中阳则溜于经，中阴则溜于腑。又曰：阳受风气，阴受湿气。故伤于风者，上先受之；伤于湿者，下先受之。皆风湿对言，本论则风湿合言也。风湿相合，则阴阳相搏，上下内外交病矣。所以身体烦疼，不能转侧，骨节掣痛，不能屈伸，小便不利，大便反快也。《内经》曰：风湿之伤人也，血气与邪并客于分腠之间，其脉坚大，故曰实；寒湿之中人也，皮肤不收，肌肉坚固，营血涩，卫气去，故曰虚。此又以湿家虚实，因风寒而分也。本论伤寒发汗，寒湿在里不解，身目为黄，与阳明之热不得越，瘀热在里，身体发黄者，当下不当下，亦以寒湿湿热分

虚实矣。《内经》以风寒湿三气合而成痹，本论又合风寒湿热四气而名湿痹，
当知痹与痉，皆由湿变。夫同一湿也，湿去燥极则为痉，久留而着则为痹。
痹为实，痉为虚，痉痹异形，虚实亦殊。固不得妄以痉属风，亦不得因于
湿而竟视痉为湿矣。

【白话解】六气异常而致病，都能导致发热。其中寒与热可相互为因，
暑与湿可相互依从为患，唯独燥与湿相反。风、寒、温、暑皆因天气变化而
成，而湿病多得之于地气，燥病多得之于内因，这是在病因上的异同之处。
《素问·至真要大论》病机十九条中分属六淫致病的病因病机，火邪致病占
八份，风邪、寒邪、湿邪致病各占一份，唯独没有燥邪为病的记述。比如"诸
痉项强，皆属于湿"这一条我曾怀疑应当属于燥邪致病。如今《伤寒论》中
有痉病、湿病之分，《伤寒论·辨痉湿暍脉证并治》云："太阳病，发汗太
多，因致痉。"则无疑痉病应属于燥邪为患。痉病以其临床表现而命名，是
由于阴血亏虚而导致筋脉拘挛。六淫致病都可以导致痉病，然而不热则不燥，
不燥则不会成为痉病。六经都会有痉病，必须审查部位之不同而分别论治。
身体的背部属于太阳经循行的部位，则凡是头项强紧，项背几几，脊强反张，
腰痛似折断一般，大腿不能弯曲，腘窝部像凝结住一样，都是太阳痉病的表
现。身体的前面属于阳明经循行的部位，则头面动摇，牙关紧闭，牙齿相磨，
缺盆纽痛，小腿拘挛，都是阳明痉病的表现。身体两侧属于少阳经循行的部位，
则口眼㖞斜，手足牵引，两胁拘急，半身不遂，都是少阳痉病的表现。若出
现腹内拘急，因吐利而致四肢拘急，这是太阴痉病的表现。若出现恶寒蜷卧，
以屁股代替脚后跟着地，身体蜷缩而脊背高出头部，俯而不能仰，这是少阴
痉病的表现。若出现睾丸上升，阴茎内缩，少腹里急，阴中拘挛，膝胫拘急，
这是厥阴痉病的表现。若痉病兼夹风寒之邪，则表现为发热无汗而恶寒，气
上冲胸而小便少，脉象必坚紧，一定有身体强直而牙关紧闭的表现，这是由
气候变化而感邪所引起，即《素问·至真要大论》所云"诸暴强直，皆属于风"
之意。因其势勇猛，故称之为刚痉。因邪气致病由外而来，治疗当祛逐邪气
使其由外而解。痉病挟燥邪而为患者，其邪从内而出，因此会出现发热汗出
而不恶寒，脉象沉迟，局部有项背强几几的表现，这是由于居处环境变化所
致，此即《素问·至真要大论》云"诸痉项强，皆属于湿"之意。因其病势
软弱，故称之为柔痉。由于病因在内，故治疗当滋阴以和内。要知道属风之
痉病，其发病不因风而因热；属湿之痉病，其发病不因湿而因燥。治风邪为

患以葛根为君药，治湿邪为患以栝蒌根为君药，可见治疗痉病不是治风，而实为生津，不是治湿，而实为润燥。初患痉病，一般不会出现单纯的痉病表现，必是夹杂于其他病证之中。人们所患的痉病，当世医家都认为是由风邪所引起，这是因为没有弄清痉病的病因病机。善于诊治的医者，必于其他疾病中审查而预防痉病的发生。如病人出现头项强痛，就是痉病的一种表现，是由于太阳经血虚而导致筋脉挛紧。当今的医家只知道风寒致病，而不顾惜津液，所以因发汗太多而导致痉病的情况很多。痉病的表现是有其形成的病因，若一经错误诊治，即会产生各种异常的表现。项背强几几是痉病的征兆，故用葛根治疗；身体强硬是痉病已形成的表现，故用栝蒌根治疗；身体卧不着席，小腿拘挛，牙关紧闭，牙齿相磨，是痉病严重的表现，故用大黄、芒硝治疗。治疗上无非是采用富含津液的药品，以滋养阴血，不能与可汗或不可汗的一些病证归为同类。查看《伤寒论·辨太阳病脉证并治》原文"伤寒脉浮，自汗出，小便数，心烦，微恶寒，脚挛急"，这是痉病已经形成的表现，治疗便当滋阴存液，不得仍以治伤寒之法作为主要治疗方法。因此服用桂枝汤则导致厥逆，服用芍药甘草汤，则小腿即可伸展，这是明验。只是由于表证还没有解除，不能用承气汤治疗，若出现谵语的表现，则给予少量调胃承气汤治疗，这又和出现身体卧不着席的症状而用大承气汤治疗的情况是同一机制。大凡痉病的形成，因外邪而致筋脉损伤的情况较少，因血虚而致筋脉拘急的情况居多。如果误作风邪为患而治疗，用辛散以助阳，则使真阴愈虚，用辛燥的方剂来祛除风邪，则使阴血更加亏虚。因此痉病突然起病的情况较少，而因误治导致痉病的情况居多。病人正气亏虚却不用补益之法治疗，不是在等待死亡吗？若不用人参、黄芪、当归、地黄以调治营卫，将不能有效地治疗痉病。

《素问·至真要大论》云："诸湿肿满，皆属于脾。"又《素问·六元正纪大论》云："湿胜则濡泄。"这是指湿邪伤于内而言。《素问·阴阳应象大论》云："地之湿气，感则害皮肉筋脉。"《素问·生气通天论》又云："因于湿，首如裹。"这是指湿邪伤于外而言。若湿邪兼热邪为患，则可导致筋脉或拘挛短缩，或痿软弛长，出现肢体拘挛或者痿软而运动不利的表现，这是柔痉的变化症状。《伤寒论·辨阳明病脉证并治》中有湿热发黄之证，王叔和未作其他论述，只认为是太阳病之风湿相搏所致，尚遗漏数条原文，这也是搜采原文的疏忽。《灵枢·邪气脏腑病形》云："身半已上者，邪中之也；身半已下者，湿中之也。故曰：邪之中人也，无有常，中于阴则溜于腑，中于阳则溜于经。"又《素问·太阴阳明论》云："阳受风气，阴受湿气。""故伤于风者，上先受之；伤于湿者，下先受之。"这些原文都是说明风邪与湿邪致病的不同，而《伤寒论》则讨论风湿相合致病的情况。风湿相合，则阴阳两种属性的邪气相搏，在人体上下内外各处交互而为病。所以可见身体烦痛，不能转侧，骨节掣痛，难以屈伸，小便不利，大便反快等表现。《素问·调经论》云："风雨之伤人也，先客于皮肤，传入于孙脉，孙脉满则传入于络脉，络脉满则输于大经脉，血气与邪并客于分腠之间，其脉坚大，故曰实。""寒湿之中人也，皮肤不收，肌肉坚紧，荣血泣，卫气去，故曰虚。"这又是以湿家夹风与夹寒的不同讨论病变的虚实。《伤寒论·辨阳明病脉证并治》中"伤寒发汗已，身目为黄，所以然者，以寒湿在里不解故也"与"阳明病，发热汗出，此为热越，不能发黄也。但头汗出，身无汗，剂颈而还，小便不利，渴引水浆者，此为瘀热在里，身必发黄"，两者有当下与不当下之区别，这也是以寒湿、湿热来区分病变之虚实。《内经》以风寒湿三气合而成痹，《伤寒论》又合风寒湿热四气而名湿痹，当知痹病与痉病都是由湿邪所引起。同为湿邪所致，若湿邪祛除而燥邪盛极则为痉病，若湿邪久留着而不去则为痹病。痹为实，痉为虚，痉病与痹病表现不同，病机虚实也不同。因此不能错误地认为痉病属风，也不能因痉病是由湿邪所引起的就认为痉病的辨证属于湿邪为患。

★平脉准绳第七

【伤寒论翼】上古以三部九候决死生，是遍求法；以人迎、寸口、跌阳辨吉凶，是扼要法。自《难经》独取寸口之说行，人迎、跌阳不参矣。气口成寸，为脉之大会，死生吉凶系之焉，今所传者只此耳。自有《脉经》以来，诸家继起，各以脉名取胜，泛而不切，漫无指归。夫在诊法取其约，于脉名取其繁，此仲景所云"驰竞浮华，不固根本"者是也。仲景立法，只在脉之体用上推求，不在脉之名目上分疏。故以阴阳为体，则以浮、大、动、滑、数为阳之用，沉、涩、弱、弦、迟为阴之用。以表里为体，则以浮为表用，沉为里用；以脏腑为体，则以数为腑用，迟为脏用。如以浮沉为体，则以浮、沉中各有迟、数为用。以浮为体，则以大、动、滑、数为用之常，涩、弱、弦、迟为用之变；以沉为体，则以涩、弱、弦、迟为用之常，大、动、滑、数为用之变。体用之间，见脉之变化，而致病之因，与病情之虚实、病机之转移，亦随之而见，全在诊者指法之巧，与看法之细耳。脉理浩繁，大纲不外名阳名阴之十种。阴阳两分，自成对峙，阴阳配偶，唯见五端。浮、沉是脉体，大、弱是脉势，滑、涩是脉气，动、弦是脉形，迟、数是脉息，不得概以脉象视之也。脉有对看法，有正看法，有反看法，有平看法，有侧看法，有彻底看法。如有浮即有沉，有大即有弱，有滑即有涩，有数即有迟。合之于病，则浮为在表，沉为在里，大为有余，弱为不足，滑为血多，涩为气少，动为搏阳，弦为搏阴，数为在腑，迟为在脏，此对看法也。如浮、大、动、数、滑脉气之有余者为阳，当知其中有阳胜阴病之机；沉、涩、弱、弦、迟脉气之不足者为阴，当知其中有阴胜阳病之机，此正看法也。夫阴阳之转旋也，有余而往，不足随之，不足而往，有余从之。故其始也，为浮为大为滑为动为数；其继也，反沉反弱反涩反弦反迟。此是阳消阴长之机，其病为进。其始也，为沉为弱为涩为弦为迟；其继也，微浮微大微滑微动微数。此是阳进阴退之机，皆病为欲愈。此反看法也。浮为阳，如更兼大、动、滑、数之阳脉，是为纯阳，必阳盛阴虚之病矣；沉为阴，而更兼弱、涩、弦、迟之阴脉，是为重阴，必阴盛阳虚之病矣，此为平看法。如浮而弱、浮而涩、浮而弦、浮而迟者，此阳中有阴，其人阳虚而阴脉伏于阳脉中也，将有亡阳之变，当以扶阳为急务矣；如沉而大、沉而滑、沉而动、沉而数者，此阴中有阳，其人阴虚而阳邪下陷于阴脉中也，将有阴竭之患，当以存阴为深虑矣，此为侧看法。如浮、大、动、滑、数之脉体虽不变，始为有力之阳强，终为无力之阳微，知阳将绝矣；沉、涩、弱、弦、迟之脉，虽喜变而为阳，如急见浮、大、动、滑、数之状，是阴极似阳，知反照之不长，余烬之易灭也，是为彻底看法。更有真阴真阳看法，如凡阴病见阳脉者生，阳病见阴脉者死也。成注只据伤寒立言，观凡字则知脉法不专为伤寒设，亦不是承接上文，扩充之见仲景活法矣。脉以胃气为本，玩名阳名阴，见此等脉状，尚是阴阳之名，而非阴阳之实，因胃气稍虚，则阴阳偏重，较之平脉有余名阳、不足名阴耳。此阳病兼外伤六气言，阴病兼内伤精气言，若专指伤寒之阴症阳症，则浅矣。阳脉指胃脘之真阳，《内经》所谓二十五阳者是也。阴病见阳脉，是胃气来复，五脏冲和之气发见，故主生，《内经》所云别于阳者，知病起时也。阴脉指五脏之真阴，因胃脘之阳，不至于手太阴，五脏之真阴来见。阳病见阴脉，是脉无胃气，故主死，《内经》所谓别于阴者，知死生之期也。要见沉、涩、弱、弦、迟，是病脉不是死脉，其见于阳病最多。阳病见浮、大、动、数、滑不休，即是死脉；阴病见浮、大、动、数、滑之脉，多阴极似阳，未必即可生之机也。若真脏脉至，如肝脉之中外急，心脉坚而搏，肺脉浮而大，肾脉如弹石，脾脉如距喙①，皆反见有余之象，岂可以阳脉名之？《经》曰：邪气来也，紧而疾，谷气来也，徐而和，则又不得以迟数论阴阳矣。仲景表里脏腑之法，则又以浮沉迟数为大纲。浮沉是审起伏，迟数是察至数，浮沉之间，迟数寓焉。凡脉之不浮不沉而在中，不迟不数而五至者，谓之平脉，是有胃气。可以神求，不可以象求。若一见浮沉迟数之象，斯为病脉。浮沉迟数，本不以表里脏腑分，今既有阴阳之可名，即以阳表阴里、腑阳脏阴，定其为病所在耳。试观脉之浮为在表，应病亦为在表，然脉浮亦有里症，或表邪初陷，或里邪欲出，究竟不离于表，故主表其大纲也。沉为在里，应病亦为在里，然脉沉亦有表症，或阳病见阴而危，或阴出之阳而愈，究竟病根于里，故主里其大纲也。数阳主热，而数有浮沉，浮数应表热，沉数应里热，虽数脉多有病在脏者，然其由必自腑，盖六腑为阳，阳脉萦其腑，故主腑其大纲也。迟为阴，阴主寒，而迟亦有浮沉，浮迟应表寒，沉迟应里寒，虽迟脉多有病在腑者，然其根必自脏，盖五脏为阴，阴脉萦其脏，故主脏其大纲也。脉状种种，总括于浮沉迟数。然四者之中，又以独见为准则，独见何部，即以其部定表里脏腑之所在，病无遁情矣。然阴阳之十脉，表里脏腑之四诊，皆指脉之体用而言。而诊法之体用，则又以病为体，而脉为用。请以浮脉言之，其他可类推。如脉浮者病在表，则必有发热恶寒之表症。然浮有不同，有但浮者，其三部皆同，无息数，无迟数，其气象亦滑、涩、动、弦、大、小，此太阳之脉体然也。因风寒在表，而脉阳之阳御之，内无太过不及之病，故见此象。此病脉中之平脉，故可用麻黄汤发汗而烦解，然此脉不可多得。所以发热即有发热之脉象，恶寒即有恶寒之脉象。如寸口脉浮而紧，是浮为风象，紧为寒象也。此为阳中有阴，乃阳之变见矣。然寒不协风，则玄府不开，寒在皮毛。卫气足以卫外而为固，虽受寒而不伤，寒去而身自和矣。若风不夹寒，但能鼓动卫气，使元府不闭，皮肤受邪，肺气不清而已，不能深入于营，而发热恶寒，头项骨节俱痛。唯风挟寒邪，其势始猛，此风则伤卫，寒则伤营，初非有二义也。卫气不能卫外，反内扰营气而为烦；营气不得交通，内迫于骨节而作痛。营卫俱病，发热所由来耳。如脉浮而数，为阳中见阳，是阳脉之正局，然不得认为阳脉有余，实因阳气不足，反见有余之象也。

---

① 距喙：《说文解字·足部》："距，鸡距也。"指鸡、雉等腿的后面突出像脚趾的部分。喙，指鸟兽虫鱼的嘴。

夫脉为血府，实由气行，长则气治，短则气病。弦脉象长，数脉象短。脉数因于气之不足，则数为虚可知。风为阳邪，风则为热，虚为阴邪，虚则为寒。虚寒相搏于营卫，卫气不足以御之，此恶寒所由来也。上条阳中有阴，而反征其发热，此条阳中见阳，而反征其恶寒，是互文以见义。此二条皆当发汗，而与但浮者不同。故又云：脉浮紧者，法当身疼痛，宜以汗解之。假令尺中迟，不可发汗，以营气不足，血少故也。可知用麻黄汤不专治寒伤营者，皆仲景法矣。又云：脉浮数者，法当汗出愈。若尺中脉微，此里虚不可发汗。则又见脉浮数者，不得竟用麻黄汤。又云：伤寒解半日许，复烦，脉浮数者，可更发汗，宜桂枝汤。则所云须表里实，津液自和，便自汗出愈者，为歠稀热粥示法耳。夫人之尺脉，如树之有根，不拘浮数浮紧，皆据尺脉以审虚实，此又仲景为浮为在表之注疏矣。十脉中无紧脉，紧即弦之转旋。当知按之不移，是静为阴之体；转旋无常，是动为阳之用。故浮中见紧者，系在中风，与伤寒之阴阳俱紧者殊矣。紧又与数相似，紧见于法象，数见于至数。然紧以气来之长，反得为阴中有阳之实脉；数以气来之短，反得为阳中有阴之虚脉也。若脉浮而大，是阳中见阳，此两阳合明之脉。然脉不遽大，必至三四日乃大，是阳明内热外见之脉，此浮不得仍为在表。当知大为病进，故见心下反硬，即攻之不令发汗耳。若浮脉而迟，面热赤而战栗者，是阳中见阴，故面见假热，而身见真寒。此因迟为在脏，故无阳不能作汗，而浮为在表，则又当用渍形为汗之法矣。迟因浮而从表，浮因大而从里，浮无数而反虚，紧入浮而成实，则表里脏腑阴阳虚实之间，悉属定不定法也。

【白话解】上古时诊脉以三部九候来预判病人疾病的预后，这是遍求法；以人迎脉、寸口脉、跌阳脉来判断吉凶预后，这是扼要法。自从《难经》提出独取寸口之法以后，这种诊脉方法盛行于世，人迎、跌阳脉法便不再参合使用了。寸口脉长为一寸，是血脉会集之所，诊寸口脉的脉象变化可判断疾病预后转归，如今所流传下来的只有这种脉诊方法。自从有《脉经》以来，诸家相继发挥，所取脉象名称甚多，却不能确切地指代病变实质。世医不注重脉诊方法，只求脉名之繁杂，这就是仲景所言"驰竞浮华，不固根本"的情况。仲景立法，重在脉的形状及功能上推求，而不在脉之名目上细究。故以阴阳为基础区分，则以浮、大、动、滑、数为阳性脉，沉、涩、弱、弦、迟为阴性脉。若以表里为基础区分，则以浮脉属表，沉脉属里。若以脏腑为基础区分，则以数脉属腑，迟脉属脏。如以浮沉为基础区分，则以浮、沉中各有迟、数为不同归属。若以浮为脉象基础，则以大、动、滑、数为脏腑功用之常象，涩、弱、弦、迟为功用之变象；以沉为脉象基础，则以涩、弱、弦、迟为脏腑功用之常象，大、动、滑、数为功用之变象。在脉体基础与功用之间探察脉象的变化，进而判断疾病的病因以及病情的虚实、病机的变化，全凭医者脉诊指法技巧的精深以及对脉象理论认识的细致。脉理浩繁复杂，其大纲宗旨不外乎属阳属阴的十种基本情况。如以阴阳区分脉象相互对应的两种情况，就只有五大类具体情况了。浮、沉是脉体，大、弱是脉势，滑、涩是脉气，动、弦是脉形，迟、数是脉息，不应一概以脉搏的形象来看待它们。诊脉有对看法，有正看法，有反看法，有平看法，有侧看法，有彻底看法。比如有浮即有沉，有大即有弱，有滑即有涩，有数即有迟。对应于疾病，则浮为在表，沉为在里，大为有余，弱为不足，滑为血多，涩为气少，动为搏阳，弦为搏阴，数为在腑，迟为在脏，此属对看法。再比如脉见浮、大、动、数、滑等脉气有余之象属阳，当知其病机为阳胜阴病；若脉见沉、涩、弱、弦、迟等脉气不足之象属阴，当知其病机为阴胜阳病，此属正看法。病机中阴阳之间可相互转化，有余与不足亦相随相伴，相互演变。因此病变初起，脉象为浮、为大、为滑、为动、为数，随着病情的发展，脉象出现反沉、反弱、反涩、反弦、反迟的表现，这就是阳消阴长的病机变化，说明病情加重。如果病变初起，脉象为沉、为弱、为涩、为弦、为迟，随病情发展，脉象变为微浮、微大、微滑、微动、微数，这是阳进阴退的病机变化，为病变向愈的表现，此属反看法。脉浮为阳，如再兼见大、动、滑、数之阳脉，这是属于纯阳的脉象，其病机必为阳盛阴虚；脉沉为阴，如再兼见弱、涩、弦、迟之阴脉，这是属于重阴的脉象，其病机必为阴盛阳虚，此为平看法。若脉见浮而弱、浮而涩、浮而弦、浮而迟，说明其病机为阳中有阴，其人阳虚而阴脉伏匿于阳脉之中，病情发展可能有亡阳之变，治疗当以扶助阳气为首要任务；若脉见沉而大、沉而滑、沉而动、沉而数，反映其病机为阴中有阳，其人阴虚而阳邪下陷于阴脉之中，病情发展可能有阴竭之患，治疗当首先考虑到保存阴液，此为侧看法。若浮、大、动、滑、数之脉体虽然不变，但病变初起脉搏阳强而有力，后期脉搏阳微而无力，通过脉象变化可预知其阳气将绝；沉、涩、弱、弦、迟等阴脉虽易变为阳脉，如突然脉见浮、大、动、滑、数之状，这是阴极似阳，回光返照，残灯复明的表现，此属彻底看法。更有真阴真阳看法，如凡阴病见阳脉者预后良好，若阳病见阴脉则预后不良。成无己的注释只据外感病立论，而依据"凡"字则可知脉法不应专为外感病而设，也不是承接上文，而是属仲景之法灵活运用扩充的体现。脉以胃气为本，脉象名阳名阴并不是反映病变机制的阴阳属性，而是因胃气稍虚，则脉象阴阳失衡而有轻重的偏颇，与平脉比较有余者名阳，而不足者名阴。这是对于阳病兼指外感六淫，阴病兼指内伤精气而言，若专指外感病的阴证阳证则是不全面的。阳脉指胃脘之真阳，即《素问·阴阳别论》所云"二十五阳"。阴病见阳脉，是胃气来复，五脏有冲和之气的表现，说明预后良好，即《素问·阴阳别论》所谓"别于阳者，知病处也"。阴脉指五脏之真阴的脉象，是因为胃脘之阳气不能到达于手太阴经，因此出现五脏真阴的脉象。阳病见阴脉，说明脉无胃气，故预后不良，即《素问·阴阳别论》所谓"别于阴者，知死生之期"。若脉见沉、涩、弱、弦、迟，是属病脉而不是死脉，其见于阳病的情况最多。阳病见浮、大、动、数、滑不止，即是预后不良的脉象；阴病见浮、大、动、数、滑之脉，多属阴极似阳，未必是预后良好的表现。若出现真脏脉，如肝脉之中外急，心脉坚而搏，肺脉浮而大，肾脉如弹石，脾脉如距喙，都是反见有余之脉象，怎能称为阳脉呢？《灵枢·终始》曰："邪气来也紧而疾，谷气来也徐而和。"说明又不能单纯以脉象的迟数变化来区别阴阳。仲景表里脏腑辨证之法，则又以浮、沉、迟、数为大纲。浮沉是审脉搏跳动的起伏，迟数是察脉搏跳动的快慢，浮、沉、迟、数相互参见。凡是脉象表现为不浮不沉而在中位，不迟不数而一息五至，就称之为平脉，是脉有胃气的表现。只可细心体会平脉之征，不可拘泥于脉搏跳动的浮沉迟数之象。若一旦见到浮、沉、迟、数的脉象，便可判定为病脉。浮、沉、迟、数，本不应以表里脏腑区分，但现今已有医者用阴阳来命名表里脏腑，即阳表阴里、腑阳脏阴来确定其病所。试观脉浮为在表说明病也在表，然而里证亦可见到浮脉，或见于表邪初陷，或见于里邪欲出，终究不离于表，因此脉浮主表为其大纲。脉沉在里反映病变也在里，然而表证也可见到沉脉，或见于阳病现阴脉而预后不良者，或见于阴证转化为阳证而疾病向愈者，但终究表明病根在里，所以脉沉主里为其大纲。脉数属阳而主热证，而脉数有浮沉的不同，浮数对应表热证，沉数对应里热证，虽然数脉多见脏病，但其病多自腑而成，因六腑属阳，阳脉络其腑，因此脉数主腑为其大纲。脉迟属阴而主寒证，而脉迟也有浮沉的区别，浮迟对应表寒证，沉迟对应里寒证，虽迟脉多见腑病，但其病多由脏而成，因五脏属阴，阴脉络其脏，所以脉迟主脏为其大纲。种种脉象各不相同，可总括为浮、沉、迟、数。然而四种脉象之中，又以独见某一种脉象为准则，独见于何部，即以其部定表里脏腑之所在，则病变无所隐藏。而阴阳之十脉，表里脏腑之四诊，都是指脉的基础形状及功能表现而言。诊法的基础与表现，则又以病变为基础，而以脉象为表现。下面以浮脉为代表说明这个道理，其他情况可类推。如脉浮者说明病在表，则一定有发热恶寒的表证。然而浮脉表现也有不同，有只见浮象，其寸关尺三部都相同，脉搏跳动无迟数变化，其脉象变化亦有滑、涩、动、弦、大、小的表现，这是反映太阳脉体的特点。因风寒邪气在表，而肌表的阳气抗邪，体内无太过不及之病，因此出现这种脉象。这是属于病脉中的平脉，所以可用麻黄汤发汗而使烦解，然而这种脉象并不常见。所以发热即有发热的脉象，恶寒即有恶寒的脉象。例如寸口脉浮而紧，浮为风象，紧为寒象。这是属于阳中有阴的脉象，是阳脉的变化表现。若寒邪不兼夹风邪，则体表毛孔不开，寒邪停留在皮毛，卫气足以卫外而固护肌表，虽受寒邪侵袭而正气不伤，如果寒邪散去则身自安和。若风邪不兼夹寒邪，则只能鼓动卫气，使毛孔不闭，皮肤受邪，肺气不能清肃，不能深入营血，而表现为发热恶寒，头项骨节俱痛。只有风邪挟寒邪伤人，其来势才凶猛，形成风邪伤卫，寒邪伤营的局面，起初并没有将风、寒二邪区分开来，两邪常常相合致病。卫气不能护卫肌表，反内扰营气而致发烦；营气运行不畅，内迫于骨节而致疼痛。营卫俱病是发热形成的原因。如脉浮而数，是阳中见阳的脉象，是阳脉的正常表现，然而不能认为这种阳脉是正气有余的表现，实际上这是反映因阳气不足，而反见邪气有余的脉象。脉为血府，实际上是由气统帅血液的运行，所以脉长则反映气和，脉短则说明气病。弦脉脉象长，数脉脉象短。脉数是气之不足而成，因此数脉提示正虚。风为阳邪，风邪侵袭则为发热，正虚可导致阴邪形成，虚则为寒。正虚与寒邪相搏于营卫之中，卫气不足失于防御，这是恶寒产生的原因。上条脉象阳中有阴，而反见发热，本条脉象阳中见阳，而反见恶寒，目的是相互补充以使义理明晰。这二条病证治疗都应当发汗，但与脉只见浮象的病变治疗不同。所以《伤寒论·辨太阳病脉证并治》云："脉浮紧者，法当身疼痛，宜以汗解之。假令尺中迟者，不可发汗。何以知之然？以荣气不足，血少故也。"可知用麻黄汤不专治寒伤营的病证，这都是仲景的诊治法则。又云："脉浮数者，法当汗出而愈。若下之，身重心悸者，不可发汗，当自汗出乃解。所以然者，尺中脉微，此里虚，须表里实，津液自和，便自汗出愈。"则又可知脉浮数的病证，不可全用麻黄汤治疗。又云："伤寒发汗已解，半日许复烦，脉浮数者，可更发汗，宜桂枝汤。"则所云"须表里实，津液自和，便自汗出愈"为喝热稀粥祛邪的方法提供依据。人的尺脉有如树之根，不拘泥于浮数、浮紧，都依据尺脉变化以审察病证的虚实，这又是仲景为表证脉浮的注解和解释。十脉之中无紧脉，紧脉即弦脉之变化。当知紧脉位置按之不移，是静为阴之体的缘故；变化无常，是动为阳之用的缘故。所以浮中见紧的脉象，属中风证，与伤寒证阴阳俱紧的脉象不同。紧脉又与数脉相似，紧言脉象，数言至数。然而紧脉的特点是脉气长，反而是阴中有阳的实脉；数脉的特点是脉气短，反而是阳中有阴的虚脉。若脉浮而大，是阳中见阳，此为两阳合明之阳明病的脉象。若脉不突然变大，必等到三四日才变大，这是阳明病内热外现的脉象变化，这里所言的脉浮不能认为病仍在表。应当知道脉大是病情进展的表现，所以出现心下反硬的症状，治疗当攻下而不应发汗。若出现脉浮而迟，面热赤而战栗，这是阳中见阴的病证，因此面见假热，而身见真寒。本证因脉迟说明病位在脏，因内脏阳气大虚，所以不能作汗，而脉浮又反映病变在表，则治疗又当用汗法。脉迟因兼有浮象而使病位偏于表，脉浮因兼大而使病位偏于里，脉浮而不数则反为虚证，脉浮而紧说明病变成实，因此表里脏腑阴阳虚实之间，脉象变化所代表的病机都是不确定的。

卷 下

★太阳病解第一

【伤寒论】仲景六经各有提纲一条，犹大将立旗鼓使人知有所向，故必择本经至当之脉症而标之。读书者须紧记提纲以审病之所在。然提纲可见者只是正面，读者又要看出底板，再细玩其四旁，参透其隐曲，则良法美意始得了然。如太阳提纲提出脉浮头项强痛恶寒八字，是太阳受病之正面。读者要知三阳之脉俱浮，三阳俱有头痛症，六经受寒俱各恶寒，唯头项强痛，是太阳所独也。故见头连项强痛，知是太阳受病。盖太阳为诸阳主气，头为诸阳之会，项为太阳之会故也。如脉浮恶寒发热，而头不痛项不强，便知非太阳病。如头但痛不及于项，亦非太阳定局。如头项强痛反不恶寒，脉反沉，不可谓非太阳病。或温邪内发，或吐后内烦，或湿流关节，或病关少阴，法当救里者也。因当浮不浮，当恶不恶，故谓之反，所谓看出底板法者以此。前辈以一日太阳，二日阳明，七日复传之说拘之，故至今不识仲景所称之太阳病。

【白话解】张仲景在六经辨证中各设有提纲证一条，有如战争中大将立旗鼓使士兵知道奋进的方向一般，所以提纲证必定选择本经病最恰当的脉证进行标识。读书者须谨记提纲证以审查疾病之所在。然而提纲证可见的只是正面的病情，读者还要看出疾病深藏的本质内容，只有细致斟酌提纲证的语义，才能真正参透领悟仲景六经辨证的纲领和精髓。如太阳病的提纲证提出"脉浮头项强痛恶寒"八字，是太阳病的正面表现。读者要知道三阳病之脉俱浮，三阳病都有头痛症，六经受寒都有恶寒的表现，唯独头项强痛一症，是太阳病所独有的表现。因此病人只有出现头项强痛的表现，才能诊断为太阳受病。这是因为太阳主持全身的阳气，头为各阳经会合之处，项部为太阳经所过之处。如果出现脉浮、恶寒、发热，而头不痛、项不强的症状表现，便知不属太阳病。如果头部只是疼痛却未连及项部，也不属于太阳病的基本表现。如果出现头项强痛反而不恶寒，脉反沉的表现，又不能说不是太阳病。其病或因温邪内发，或因吐后内烦，或因湿流关节，或因疾病涉及少阴所致，治疗当救其里。因为脉象当浮而不浮，表现当恶寒而不恶寒，所以称之为"反"，这就是所谓看出深藏的疾病本质的方法。前辈被病变一日在太阳，二日传阳明，七日复传的说法所局限，因此至今不知晓仲景所称之太阳病的本质特点。

【伤寒论翼】太阳病有身痛、身重、腰痛、骨节疼痛、鼻鸣干呕、呕逆、烦躁、胸满、背强、咳渴、汗出恶风、无汗而喘等症，仲景以其或然或否，不可拘定，故散见诸节，而不入提纲。又太阳为巨阳，阳病必发热，提纲亦不言及者，以初受病者，或未发热故也。其精细如此。故诊者于头项强痛，必须理会此等兼症，更细审其恶风恶寒之病情，有汗无汗之病机，已发热未发热之病势，以探其表里之虚实，是从旁细看法也。即于此处辨其有汗为桂枝症，无汗为麻黄症，无汗烦躁是大青龙症，干呕发热而咳是小青龙症，项背强几几是葛根症，用之恰当，效如桴鼓。前辈以桂枝主风伤卫，麻黄主寒伤营，大青龙主伤寒见风，中风见寒分三纲鼎立之说以拘之，所以埋没仲景心法，又败坏仲景正法。

【白话解】太阳病有身痛、身重、腰痛、骨节疼痛、鼻鸣干呕、呕逆、烦躁、胸满、背强、咳嗽、口渴、汗出恶风、无汗而喘等症状，仲景认为这些都是或然症，可能出现，也可能不出现，所以散见于各条条文之中，而不列入提纲证中。又因太阳为巨阳，阳经病必见发热，而提纲证中却没有谈及，这是因为太阳病初起，有时会表现出尚未发热的情况。可见仲景辨证十分精细。因此医者不仅要辨察头项强痛的主症，还必须顾及各种兼症，更要细审其恶风、恶寒的病情，有汗、无汗的病机，已发热、未发热的病势，以探求太阳病表里的虚实，这是从旁细看的方法。即由此处可以辨太阳病有汗为桂枝汤证，无汗为麻黄汤证，无汗而烦躁是大青龙汤证，干呕发热而咳是小青龙汤证，项背强几几是葛根汤证，对症治疗，用之恰当，则效如桴鼓。前辈以桂枝汤主治风伤卫，麻黄汤主治寒伤营，大青龙汤主治伤寒见风、中风见寒而分三纲鼎立之说来局限三方的功用，以此歪曲了仲景的辨证论治方法。

【伤寒论翼】脉浮，只讲得脉体之正面，诊者当于浮中审其强、弱、迟、数、紧、缓、滑、涩、弦、芤。故太阳一症，有但浮、浮弱、浮缓、浮迟、浮数等脉，散见于诸条。或阳浮而阴弱，或阴阳俱紧，或阴阳俱浮，或尺中迟，或尺中脉微，或寸缓、关浮、尺弱，必体认以消息其里之虚实，是从中索隐法。若谓脉紧是伤寒，脉缓是中风，脉紧有汗是中风见寒，脉缓无汗是伤寒见风，夫既有伤寒中风之别，更有伤寒中风之浑，使人无下手处矣，岂可为法乎？凡见脉浮迟、浮弱者用桂枝，浮紧、浮数者用麻黄，不必于风寒之分，但从脉之虚实而施治，是仲景治法，亦是仲景定法。今伤寒书皆以膀胱为太阳，故有传足不传手之谬。不知仲景书，只宗阴阳大法，不拘阴阳之经络也。夫阴阳散之可千，推之可万。心为阳中之太阳，故更称巨阳以尊之。又中身以上，名曰广明，太阳之前，名曰阳明，广明亦君主之尊称。广明居阳明之上，故六经分位，首太阳，次阳明。又腰以上为阳，膀胱位列下焦之极底，其经名为足太阳，以手足阴阳论，实阴中之少阳耳。以六腑为阳论，与小肠之太阳，同为受盛之器耳，不得混膈膜之上为父之太阳也。仲景以心为太阳，故得外统一身之气血，内行五脏六腑之经隧。若膀胱为州都之官，所藏精液必待上焦之气化而后能出，何能外司营卫而为诸阳主气哉？岐伯曰：圣人面南而立，前曰广明，后曰太冲，太冲之地，名曰少阴。是心肾为一身之大表里也。膀胱与肾为表里，第足经相络之一义也。且表里亦何常之有？如太阳与少阳并病，刺肺俞、肝俞，岂非以肝居胆外，为少阳之表，肺居心外，为太阳之表耶？少阴病，一身手足尽热，以热在膀胱必便血。夫在膀胱而仍称少阴病，是知膀胱属腰以下之阴，得为少阴之腑，不得为六经之太阳，故不称太阳病。又太阳不解，热结膀胱，其人如狂，以太阳随经瘀热在里，热在下焦，下血乃愈。盖太阳位最高，故太阳病以头项强痛为提纲。此云热结下焦，是太阳阳邪下陷之变症也。其云随经，云在里，是知膀胱属在下焦，为太阳之根底，而非主表之太阳；为太阳之经隧，而非太阳之都会；为太阳主血之里，非诸阳主气之太阳也明矣。

【白话解】脉浮，只讲得脉体的表面，医者应当于浮脉中审其强、弱、迟、数、紧、缓、滑、涩、弦、芤各种脉象。所以太阳病有但浮、浮弱、浮缓、浮迟、浮数等脉，散见于各个条文之中。其脉或阳浮而阴弱，或阴阳俱紧，或阴阳俱浮，或尺中迟，或尺中脉微，或寸缓关浮尺弱，必须体会理解以斟酌其里之虚实，这是从中探求隐微奥秘道理的方法。若称脉紧属伤寒证，脉缓属中风证，脉紧而汗出是中风证兼有寒邪，脉缓而无汗属伤寒证兼有风邪，那么这样一来既有伤寒证与中风证的区别，又有伤寒证与中风证的交叉，这样容易使两者产生混淆，使人无从下手诊治，怎可将其定为辨证的法规呢？凡脉见浮迟、浮弱的病证即用桂枝汤，脉浮紧、浮数的病证用麻黄汤，不必拘泥于中风与伤寒的区分，只依据脉象的虚实而辨证施治，这是仲景辨证论治之法，也是仲景不变的法则。现今有关伤寒的相关书籍都以膀胱属太阳经，所以有伤寒传足经不传手经的错误认识。这是因为他们不通晓《伤寒论》只宗阴阳大法，而不拘泥于阴阳之经络的缘故。因为阴阳细分，散之可千，推之可万。心为阳中之太阳，因此又尊称它为巨阳。又因上半身称为广明，太阳之前称为阳明，广明亦是对君主之官心的尊称。广明居阳明之上，故六经分位，首太阳，次阳明。又因腰以上属阳，膀胱位列下焦的最底层，其经名为足太阳，这是以手足阴阳来论述的，实际上膀胱是属于阴中之少阳。依据六腑为阳论，膀胱与手太阳经之小肠同为受盛的器官，不应与膈膜之上作为君主之心的太阳相混淆。仲景以心为太阳，因此心在外统帅全身的气血，在内通行五脏六腑的经脉。比如膀胱为州都之官，其所藏的精液必须依赖上焦的气化而后才能排出，如此怎么能在外主司营卫而主持全身的阳气呢？《素问·阴阳离合论》曰："圣人南面而立，前曰广明，后曰太冲，太冲之地，名曰少阴。"因此心肾为一身总体的表里。膀胱与肾相表里，只是足经相络其中的一个内容。况且哪里常有表里之分呢？例如太阳与少阳并病，刺肺俞、肝俞，难道不是肝居胆外，为少阳之表，肺居心外，为太阳之表的缘故吗？《伤寒论·辨少阴病脉证并治》云："少阴病，八九日，一身手足尽热者，以热在膀胱，必便血也。"病在膀胱而仍称为少阴病，这里表明膀胱属腰以下之阴，为少阴之腑，而不属六经之太阳，所以不称为太阳病。又如《伤寒论·辨太阳病脉证并治》云："太阳病不解，热结膀胱，其人如狂。""以热在下焦，少腹当硬满，小便自利者，下血乃愈。所以然者，以太阳随经，瘀热在里故也。"因太阳位居最高，因此太阳病以头项强痛为提纲证。此处所言的热结下焦，是太阳阳邪下陷的变证。这里称"随经""在里"，也就明确地指出膀胱位属下焦，为太阳的根底，而不是主表的太阳；是太阳之经脉，而不是太阳的都会；为太阳主血之里，而不是诸阳主气之太阳。

【伤寒论翼】伤寒最多心病，以心当太阳之位也。心为君主，寒为贼邪，君火不足，寒邪得以伤之，所以名为大病。今伤寒家反以太阳为寒水之经，是拘于膀胱为水腑，因有以寒召寒之说，而不审寒邪犯心、水来克火之义矣。夫人伤于寒，热虽甚不死者，以寒所在，是邪之所留，热之所在，是心所主也。如初服桂枝而反烦，解半日许而复烦，大青龙之烦躁，小青龙之水气，十枣汤之心下痞硬，白虎、五苓之燥渴心烦，皆心病也。若妄治后，又手冒心，恍惚心乱，心下逆满，往往关心，是心病为太阳本病也。然心为一身之主，六经皆能病及。故阳明有愦愦、怵惕、懊憹等症，少阳有烦悸、支结等症，太阴之暴烦，少阴之心中温温欲吐，厥阴之气上冲心、心中疼热，皆心病也。何前辈有伤足不伤手之说？夫心主营，肺主卫，风寒来伤营卫，即是手经始。

且大肠接胃，俱称阳明，小肠通膀胱，俱称太阳，伤则俱伤，何分手足？如大便硬是大肠病，岂专指胃言？小便不利，亦是小肠病，岂独指膀胱？且汗为心液，如汗多亡阳，岂独亡坎中之阳，而不涉离中之阳耶？因不明仲景六经，故有传经之妄耳。

【白话解】外感病中属心的病证最多，这是由于心位于人体太阳的位置。心为君主之官，寒为贼邪，若心阳不足，会使得寒邪有机会伤及于心，所以外感病被称作大病。现在研究伤寒的医家反而认为太阳是属于寒水的经脉，这是拘泥于膀胱是主司水液之腑所致，因此有因寒腑感召寒邪的说法，却没有考虑寒邪犯心，水来克火这层含义。《素问·热论》云"人之伤于寒也，则为病热，热虽甚不死"，这是由于产生寒的原因在于邪气的侵袭，而产生热的原因在于心气的作用。例如初服桂枝汤而反烦，病解半日许复烦，大青龙汤证之烦躁，小青龙汤证之水气，十枣汤证之心下痞硬，白虎汤证、五苓散证之燥渴心烦，这些都属于心的病变。如果病人经过错误治疗后，又会出现叉手冒心，恍惚心乱，心下逆满的表现，各种症状也常常与心相关，这些都说明心病就是太阳的本病。由于心作为全身的君主，六经病都能累及于心，所以阳明病有愦愦、怵惕、懊憹等症状，少阳病有烦悸、支结等症状，太阴病有暴烦，少阴病有心中温温欲吐，厥阴病有气上冲心、心中痛热，这些都属于心病。为什么医学前辈有伤寒只伤及足经不伤及手经的说法呢？心主司营气，肺主司卫气，风寒之邪伤及营卫，就是从手经开始的。况且大肠与胃相连接，都称为阳明经，小肠与膀胱相通，俱称为太阳经，伤则皆伤，为何要区分是手经还是足经感邪呢？例如大便硬结是大肠的病变，怎么能专门说是胃的病变呢？小便不利，也是小肠的病变，怎能只认为是膀胱的病变呢？况且汗是心主司的津液，如果汗出过多而造成阳气脱失，又怎能认为只是肾阳的脱失所致，而不涉及心阳呢？由于前辈们不清楚仲景六经的含义，所以才形成传经的错误认识。

【伤寒论翼】人皆知太阳经络行于背，而不知背为太阳之所主；竟言太阳主营卫，而不究营卫之所自；只知太阳主表，而不知太阳实根于里；知膀胱为太阳之里，而不知心肺是为太阳之里。因不明《内经》之阴阳，所以不知太阳之地面耳。《内经》以背为阳，腹为阴，五脏以心肺为阳，而属于背，故仲景以胸中心下属三阳；肝脾肾为阴，而属于腹，故仲景以腹中之症属三阴。此阴阳内外相输之义也。营卫行于表，而发源于心肺，故太阳病则营卫病，营卫病则心肺病矣。心病则恶寒，肺病则发热，心病则烦，肺病则喘。桂枝疗寒，芍药止烦，麻黄散热，杏仁除喘。所以和营者，正所以宁心也；所以调卫者，正所以保肺也。麻、桂二方，便是调和内外表里两解之剂矣。如大青龙用石膏以治烦躁，小青龙用五味干姜以除咳嗽，皆于表剂中即兼治里。后人妄谓仲景方治表而不及里，曷不于药性一思之？

【白话解】世人都知道太阳经络循行于背部，却不清楚背部是由太阳所主司的；只称太阳主司营卫，却不深究营卫的来源；只知道太阳主表，却不知道太阳经气实际上根源于里；只知道膀胱是太阳之里，却不知道心肺都是太阳之里。由于不清楚《内经》中阴阳的含义，所以不知晓太阳所包含的范围。《内经》中认为人体背属阳，腹为阴，五脏中以心肺位于阳位，因而隶属于背，所以仲景将胸中、心下归属于三阳的范围；肝脾肾属阴，因而隶属于腹，所以仲景将腹中的诸症归属于三阴证。这就是阴阳表里相互交通的含义。营卫之气循行于体表，其气发源于心肺，所以太阳受病就会导致营卫受病，营卫受病则心肺受病。心病则出现恶寒，肺病就出现发热，心病则出现心烦，肺病就出现气喘。桂枝可以驱寒，芍药能够除烦，麻黄可以宣散肌表之热，杏仁可以降气平喘。所以和营就是宁心安神，调卫就是保护肺气。麻黄汤、桂枝汤这两个方子，就是调和内外、表里两解的方剂。例如大青龙汤中用石膏来治疗烦躁症，小青龙汤中用五味子、干姜以止咳嗽，都是在解表剂中兼用治里的药物。后人错误地认为仲景解表的方子只治疗表证而不涉及里证，为何不能对药物的性味进行一些思考呢？

【伤寒论翼】太阳主表，为心君之藩篱，犹京师之有边关也。风寒初感，先入太阳之界，唯以得汗为急务，得汗而解，犹边关之有备也。必发汗而解，是君主之令行也。若发汗而汗不出，与发汗而仍不解，是君主之令不行也。夫汗为心之液，本水之气，在伤寒为天时寒水之气，在人身为皮肤寒湿之气，在发汗为君主阳和之气。君火之阳内发，寒水之邪外散矣，故治太阳伤寒以发汗为第一义。若君火不足，则肾液之输于心下者，不能入心为汗，又不能下输膀胱，所以心下有水气也，故利水是治伤寒之第二义。若君火太盛，有烦躁消渴等症，恐不戢而自焚，故清火是太阳伤寒之反治法。若君火衰微不足以自守，风寒内侵于脏腑，必扶阳以御之，故温补是太阳伤寒之从治法。其他救弊诸法，种种不同，大法不外乎此。

【白话解】太阳主表，是心的屏障，就如同京都有边关护卫一般。初感风寒之邪，邪气首先侵入太阳经界，只能以发汗驱邪为急需处理的事务，汗出后病邪得以解除，这就如同边关有所防备一样。一定要用发汗的方法才能解除病邪，这是心的功能正常实施的表现。如果发汗后汗不出，以及发汗后病邪没有解除，这些都是心的功能不能实施的表现。汗作为心主司的津液，本源于水气，水气在伤寒时表现为天气中的寒水之气，在人身时表现为皮肤上的寒湿之气，在发汗时表现为心阳和畅所化生之气。心的阳气从内而发，使寒水之邪得以外散，所以治疗太阳伤寒证将发汗作为首要治法。如果心的阳气不足，那么肾液上输至心下，既不能入心而化生汗液，又不能向下输送至膀胱，因而形成心下有水气之证，所以利水为治疗太阳伤寒第二重要的治法。如果心的阳气太盛，就会出现烦躁、消渴等症状，由于担忧心中火热炽盛而造成自身损害，所以清火是太阳伤寒证的反治法。如果心的阳气衰微不能抗邪，风寒之邪向内侵袭至脏腑，必须要扶助阳气以抵御外邪，所以温补是太阳伤寒证的从治法。其他救治坏证的诸多治法，各不相同，但是治疗太阳伤寒证的根本治法都包括在内了。

【伤寒论翼】发汗、利水，是治太阳两大法门。发汗分形层之次第，利水定三焦之高下，皆所以化太阳之气也。发汗有五法：麻黄汤汗在皮肤，是发散外感之寒气；桂枝汤汗在经络，是疏通血脉之精气；葛根汤汗在肌肉，是升提津液之清气；大青龙汗在胸中，是解散内扰之阳气；小青龙汗在心下，是驱逐内蓄之水气。其治水有三法：干呕而咳，水入即吐，是水气在上焦，在上者汗而发之，小青龙、五苓散是也；心下痞硬，硬满而痛，是水气在中焦，中满者泻之于内，十枣汤、大陷胸是也；热入膀胱，小便不利，是水气在下焦，在下者引而竭之，桂枝去桂加苓术是也。

【白话解】发汗、利水，是治疗太阳病的两种基本治法。发汗有宣散体内表里不同层面邪气的区别，利水要根据三焦位置上下的不同而施用，这两种治法都可以用来化解太阳寒水之气。发汗的方法有五种：麻黄汤发汗在皮肤，能够宣发疏散外感的寒气；桂枝汤发汗在经络，能够舒畅宣通血脉之精气；葛根汤发汗在肌肉，能够升发宣提津液中的清气；大青龙汤发汗在胸中，能够宣散内扰的阳气；小青龙汤发汗在心下，能够驱逐内蓄之水气。太阳病治疗水气有三种方法：干呕而咳，饮水即吐，这是水气停聚在上焦的表现，病在上者宜汗而发之，小青龙汤、五苓散就体现了这种治法；心下痞硬，硬满且痛，这是水气停聚在中焦的表现，《素问·阴阳应象大论》曰："中满者，泻之于内。"十枣汤、大陷胸汤就体现了这种治法；热入膀胱，小便不利，这是水气停聚在下焦的表现，"其下者，引而竭之"，桂枝去桂加茯苓白术汤就体现了这种治法。

【伤寒论翼】太阳之根，即是少阴。紧则为寒，本少阴脉。太阳病而脉紧者，必无汗。此虽太阳能卫外而为固，令汗不出，亦赖少阴能藏精而为守，故不得有汗也。人但知其为表实，而不知其里亦实，故可用麻黄汤而无患。若脉阴阳俱紧而反汗出者，是阳不固而阴不守，虽称亡阳而阴不独存。曰此属少阴者，是指太阳转属少阴，而非少阴本病。

【白话解】太阳经气的根源在于少阴经气的充足。紧脉为寒象，是少阴的本脉。太阳病见脉紧，必定会出现无汗之症。虽然太阳具有固护肌表使其固密的作用，使汗不外泄，但是这种作用也依赖于少阴藏蓄精气固护阴精的作用，所以有无汗的表现。人们只知道太阳病见脉紧是太阳经气实的表现，却不知道其里之少阴经气也充实，所以可用麻黄汤治疗而不必担心服用后出现变证。如果寸关尺三部脉均见紧象却有汗出的表现，则表明阳气不固且阴精不守，虽然称作亡阳但阴精也丧失了。称这种病证归属于少阴，是指太阳病转属少阴病，而不是少阴本病。

【伤寒论翼】太阳阳虚，不能主外，内伤真阴之气，便露出少阴底板。少阴阴虚，不能主内，外伤太阳之气，便假借太阳之面目。所以太阳病而脉反沉，用四逆以急救其里；少阴病而表反热，用麻辛以微解其表。此表里雌雄相应之机也。

【白话解】太阳阳气不足，不能发挥固护肌表的作用，使外邪内损真阴之气，便会导致少阴阴精亏损。少阴阴精不足，则不能固守于内，使邪气外伤太阳经气，就表现出太阳病的脉证。所以太阳病见脉沉时，要尽快用四逆汤以救治少阴里虚；少阴病而反见表热，就用麻黄细辛来解除表证。这就是表里阴阳相通的机制。

【伤寒论翼】伤寒一日，太阳受之，即见烦躁是阳气外发之机。六七日乃阴阳自和之际，反见躁烦，是阳邪内陷之兆。所云阳去入阴者，指阳邪下陷言，非专指阴经也。或入太阳之腑而热结膀胱，或入阳明之腑而胃中干燥，或入少阳之腑而胁下硬满，或入太阴而暴烦下利，或入少阴而口舌干燥，或入厥阴而心中疼热，皆入阴之谓。后人惑于传经之谬，因不知有入阴、转属等义矣。

【白话解】《伤寒论·辨太阳病脉证并治》云："伤寒一日，太阳受之。"若随即出现烦躁的症状，这是阳气向外发越所致。《伤寒论·辨少阳病脉证并治》云："伤寒六七日，无大热，其人躁烦者，此为阳去入阴故也。"病后六七日是阴阳自和的时候，反而出现烦躁之症，这是阳邪内陷的征兆。这句条文所说的"阳去入阴"，是指阳邪内陷，并非特指传入阴经。可能是邪入太阳之腑而出现热结膀胱证，可能是邪入阳明之腑而出现胃中干燥，可能是邪入少阳之腑而出现胁下硬满，可能是邪入太阴而出现暴烦下利，可能是邪入少阴而出现口舌干燥，可能是邪入厥阴而出现心中痛热，这些都称为"入阴"。后人被传经这种错误的理论所迷惑，因而不知道存在入阴、转属等说法。

★阳明病解第二

【伤寒论翼】按阳明提纲，以里症为主。虽有表症，仲景意不在表，为有诸中而形诸外也。或兼经病，仲景意不在经，为标在经而根于胃也。太阴阳明同处中州，而太阴为开，阳明为阖也。故阳明必以阖病为主，不大便固阖也，不小便亦阖也，不能食、食难用饱、初欲食反不能食，皆阖也。自汗盗汗，表开而里阖也。反无汗，内外皆阖也。种种阖病，或然或否，故提纲独以胃实为主。胃实不竟指燥粪坚硬，只对下利言，下利是胃家不实矣。故汗出解后，胃中不和而下利者，不称阳明病。如胃中虚而不下利者，便属阳明，即初硬后溏，水谷不别，虽死而不下利者，总为阳明病也。盖阳明太阴，同为仓廪之官，而所司各别。胃司纳，故以阳明主实；脾司输，故太阴主利。同一胃病，而分治如此，是二经所由分也。按阳明为传化之腑，当更实更虚，食入胃实而肠虚，食下肠实而胃虚，若但实不虚，斯阳明病根矣。胃实不是阳明病，而阳明之为病，悉从胃实上得来，故以胃家实为阳明一经总纲也。然致实之由，最宜详审，有实于未病之先者，有实于得病之后者，有风寒外束、热不得越而实者，有妄吐汗下、重亡津液而实者，有从本经热盛而实者，有从他经热盛转属而实者。此只举其病根在实，勿得即以胃实为可下之症。

【白话解】按阳明病的提纲证，以里证为主。虽然有表证，仲景强调阳明病的病位不在表，而是病位在内而症状表现在外。或者兼有经络上的症状，仲景强调的也不是经络上的病变，这些经络上的症状只是表面现象而实际的病位在胃。太阴与阳明同处于人体的中焦，而太阴主开，阳明主阖。所以阳明病必定以阖闭征象为主，不大便是一种闭阖的表现，不小便也是一种闭阖的表现，不能食、食难用饱、初欲食反而不能食，都属于有闭阖征象的症状。自汗盗汗，是表开而里阖的病变。反无汗，是内外都具有闭阖的征象。种种有闭阖征象的病症，可能出现也可能不出现，因此提纲证中只强调胃家实。胃家实不单单指燥粪坚硬，只是相对于下利而言，下利是胃不实的表现。所以表证因汗出而解后，胃气不和而出现下利的表现，不能称作阳明病。如果胃中空虚却不下利，就属于阳明病。即使出现大便初硬后溏，水谷不别的表现，虽然病情严重却不下利，都属于阳明病。因为阳明胃与太阴脾，同是储藏水谷的仓廪之官，而它们的功能却各不相同。胃主受纳，所以阳明病以胃家实为主；脾主转输，所以太阴病以下利为主。同样是胃肠疾病，却按不同经论治，这是根据两经功能不同而区分的。依据阳明是传化之腑，应当是有虚实的更替，饮食物进入胃，胃中充实而肠中空虚，食物进入肠，肠中充实而胃中空虚，如果总是充实而不空虚，这就是阳明病的根源。胃中充实不是阳明病，但阳明病都是从胃中充实而成的，所以将胃家实作为阳明病的总纲。然而导致胃家实的缘由，是最应该详细审查的，有胃家实形成于未病之前的，有胃家实形成于得病之后的，有风寒外束而使热不能发越而形成胃家实的，有乱用汗吐下法使津液严重耗伤而形成胃家实的，有从阳明经热盛而形成胃家实的，有从他经热盛转属阳明经而形成胃家实的。这里只是列举阳明病的根源在于胃家实的一些情况，不能将胃中充实作为可以用下法的指征。

【伤寒论翼】身热汗自出，不恶寒反恶热，是阳明表症之提纲。故胃中虚冷，亦得称阳明病，因其表症如此也。然此为内热发外之表，非中风伤寒之表。此时表寒已散，故不恶寒；里热闭结，故反恶热。只因有胃家实之病根，即见此身热自汗之外症、不恶寒反恶热之病情。然此但言病机发见，非即可下之症也，必谵语、潮热、烦躁、胀痛诸症兼见，才可下耳。

【白话解】《伤寒论·辨阳明病脉证并治》云："身热，汗自出，不恶寒，反恶热也。"这是阳明病表证的提纲证。因此胃中虚冷之证，也可以称为阳明病，因为它的表证也有上述表现。然而这种表证是里热发越于外的反应，并不是中风证与伤寒证的表证。此时在表的寒邪已经被驱散，所以没有恶寒的表现；里热闭结，所以反而出现恶热的症状。只是由于存在胃家实的病机，才能出现身热汗自出的外在表现，以及不恶寒反而恶热的症状。然而这只是论述病机的外在表现，并不是马上就可以使用下法的适应证，一定要和谵语、潮热、烦躁、腹部胀痛等症状同时出现，才可以使用下法。

【伤寒论翼】太阳总纲示人以正面，阳明总纲反示人以底板。其正面与太阳之表同，又当看出阳明之表与太阳不同矣。如阳明病，脉迟汗出多，微恶寒者，是阳明之桂枝症；阳明病，脉浮无汗而喘者，是阳明之麻黄症。本论云，病得之一日，不发热而恶寒者，即此是也。后人见太阳已得此脉症，便道阳明不应有此脉症，故有尚在太阳将入阳明之说。不知仲景书，多有本条不见，而他条中发见者，若始虽恶寒与反无汗等句是也。以阳明表症本自汗出不恶寒，故加虽、反字耳。有本经未宣而他经发见者，若太阳之头项强痛、少阳之脉弦细者是也。若头痛而项不强，脉大而不弦细，便是阳明之表矣。太阳行身之后，阳明行身之前，所受风寒，俱在营卫之表。太阳营卫有虚实，阳明营卫亦有虚实。虚则桂枝，实则麻黄，是仲景治表邪之定局也。仲景之方，因症而设，非因经而设，见此症便与此方，是仲景活法。后人妄以方分经络，非唯阳明不敢用二方，即太阳亦弃之久矣。

【白话解】太阳病总纲反映的是临床症状表现，而阳明病总纲则反映疾病的本质。虽然阳明病的某些症状与太阳表证相同，但也应当看出阳明表证与太阳表证是不同的。如《伤寒论·辨阳明病脉证并治》云："阳明病脉迟，汗出多，微恶寒者。"这是阳明病中的桂枝汤证；又云："阳明病脉浮，无汗而喘者。"这是阳明病中的麻黄汤证。《伤寒论·辨阳明病脉证并治》云："病有得之一日，不发热而恶寒者。"就说的是这种情况。后人见到太阳病已经有这样的脉证，就认为阳明病不应再有这样的脉证，因此就有邪尚在太阳将入阳明的说法。不知道在《伤寒论》中，存在很多在本证条文中没有出现的，而在其他条文中有所阐发的内容，如"始虽恶寒"与"反无汗"等句反映的就是这种情况。因阳明表证本应出现汗自出而不恶寒的表现，所以加"虽""反"等字。还存在本经未明确说明而他经有所阐发的内容，如太阳病之头项强痛、少阳病之脉弦细。如果出现头痛而项不强，脉大而不弦细的表现，就是阳明病表证了。太阳经循行于身体的背面，阳明经循行于身体的前面，所感受的风寒之邪，都聚集在肌表营卫。太阳病营卫异常有虚实的不同，阳明病营卫异常也有虚实的差异。表虚则用桂枝汤，表实则用麻黄汤，这是仲景祛除表邪的固定方法。仲景的方子是依据症状而设立的，并非依据经脉而设，有此证则用此方，这就是仲景治病的灵活用法。后人错误地用方子来区分经络，非但阳明病不敢用麻黄汤、桂枝汤二方治疗，就是在太阳病也很久不用这两个方子治疗了。

【伤寒论翼】阳明之表有二：有外邪初伤之表，有内热达外之表。外邪之表，只在一二日间，其症微恶寒汗出多，或无汗而喘者是也。内热之表，在一二日后，其症身热汗自出，不恶寒反恶热是也。表因风寒外束，故仲景亦用麻、桂二汤汗之；表因内热外发，故仲景更制栀豉汤，因其势而吐之。后人认不出阳明表症，一二日既不敢用麻、桂，二三日后，又不知用栀豉。不识仲景治阳明之初法，所以废弃仲景之吐法，必待热深实极，始以白虎、承气投之，是养虎贻患也。六经伤寒，唯阳明最轻，以阳明为水谷之海，谷气足以胜邪气；阳明为十二经脉之长，血气足以御寒气；阳明寓两阳合明之地，阳气足以御阴气也。阳明阴邪一日恶寒与太阳同，二日便不恶寒反恶热。故《内经》曰：二日阳明受之。以阳明之症在二日见，非谓阳明之病在太阳受交也。仲景曰：伤寒三日，阳明脉大。要知阳明伤寒，在一日二日，即寒去热生，三日见阳明之大脉，则全无寒气，便是阳明病热，而非复前日之伤寒。始虽由于伤寒，今不得再称伤寒，以伤寒之剂治之矣。阳明之恶寒，二日自止，固与他经不同，其恶寒微，又不若太阳之甚。阳明在肌肉中蒸蒸发热，但热无寒，与太阳翕翕发热，寒束于皮毛之上者不同。阳明自汗，亦异于太阳中风之自汗。太阳虽自汗，而出之不利，有执持之意，故其状曰；阳明自汗，多有波澜摇动之状，故名曰濈濈。太阳之脉浮而紧者，热必不解；阳明病脉浮而紧者，必潮热，太阳脉但浮者，必无汗；阳明脉但浮者，必盗汗出。二经表症表脉不同如此。

【白话解】阳明病的表证有两种，一种是外邪初伤所致的表证，一种是内热发越于外所致的表证。外邪所致的表证，只出现在阳明病得病后的一二日之间，它的症状主要表现为微恶寒而汗出多，或者无汗而喘。内热所致的表证，在得病的一二日之后，它的症状主要表现为身热，汗自出，不恶寒反恶热。表证因风寒外束所致，所以仲景也使用麻黄汤、桂枝汤两方以汗法发散表邪；表证因内热外发所致，所以仲景又创立了栀子豉汤，依据病势涌吐以祛邪。后人辨认不出阳明病表证，一二日内既不敢用麻黄汤、桂枝汤，二三日后，又不知道用栀子豉汤治疗。不清楚仲景治疗阳明初病的方法，因此废弃了仲景所用的吐法，一定要等到内热极深实证极盛，才开始用白虎汤、承气汤治疗，这实在是养虎遗患呀。六经病的伤寒证中，只有阳明病势最轻，因为阳明胃腑为水谷之海，谷气充足而能战胜邪气；阳明经为十二经脉之首，血气充足而能抵御寒气；阳明是寓藏太阳与少阳两阳聚合的地方，阳气充足而能抵御阴寒之邪。阳明遭受阴寒之邪的侵袭，第一天出现的恶寒症与太阳病的恶寒症相同，第二天就不再恶寒反而出现怕热的表现。因此《素问·热论》曰："二日阳明受之。"这是由于阳明病的脉证在病后第二天出现，而不是说阳明病是由太阳病传变而来的。《伤寒论·辨阳明病脉证并治》云："伤寒三日，阳明脉大。"要知道阳明伤寒证，在一二日内，就出现恶寒消退而发热出现的现象，第三日出现阳明大脉，而完全没有恶寒的表现，只有阳明病发热的表现，而且不再出现前日的伤寒证。阳明病初起虽然由伤寒所致，二日后便不能再称作伤寒证，也不能用治疗伤寒证的方剂医治。阳明病恶寒的表现，二日后自然停止，确实与他经恶寒的表现不同，而且恶寒的程度轻微，也不似太阳病那么严重。阳明病热在肌肉中而见蒸蒸发热，只有发热的症状而没有恶寒的症状，与太阳病翕翕发热，由寒邪外束皮毛所致者不同。阳明病出现的自汗症，也不同于太阳中风证出现的自汗症。太阳病虽然有自汗的表现，但汗出得不顺畅，好像有所控制的感觉，所以太阳病出汗的病状称为，阳明病出现的自汗症，多有波澜起伏的态势，所以称作溅溅。太阳病出现脉浮而紧的表现，表热必定不能解除；阳明病见脉浮而紧，必然出现潮热的症状。太阳病之脉只呈现浮象，必定无汗；阳明病之脉只呈现浮象者，必然有盗汗出。两经表证的脉证不同就是如上所述的。

【伤寒论翼】今伤寒书，以头痛分三阳，阳明之头痛在额，理固然也。然阳明主里，头痛非其本症。《内经》曰：伤寒一日，巨阳受之，以其脉连风府，故头项痛。七日太阳病衰，头痛少愈也。二日阳明受之，其脉夹鼻络于目，故身热、目痛、鼻干不得眠。是《内经》以头痛属太阳，不属阳明矣。仲景有阳明头痛二条：一曰阳明病，反无汗而小便利，二三日呕而咳，手足厥者，必苦头痛；若不咳不呕，手足不厥者，头不痛。此头痛在二三日，而不在得病之一日，且因于呕咳，而不因于外邪也。一曰伤寒不大便六七日，头痛身热者，与承气汤。此头痛反在太阳病衰时，而因于不大便，即《内经》所谓胀而头痛，非因于风寒也。其中风伤寒诸条，俱不及头痛症，在阳明头痛，又与太阳迥别矣。

【白话解】现在研究伤寒的有关书籍，将头痛分属三阳经，阳明的头痛在前额，按经络循行的道理确实如此。但是阳明病以里证为主，头痛并不是它的主要症状。《素问·热论》云："伤寒一日，巨阳受之，故头项痛，腰脊强。二日阳明受之，阳明主肉，其脉挟鼻络于目，故身热目痛而鼻干，不得卧也。""七日巨阳病衰，头痛少愈。"《内经》认为头痛病位属太阳，不属阳明。《伤寒论·辨阳明病脉证并治》中描述阳明头痛的条文共二条：一条是"阳明病，反无汗，而小便利，二三日，呕而咳，手足厥者，必苦头痛；若不咳不呕，手足不厥者，头不痛"。这里的头痛出现在二三日，而不在得病后第一日，且因于呕咳，而不是因于外邪所致。另一条是"伤寒不大便六七日，头痛有热者，与承气汤"。这里的头痛反而出现在太阳病势衰减的时候，并且是由于不大便所致，这也是《素问·腹中论》所云："胀而头痛。"并非由于风寒所致。阳明病中的中风、伤寒多条原文，都没有论及头痛的症状，意在表明阳明病头痛与太阳病头痛又是迥然有别的。

【伤寒论翼】本论云：阳明病，脉浮而紧，咽燥口苦，腹满而喘，发热汗出，不恶寒，反恶热，身重，此处当直接栀子豉汤主之句。若发汗三段，因不用此方而妄治所致，仍当栀子豉汤主之。仲景但于结句一见，是省文法也。后人竟认栀子豉汤为汗下后救逆之剂，请问未汗下前，仲景何法以治之乎？要知咽燥口苦，腹满而喘，是阳明里热；发热汗出，不恶寒，反恶热，是阳明表热。因阳明之热自内达表，则里症为重，故此条序症，以里症列表症之前。任栀子以清里热，而表热亦解；用香豉以泻腹满，而身重亦除。后人不能于仲景书中寻出阳明之表，而遽引《内经·热病论》之目痛鼻干不得卧以当之；不得仲景阳明治表之法，妄用痘科中葛根升麻汤以主之；不知《内经》因论热病，而只发明阳明经病之一端，仲景立阳明一经，是该内外症治之主治；又不知目痛鼻干是阳盛阴虚，法当滋阴清火，而反发阳明之汗，上而鼻衄，下而便难，是引邪入内矣。要知是风寒之表，则用麻桂而治。如是内热之表，即荆芥、薄荷，皆足亡津液而成胃实。是在用者何如耳。

【白话解】《伤寒论·辨阳明病脉证并治》云："阳明病，脉浮而紧，咽燥口苦，腹满而喘，发热汗出，不恶寒，反恶热，身重。"此处应当紧接"栀子豉汤主之"这一句。"若发汗则躁，心愦愦，反谵语；若加烧针，必怵惕烦躁，不得眠；若下之，则胃中空虚，客气动膈，心中懊憹，舌上胎者"，这三段文字内容都是由于没用栀子豉汤而错误治疗所导致的，仍应当用栀子豉汤治疗。仲景只在结尾中提了一句，属于省文的文法。后人竟然认为栀子豉汤是汗、下后救逆的方剂，请问没用汗、下法之前，仲景用何法治疗此证呢？要知道"咽燥口苦，腹满而喘"属于阳明里热证的表现；"发热汗出，不恶寒，反恶热"属于阳明表热证的表现。因阳明里热由体内蒸腾于外，可知里证病情更重，所以本条所列症状的顺序是将里证列于表证之前。用栀子清泄里热，而表热也随之解除；用香豉宣泄腹满，而身重也随之解除。后人在《伤寒论》中不能找出阳明表证的症状表现，就引《素问·热论》中的"目疼而鼻干，不得卧"当作阳明表证；没有弄清仲景阳明表证的治法，就随意使用痘科中的葛根升麻汤当作主治的方剂；不明白《内经》论述热病，只阐明阳明经病这一个方面，而仲景设立阳明一经，包括内外证治法的主治方剂；又不知晓"目痛鼻干"的病机是阳盛阴虚，按法应当滋阴清火，反而发越阳明之汗，导致人体上部出现鼻衄的表现，下部出现大便难的表现，这是将邪引入体内了呀。要知道是风寒之邪侵袭所致的表证，就用麻黄汤、桂枝汤治疗。如果是内热发越于外所致的表证，即使用荆芥、薄荷这样药力温和之品，也足以导致体内津液亡失形成胃家实。在实际应用中就是如此呀。

【伤寒论翼】治阳明之表热有三法：热在上焦用栀豉汤吐之，上焦得通，津液得下，胃家不实矣；热在中焦，用白虎汤清之，胃火得清，胃家不实矣；热陷下焦，用猪苓汤利之，火从下泄，胃家不实矣。要知阳明之治表热，即是预治其里，三方皆润剂，所以存津液而不令胃家实也。后人因循升麻葛根之谬，不察仲景治阳明表症之法。

【白话解】治疗阳明表热证有三种方法：热壅上焦用栀子豉汤涌吐，吐后上焦气机得以通畅，津液能够向下输布，则胃肠不能形成燥实；热壅中焦，用白虎汤清泄，胃火得以清泄，则胃肠不能形成燥实；热邪下陷下焦，用猪苓汤清利，使火从下泄，则胃肠不能形成燥实。要知道治疗阳明表热证，就是预先治疗里证，上述三方皆属于润剂，用以保存津液而不至于形成胃肠燥实。后人由于遵循升麻葛根汤的谬误，没有考虑到仲景治疗阳明表证的方法。

【伤寒论翼】太阳以心胸为里，故用辛甘发散之剂，助心胸之阳而开玄府之表，不得用苦寒之剂，以伤上焦之阳也，所以宜汗而不宜吐。阳明以心胸为表，当用酸苦涌泄之剂，引胃脘之阳而开胸中之表，不当用温散之剂，以伤中官之津液也，故法当吐而不当汗。阳明当吐而反行汗、下、温针等法，以至心中愦愦、怵惕、懊憹、烦躁、谵语、舌胎等症，然不离阳明之表。太阳当汗而反吐，便见自汗出、不恶寒、饥不能食、朝食暮吐、不欲近衣、欲饮冷食等症，此为太阳转属阳明之表，皆是栀子豉汤症。盖阳明以胃实为里，不特发热、恶寒、汗出、身重、目痛、鼻干为之表，一切虚热，如口苦、咽干、舌胎、喘满、不得卧、消渴而小便不利，凡在胃之外者，悉属阳明之表。但除胃口之热，便解胃家之实，此栀子豉汤为阳明解表之圣剂矣。

【白话解】太阳以心胸为里，所以太阳病使用辛甘发散的方剂，协助心胸阳气而宣散汗孔的表邪，不能使用苦寒的方剂，以损伤上焦阳气，所以适宜用汗法而不宜用吐法。阳明以心胸为表，因此阳明病应当用酸苦涌泄的方剂，引动胃脘阳气而开散胸中的表邪，不应当用温散的方剂，以损伤胃中津液，所以当用吐法而不当用汗法。阳明病应当用吐法而反施用汗、下、温针等治法，以至出现心中愦愦、怵惕、懊憹、烦躁、谵语、舌上有苔等症，然而这些症状都没离开阳明之表。太阳病应当用汗法反而用吐法，就出现了自汗出、不恶寒、饥不能食、朝食暮吐、不欲近衣、欲饮冷食等症，这是邪气从太阳转属阳明之表，都是栀子豉汤证的表现。由于阳明病以胃中实邪内阻为里证，不只是发热、恶寒、汗出、身重、目痛、鼻干为阳明表证的表现，一切无形邪热所致的，如口苦、咽干、舌上有苔、喘满、不得卧、消渴而小便不利，凡发生在胃腑之外的症状，都属于阳明表证的表现。只要除去胃口的邪热，便解除了胃家之里实，这说明栀子豉汤实在是解除阳明表证的圣剂呀。

【伤寒论翼】按伤寒脉浮，自汗出，微恶寒，是阳明表症；心烦，小便数，脚挛急，是阳明里之表症。斯时用栀子豉汤吐之，则胃阳得升，恶寒自罢，心烦得止，汗自不出矣；上焦得通，津液得下，小便自利，其脚自伸。反用桂枝发表，所以亡阳，其咽中干、烦躁、吐逆，是栀子生姜豉汤症。只以亡阳而厥，急当回阳。其改用甘草干姜汤，阳复后，仍作芍药甘草以和阴，少与调胃承气以和里，皆因先时失用栀豉，如此挽回费力耳。

【白话解】按：《伤寒论·辨太阳病脉证并治》："伤寒脉浮，自汗出，小便数，心烦，微恶寒，脚挛急，反与桂枝欲攻其表，此误也。得之便厥，咽中干，烦燥，吐逆者，作甘草干姜汤与之，以复其阳。若厥愈、足温者，更作芍药甘草汤与之，其脚即伸。若胃气不和，谵语者，少与调胃承气汤。若重发汗，复加烧针者，四逆汤主之。"伤寒脉浮，自汗出，微恶寒，是阳明表证的表现；心烦，小便数，小腿挛急，是阳明里证的外在表现。这时适合使用栀子豉汤来涌吐，使胃阳能够升发，恶寒自然消失，心烦也得以解除，汗出也随之停止；上焦气机宣通，津液能够向下输布，小便自然通利，病人的小腿也能伸展。如果反而用桂枝汤发散表邪，导致阳气亡失，而出现咽中干、烦躁、吐逆的表现，这是栀子生姜豉汤的适用证。只要是因阳气亡失而出现四肢厥冷的症状，就应尽快挽救阳气。因此改用甘草干姜汤，阳气回复后，继续服芍药甘草汤达到恢复阴液的作用，用少量调胃承气汤来调和里气，这些都是由于疾病初期未用栀子豉汤治疗，所以才如此费力补救罢了。

【伤寒论翼】按仲景云病如桂枝症，则便不得凿定为太阳中风。凡恶风、恶寒、发热而汗自出者，无论太阳、阳明、中风、伤寒，皆是桂枝症矣。太阳病，头项强痛，而此云头不痛、项不强，便非太阳症。《内经》曰：邪中于膺，则入阳明。此云胸中痞硬，气上冲咽喉不得息，是阳明受病无疑也。虽外症象桂枝，而病在胸中，不在营卫，便不是桂枝症。故立瓜蒂散，所谓在上者因而越之也。此与前条本阳明病，仲景不冠于阳明者，以不关胃实，而未见不恶寒之病情耳。

【白话解】按：《伤寒论·辨太阳病脉证并治》："病如桂枝证，头不痛，项不强，寸脉微浮，胸中痞硬，气上冲咽喉，不得息者，此为胸有寒也，当吐之，宜瓜蒂散。"病如桂枝证，便不能就此断定是太阳中风证。凡出现恶风、恶寒、发热而汗自出的表现，无论是太阳病、阳明病、中风证、伤寒证，都是桂枝汤的适用证。太阳病，本来应当有头项强痛的表现，而此处又云头不痛，项不强，则本证的症状表现不属于太阳病。《灵枢·邪气脏腑病形》曰："中于面则下阳明，中于项则下太阳，中于颊则下少阳，其中于膺背两胁亦中其经。"邪气侵袭人体的胸膺部，就进入阳明。那么本条所云胸中痞硬，气上冲喉咽，不得息者，无疑是阳明受病。虽然表现出的症状好似桂枝汤证，但病位在胸中，不在营卫，就不是桂枝汤的适用证。因而仲景创立瓜蒂散以治疗此证，这就是《素问·阴阳应象大论》所谓"其高者，因而越之"之意。本条与前条都属于阳明病，仲景却没有在其句首冠以"阳明"字样，原因在于其与胃家实无关，且没有出现不恶寒的症状。

【伤寒论翼】上越、中清、下夺，是治阳明三大法；发汗、利小便，是阳明经两大禁。然于风寒初入阳明之表，即用麻黄桂枝发汗者，以急于除热而存津液，与急下之法同。若脉浮烦渴，小便不利，用猪苓汤利小便者，亦以清火而存津液。而又曰汗多者，不可与猪苓汤。要知发汗利小便，是治阳明权巧法门，非正治法。

【白话解】邪在上用发越的方法，邪在中用清泄的方法，邪在下用攻下的方法，这是治疗阳明病的三大治法；发汗、利小便，是治疗阳明病的两大禁忌。然而在风寒之邪刚侵入阳明之表时，立即用麻黄汤、桂枝汤发汗，其目的是尽快祛除表热而保存体内津液，与急下法意义相同。《伤寒论·辨阳明病脉证并治》云："若脉浮发热，渴欲饮水，小便不利者，猪苓汤主之。"用猪苓汤通利小便，其目的也是清热泻火而保存体内津液。但是又云："阳明病，汗出多而渴者，不可与猪苓汤。"应该知道发汗、利小便，是治疗阳明病权变机巧的方法，并非正治法。

【伤寒论翼】阳明之病在热实，宜无温补法矣，而食谷欲呕者，是胃口虚寒，故不主内热也。然胃口虽虚，胃中犹实，仍不失为阳明病，与吴茱萸汤散胃口之寒，上焦得通，津液得下，胃气因和，则温补又是阳明之从治法。若胃口虚热者，用白虎加参，是阳明又有凉补法也。此二义又是治阳明权巧法门。

【白话解】《伤寒论·辨阳明病脉证并治》云："食谷欲呕，属阳明也，吴茱萸汤主之。得汤反剧者，属上焦也。"阳明病性属热实证，自然不宜用温补的治法，而出现食谷欲呕之症，属于胃口部虚寒，因此不属里热证。虽然胃口虚寒，但胃中实仍在，仍然属于阳明病，用吴茱萸汤驱散胃口虚寒，使上焦得以畅通，津液得以向下输布，胃气因而和降，所以温补法也是阳明病的从治法。如果胃口虚热，则用白虎加人参汤治疗，可见治疗阳明病还有凉补法。这两种用法又是治疗阳明病的权变机巧的方法。

【伤寒论翼】本论云：伤寒三日，三阳为尽，三阴当受邪。其人反能食不呕，此为三阴不受邪矣。盖阳明为三阴之表，故三阴皆看阳明之转旋，三阴之不受邪者，藉胃为之蔽其外也。胃气和则能食不呕，故邪自解而三阴不病。胃阳虚，邪始得入三阴。故太阴受邪，腹满而吐，食不下；少阴受邪，欲吐不吐；厥阴受邪，饥不欲食，食即吐蛔。若胃阳亡，则水浆不入而死。要知三阴受邪，关系不在太阳少阳，而全在阳明。阳明以太阴为里，是指牝脏言；太阴亦以阳明为里，是指转属言也。肾者胃之关，水者土之贼，故三阴亦得以阳明为里。三阴为三阳之里，而三阴反得转属阳明为里，故三阴皆得从阳明而下，则阳明又是三阴经实邪之出路也。既为三阴之表以御邪，又为三阴之里以逐邪，阳明之关系三阴重矣。

【白话解】《伤寒论·辨少阳病脉证并治》云："伤寒三日，三阳为尽，三阴当受邪，其人反能食而不呕，此为三阴不受邪也。"阳明是三阴之表，所以三阴都受阳明变化的影响，所谓三阴不受邪气侵袭，是指借助胃气如屏障般保卫三阴使其不受邪气的侵袭。胃气和降则能食而不呕吐，所以邪气被自身正气祛除因而三阴不受到损害。如胃阳不足，邪气因而侵袭三阴。那么太阴受到邪气侵袭，就会出现"腹满而吐，食不下"的表现；少阴受到邪气侵袭，就会出现"欲吐不吐"的表现；厥阴受到邪气侵袭，就会出现"饥而不欲食，食则吐蛔"的表现。如果胃阳衰亡，就会出现水浆不入而濒临死亡的表现。要知道三阴受邪与否，与太阳、少阳关系不大，而完全取决于阳明经气的充盛与否。阳明以太阴为里，是指脾为胃的母脏而言；太阴也以阳明为里，这是指病势转属而言。《素问·水热穴论》曰："肾者胃之关也。"肾如同关卡，掌控着胃对于水液的调节，水胜则反侮于土，称为贼，所以三阴也以阳明为里。三阴是三阳之里，而三阴病反而得转属阳明为里，所以三阴邪气都能够循阳明而出，那么阳明又是三阴经实邪的出路。既是三阴的屏障以抵御外邪，又是三阴之里以驱逐邪气，说明阳明对于三阴可谓关系重大呀。

★少阳病解第三

【伤寒论翼】少阳处半表半里，司三焦相火之游行。仲景特揭口苦、咽干、目眩为提纲，是取病机立法矣。夫口、咽、目三者，脏腑精气之总窍，与天地之气相通者也。不可谓之表，又不可谓之里，是表之入里，里之出表处，正所谓半表半里也。三者能开能阖，开之可见，阖之不见，恰合为枢之象。苦、干、眩者，皆相火上走空窍而为病，风寒杂病咸有之，所以为少阳一经总纲也。如曰两耳无闻，胸满而烦，只举得中风一症之半表半里。《内经》之胸胁痛而耳聋，只举得热症中之半表半里，故提纲不与焉。

【白话解】少阳位于半表半里，总司三焦相火的游行。《伤寒论·辨少阳病脉证并治》云："少阳之为病，口苦，咽干，目眩也。"仲景特别揭示了口苦、咽干、目眩为少阳病的提纲证，是以其病机为立法依据。口、咽、目三者为反映脏腑精气的官窍，与天地之气相联通。少阳不可称之为表，也不可称之为里，是由表入里，由里出表的部位，正是所谓的半表半里。口、咽、目三者能开能关，开之可见，关之不见，恰似门的转轴而为枢之象。苦、干、眩，都是相火向上走于清窍而为病的表现，外感风寒与内伤杂病都可出现相关病证，所以"口苦、咽干、目眩"为少阳病的总纲。《伤寒论·辨少阳病脉证并治》云："少阳中风，两耳无所闻，目赤，胸中满而烦者，不可吐下，吐下则悸而惊。"如果只言"两耳无所闻""胸中满而烦",那就只列举了中风证半表半里的表现。《素问·热论》中提到的"胸胁痛而耳聋",只列举了热证中半表半里的表现,所以少阳病的提纲证中没有纳入这些症状。

【伤寒论翼】少阳之表有二:脉弦细、头痛、发热,或呕而发热者,少阳伤寒也;耳聋、目赤、胁满而烦,少阳中风也。此少阳风寒之表,而非少阳之半表。阳明风寒之表,亦有麻、桂症。少阳风寒之表,既不得用麻、桂之汗,亦不得用瓜蒂、栀豉之吐。若发汗则谵语,吐、下则悸而惊,是少阳之和解,不特在半表而始宜也。少阳初感风寒,恶寒发热与太阳同,不得为半表。惟寒热不齐,各相回避,一往一来,势若两分,始得谓之半表耳。往来寒热有三义:少阳自受寒邪,阳气尚少,不能发热,至五六日郁热内发,始得与寒气相争,而往来寒热,一也;或太阳伤寒过五六日,阳气已衰,余邪未尽,转属少阳而往来寒热,二也;夫风为阳邪,少阳为风府,一中于风,便往来寒热,不必五六日而始见,三也。

【白话解】少阳病的表证有两种证候表现:《伤寒论·辨少阳病脉证并治》所云"脉弦细,头痛发热者"或"呕而发热者",属少阳伤寒证;"两耳无所闻,目赤,胸中满而烦者",属少阳中风证。此为少阳病的风寒表证,而不是少阳病的半表证。阳明病的风寒表证,也有麻黄汤证、桂枝汤证。少阳病的风寒表证,既不得用麻黄汤、桂枝汤发汗,亦不能用瓜蒂散、栀子豉汤涌吐。《伤寒论·辨少阳病脉证并治》所云"发汗则谵语""吐下则悸而惊",说明少阳病的和解法不只适用于半表证,初起的少阳病表证也一样适用。少阳病初起感受风寒,恶寒发热的表现与太阳病相同,不能认为是半表证。只有出现恶寒与发热交替出现,势若两分,才可称之为半表证。往来寒热有三层含义:少阳感受寒邪,阳气尚且不足,不能发热,至五六日郁热由内外发,才开始能与寒气相争,而出现往来寒热的表现,这是第一层含义;或者太阳伤寒经过五六日,阳气已衰退,余邪未尽,转属少阳而成往来寒热,这是第二层含义;风为阳邪,少阳为风腑,一旦感受风邪即出现往来寒热的症状,不必等到五六日才开始出现,这是第三层含义。

【伤寒论翼】太阳之身寒在未发热时,如已发热,虽恶寒而身不再寒。阳明之身寒恶寒,只在初得之二日,至三日则恶寒自罢,便发热而反恶热。惟少阳之寒热有往而复来之异,寒来时便身寒恶寒而不恶热,热来时便身热恶热而不恶寒,与太阳之如疟,发热恶寒而不恶热,阳明之如疟,潮热恶热而不恶寒者,不侔也。盖以少阳为嫩阳,如日初出,寒留于半表者不遽散,热出于半里者未即舒，故见此象耳。然寒为欲去之寒，热为新炽之热，寒固为虚寒，而热亦非实热，故小柴胡汤只治热而不治寒，预补其虚而不攻其实也。小柴胡为半表设，而其症皆属于里，盖表症既去其半，则病机偏于向里矣。惟寒热往来一症，尚为表邪未去，故独以柴胡一味主之，其他悉属里症药。凡里症属阳者多实热，属阴者多虚寒。而少阳为半里，偏于阳，偏于热，虽有虚有实，不尽属于虚也。仲景深以里虚为虑，故于半表未解时，便用人参以固里。寒热往来，病情见于外；苦、喜、不欲，病情得于内。看苦、喜、欲三字，非真呕、真满、不能饮食也；看往来二字，即见有不寒热时。寒热往来，胸胁苦满，是无形之表；心烦喜呕，默默不欲饮食，是无形之里。其或胸中烦而不呕，或渴，或腹中痛，或胁下痞硬，或心悸、小便不利，或咳者，此七症皆偏于里，惟微热为在表；皆属无形，惟胁下痞硬为有形；皆风寒通症，惟胁下痞硬为少阳。总是气分为病，非有实热可据，故皆从半表半里之治法。

【白话解】太阳病在未发热时出现身体寒冷的表现，如果已经发热，虽恶寒而身体不再寒冷。阳明病只在初得病时的二日出现身寒恶寒的症状，至三日则恶寒自行停止，继而出现发热且反恶热的表现。只有少阳病出现寒热往来的不同表现，寒来时便出现身寒恶寒而不恶热，热来时便出现身热恶热而不恶寒，与太阳病出现如疟状，发热恶寒而不恶寒，阳明病出现如疟状，潮热恶热而不恶寒的表现都不同。因为少阳属幼阳，如初升的太阳，寒邪留于半表不能快速发散，热邪郁于半里不能立刻舒散，因此出现这种寒热往来的现象。然而寒为将欲解除之寒，热为刚刚炽盛之热，寒固然为虚寒，而热也不是实热，因此小柴胡汤只治热证而不治寒证，预先补其虚损而不是攻逐其邪实。小柴胡汤为半表证而设立，其证候却都属于里证，这是表证已去其大半，则病机偏于里的缘故。只有往来寒热一证，尚且表明表邪未去，所以单独使用一味柴胡治疗，其他都为治疗里证的药物。凡是里证属阳者多为实热证，属阴者多为虚寒证。而少阳病重在半里证，其性偏于阳，偏于热，虽有虚实之分，但不都属于虚证。仲景非常担心其里虚之证，所以在半表证未解时便用人参以固里。寒热往来，是病情表现于外的症状；口苦、喜呕、不欲饮食又反映病情在里。观"苦""喜""欲"三字，并不是真正的呕吐、满胀、不能饮食；看"往来"二字，即可知少阳病有不恶寒发热的时候。《伤寒论·辨太阳病脉证并治》"往来寒热，胸胁苦满"是无形之表证，"默默不欲饮食，心烦喜呕"为无形之里证。又云"或胸中烦而不呕，或渴，或腹中痛，或胁下痞硬，或心下悸，小便不利……或咳者"，这七种症状都偏于里，只有"身有微热"为表证的表现；都属于无形的症状表现，只有胁下痞硬为有形的症状表现；都是受风寒之邪侵袭后通常所出现的症状，只有胁下痞硬一症属于少阳病的症状表现。以上所述皆为气分病的症状表现，而没有实热为患的症状依据，因此都依从半表半里证的治疗方法。

【伤寒论翼】少阳为游部，其气游行三焦，循两胁，输腠理，是先天真元之气，所以谓之正气。正气虚，不足以固腠理，邪因腠理之开，得入少阳之部。少阳主胆，为中正之官，正气虽虚，不容邪气内犯，必与之相搏，搏而不胜，所以邪结胁下也。往来寒热，即邪正相争之象。更实更虚，所以休作有时。邪实正虚，所以默默不欲饮食。仲景于表症不用人参，此因正邪分争，正不胜邪，故用之扶元气，助正以却邪也。若外有微热而不往来寒热，是风寒之表未解，不可谓之半表，当小发汗，故去参加桂。心烦与咳，虽逆气有余而正气未虚，不可益气，故去人参。如太阳汗后身痛，而脉浮沉迟，与下后协热利而心下硬，是太阳之半表里症也。表虽不解，里气已虚，故参桂兼用。是知仲景用参，皆是预保元气耳。

【白话解】《素问·阴阳类论》曰："三阳为经，二阳为维，一阳为游部，此知五脏终始。"少阳为游部，其气不固定于一处而是游行于三焦，循行两胁，输布于腠理，是属先天真元之气，所以称之为正气。正气亏虚，不足以固护腠理，邪气因腠理开泄，而入少阳之经。少阳主胆，为中正之官，正气虽虚，却不容许邪气内犯，必定与之相争，正不胜邪，因此邪气结聚于胁下。往来寒热就是邪正相争的表现。邪正相争，虚实更替，所以出现寒热往来休作有时的表现。邪实正虚，所以出现默默不欲饮食的症状。仲景治疗表证时不用人参，本证因正邪交争而正不胜邪，所以用人参以扶助元气，帮助正气以祛除邪气。若出现外有微热而没有往来寒热的表现，是风寒表证还未解除所致，不可认为是半表证，应当轻微发汗，所以去掉人参而加入桂枝。心烦与咳逆，虽属于邪气有余的表现，但正气未虚，不可益气，因此去掉人参。《伤寒论·辨太阳病脉证并治》所云"发汗后，身疼痛，脉沉迟者"以及"太阳病，外证未除而数下之，遂协热而利，利下不止，心下痞硬，表里不解者"，都属于太阳病的半表半里证。表证虽然还没有完全解除，但里气已经亏虚，所以兼用人参与桂枝。由此可知，仲景用人参都是要预先保护元气。

【伤寒论翼】更有脉症不合柴胡者，仍是柴胡症。本论云：伤寒五六日，头汗出，微恶寒，手足冷，心下满，口不欲食，大便硬，脉细者，此为阳微结，半在里半在表也。脉虽沉紧，不得为少阴病者，阴不得有汗，今头汗出，故可与小柴胡汤。此条是少阴阳明并病，而脉症俱是少阴。五六日又少阴发病之期，若谓阴不得有汗，则少阴亡阳，亦有反汗出者。然阳亡与阴结，其别在大便，亡阳则咽痛吐利，阴结则不能食而大便反硬也。亡阳与阳结，其别在汗。亡阳者，卫气不固，汗出必遍身；阳结者，热邪郁闭，汗只在头也。阳结、阳微之别在食。阳明阳盛，故能食而大便硬，此为纯阳结；少阳阳微，故不能食而大便硬，此为阳微结。故欲与柴胡汤，必究其病在半表。然微恶寒，亦可属少阴，但头汗出，始可属少阳。故反覆讲明头汗之义，可与小柴胡而勿疑也。所以然者，少阳为枢，少阴亦为枢，故见症多相似，必于阴阳表里辨之真而审之确，始可一剂而瘳。此少阴少阳之疑似症，又柴胡症之变局也。

【白话解】更有脉证表现与使用小柴胡汤治疗的症状表现不相符合，而仍然属于小柴胡汤证的情况。《伤寒论·辨太阳病脉证并治》云："伤寒五六日，头汗出，微恶寒，手足冷，心下满，口不欲食，大便硬，脉细者，此为阳微结……此为半在里半在外也。脉虽沉紧，不得为少阴病，所以然者，阴不得有汗，今头汗出，故知非少阴也，可与小柴胡汤。"这个条文所述病证属少阴阳明并病，而脉证都属少阴病。感受外邪五六日又是少阴发病的日期，若称阴证不得有汗出，则少阴亡阳证，也有反而汗出的症状。亡阳证与阴结证的区别在于大便的性状，亡阳证有咽痛、呕吐、下利的表现，阴结证有不能饮食而大便反硬的表现。亡阳证与阳结证的区别在于汗出的性状：亡阳者卫气不固，汗出必定遍及全身；阳结者，热邪郁闭，汗出只见于头部。阳结证与阳微结证的鉴别在于饮食的情况：阳明病阳气充盛，所以出现能食而大便硬的表现，此为纯阳结证；少阳病阳气微，所以出现不能食而大便硬的症状，此为阳微结证。因此想要用小柴胡汤治疗就必须探究其病位在半表。然而微恶寒也可以是少阴病的症状，只有头部汗出，才可属少阳病。因此此处反复讲明头部汗出的意义，可以使用小柴胡汤治疗而不须疑虑。之所以这样，是因为少阳为枢，少阴也为枢，因此出现的症状表现多为相似，必须于阴阳表里中辨识病机之真正本质，才可一剂方药便治愈疾病。这是少阴病与少阳病的疑似证，又是小柴胡汤证的变证。

【伤寒论翼】少阳主人身之半，胁主一身之半，故胁为少阳之枢，而小柴胡为枢机之剂也。岐伯曰：中于胁，则入少阳。此指少阳自病。然太阳之邪欲转属少阳，少阳之邪欲转并阳明，皆从胁转。如伤寒四五日，身热恶寒，头项强胁下满者，是太阳少阳并病，将转属少阳之机也。以小柴胡汤与之，所以断太阳之来路。如阳明病，发潮热，大便溏，小便自可，胸胁满不去者，是少阳阳明并病，此转属阳明之始也。以小柴胡与之，所以开阳明之出路。若据次第传经之说，必阳明始传少阳，则当大便硬而不当溏，当曰胸胁始满，不当曰满不去矣。又阳明病，胁下硬满，不大便而呕，舌上白胎者，此虽已属阳明，而少阳之症未罢也。盖少阳之气，游行三焦，因胁下之阻隔，令上焦之治节不行，水精不能四布，故舌上有白胎而呕。与之小柴胡，转少阳之枢也，则上焦气化始通，津液得下，胃家不实，而大便自输矣。身濈然而自汗解者，是上焦津液所化，故能开发腠理，熏肤、充身、泽毛，若雾露之溉。与胃中邪热熏蒸而自汗不解者不同。

【白话解】少阳主人身之半，胁主一身之半，因此胁部为少阳之枢，而小柴胡汤为和解枢机的方剂。《灵枢·邪气脏腑病形》云："中于面则下阳明，中于项则下太阳，中于颊则下少阳，其中于膺背两胁亦中其经。"邪气侵袭人体的两胁，则入少阳。这里是指少阳本经自病。然而太阳之邪欲转属少阳，少阳之邪欲转属阳明，皆从胁部转属。如《伤寒论·辨太阳病脉证并治》云："伤寒四五日，身热恶风，颈项强，胁下满。"此属太阳少阳并病，邪将转属少阳之时。用小柴胡汤治疗，以切断邪气由太阳转属少阳的来路。如《伤寒论·辨阳明病脉证并治》云："阳明病，发潮热，大便溏，小便自可，胸胁满不去者。"此属少阳阳明并病，是邪气转属阳明的开始。用小柴胡汤治疗，以开通邪气出于阳明的出路。若依据次第传经的说法，邪气必由阳明传入少阳，则大便应当硬而不应溏，当言"胸胁始满"，不当言"满不去"。又《伤寒论·辨阳明病脉证并治》云："阳明病，胁下硬满，不大便而呕，舌上白胎者，可与小柴胡汤。上焦得通，津液得下，胃气因和，身濈然而汗出解也。"此虽已属于阳明病，但少阳病并未完全解除。少阳之气，游行于三焦，因胁下的邪气阻隔，使上焦肺之治节失司，水精不能布散，因此出现舌上有白苔而呕的表现。用小柴胡汤治疗，转动少阳之枢机，则上焦气化开始宣通，津液得以润下，使胃家不实，而大便自行通畅。身濈然汗出而病自解除的表现，是上焦宣化，津液得以输布的缘故，所以能够开发腠理，熏肤、充身、泽毛，像雾露的布散一般。此与胃中邪热熏蒸导致的自汗出而病不解者不同。

【伤寒论翼】东垣云：少阳有不可汗、吐、下、利小便四禁。然柴胡症中口不渴，身有微热者，仍加桂枝以取汗。下后胸胁满微结，小便不利，渴而不呕，头汗出，寒热往来者，用柴胡桂枝干姜汤汗之。下后胸满烦惊，小便不利，谵语身重者，柴胡龙骨牡蛎汤中用大黄、茯苓以利二便。柴胡症具而反下之，心下满而硬痛者，大陷胸汤下之。医以丸药下之而不得利，已而微利，胸胁满而呕，日晡潮热者，小柴胡加芒硝下之。是仲景于少阳经中已备汗、下、利小便法也。若吐法本为阳明初病胸中实不得息、不得食、不得吐而设。少阴病，饮食入口即吐，心下温温欲吐，复不能吐，亦是胸中实，当吐之。若水饮蓄于胸中，虽是有形而不可为实，故不可吐。何则？少阳之喜呕而发热，便是中气之虚，但热而不实，故用人参以调中气，上焦得通，津液得下，胃气因和。故少阳之呕与谵语不并见，所以呕者是少阳本症，谵语是少阳坏症。然本渴而饮水，呕与但欲呕，胸中痛微溏者，又非柴胡症，是呕中又当深辨也。

【白话解】李东垣言："少阳病有不可汗、吐、下、利小便四个禁忌。"然而小柴胡汤的加减法中"若不渴，外有微热者"，仍加桂枝以解肌发汗。《伤寒论·辨太阳病脉证并治》云："伤寒五六日，已发汗而复下之，胸胁满微结，小便不利，渴而不呕，但头汗出，往来寒热，心烦者，此为未解也，柴胡桂枝干姜汤主之。"用柴胡桂枝干姜汤发汗。又云："伤寒八九日，下之，胸满烦惊，小便不利，谵语，一身尽重，不可转侧者，柴胡加龙骨牡蛎汤主之。"用柴胡加龙骨牡蛎汤中的大黄、茯苓以通利二便。《伤寒论·辨太阳病脉证并治》云："柴胡汤证具，而以他药下之……若心下满而硬痛者，此为结胸也，大陷胸汤主之。"又云："伤寒十三日不解，胸胁满而呕，日晡所发潮热，已而微利。此本柴胡证，下之以不得利，今反利者，知医以丸药下之，此非其治也。潮热者实也，先宜服小柴胡汤以解外，后以柴胡加芒硝汤主之。"这些都是仲景于少阳病中已经设立的发汗、攻下、通利小便的治法。至于吐法，本为阳明病初起出现胸中实而不得喘息、不得饮食、不得吐而设立。《伤寒论·辨少阴病脉证并治》所云："少阴病，饮食入口则吐，心中温温欲吐，复不能吐。"亦是胸中实邪结聚，当用涌吐的方法治疗。若水饮停聚于胸中，虽是有形之邪但不可认为是由实邪所致，所以不可使用吐法治疗。为什么这么说呢？原因在于少阳病出现喜呕而发热的表现，便是中气亏虚，只有发热的症状而无有形实邪为患，所以用人参以调理中气，使上焦气机宣通，津液得以润下，胃气因此得以调和。因此少阳病的呕与谵语的症状并不同时出现，所以呕是少阳病的本证，谵语是少阳病的变证。然而《伤寒论·辨太阳病脉证并治》所云"本渴，而饮水呕者"与"但欲呕，胸中痛，微溏者"，又不属于小柴胡汤证，因此呕的症状又应当细致分辨。

【伤寒论翼】按呕、渴虽六经俱有之症，而少阳阳明之病机，在呕、渴中分。渴则属阳明，呕则仍在少阳。如伤寒呕多，虽有阳明症不可攻之，因三焦之气不通，病未离少阳也。服柴胡汤已，渴者，属阳明也。此两阳之并合，病已过少阳也。夫少阳始病，便见口苦、咽干、目眩，先以津液告竭矣。故少阳之病，最易转属阳明，所以发汗即胃实而谵语。故小柴胡中已具或渴之症，方中用参、芩、甘、枣，皆生津液之品，以预防其渴。服之反渴，是相火炽盛，津液不足以和胃，即转属阳明之机也。

【白话解】按：呕、渴虽是六经病都有的症状，但少阳病与阳明病的病机可依据呕和渴的特点来区分。渴则病属阳明，呕则说明病仍在少阳。如《伤寒论·辨阳明病脉证并治》所云："伤寒呕多，虽有阳明证，不可攻之。"因为三焦的气机不通，病变没有离开少阳。《伤寒论·辨太阳病脉证并治》云："服柴胡汤已，渴者属阳明，以法治之。"这是两阳合并，病已过少阳。少阳初得病时，便出现口苦、咽干、目眩的表现，说明首先已有津液损伤。因此少阳病最易转属阳明，而少阳病发汗就会导致胃家实而出现谵语的症状。因此小柴胡汤证中已有口渴这样的或然症，小柴胡汤中用人参、黄芩、甘草、大枣都是生津养液的药物，以预防出现口渴的症状。服用小柴胡汤之后反而出现口渴的表现，是由于相火炽盛，津液不足以和胃所致，这就是病变转属阳明的病机。

【伤寒论翼】少阳妄下后有二变：实则心下满而硬痛为结胸，用大陷胸汤下之；虚则但满而不痛为痞，用半夏泻心汤和之。此二症皆从呕变，因不用柴胡，令上焦不通，津液不下耳。本论云：伤寒中风，有柴胡症，但见一症即是，不必悉具者，言往来寒热，是柴胡主症。此外兼见胸胁满硬，心烦喜呕，及或为诸症中凡有一者，即是半表半里。故曰呕而发热者，小柴胡汤主之，因柴胡为枢机之剂也。风寒不全在表，未全入里者，皆可用。故症不必悉具，而方有加减法也。然柴胡有疑似症，不可不审。如胁下满痛，本渴而饮水呕者，柴胡不中与也。又但欲呕，腹中痛微溏者，此非柴胡症。如此详明。所云但见一症便是者，又当为细辨矣。

【白话解】少阳病乱用攻下法治疗后有两种变证：实证则有心下硬满疼痛而为结胸证者，当用大陷胸汤攻下；虚证则有但满而不痛为痞证者，当用半夏泻心汤调和。这两个病证皆从呕吐转变而来，因为不用小柴胡汤治疗，而使上焦不得宣通，津液不能下输所致。《伤寒论·辨太阳病脉证并治》云："伤寒中风，有柴胡证，但见一证便是，不必悉具。"提到往来寒热是小柴胡汤证的主症。此外兼见胸胁满硬、心烦喜呕，以及或然症中的一种，即属于半表半里证。所以《伤寒论·辨厥阴病脉证并治》云："呕而发热者，小柴胡汤主之。"这是因为小柴胡汤是和解枢机的方剂。风寒之邪不全在表，又未完全入于里的病证，都可以使用小柴胡汤治疗。故而症状表现不一定全部具备，而方剂也有加减法的变化。然而小柴胡汤证有疑似证，不可不详细审查。如《伤寒论·辨太阳病脉证并治》云："胁下满痛……本渴，而饮水呕者，柴胡汤不中与也。"又如《伤寒论·辨太阳病脉证并治》云："但欲呕，胸中痛，微溏者，此非柴胡证。"如此详细说明。而所言"但见一证便是"者，又应当详细辨察。

★太阴病解第四

【伤寒论翼】按《热病论》云：太阴脉布胃中，络于嗌，故腹满而嗌干。此热伤太阴之标，自阳部注经之症，非太阴本病也。仲景立本病为提纲，因太阴主内，故不及中风、四肢烦疼之表，又为阴中至阴，故不及热病嗌干之症。太阴为开，又阴道虚，太阴主脾所生病，脾主湿，又主输。故提纲主腹满时痛而吐利，皆是里虚不固，湿胜外溢之症也。脾虚则胃亦虚，食不下者，胃不主内也。要知胃家不实，便是太阴病。

【白话解】依据《素问·热论》云："太阴脉布胃中络于嗌，故腹满而嗌干。"这是热邪伤及太阴经之表，邪气自人体阳经传入阴经之证，并不是太阴本病。仲景设立太阴本病为提纲证，是因太阴主内，所以不提及中风、四肢烦痛之类的表证，又因为太阴为阴中之至阴，因此不提及热病咽干之症。《素问·阴阳离合论》云："太阴为开。"又《素问·太阴阳明论》云："阴道虚。"太阴主脾所生的疾病，脾主湿，又主运化。所以提纲证中所主腹满时痛而吐利，都是里虚不固，湿气胜而外溢的证候表现。脾虚则胃也虚，病人出现饮食不下的表现，是因胃不能正常受纳所致。要知道脾胃疾病中，如果胃家不实，便是太阴病。

【伤寒论翼】脾胃同处腹中，故腹满为太阴阳明俱有之症。在阳明是热实为患，在太阴是寒湿为眚。阳明腹满不敢轻下者，恐胃家不实，即转属太阴耳。世拘阳明传少阳之谬，反昧传太阴之义。

【白话解】脾胃同居腹中，所以腹满为太阴病与阳明病共有的症状。对于阳明病是实热为患所致，对于太阴病则属于寒湿为病。阳明病出现腹满的症状而不敢轻易使用攻下之法，是担忧若胃家邪气尚未成实而用下法，将使病变转属太阴的缘故。当世医者拘泥于邪从阳明传入少阳的谬误，反而不能认识到邪传太阴的意义。

【伤寒论翼】热病腹满，是热郁太阴之经，有嗌干可证，病在标也；寒湿腹满，是寒生至阴之脏，有自利可证，病在本也。脾经有热，则阴精不上输于肺，故嗌干；脾脏有寒，则脾不为胃行其津液，故下利。夫阳明之当下，因本病；而太阴之下症，反是标病。可以见阴阳异位之故，又以见阴从阳转之义也。参中阴溜腑之义，知热邪不遽入至阴，虽热在太阴之经，而实仍在阳明之胃。可知下症只在阳明，太阴本无下法。

【白话解】热病腹满是由于热郁太阴脾经所致，有咽干的症状可以佐证，是病在标；寒湿腹满是由寒气内生于至阴之脾所致，有自利的症状可以佐证，其病在本。脾经有热，则阴精不能上输于肺，因此出现咽干的症状；脾有寒，则脾不能为胃行其津液，所以有下利的表现。阳明病出现当下之证，是因阳明胃腑为病所致；而太阴病出现当下之证，反是太阴脾经为病所致。可见阴阳异位的缘故，又可知晓阴证从阳证转化的含义。参见《灵枢·邪气脏腑病形》"中阴则溜于腑"之义，可知热邪不会立即侵入至阴之脾，虽然热邪在太阴脾经，而实际仍在阳明胃腑。可推知攻下之证只出现在阳明病，太阴病本来就没有下法。

【伤寒论翼】腹满亦两经之症：不大便而满痛，或绕脐痛者，为实热，属阳明；下利而腹满时痛，为虚寒，属太阴。寒湿是太阴本症，湿热又伤寒所致之变症也。其机关在小便：小便不利，则湿热外见而身黄；小便自利，非暴烦下利而自愈，即大便硬而不便。所以然者，脾胃相连，此脾家实则腐秽自去，而成太阴之开。若胃家实则地道不通，而转阳明之阖矣。故叔和知有三阳明，不知有太阴阳明症。

【白话解】腹满也是太阴病与阳明病两经病共见的症状：出现不大便而满痛，或绕脐痛的表现，为实热证，病属阳明；出现下利而腹满时痛的症状，为虚寒证，病属太阴。寒湿证是太阴病本证，湿热证又为伤寒所导致的变证。其病机关键在于小便的情况：出现小便不利，则使湿热外现而有身体发黄的表现；出现小便自利，可知不是暴烦下利而自愈，就是大便硬而不能排便。之所以这样是因脾胃相连，脾家实则腐秽自行祛除，而成太阴之开。若胃家实则肠道不通，而病转属阳明之阖。所以说王叔和只知道有太阳阳明、正阳阳明、少阳阳明之证，而不知有太阴阳明证。

【伤寒论翼】序例谓太阴受病，脉当沉细。不知沉细是太阴本病之脉，不是热病嗌干之脉。盖脉从病见，如太阴中风则脉浮，不从脏之阴而从风之阳也。然浮为麻黄汤脉而用桂枝者，以太阴是里之表症，桂枝汤是里之表药。因脾主肌肉，是宜解肌耳。太阴伤寒，脉浮而缓者，亦非太阴本病。盖浮为阳脉，缓为胃脉。太阴伤寒，脉不沉细，而反浮缓，是阴中有阳，脉有胃气。所以手足自温，而显脾家之实，或发黄便硬，而转属阳明。此脉症在太阴阳明之间，故曰系在。故若太阴自受寒邪，不应如是矣。

【白话解】《伤寒论·伤寒例》云："尺寸俱沉细者，太阴受病也。"王叔和不知道沉细是太阴本病的脉象，而不是热病咽干的脉象。因为脉象依从于疾病而见，如太阴中风则脉浮，脉象不依从脏之阴性而从风之阳性。然而浮为麻黄汤证的脉象却用桂枝汤治疗，是太阴病为里之表证，而桂枝汤是里之表药的缘故。因脾主肌肉，因此适宜用桂枝汤以解肌。《伤寒论·辨太阴病脉证并治》云："伤寒脉浮而缓，手足自温者，系在太阴。"太阴伤寒见脉象浮而缓，也不是太阴本病。因为浮为阳性脉，而缓为胃脉。太阴病伤寒证见脉不沉细，而反浮缓，是阴中有阳，脉有胃气的缘故。因此，出现手足自温的表现，则显现脾阳充足；或者出现发黄、便硬的症状，则显示病变转属阳明。此脉证反映病在太阴与阳明之间，所以条文中称"系在"。因此若是太阴自受寒邪，不应如此。

【伤寒论翼】太阴脉浮为在表，当见四肢烦疼等症；沉为在里，当见腹满吐利等症。表有风热可发汗，宜桂枝汤；里有寒邪当温之，宜四逆辈。太阳而脉沉者，因于寒，寒为阴邪，沉为阴脉也；太阴而脉浮者，因于风，风为阳邪，浮为阳脉也。当知脉从病变，不拘于经，故阳经有阴脉，阴经有阳脉。世谓脉至三阴则俱沉，阴经不当发汗者，未审此耳。

【白话解】太阴病脉浮为病在表，当见四肢烦痛等症状；脉沉为病在里，当见腹满吐利等症状。表有风邪及发热之症可用汗法治疗，宜用桂枝汤；里有寒邪当用温法治疗，宜用四逆汤类的方剂。太阳病而见脉沉，是因寒邪侵袭所致，寒为阴邪，沉为阴脉；太阴病而见脉浮，是因于风邪，风为阳邪，浮为阳脉。应当知晓脉象依从疾病的变化而改变，不必拘泥于六经，所以阳经病可见阴脉，阴经病也可见阳脉。世人称三阴经病脉象皆沉，阴经病不应当发汗，都是没有审明此理啊。

【伤寒论翼】太阴中风，阳微阴涩而长者，为欲愈。要知涩与长不是并见，涩本病脉，涩而转长，病始愈耳。风脉本浮，今浮已微，知风邪当去。涩则少气少血故中风，今长则气治，故愈。太阴中风，四肢烦疼，太阴伤寒，手足自温，此指表热言也。热在四肢，则身体不热可知。盖太阴主内，表当无热。惟四肢为诸阳之本，脾为胃行津液以灌四旁，故得主四肢，则四肢之温热，仍是阳明之阳也。且曰自温，便见有时不温，有时四逆矣。《内经》云：人有四肢热，逢风而如炙如火者，是阴气虚而阳气盛。风者阳也，四肢亦阳也，两阳相搏，是人当内烁。此即太阴中风症。要知太阴中风，与三阳不同。太阴之阴，名曰关蛰，故阳邪不得深入。惟病在四关，久而不愈，脾液不足以充肌肉，故肉烁。世人最多此症，其有手足心热者，亦中风之轻者耳。然太阴中风，因阴虚而阳凑之，外风为内热所致，但当滋阴以和阳，不得驱风而增热也。

【白话解】《伤寒论·辨太阴病脉证并治》云："太阴中风，四肢烦疼，阳微阴涩而长者，为欲愈。"要知道涩脉与长脉不能同时出现，涩脉本为病脉，由涩转长，说明疾病开始好转。中风之脉本见浮象，现在浮脉已微，推知风邪应当是祛除了。脉涩则说明其气血亏少，所以容易中风，如今脉象由涩转长则说明气血恢复正常，因此疾病向愈。太阴中风证表现为四肢烦痛，太阴伤寒证表现为手足自温，这是指表热而言。热在四肢，则可知身体不热。因太阴主里，肌表当无发热。四肢为诸阳之本，脾为胃行其津液以充养四肢，因此脾能主四肢，而四肢之温热仍是阳明之阳热。况且言"自温"，便可见有时不温，有时四肢逆冷。《素问·逆调论》云："是人者阴气虚，阳气盛，四肢者阳也，两阳相得而阴气虚少，少水不能灭盛火，而阳独治，独治者不能生长也，独胜而止耳，逢风而如炙如火者，是人当肉烁也。"这就是太阴中风证。要知道太阴中风证与三阳经病不同。《素问·皮部论》云："太阴之阴，名曰关蛰。"所以阳邪不能深入。只是病在四肢，久而不愈，脾虚失运，水谷精微虚少不足以充养肌肉，因此出现四肢肌肉消烁的表现。世人最多见此证，其中有病人出现手足心热的症状，也是中风证中的轻证。然而太阴中风证，是阴虚而使阳邪侵袭的缘故，而外风侵袭是因阴虚内热所致，治疗当滋阴以和阳，不可驱风而增热。

【伤寒论翼】手足自温句，暗对身不发热言，非言太阴伤寒必当手足温也。夫病在三阳尚有手足冷者，何况太阴？陶氏分太阴手足温、少阴手足寒、厥阴手足冷，是大背太阴手足烦疼、少阴一身尽热之义矣。凡伤于寒则为病热，寒为阴，太阴为至阴，两阴相合，无热可发，惟四末为阴阳之会，故当温耳。惟手足自温，中宫不遽受邪，故或发身黄，或暴烦下利自止。即手足自温处，因以见脾家之实也。

【白话解】"伤寒脉浮而缓，手足自温者，系在太阴"。这一句是暗对身不发热而言，并非指太阴伤寒证必定有手足温的表现。病在三阳经者尚且有手足冷的表现，何况病在太阴呢？明·陶华分太阴手足温、少阴手足寒、厥阴手足冷，这是严重违背了《伤寒论·辨太阴病脉证并治》所云"太阴中风，四肢烦疼"以及《伤寒论·辨少阴病脉证并治》所云"少阴病，八九日，一身手足尽热"之意。《素问·热论》云："人之伤于寒也，则为病热。"而寒为阴邪，太阴为至阴，两阴相合，无热可发，只有四肢的末端为阴阳交会之处，因此当见手足温。只有出现手足自温的表现，表明中焦不会突然受邪，因此可见或发身黄，或暴烦下利而病自止的表现。即从"手足自温"这一点，可推知脾阳恢复。

【伤寒论翼】发黄是阳明病，太阴身当发黄，非言太阴本有发黄症也。以手足温处，是阳明之阳盛。寒邪不得伤太阴之脏，脏无寒而身有湿，故当发黄。若湿从溺泄，暴烦下利，仍是主输，故不失为太阴病。若烦而不利，即胃家之热实，非太阴之湿热矣。此太阴伤寒，全藉阳明为之根，故有转属之症。此知伤寒以阳为主，不知太阴伤寒以阳明为主。

【白话解】发黄属于阳明病的症状表现，《伤寒论·辨太阴病脉证并治》所云"太阴当发身黄"，不是说太阴病本有发黄证。因手足温可知阳明经之阳气充盛。寒邪不能损伤太阴脾，太阴脾未受寒邪而体内有湿，因此当有发黄的表现。若湿邪从小便下泄，出现暴烦下利的表现，仍属脾主运化转输之症，所以仍为太阴病。如果出现发烦但不下利，就是胃家热实内结的表现，而不是太阴病湿热内蕴的表现。太阴伤寒证，全都以阳明为其根本，所以有转属阳明之证。这是虽知晓伤寒以阳气为主，却不知太阴伤寒以阳明为主。

【伤寒论翼】东垣以有声无声分呕吐，非也。呕吐皆有声有物，惟干呕是有声无物。呕以水胜，属上焦也；吐以物胜，属中焦也。六经皆有呕吐，而呕属少阳，以喜呕故吐，属太阴而不属阳明，亦主输主内之分。

【白话解】李东垣用有声无声来区分呕和吐，这是不正确的。呕与吐皆有声有物，只有干呕是有声无物。呕因所呕之物多为水而病属上焦；吐因所吐之物多为食糜食杂而病属中焦。六经病都有呕吐，而呕属少阳病，因喜呕而吐，属太阴病而不属阳明病，也是因于脾主运化和胃主受纳的不同。

【伤寒论翼】太阳以阴为根，而太阴以阳为本。太阳不敢妄汗，恐亡少阴之津也；太阴不敢轻下，恐伤阳明之气也。太阴本无下症，因太阳妄下而阳邪下陷于太阴，因而有桂枝汤加芍药等法。太阴脉弱，知胃气易动，便当少加矣。此因里急后重者，不可不用，又不可多用，故如是叮咛耳。

【白话解】太阳以少阴为根本，而太阴以阳明为基础。太阳病不敢乱用汗法，恐亡失少阴的阴津；太阴病不敢轻易攻下，恐伤及阳明之气。太阴病本无攻下之证，因太阳病误用攻下而使表邪下陷于太阴，因而有桂枝汤加芍药等治法。《伤寒论·辨太阴病脉证并治》云："太阴为病，脉弱，其人续自便利，设当行大黄芍药者，宜减之，以其人胃气弱，易动故也。"太阴病见脉弱，可知胃气易伤，便应当少量加入芍药。此证因里急后重，不可不用芍药，但又不可多用，所以如此叮咛嘱咐。

★ 少阴病解第五

【伤寒论翼】少阴一经，兼水火二气，寒热杂居，为病不可捉摸。其寒也，症类太阴；其热也，症似太阳。故仲景以微细之病脉，欲寐之病情为提纲，立法于象外，使人求法于病中。凡症之寒热与寒热之真假，仿此义以推之，真阴之虚实见矣。

【白话解】少阴一经兼具水火二气，寒热杂居，因此形成的病状难以捉摸。少阴寒证类似太阴病；少阴热证状似太阳病。所以仲景以微细之病脉，欲寐之病情作为提纲证，确立治法于表象之外，而使人探求治法于病机之中。凡是证之寒热与寒热证之真假，效仿此义来推断，真阴的虚实便可知晓。

【伤寒论翼】五经提纲，皆是邪气盛则实。惟少阴提纲，是指正气夺则虚者，以少阴为人身之本也。然邪气之盛，亦因正气之虚，故五经皆有可温可补症。正气之夺，亦由邪气之盛，故少阴亦有汗吐下者。要知邪气盛而正气已虚者，固本即所以逐邪；正不甚虚而邪气实者，逐邪即所以护正，此大法也。少阳为阳枢，少阴为阴枢。弦为木象，弦而细者，是阳之少也；微为水象，微而细者，阴之少也。此脉气之相似。卫气行阳则寤，行阴则寐。其行阴二十五度，常从足少阴之分，间行脏腑。少阴病，则枢机不利，故欲寐也。与少阳喜呕者同。呕者主出，阳主外也；寐者主入，阴主内也。喜呕是不得呕，欲寐是不得寐，皆在病人意中，得枢机之象如此。

【白话解】五经病的提纲证都是描述"邪气盛则实"的病情，只有少阴病提纲证是指"精气夺则虚"的情况，这是足少阴肾为人身之根本的缘故。然而邪气亢盛也与正气不足有关，因此五经病都有可温、可补的病证。正气虚损，也是由于邪气亢盛所致，所以少阴病也有发汗、涌吐、攻下的治法。要知道治疗邪气盛而正气已虚的病证，固护正气即是驱逐邪气；治疗正气不太亏虚而邪气盛的病证，逐邪即是扶正，这是治疗的大法。少阳为阳经之枢，少阴为阴经之枢。弦脉属五行之木象，脉弦而细是阳气不足的表现；脉微为五行之水象，脉微而细为阴液不足的表现。这是脉象相似的地方。卫气行于阳分则醒来，行于阴分则入睡。卫气循行于阴分二十五周，常从足少阴分行于脏腑。少阴病，则枢机不利，所以出现欲眠睡的表现。这与少阳病喜呕的病机相似。呕者主出，是阳主外的表现；寐者主入，是阴主内的表现。喜呕是不能呕，欲寐是不能寐，都是病人的主观意愿，这是人体枢机为病的表现。

【伤寒论翼】少阴脉微，不可发汗，亡阳故也。脉细沉数，病为在里，不可发汗，然可汗之机亦见于此。夫微为无阳，数则有伏阳矣。须审其病为在里而禁汗，不得拘沉为在里而禁汗也。发热脉沉者，是病为在表，以无里症，故可发汗。若脉浮而迟，表热里寒，下利清谷，是迟为无阳，病为在里，又不得拘浮为在表而发汗矣。要知阴中有阳，沉亦可汗；阳中有阴，浮亦当温。若八九日一身手足尽热，是自里达表，阳盛阴虚，法当滋阴，又与二三日无里症者不侔。

【白话解】《伤寒论·辨少阴病脉证并治》云："少阴病，脉微，不可发汗，亡阳故也。""少阴病，脉细沉数，病为在里，不可发汗。"然而可发汗的病机亦见于此。脉微为阳气虚损的表现，脉数则是阳气伏郁所致。须审查其病变在里而禁用汗法，但又不能拘泥于脉沉为病在里而禁用汗法。《伤寒论·辨少阴病脉证并治》云："少阴病，始得之，反发热，脉沉者。"这是病在肌表，因无里证，因此可以发汗。若如《伤寒论·辨阳明病脉证并治》所云"脉浮而迟，表热里寒，下利清谷者"，脉迟为阳虚的表现，病变在里，因此又不能拘泥于脉浮为病在表而用汗法。要知道阴中有阳，脉见沉象也可发汗；阳中有阴，脉见浮象也当温里。如《伤寒论·辨少阴病脉证并治》所云"少阴病，八九日，一身手足尽热者"，这是邪气自里达表，阳盛阴虚所致，治疗当用滋阴法，这又和患少阴病二三日没有出现里证表现的情况不同。

【伤寒论翼】太阴是阳明之里，阳明不恶寒，故太阴虽吐利腹满而无恶寒症。少阴是太阳之里，太阳恶寒，故少阴吐利必恶寒，阴从阳也。太阴手足温者，必暴烦下利而自愈，是太阴藉胃脘之阳。少阴吐利，亦必手足温者可治，手足厥者不治，是下焦之虚寒，既侵迫于中宫，而胃脘之阳仍得敷于四末。斯知先天之元阳，仍赖后天之胃气培植也。

【白话解】太阴为阳明之里，阳明病没有恶寒的表现，所以太阴病虽吐利、腹满但无恶寒的症状。少阴是太阳之里，太阳病有恶寒的症状，因此少阴病吐、利必有恶寒的表现，这是阴经依从阳经的缘故。太阴病出现手足温症状，必然有暴烦下利的表现而使病自向愈，这是太阴借胃脘阳气祛除邪气的缘故。少阴病见吐、利之症，也必是有手足温表现的病人预后尚可，而出现手足厥冷症状的病人预后不良，这是下焦虚寒，虽已侵及中焦，而胃脘之阳气仍能输布于手足的缘故。由此可知，先天之元阳仍赖以后天之胃气的培护。

【伤寒论翼】太阳是少阴之标，太阴是少阴之本。少阴阴虚，则移热于膀胱，故一身手足尽热而便血，从标也；少阴阳虚，则移寒于脾土而吐利，从本也。

【白话解】太阳是少阴之标，太阴是少阴之本。少阴阴虚，则使热邪移于膀胱，所以出现全身手足都发热且小便下血的表现，这是病变从其标所致；少阴阳虚，则使寒邪移于脾土而导致呕吐、下利，这是病变从其本的缘故。

【伤寒论翼】少阴传阳症有二：六七日腹胀不大便者，是传阳明，脏气实则还之腑也；八九日一身手足尽热者，是传太阳，阴出之阳，下行极而上也。

【白话解】少阴病转属阳经病证有两种情况：《伤寒论·辨少阴病脉证并治》所云"六七日，腹胀不大便者"，这是少阴病转属阳明病的表现，由于脏之正气充足则使病邪返回入腑；又云"八九日，一身手足尽热者"，是少阴病转属太阳病的表现，阴证转出而成阳证，这就是《素问·太阴阳明论》"阴病者下行极而上"之谓。

【伤寒论翼】热在膀胱而便血，亦脏病传腑，此阴乘阳也，然气病而伤血，又阳乘阴也，亦见少阴中枢机之象。此是自阴转阳，与太阳热结膀胱自下血者，见症同而病因异。

【白话解】热邪积聚膀胱而出现小便下血的症状，亦属脏病传腑，这是阴乘阳，然而气分病后而伤及血分，又是阳乘阴，从中也可见少阴为枢而转运枢机之象。此证为由阴转阳，与太阳病热结膀胱而出现自下血表现的情况，证候表现相同但病因病机不同。

【伤寒论翼】少阴病，脉紧，至七八日自下利，脉暴微，手足反温，脉紧反去者，虽烦，利必自愈。此亦是脾家实，露出太阴底板，与太阴七八日暴烦下利自止同。盖少阴来复之阳，微则转属太阴，而秽腐自去；盛则转属阳明，而糟粕不传。郁则内实，而入阳明大腑广肠之区；横则外达，而遍太阳内外气血之部。要知紧脉转微，是复少阴本脉，故转太阴而自解；脉沉细数，是兼阳脉，故入阳经而为患。然热虽盛不死，亦阴得阳则解之变局也。

【白话解】《伤寒论·辨少阴病脉证并治》云："少阴病，脉紧，至七八日，自下利，脉暴微，手足反温，脉紧反去者，为欲解也。虽烦下利，必自愈。"这也是脾阳恢复的表现，显现了太阴病的本质，与《伤寒论·辨太阴病脉证并治》所云"至七八日，虽暴烦，下利日十余行，必自止"的病机相同。少阴回复之阳气，若阳微则病转属太阴而秽腐自去；若阳盛则病转属阳明而糟粕不再下传。邪结而内实，则入于阳明大肠之中；阳气横溢则外达，则可遍及太阳经气血流注之处。要知道紧脉转微，是少阴本脉回复的表现，所以病转太阴而自解。脉沉细数，是兼见阳脉，因此邪入阳经而为病。然而热势虽盛而预后尚可，这也是阴证得阳而解的变局。

【伤寒论翼】六经皆有烦躁，而少阴更甚者，以真阴之虚也。盖阳盛则烦，阴盛则躁，烦属气，躁属形。烦发于内，躁见于外，是形从气动也；先躁后烦，是气为形役也。不躁而时自烦，是阳和渐回，故可治；不烦而躁，是五脏之阳已竭，惟魄独居，故死。故少阴以烦为生机，躁为死兆。

【白话解】六经病皆有烦躁的表现，而少阴病出现的烦躁表现更加严重，这是真阴虚损的缘故。一般来讲阳热盛则发烦，阴寒盛则躁扰，烦属气，躁属形。烦由内而发，躁则表现于外，是形体因气而动的缘故；出现先躁而后烦的表现，是气被形所役使而致。不躁扰而时有心烦，是阳气逐渐回复和调的表现，因此预后尚可；不心烦而躁扰，是五脏的阳气已衰竭，只有阴魄独居的表现，所以预后不良。因此少阴病以出现心烦为生机，以出现手足躁扰为预后不良的征兆。

【伤寒论翼】伤寒以阳为主，不特阴症见阳脉者生，亦阴病见阳症者可治也。凡踡卧四逆，吐利交作，纯阴无阳之症，全赖一阳来复，故反烦者可治，手足反温、反发热者不死耳。太阳少阴皆有身痛骨节痛之表，水气为患之里。太阳则脉浮紧而身发热，用麻黄汤发汗，是振营卫之阳以和阴也；少阴则脉沉而手足寒，用附子汤温补，是扶坎宫之阳以配阴也。太阳之水属上焦，小青龙汗而发之，阳水当从外散也；少阴之水属下焦，真武温而利之，阴水当从下泄也。

【白话解】伤寒病的预后以阳气的存亡为主，不只有阴证见有阳脉象的病人预后良好，也有阴病见阳证而预后良好的情况。凡是出现身体蜷卧，四肢厥逆，吐利交替发作，病机属阳气大虚，阴寒内盛的病证，全赖以肾中一阳回复，所以出现反发烦症状的病人可治，出现手足反温、反发热表现的病人预后尚可。太阳病与少阴病都有身体痛、骨节痛的表证，以及水气为患的里证。太阳病则见脉浮紧而身发热，用麻黄汤发汗，目的是振奋肌表营卫之阳以和阴；少阴病则见脉沉而手足寒，用附子汤温补，目的是扶助肾中阳气以配阴。太阳病的水气属上焦，用小青龙汤以发汗，阳水当从表而发散；少阴病的水饮属下焦，用真武汤以温阳利水，阴水当从下焦而泄除。

【伤寒论翼】阴阳俱紧，与太阳伤寒脉相似。夫紧脉为寒，当属少阴。然病发于阴，不当有汗，反汗出者，阴极似阳，阴虚不能藏精所致也。亡阳之前，已先亡阴矣。阳无所依，故咽痛呕吐，见虚阳之不归；阴不能藏，故下利不止，见真阴之欲脱也。则附子汤用三白以滋阴，参、附以回阳，为少阴返本还原之剂。

【白话解】《伤寒论·辨少阴病脉证并治》云："病人脉阴阳俱紧，反汗出者，亡阳也，此属少阴，法当咽痛，而复吐利。"脉寸关尺三部俱紧，与太阳伤寒证的脉象相似。紧脉为寒象，病当属少阴。然而病发于阴，不应当有汗出，如今反而有汗出的症状，这是阴极似阳的表现，是阴虚不能藏精所致。亡阳之前，已先亡阴。阳气无所依附，因此出现咽痛、呕吐的表现，可见虚阳不归其位；阴液不能敛藏，因此出现下利不止的表现，可见真阴即将亡脱。因而附子汤中用茯苓、白术、芍药三药以滋阴，人参、附子以回阳，是少阴病返本还原的方剂。

【伤寒论翼】肾主五液，入心为汗，少阴受病，液不上升，所以阴不得有汗。仲景治少阴之表，于麻黄细辛汤中加附子，是升肾液而为汗也。若真阴为邪热所逼，则水随火越，故反汗出。仲景治少阴之里，附子汤中任人参，是补肾液而止汗也。脉阴阳俱紧，口中气出条，是少阴经文，王氏集之脉法中，故诸家议论不一。夫少阴脉络肺，肺主鼻，故鼻中涕出；少阴脉络舌本，故舌上胎滑；少阴大络注诸络以温足胫，故足冷。此症不名亡阳者，外不汗出，内不吐利也。口中气出，唇口干燥，鼻中涕出，此为内热；阴阳脉紧，舌上胎滑，踡卧足冷，又是内寒。此少阴为枢，故见寒热相持之症，而口舌唇鼻之半表半里，恰与少阳口苦咽干目眩相应也。勿妄治者，恐阴阳相持时，则清火温补等法用之不当，宁静以待之至七日来复。微发热，手足温，是阴得阳则解也。若八日以上反大发热，再加吐利，即是亡阳。若其人反加恶寒，是寒甚于表，上焦应之，必欲呕矣。若加腹痛是寒甚于里，中焦受之，必欲利矣。当此阴盛，急当扶阳，庶不为假热所惑而妄治。

【白话解】肾主司五液，入心而为汗，少阴受病，阴液不能上升，因此少阴病不能有汗出。仲景治疗少阴病的表证，在麻黄细辛汤中加附子，以升腾肾液而使人发汗。若真阴被邪热所逼迫，则津液随火而外越，所以反而有汗出的表现。仲景治疗少阴病的里证，于附子汤中用人参的目的是补肾液而止汗出。《伤寒论·辨脉法》所云："脉阴阳俱紧者，口中气出，唇口干燥，踡卧足冷，鼻中涕出，舌上胎滑，勿妄治也。到七日以来，其人微发热，手足温者，此为欲解；或到八日以上，反大发热者，此为难治。设使恶寒者，必欲呕也；腹内痛者，必欲利也。"是属于少阴病的条文，王叔和将其归于脉法之中，所以使后世诸家议论不一。少阴经脉络肺，肺主鼻，因此出现鼻中流涕的症状；少阴经脉络舌本，所以出现舌上苔滑的表现；少阴大络注入诸络以温煦足胫，因此出现足冷的症状。此证不名为亡阳证，是由于既没有汗出的表证，也没有吐利的里证。口中浊气出，唇口干燥，鼻中涕出，这是内热为患的表现；出现脉寸关尺俱紧，舌上苔滑，踡卧足冷的表现，又是阴寒内盛所致。这是由于少阴主枢，因此出现内热与里寒相互对峙的症状表现，而口、舌、唇、鼻居于半表半里，恰好与少阳病口苦、咽干、目眩相对应。

言"勿妄治"，是担忧内热与里寒相对峙时，清火与温补等法用之不当的缘故，因此静待其至七日正气来复即可。微发热，手足温，是里寒得阳助而病解的表现。若八日以上反而出现大发热的表现，再兼有吐、利的症状，就是亡阳之证。若其人反兼有恶寒的表现，是肌表寒甚，上焦受寒的缘故，必将出现呕吐的症状。若兼有腹痛的表现，是里寒甚，中焦受寒所致，必将出现下利症。这是阴寒内盛之证，应当尽快扶助阳气，但愿医者能不被假热所迷惑而乱加治疗。

【伤寒论翼】但欲寐，即是不得眠。然但欲寐是病情，乃问而知之；不得眠是病形，可望而知之。欲寐是阴虚，不眠是烦躁，故治法不同。三阳惟少阳无承气症，三阴惟少阴有承气症。少阳为阳枢，阳稍虚，便入于阴，故不得妄下，以虚其元阳。少阴为阴枢，阳有余，便伤其阴，故当急下以存其真阴。少阳属木，惟畏其克土，故无下症；少阴主水，更畏有土制，故当急下。盖真阴不可虚，强阳不可纵也。

【白话解】但欲寐就是不能眠睡。然而但欲寐是病情，乃由问诊而知；不得眠是病状，可由望诊而知。欲寐是阴虚所致，不眠由烦躁所致，因此两者治法不同。三阳病只有少阳病无承气汤证，三阴病只有少阴病有承气汤证。少阳为阳经之枢，阳气稍虚，邪气便可入于阴中，因此不能乱用攻下之法治疗，而使元阳虚损。少阴为阴经之枢，阳热有余，便可伤及其阴液，所以治疗当急下以保存其真阴。少阳属木，唯恐其克犯中土，因此少阳病无攻下之证；少阴主水，更怕土来克水，所以当用急下存阴之法治疗。这就是不能使真阴亏虚，也不能使阳热更盛的道理。

【伤寒论翼】少阴病用大承气急下者有三症：得病二三日，热淫于内，肾水不支，因转属阳明，胃火上炎，故口燥咽干也，急下之，谷气下流，津液得升矣。得病六七日，当解不解，津液枯涸，因转属阳明，故腹胀不大便，所谓已入于腑，下之则胀已，宜于急下者，六七日来，阴虚已极，恐土燥于中，心肾不交耳。若自利纯清水，心下痛，口燥舌干者，是土燥火炎，脾气不濡，胃气反厚，水去而谷不去，故宜于急下。

【白话解】《伤寒论·辨少阴病脉证并治》中论及少阴病用大承气汤急下者有三种情况：一云："少阴病，得之二三日，口燥咽干者，急下之，宜大承气汤。"得病二三日，热邪内盛，肾水亏伤，病变因此转属阳明，使胃火上炎，所以出现口燥咽干的表现，应当急以攻下，使肠中浊热下行，津液得以升腾而口燥咽干自止。二云："少阴病，六七日，腹胀不大便者，急下之，宜大承气汤。"得病六七日，邪气应当解除而未解除，致使津液枯涸，病变因此转属阳明，所以出现腹胀不大便的症状，所谓病已入于胃腑，攻下则胀满可除，应当急而攻下，原因在于发病六七日以来，阴液亏虚严重，恐胃土燥甚，心肾互不交济。三云："少阴病，自利清水，色纯青，心下必痛，口干燥者，急下之，宜大承气汤。"若出现下利清水，心下疼痛，口燥舌干的表现，是胃中燥而火上炎，脾不濡润，胃之浊气反盛，津液受损而肠中燥屎不去所致，因此治疗应当急下以存阴。

【伤寒论翼】少阴为性命之根，少阴病是生死关，故六经中独于少阴历言死症。然少阴中风，始得时，尚有发热脉沉可汗症。若初受伤寒，其机甚微，脉微细但欲寐，口中和，背恶寒，人已皆不觉其为病也。若身体痛，手足寒，骨节痛，脉沉者，此表中阳虚症；若欲吐不吐，心烦欲寐，自利而渴，小便色白者，此里之阳虚症；心烦不得卧，此里之阴虚症也。若下利咽痛胸满心烦，与口中气出，唇口燥干，鼻中涕出，踡卧足冷，舌上胎滑者，此少阴半表半里，阴阳驳杂之症也。脉阴阳俱紧，反汗出而咽痛吐利者，此阴极似阳，肾阳不归，为亡阳症也。若至八九日，一身手足尽热者，是寒极生热，肾阳郁极而胜复太过也。其腹痛下利，少便不利者，有水火之分：若四肢沉重疼痛，为有水气，是阳虚而不胜阴也；若便脓血与泄利下重者，此为火郁，是阳邪陷入于阴中也。下利清谷，里寒外热，手足厥逆，脉微欲绝，身反不恶寒，其人面赤者，是下虚而格阳也。吐利兼作，手足逆冷，烦躁欲死者，是阴极而发躁也。岐伯曰：阴病治阳，阳病治阴，定其中外，各守其乡。此即仲景治少阴之大法也。同是恶寒踡卧，利止手足温者可治，利不止手足逆冷者不治。时自烦欲去衣被者可治，不烦而躁，四逆而脉不至者死。同是吐利，手足不逆冷、反发热者不死，烦躁四逆者死。同是呕吐汗出，小便数少者可治，自利烦躁，不得卧者死。盖阴阳互为其根，阴中无阳则死，独阴不生故也。

【白话解】少阴为性命之根本，少阴病是生死关卡，所以六经病只于少阴病中多次言及死证。然而初得少阴中风证时，尚有发热、脉沉而可发汗之证。初得少阴伤寒证时，其病情轻微，出现脉微细、但欲寐、口中和、背恶寒，人们都已经觉察不到生病的情况。"少阴病，身体痛，手足寒，骨节痛，脉沉者"，这是表证中的阳虚证。"少阴病，欲吐不吐，心烦，但欲寐，五六日自利而渴者，属少阴也，虚故引水自救。若小便色白者，少阴病形悉具。

小便白者，以下焦虚有寒，不能制水，故令色白也"，这是里证中的阳虚证。"少阴病，得之二三日以上，心中烦，不得卧"，这是里证中的阴虚证。"少阴病，下利，咽痛，胸满心烦者"与《伤寒论·辨脉法》"口中气出，唇口干燥，蜷卧足冷，鼻中涕出，舌上胎滑"者，这是少阴病半表半里，寒热错杂证。"病人脉阴阳俱紧，反汗出者，亡阳也，此属少阴，法当咽痛而复吐利"，这是阴极似阳，肾阳不归原位所致，属亡阳证。"少阴病，八九日，一身手足尽热者"，这是寒极生热，肾阳郁极而阳复太过的缘故。出现腹痛下利，小便不利的表现，病因有水与火的不同，"少阴病，二三日不已，至四五日，腹痛，小便不利，四肢沉重疼痛，自下利者"，这是体内有水气的表现，是阳虚而不胜阴寒所致；"少阴病，二三日至四五日，腹痛，小便不利，下利不止，便脓血者"，这是火热内郁的表现，是阳邪陷入阴中所致。"少阴病，下利清谷，里寒外热，手足厥逆，脉微欲绝，身反不恶寒，其人面赤色"，是下焦阳虚而阴寒格阳于外所致。"少阴病，吐利，手足厥冷，烦躁欲死者"，是因为阴寒极盛而导致躁扰不宁。《素问·阴阳应象大论》云："阳病治阴，阴病治阳。"《素问·至真要大论》云："定其中外，各守其乡。"这就是仲景治疗少阴病的法则。同是出现恶寒蜷卧的表现，出现利止而手足温表现的病人预后尚可，而出现利不止而手足逆冷症状的病人预后不良。出现时自烦欲去衣被表现的病人预后尚可，而出现不烦而躁，四肢厥逆而脉不至症状的病人预后不良。同是出现吐、利的表现，出现手足不逆冷，反发热症状的病人预后较好；而出现烦躁四肢厥逆症状的病人预后不良。同是出现呕吐、汗出的表现，有小便数少表现的病人预后尚可；而有自利烦躁、不得卧症状的病人预后不良。这是阴阳互为其根本，阴中无阳则死，独阴不生之故。

★厥阴病解第六

【伤寒论翼】太阴厥阴，皆以里症为提纲。太阴为阴中之阴而主寒，故不渴；厥阴为阴中之阳而主热，故消渴也。太阴主湿土，土病则气陷下，湿邪入胃，故腹痛自利；厥阴主相火，火病则气上逆，火邪入心，故心中疼热也。太阴腹满而吐，食不下；厥阴饥不欲食，食即吐蛔。同是食不下，太阴则满，厥阴则饥。同是一吐，太阴则吐食，厥阴则吐蛔。此又属土属木之别也。太阴为开，本自利而下之，则开折，胸下痞硬者，开折反阖也；厥阴为阖，气上逆而下之，则阖折，利不止者，阖折反开也。

【白话解】太阴病、厥阴病都以里证为提纲证。太阴为阴中之阴而主寒，因此没有口渴的表现；厥阴为阴中之阳而主热，所以出现口渴欲饮水而饮后口渴不止的消渴症。太阴主湿土，土病则中气下陷，湿邪下入胃肠，因此导致腹痛而自下利；厥阴主相火，火病则气上逆，火邪扰心，因此出现心中痛热的症状。太阴病的主要表现有腹满而吐，食不下；厥阴病的主要表现有饥而不欲食，食即吐蛔。同是有饮食不下的表现，太阴病则出现腹满的症状，厥阴病则出现饥饿的症状。同有呕吐的表现，太阴病则表现为吐食，厥阴病则表现为吐蛔虫。这又是太阴属土而厥阴属木的区别。太阴为开，病变出现自下利却用攻下法治疗，则其开的功能受损，因此出现胸下痞硬的表现，这是开的功能受损反而出现内闭的结果；厥阴为阖，气机上逆却用攻下法治疗，则其闭合的功能受损，导致下利不止，这就是闭合的功能受损反而出现开放的结果。

【伤寒论翼】两阴交尽，名曰厥阴，又名阴之绝阳，是厥阴宜无热矣。然厥阴主肝，而胆藏肝内，则厥阴热症，皆少阳相火内发也。要知少阳厥阴，同一相火。相火入于内，是厥阴病；相火出于表，为少阳病。少阳咽干，即厥阴消渴之机；胸胁痞满，即气上撞心之兆；心烦，即邪热之初；不欲食，是饥不欲食之根；喜呕，即吐蛔之渐。故少阳不解，转属厥阴而病危；厥阴病衰，转属少阳而欲愈。如伤寒热少厥微，指头寒不欲食，至数日热除，欲得食，其病愈者是已。

【白话解】《素问·至真要大论》云："帝曰：厥阴何也？岐伯曰：两阴交尽也。"《素问·阴阳离合论》云："厥阴根起于大敦，阴之绝阳。"因此厥阴病本不应有热证。然而厥阴主肝，而胆腑藏于肝中，则厥阴热证都是少阳相火内发而成。要知道少阳与厥阴同寓相火。相火入于里可成厥阴病，相火出于表可成少阳病。少阳病咽干即为厥阴病消渴变化的缘由；少阳病胸胁痞满即是厥阴病气上撞心的先兆；心烦即是邪热初起所致；少阳病不欲食是厥阴病饥不欲食的根基；少阳病喜呕即是厥阴病吐蛔症之轻者。因此少阳病不愈，可转属厥阴而使病情危重；厥阴病邪气衰减，则可转属少阳而疾病将愈。例如《伤寒论·辨厥阴病脉证并治》所云："伤寒，热少厥微，指头寒，默默不欲食，烦躁数日，小便利，色白者，此热除也，欲得食，其病为愈。"指的就是这种情况。

【伤寒论翼】太阴提纲是内伤寒，不是外感。厥阴提纲是温病，而非伤寒。要知六经各有主症，是仲景伤寒杂病合论之旨也。诸经伤寒无渴症，太阳不恶寒而渴，即是温病也。惟厥阴伤寒，肝木郁而不得出，热甚于内，盗窃母气以克火，故渴欲饮水。若不恶寒，当作温病治之。要知温乃风木之邪，是厥阴本病，消渴是温病之本，厥利是温病之变。《内经》所谓热病皆伤寒之类，此正其类也。

【白话解】太阴病提纲证是内伤于寒的病证，而不是单纯的外感病。厥阴病提纲证是温病而不是伤寒。要知道六经病各有主症，这是仲景将伤寒和杂病参合讨论的宗旨。伤寒六经病无口渴症，因此太阳病出现不恶寒而口渴的表现，就是温病。只有伤寒厥阴病，肝气郁结，热甚于内，借母气水以克火，所以出现渴欲饮水的症状。若没有恶寒的症状，则应当作温病治疗。要知道温乃风木之邪气，属厥阴本病，口渴欲饮水而饮后口渴不止的消渴症是温病的基本症状，厥冷、下利是温病的变症。《素问·热论》所云："今夫热病者，皆伤寒之类也。"温病正是其中的一种。

【伤寒论翼】厥阴消渴，即以水饮之，所谓顺其欲，然少与之可以平。凡水多与之，反以益阴邪，当量其消与不消，恐水渍入胃也。渴欲饮水与饥不欲食对看，始尽厥阴病情。

【白话解】《伤寒论·辨厥阴病脉证并治》云："厥阴病，渴欲饮水者，少少与之愈。"厥阴病消渴症，可使其饮水，这就是顺应其所欲，然而要少量与之才可以使病情缓解。凡是多饮水，则反而助长阴邪，当权衡其口渴欲饮水而饮后口渴是否解除，恐水饮之邪侵入于胃。渴欲饮水与饥不欲食需对比着看，才能全面了解厥阴病的病情。

【伤寒论翼】手足厥冷，脉微欲绝，是厥阴伤寒之外症；当归四逆，是厥阴伤寒之表药。夫阴寒如此而不用姜、附者，以相火寄于肝经，外虽寒而脏不寒。故先厥者，后必发热，手足愈冷，肝胆愈热，故厥深热亦深。所以伤寒初起，脉症如此者，不得遽认为虚寒，妄投姜、附以遗患也。

【白话解】《伤寒论·辨厥阴病脉证并治》云："手足厥寒，脉细欲绝者，当归四逆汤主之。"手足厥冷，脉细欲绝，是厥阴病伤寒证的外在表现；当归四逆汤是治疗厥阴病伤寒证的解表药。阴寒如此严重却不用干姜、附子治疗，这是相火内寄于肝经，外表虽寒而内在脏腑不寒的缘故。因此先出现厥冷而后必定发热，手足愈冷则肝胆愈热，所以厥冷程度重提示邪热深伏的程度也重。因此伤寒初起时，出现上述的症状表现，不可立即认为是虚寒证而乱用干姜、附子等药治疗而留有隐患。

【伤寒论翼】厥者必发热，热与厥相应，厥深热亦深，厥微热亦微，此四证是厥阴伤寒之定局。先热后厥，厥热往来，厥多热少，热多厥少，此四证是厥阴伤寒之变局。皆因其人阳气多寡而然，如太阳伤寒亦有已发热未发热之互词也。

【白话解】手足厥逆者必定有发热之症，发热与手足厥逆相对应，厥冷程度重提示邪热深伏的程度也重，厥冷程度轻提示邪热深伏的程度也轻，这四种证候表现是伤寒厥阴病的基本特征。先热后厥，厥与热交替出现，厥多热少，热多厥少，这四种证候表现是伤寒厥阴病的变化特点。以上这些都是根据人体阳气的盛衰而出现的不同表现，就如同太阳伤寒证也有已发热和未发热的互词。

【伤寒论翼】《内经》之寒热二厥，因于内伤，与本论因外邪者不同。《内经》热厥，只在足心，是肾火起涌泉之下也。本论热厥，因热在肝脏，而手足反寒，故曰厥深热亦深。《内经》之寒厥，有寒无热；本论之寒厥，先厥者后必发热。热胜则生，寒胜则死，此内伤外感之别。厥阴有晦朔具合之理，阴极阳生，故厥阴伤寒，反以阳为主。热多厥少，是为生阳，故病当愈；厥多热少，是为死阴，故病为进。其热气有余者，或便脓血，或发痈脓，亦与《内经》热厥不同。

【白话解】《内经》中所论述的寒厥与热厥，皆是因于内伤，与《伤寒论》中外邪所导致的热厥与寒厥不同。《内经》中所论述的热厥只局限在足心，是肾火从涌泉穴而起的缘故。《伤寒论》中所论述的热厥是因热在肝，反而出现手足逆冷的表现，因此称"厥深者热亦深"。《内经》所论述的寒厥是有寒而无热；《伤寒论》中的寒厥是先厥逆而后必定发热。热胜则预后良好，寒胜则预后不良，这是内伤和外感所致厥证的区别。厥阴有阴阳交相变化的特性，阴极而阳生，所以伤寒厥阴病反而以阳热证为主。热多厥少是为阳气回复的表现，因此病当痊愈；厥多热少，是为阳气虚衰而阴寒内盛的表现，所以病情恶化进展。体内热气有余的病人，或者出现大便脓血的症状，或发痈脓，这也与《内经》所论述的热厥不同。

【伤寒论翼】阴气起于五指之里，阳气起于五指之表，气血调和，营卫以行，则阴阳相贯，如环之无端也。厥阴无阳，厥阴病则阴阳不相顺接，故手足厥冷。若热少厥微而指头寒，知病可愈，手足反温者，虽下利必自愈，此阴阳自和而顺接也。若脉微烦躁，灸厥阴，厥不还者死，是阴阳之气绝矣。

【白话解】阴气起始于五指之腹面，阳气起始于五指之背面，若气血调和，营卫畅行，则阴阳贯通而如环无端。厥阴性属阴盛而阳少，厥阴病则阴阳不相顺接，因此出现手足厥冷的症状。若出现发热轻、手足寒冷不重而只是指头寒的表现，便可推知病情可愈。若病人出现手足反温的症状，虽然有下利的表现但病情一定会自愈，这是阴阳自和而顺接的缘故。《伤寒论·辨厥阴病脉证并治》云："伤寒六七日，脉微，手足厥冷，烦躁，灸厥阴，厥不还者，死。"这是阴阳之气已绝的缘故。

【伤寒论翼】本篇云：诸四逆厥者，不可下。又曰：厥应下之而反发汗者，必口伤烂赤。二义不同，当理会上下矣。盖诸四逆不可下，是指伤寒脉微欲绝，此时外寒切迫，内热未起。此当发汗，是指虚寒症言，故曰虚家亦然。应下之者，是脉滑而厥，内热闭郁，故曰厥深热亦深。若发汗只能引火上升，不能逐热外散，故令口伤。所谓下之是下其热，非下其实。泄利下重者，四逆散；欲饮水数升者，白虎汤。此厥阴之下药，所以下无形之邪也。若以承气下之，利不止矣。

【白话解】《伤寒论·辨厥阴病脉证并治篇》云："诸四逆厥者，不可下之，虚家亦然。"又云："厥应下之，而反发汗者，必口伤烂赤。"这两句意义不同，应当联系上下文句来理解。"诸四逆厥者，不可下之"，是指伤寒脉微欲绝，此时外寒侵袭，内热未成。此种情况应当发汗，是针对虚寒证而言，因此云："虚家亦然。""厥应下之"是指脉滑而四肢厥冷，为内热闭郁所致，因此云："厥深者，热亦深。"若发汗只能引火上升，不能外散热邪，因此出现口伤烂赤的症状。所谓"下之"是指下其郁热，而非攻下实邪。出现泄利下重症状的病人用四逆散治疗；出现欲饮水数升表现的病人用白虎汤治疗。这些厥阴病的下药，是用来祛除无形之邪的。若用承气汤类攻下，则可导致下利不止。

【伤寒论翼】诊厥阴脉，以阳为主，而治厥阴病，以阴为主。故当归四逆不去芍药，白头翁重用芩、连，乌梅丸用黄连至一斤，又佐黄柏六两，复脉汤用地黄至一斤，又佐麦冬八两。要知脉微欲绝，手足厥冷，虽是阴盛，亦未阳虚，故可表散外邪，不可固里。脉结代心动悸者，似乎阳虚，实为阴弱，只可大剂滋阴，不可温补。所以然者，肝之相火，本少阳之生气，而少阳实出于坎宫之真阴。《经》曰:阳予之正,阴为之主。又曰:阴虚则无气。又曰:少火生气,壮火食气。审此,则知治厥阴之理矣。

中州四肢,皆脾所主。厥阴伤寒,手足逆冷,而又下利,木克土也。复发热者,下利必自止,火生土也。若肝火上行逼心,故反汗出气上冲心,心不受邪,因而越之,故咽中痛而喉为痹。若发热而利,汗出不止者死,是虚阳外亡,为有阴无阳,与少阴亡阳同义。若肝火内行而入脾,火土合德,必无汗而利自止。若发热而利不止,此肝火内行,血室不宁,故便脓血。若发热下利,甚至厥不止者死,是土败木贼,诸阳之本绝也。厥阴伤寒,有乘脾乘肺二症,疑似难明,最当详辨。一曰伤寒腹满谵语,寸口脉浮而紧,此肝乘脾也,名曰纵,刺期门。夫腹满谵语,似胃家实,然脉浮紧而不潮热,非阳明脉也。《脉法》曰:浮而紧者,名曰弦。此弦为肝脉矣。《内经》曰:诸腹胀大,皆属于热。又曰:肝气盛则多言。是腹满由于肝火,而谵语乃肝气所发也。木旺则侮其所胜,直犯脾土,故名纵。一曰伤寒发热,啬啬恶寒,大渴欲饮水,其腹必满,此肝乘肺也,名曰横,刺期门。夫发热恶寒,似太阳之表;未经大汗而大渴,非转属阳明;未经妄下而腹满,非转属太阴。且头不痛,胃不实,不下利,断非三经症矣。然知发热恶寒是肺病,肺虚而肝火乘之。脾畏木邪,水精不上归于肺,故大渴;肺不能通调水道,故腹满。是侮所不胜寡于畏也,故名横。一纵而乘脾,一横而乘肺,总是肝有亢火,当泻无补,必刺期门,随其实而泻之。募原清则气皆顺,表里尽解矣。此非汗吐下清火诸法所可治,故宜针。

【白话解】诊察厥阴脉,以探察是否有阳气为主;而治疗厥阴病,以固护阴液为主。所以当归四逆汤不去芍药;白头翁汤重用黄芩、黄连;乌梅丸用黄连至一斤,又佐黄柏六两;炙甘草汤用地黄至一斤,又佐加麦门冬八两。要知道《伤寒论·辨厥阴病脉证并治》所云"手足厥寒,脉细欲绝",虽属阴寒内盛,而阳气未虚,故可表散外邪,不可治里。《伤寒论·辨太阳病脉证并治》所云"伤寒脉结代,心动悸",似乎属阳气亏虚,而实际上是阴液不足所致,治疗只可用大剂滋阴之品来滋养阴液,不可用温补之品。之所以这样,是因为肝内寄相火,本源于少阳生发之气,而少阳生发之气实际源于肾中之真阴。《素问·阴阳离合论》云:"阳予之正,阴为之主。"又《灵枢·本神》云:"阴虚则无气。"《素问·阴阳应象大论》又云:"壮火食气,气食少火。壮火散气,少火生气。"审明此义,则可知晓治疗厥阴病的道理。

脾主中焦和四肢。伤寒厥阴病出现手足逆冷而又下利的表现，是木来克土的缘故。《伤寒论·辨厥阴病脉证并治》云："伤寒先厥后发热，下利必自止，而反汗出，咽中痛者，其喉为痹。发热无汗而利必自止，若不止，必便脓血。便脓血者，其喉不痹。"先厥后发热，下利必然自止，是火能生土，脾阳恢复的缘故。若肝火上行扰心，则反而出现汗出而气上冲心的表现，若心不受邪扰，虚火因而外越，因此出现咽痛喉痹的表现。若症见发热而下利，汗出不止，则预后不良。这是由于虚阳亡脱，有阴而无阳所致，与少阴病亡阳证病机相同。若肝火内行而侵入脾，火土相合，必见无汗而下利自止。如果症见发热而下利不止，这是由于肝火内行，扰动血室所致，因此出现便下脓血的表现。《伤寒论·辨厥阴病脉证并治》云："伤寒发热，下利至甚，厥不止者，死。"这是肝木克伐脾土，使诸阳之本虚衰所致。伤寒厥阴病有肝乘脾与肝乘肺二证，难以分明，是最应当详细辨识的。一证为《伤寒论·辨太阳病脉证并治》云："伤寒腹满谵语，寸口脉浮而紧，此肝乘脾也，名曰纵，刺期门。"症见腹满谵语，而似胃家实的表现，但是脉浮紧而不潮热，不是阳明病的脉象。《伤寒论·辨脉法》云："脉浮而紧者，名曰弦也。"此弦为肝脉。《素问·至真要大论》曰："诸胀腹大，皆属于热。"《灵枢·本神》曰："肝气虚则恐，实则怒。"又《灵枢·杂病》曰："怒而多言。"说明腹满是肝火所致，而谵语乃由肝气逆乱所致。木旺则侮其所胜，直犯脾土，故名纵。一证为《伤寒论·辨太阳病脉证并治》所云："伤寒发热，啬啬恶寒，大渴欲饮水，其腹必满，自汗出，小便利，其病欲解，此肝乘肺也，名曰横，刺期门。"症见发热恶寒，而似太阳病表证的表现；未经大汗出而大渴，非转属阳明病；未经误下而腹满，非转属太阴病。而且出现头不痛，胃肠不燥实，不下利的表现，辨证不是这三经病证。因发热恶寒是肺系疾病的证候表现，可知是由肺虚而肝火乘之。脾畏肝木之邪火，使津液不能上输于肺，因此出现大渴的表现；肺不能通调水道，所以出现腹满的表现。这是因为肝火反侮其所不胜的肺，故名横。纵而乘脾，横而乘肺，都是肝火亢盛所致，治疗当泻肝之邪火而勿补，必刺期门穴，随其实而泻之。膜原邪热得以清除则气机通顺，表里病证均可解除。此病证不是发汗、涌吐、泻下、清火等法可以治疗的，因此应当使用针刺法。

【伤寒论翼】伤寒阳脉涩，阴脉弦，腹中急痛者，此亦肝乘脾也。故先与小建中安脾，继与小柴胡疏木。要知小建中是桂枝汤倍加芍药以平木加饴糖以缓急，为厥阴驱邪发表、和中止痛之神剂也。不差者，中气虚而不振，邪尚留连，继以小柴胡补中发表，令木邪直走少阳，使有出路，所谓阴出之阳则愈也。仲景有一症而用两方者：在太阳，先麻黄继桂枝，是先外后内法；在厥阴，先建中后柴胡，是先内后外法，亦是令厥阴转属少阳之机。

【白话解】《伤寒论·辨太阳病脉证并治》云："伤寒，阳脉涩，阴脉弦，法当腹中急痛者，先与小建中汤；不差者，小柴胡汤主之。"伤寒见阳脉涩，阴脉弦，腹中急痛，这也是肝乘脾所致。因此先服小建中汤以安脾土，再与小柴胡汤以疏肝木。要知道小建中汤是由桂枝汤倍加芍药以平肝木，加饴糖以缓急止痛所组成的，是厥阴病治疗方剂中驱邪发表、和中止痛的奇效方剂。"不差者"，是中气虚而不能振奋，邪尚流连不去所致。再以小柴胡汤补中发表，使肝木之邪气直走少阳，予邪气以出路，这就是所谓的邪由阴出于阳则疾病向愈。仲景有治一证而用两方的治法：邪在太阳，先用麻黄汤再用桂枝汤治疗，这是先治外后治内的方法；邪在厥阴，先用小建中汤后再用小柴胡汤治疗，是先治内后治外的方法，这也是令邪气由厥阴转属少阳的关键。

【伤寒论翼】伤寒厥而心下悸者，此亦肝乘肺也。虽不发热恶寒，亦木实金虚，水气不利所致。彼腹满者，是水在中焦，故刺期门以泻其实。此水在上焦，故用茯苓甘草汤以发其汗。此方是化水为汗，发散内邪之剂，即厥阴治厥之剂也。

【白话解】《伤寒论·辨厥阴病脉证并治》云："伤寒厥而心下悸，宜先治水，当服茯苓甘草汤。"伤寒症见厥而心下悸，也是肝乘肺所致。虽不见发热恶寒，也是肝木邪实而肺金亏虚，使水气输布不利所致。上文所论述的腹满症，是水停中焦所致，因此刺期门以泻除其邪实。这里是水停上焦所致，所以用茯苓甘草汤治疗以发其汗。茯苓甘草汤具有化水为汗，发散内邪的功效，是厥阴病治疗四肢厥逆的方剂。

【伤寒论翼】厥阴中风之脉，与他经不同。凡脉浮为风，此云不浮为未愈，是厥阴中风，脉反沉矣。此本由阴虚，风入地中，木郁不舒，故未愈；微浮是风行地上，草木发陈，复厥阴风木之常，故愈也。

【白话解】《伤寒论·辨厥阴病脉证并治》云："厥阴中风，脉微浮，为欲愈；不浮，为未愈。"厥阴病中风之脉与他经病中风之脉不同。凡脉浮为风，此处云不浮为病未愈，是因厥阴病中风证脉象反沉。厥阴病中风证本是由于阴虚而风入地中，肝木气郁不舒所致，因此疾病没有痊愈；脉见微浮说明风行地上，草木舒展，恢复厥阴风木之常态，所以疾病向愈。

【伤寒论翼】凡脉浮为在表，沉为在里。厥阴中风，其脉既沉，其症亦为在里。此热利下重，是厥阴中风也。太阳中风，下利呕逆，是有水气；厥阴中风，热利下重，是有火气。故以白头翁汤为主以治风，芩、连为辅以清火，佐秦皮以升九地之风，则肝木欣欣向荣矣。下利而渴欲饮水，是厥阴之消渴，亦中风之烦所致也。下利脉沉弦，是沉为在里，弦为风脉。弦而大，是风因火动，故利未止。微弱数者，是风火势微，故为自止。虽发热不死者，阴出之阳也。下利有微热，汗出，见中风本症，里症出表，则风从外散，故令自愈。欲愈之脉，当微浮。若寸脉反浮数，风去而热不去，尺中自涩者，热伤阴络，肝血不藏，必便脓血也。

【白话解】《伤寒论·辨脉法》云："寸口脉浮为在表，沉为在里。"厥阴病中风证，其脉沉，可知病位在里。《伤寒论·辨厥阴病脉证并治》云："热利下重者，白头翁汤主之。"此处论述的热利下重，是厥阴中风证的表现。太阳中风证出现下利呕逆的表现，是水气内停所致；厥阴中风证出现热利下重的表现，是火邪内盛所致。因此以白头翁汤为主以治疗厥阴中风证，黄芩、黄连辅助白头翁以清火，佐以秦皮升腾九地之风，则肝木之气得以舒畅条达。《伤寒论·辨厥阴病脉证并治》所云"下利，欲饮水者"，是属于厥阴病之消渴，也是受风邪扰动所致。《伤寒论·辨厥阴病脉证并治》又云："下利，脉沉弦者，下重也；脉大者，为未止；脉微弱数者，为欲自止，虽发热不死。"症见下利而脉沉弦，脉沉为病在里，弦为风脉。脉弦而大，是风因火动所致，因此下利没有停止。脉见微弱数，可知风火邪气其势微弱，所以出现下利将要自止的表现。出现虽发热但预后尚可的表现，是邪气从阴出于阳的缘故。《伤寒论·辨厥阴病脉证并治》又云："下利，脉数，有微热汗出，今自愈。"下利有微热，汗出，为厥阴中风本证的表现，里证出表，则风从外散，因此令病自愈。病将愈的脉象为脉微浮。《伤寒论·辨厥阴病脉证并治》又云："下利，寸脉反浮数，尺中自涩者，必清脓血。"若见寸脉反浮数，可知风邪已经祛除而热邪尚未解除，出现尺中自涩的脉象，是热邪损伤阴络，而使肝不藏血所致，因此必有便下脓血的表现。

【伤寒论翼】厥阴中风热利，是里有热；伤寒亦有协热利，是里有寒。又与厥利不同，厥利见发热则利止。此六七日不利，便发热而利，汗出不止，是外热内寒，故为有阴无阳。要知《内经》之舌卷囊踡，是有阳无阴，故热虽甚而可治。

【白话解】厥阴中风证出现热利的表现，是里有邪热所致；伤寒证也有协热利，是属里有虚寒。这又与四肢厥逆而下利不同，出现厥逆、下利表现而兼见发热则下利自止。《伤寒论·辨厥阴病脉证并治》云："伤寒六七日，不利，便发热而利，其人汗出不止者，死。有阴无阳故也。"伤寒证六七日不下利，便发热而下利，汗出不止，是属内真寒而外假热，因此其为有阴无阳之证。要知道《素问·诊要经终论》所言"舌卷卵上缩"，是阳热内盛而阴液不足所致，所以热虽甚而预后良好。

【伤寒论翼】厥阴下利，有因厥而利者，有协热而利者，有内热而利者，总属于热，乃相火挟风木而为患也。

【白话解】厥阴病出现下利的表现，有因四肢厥逆而下利者，有挟带表热而下利者，有因内热而下利者，都因于热，是肝胆相火炽盛的缘故。

【伤寒论翼】阴阳易之为病，本于厥阴之欲火。始也因肝火之动，致伤少阴之精；继也少阴之精不藏，厥阴之火不羁。所以少腹里急，阴中拘挛，热上冲胸，眼中生花，身重少气，头重不欲举，皆厥阴相火为眚。顿令无病之人，筋脉形气为之一变。此即瘟疫传染，遗祸他人之一症也。

【白话解】《伤寒论·辨阴阳易差后劳复病脉证并治》云："伤寒，阴阳易之为病，其人身体重，少气，少腹里急，或引阴中拘挛，热上冲胸，头重不欲举，眼中生花，膝胫拘急者，烧裈散主之。"阴阳易的病因，源于厥阴欲火。初起因肝火妄动，导致少阴精伤；继而少阴精气不藏，使厥阴之火无以束缚。所以出现少腹里急、阴中拘挛、热上冲胸、眼中生花、身重少气、头重不欲举的表现，这些都是厥阴相火为患所致。顿时使无病之人的筋脉形气因之而变。这就是瘟疫传染，遗祸他人的一种病证。

★制方大法第七

【伤寒论翼】凡病有名有症，有机有情，如中风、伤寒、温暑、湿痉等类，此为名也。外有头痛、身痛、腰痛，内有喘咳、烦渴、吐利、腹满，此为症也。其间在表在里，有汗无汗，脉浮脉沉，有力无力，是其机也。此时恶寒恶热，苦满喜呕，能食不欲食，欲卧不得卧，或饮水数升，或漱水不欲咽，皆病情也。因名立方者，粗工也；据症定方者，中工也；于症中审病机察病情者，良工也。仲景制方，不拘病之命名，惟求症之切当，知其机得其情，凡中风伤寒杂病，宜主某方，随手拈来，无不活法，此谓医不执方也。今谈仲景方者，皆曰桂枝汤治中风，不治伤寒，麻黄汤治伤寒，不治中风。不审仲景此方主何等症，又不审仲景何症用何等药，只在中风、伤寒二症中较量，青龙、白虎命名上敷衍，将仲景活方活法，为死方死法矣。

【白话解】凡病有名称有症状，有病机有病情，如中风、伤寒、温暑、湿痉等类，这是病名。外有头痛、身痛、腰痛，内有喘咳、烦渴、吐利、腹满，此为症状。其间在表在里，有汗无汗，脉浮脉沉，有力无力，这是病机。此时恶寒恶热，苦满喜呕，能食不欲食，欲卧不得卧，或饮水数升，或漱水不欲咽，这些都是病情。因病名而确立方剂者，是医术粗劣、平庸的医生；依据证候定方者，是水平一般的医生；通过证候审病机察病情者，是水平很高的医生。仲景制备方剂，不拘泥疾病的命名，只探求证候的贴切恰当，从而了解其病机把握其病情，凡中风、伤寒、杂病，适宜用某方治疗某证，随手拈来，都是灵活的治疗方法，这就是说医生看病不能固执于某方。当今谈论仲景方的人，都说桂枝汤治中风证而不治伤寒证，麻黄汤治伤寒证而不治中风证。他们不审查仲景用此方剂主治什么样的病证，又不审仲景何病证用何等药，只在中风、伤寒二证中争论，在青龙、白虎命名上敷衍，将仲景辨证论治灵活运用的方法及方剂，变为拘泥不变的死方死法。

【伤寒论翼】仲景立方精而不杂，其中以六方为主，诸方从而加减焉。凡汗剂皆本桂枝，吐剂皆本栀豉，攻剂皆本承气，和剂皆本柴胡，寒剂皆本泻心，温剂皆本四逆。涸而数之，为一百十三方者，未之审也。

六经各有主治之方，而他经有互相通用之妙。如麻、桂二汤，为太阳营卫设，而阳明之病在营卫者亦用之。真武汤为少阴水气设，而太阳之汗后亡阳者亦用之。四逆汤为太阴下利清谷设，太阳之脉反沉者宜之。五苓散为太阳消渴水逆设，阳明之饮水多者亦宜之。猪苓汤为少阴下利设，阳明病小便不利者亦宜之。抵当汤为太阳瘀血在里设，阳明之蓄血亦用之。瓜蒂散为阳明胸中痞硬设，少阴之温温欲吐者亦用之。合是症便用是方，方各有经，而用可不拘，是仲景法也。仲景立方，只有表里寒热虚实之不同，并无伤寒中风杂症之分别，且风寒有两汤迭用之妙，表里有二方更换之奇。或以全方取胜，或以加减奏功。后人论方不论症，故反以仲景方为难用耳。桂枝汗剂中第一品也，麻黄之性直透皮毛，生姜之性横散肌肉。故桂枝佐麻黄，则开玄府而逐卫分之邪，令无汗者有汗而解，故曰发汗；桂枝率生姜，则开腠理而驱营分之邪，令有汗者复汗而解，故曰解肌。解肌者解肌肉之邪也，正在营分，何立三纲者反立麻黄主营、桂枝主卫耶？麻黄不言解肌，而肌未尝不解；桂枝之解肌，正所以发汗。要知麻黄桂枝二汤，是发汗分深浅之法，不得以发汗独归麻黄，不得以解肌与发汗对讲。前人论方不论药，只以二方为谈柄，而置之不用也。

【白话解】仲景设立方剂精简而不繁杂，其中以六首方剂为主，其余各方均以其为基础而进行加减。凡发汗之剂都本于桂枝汤，涌吐剂都本于栀子豉汤，攻下剂皆本于承气汤，和解剂皆本于小柴胡汤，清热剂皆本于泻心汤，温里剂皆本于四逆汤，混乱地计数共一百一十三方，这是未详细审查的结果。

六经病各有主治之方，而这些方剂在不同经病之间又可相互通用。如麻黄汤、桂枝汤，为太阳病营卫失调者设立的，而阳明病若病在肌表营卫者也可使用。真武汤为少阴水气病而设，但太阳病汗后出现亡阳表现的病人也可使用。四逆汤为太阴病下利清谷者设立的，而太阳病脉反沉者也适宜使用。五苓散为太阳病消渴、水逆证而设，阳明病饮水多者也可使用。猪苓汤为少阴病下利者设立的，阳明病小便不利者也适宜使用。抵当汤为太阳病瘀血在里者设立的，阳明病蓄血证亦可使用。瓜蒂散为阳明病胸中痞硬者设立的，少阴病温温欲吐者亦可使用。符合这样的病证便可使用这个方剂，方剂各有所主某经病证，而使用时不可拘泥于此，这是仲景使用方剂的大法。仲景制备方剂，只有表里、寒热、虚实的不同，并无伤寒证、中风证与杂证的分别，且风寒证有两种汤剂替换使用的奇妙之处，表里证有二方更换应用的奇特之处。或以全方取胜，或以加减运用而奏效。后世医者只讨论方剂本身而不审查病证，所以反而认为仲景之方难以使用。桂枝为发汗剂中的第一品药，麻黄之性直透皮毛，生姜之性发散肌肉。因此桂枝佐麻黄可开汗孔而逐散卫分之邪，令无汗的病人通过汗出而邪气外解，故称发汗；桂枝配生姜可开腠理而祛除营分的邪气，令汗出的病人通过再次发汗而使疾病解除，故称解肌。解肌就是解除肌肉间的邪气，病位正在营分，为何倡导"三纲鼎立"者反立麻黄汤主营、桂枝汤主卫呢？麻黄汤不谈解肌，而肌肉邪气未尝不解；桂枝汤的解肌作用，也正在于发汗。要知道麻黄汤、桂枝汤是反映发汗分深、浅方法的不同，不能认为发汗只是麻黄汤的功用，也不得以解肌与发汗相对立而讲。前人论方不论药，只以此二方为谈论的焦点，却不去使用这两首方剂。

【伤寒论翼】凡风寒中人，不在营卫，即入腠理。仲景制桂枝汤调和营卫，制柴胡汤调和腠理。观六经症，仲景独出桂枝症、柴胡症之称，见二方任重，不可拘于经也。惟太阳统诸阳之气，六经表症，咸属于太阳，故柴胡汤得与桂枝汤对待于太阳之部。桂枝本为太阳风寒设，凡六经初感之邪，未离营卫者悉宜之；柴胡本为少阳半表设，凡三阳半表之邪，逗留腠理者悉宜之。仲景最重二方，所以自为桂枝症注释，又为小柴胡注释。桂枝有疑似症，柴胡亦有疑似症。桂枝有坏病，柴胡亦有坏病。桂枝症罢，桂枝不中与矣，而随症治法，仍不离桂枝方加减；柴胡症罢，柴胡不中与矣，而设法救逆，仍不出柴胡方加减。

【白话解】凡风寒邪气侵袭于人，不是在营卫，就是侵入腠理。仲景制备桂枝汤以调和营卫，制小柴胡汤以调和腠理。纵观六经病证，仲景唯独提出桂枝汤证、小柴胡汤证这样的说法，可见这两首方剂的作用很大很广，不可拘于某经病证使用。唯独太阳经统摄诸阳之气，六经表证都属于太阳，所以小柴胡汤与桂枝汤都可以用于太阳表证。桂枝汤本为太阳病风寒表证设立，凡六经初感之邪，未离开营卫者都适用；小柴胡汤本为少阳病半表证而设，凡三阳经半表之邪，侵及腠理者都适宜应用。仲景最重视这两个方子，所以亲自为桂枝汤证注释，又为小柴胡汤证注释。桂枝汤证有疑似证，小柴胡汤证亦有疑似证。桂枝汤证有变证，小柴胡汤证也有变证。桂枝汤证解除后，桂枝汤便不再适宜使用，而应根据证候特点的不同提出相应治法，仍以桂枝汤为基础进行加减运用；小柴胡汤证解除后，小柴胡汤就不能再使用，而应根据不同的病情提出相应的救治方法，仍以小柴胡汤为基础加减运用。

【伤寒论翼】麻黄症热全在表；桂枝之自汗，大青龙之烦躁，皆兼里热。仲景于表剂中，便用寒药以清里。自汗是烦之兆，躁是烦之征。汗出则烦得外泄，故不躁，宜用微寒酸苦之味以和之；汗不出则烦不得泄，故躁，宜用大寒坚重之品以清之。夫芍药、石膏是里药入表剂，今人不审表中有里，因生疑畏，当用不用，至热并阳明，而斑黄狂乱发矣。是不任大青龙之过也。仲景于太阳经中用石膏以清胃火，是预保阳明之先着；加姜、枣以培中，又虑夫转属太阴矣。

【白话解】麻黄汤证的发热等症状表现全在肌表；桂枝汤证的自汗症，大青龙汤证的烦躁症，都是表证兼有里热。仲景在解表剂中便使用寒药以清里热。自汗是发烦的征兆，躁是烦的表现。汗出则烦热得以外泄，故不躁，适宜用微寒酸苦之药来调和；汗不出则烦热不得外泄，故躁，宜用大寒质重之品以清热。芍药、石膏是治里的药物而用于解表剂中，当今医者不审查表证中有里证，因此产生疑惑和畏惧，应当使用却不敢使用，使热入阳明，而导致发斑、发黄、神志狂乱等变证。这是不敢用大青龙汤治疗的过错。仲景于太阳病中用石膏清泄胃火，是预先保护阳明而不使邪气内传的方法；加生姜、大枣以培护中焦，又是考虑病邪有转属太阴的可能。

【伤寒论翼】小青龙、柴胡，俱是两解表里之剂，小青龙重在里症，小柴胡重在表症。故小青龙加减，麻黄可去；小柴胡加减，柴胡独存。盖小青龙重在半里之水，小柴胡重在半表之热也。小青龙治伤寒未解之水气，故用温剂，汗而发之；十枣汤治中风已解之水气，故用寒剂，引而竭之。此寒水、风水之异治也。小青龙之水，动而不居；五苓散之水，留而不行；十枣汤之水，纵横不羁；大陷胸之水，痞硬坚满；真武汤之水，四肢沉重。水气为患不同，所以治法各异。

【白话解】小青龙汤、小柴胡汤都是表里双解的方剂，小青龙汤重在治疗里证，小柴胡汤重在治疗表证。因此小青龙汤加减法中可去麻黄；而小柴胡汤加减法中，柴胡是非用不可的。原因是小青龙汤重在治半里的水气，而小柴胡汤重在治半表的热邪。小青龙汤治疗伤寒未解的水气病，因此使用温热剂，即《素问·阴阳应象大论》所谓"汗而发之"。十枣汤治疗中风解除后的水气病，所以使用寒剂，即《素问·阴阳应象大论》所谓"引而竭之"。这是寒水、风水的不同治法。小青龙汤所治的水气，流动而不停；五苓散所治之水饮，停留而不流动；十枣汤所治的水气，纵横而不受拘束；大陷胸汤所治的水饮，可致痞硬坚满；真武汤所治的水气，可致四肢沉重。水气为患的病机及表现各不相同，所以治疗方法也各异。

【伤寒论翼】林亿云：泻心本名理中黄连人参汤，盖泻心疗痞，正是理中处。当知仲景用理中，有寒热两法，一以扶阳，一以益阴也。

【白话解】宋·林亿云：泻心本名理中黄连人参汤，因泻心汤治疗痞证，正是调理中焦之处，故名泻心。当知仲景调理中焦有寒热两种方法，一种方法是扶阳，另一种方法是益阴。

【伤寒论翼】邪在营卫之间，惟汗是其出路，故立麻黄、桂枝二方。邪在胸腹之间，惟吐是其出路，故立瓜蒂、栀豉二方。瓜蒂散主胸中痞硬，治在上焦；栀豉汤主腹满而喘，治兼中焦。犹麻黄之主皮肤，桂枝之主肌肉。

瓜蒂散峻剂也，犹麻黄之不可轻用；栀豉汤轻剂也，犹桂枝汤之可更用而无妨。故太阳表剂，多从桂枝加减；阳明表剂，多从栀豉加减。阳明用栀豉，犹太阳用桂枝，既可用之以去邪，即可用之以救逆。今人但知汗为解表，不知吐亦为解表，知吐中使能发散之说，不知所以当吐之义。故于仲景大法中，取其汗下遗其吐法耳。

【白话解】邪居营卫之间，只有发汗是其出路，因此设立麻黄汤、桂枝汤二方。邪在胸腹之间，只有涌吐是其出路，所以设立瓜蒂散、栀子豉汤二方。其中瓜蒂散主治胸中痞硬，治疗的部位在上焦；栀子豉汤主治腹满而喘，兼治中焦病证。犹如麻黄汤主治部位在皮肤，桂枝汤主治部位在肌肉一般。瓜蒂散为峻剂，犹如麻黄汤不可轻易使用一样；栀子豉汤为轻剂，犹如桂枝汤可反复使用而无妨一般。因此太阳解表剂，多依从桂枝汤加减；阳明解表剂多依从栀子豉汤加减。阳明病用栀子豉汤犹如太阳病用桂枝汤一般，既可用以驱邪，又可用以救逆。当今医者只知发汗为解表之法，却不知涌吐也为解表之法；知道涌吐有发散的作用，却不知道使用吐法的真正意义所在。所以他们在仲景治疗大法中，只取其汗、下之法而遗弃了涌吐之法。

【伤寒论翼】少阳为枢，不全在里，不全在表。仲景本意重里，而柴胡所主又在半里，故必见半表病情，乃得从柴胡加减。如悉入在里，则柴胡非其任矣，故柴胡称解表之方。小柴胡虽治在半表，实以理三焦之气，所以称枢机之剂。如胸满胸中烦，心烦心下悸，咳渴喜呕，是上焦无开发之机也；腹满胁下痞硬，是中焦废转运之机也；小便不利，是下焦失决渎之任也。皆因邪气与正气相搏而然，用人参扶三焦之正气，壮其枢耳。

【白话解】少阳为阳经之枢，其辨证不全在里，也不全在表。仲景本意重在里，而小柴胡汤所主病证又在半里，所以一定要见到半表病证，才可使用小柴胡汤加减治疗。如果病情都已经入里，就不是小柴胡汤所能胜任的情况了，因此小柴胡汤被称为解表之方。小柴胡汤虽作用在半表，实际具有调理三焦气机的功用，所以称其为调理枢机之剂。如出现胸满、胸中烦，心烦、心下悸，咳、渴、喜呕的表现，均是因上焦气机不利所致；出现腹满、胁下痞硬的症状，是中焦转运功能失调的缘故；而出现小便不利的症状，则是由于下焦决渎失司所致。这些都是因邪气与正气相搏而成，因此用人参扶助三焦之正气，以加强调畅枢机的作用。

【伤寒论翼】少阴病二三日，心中烦不得卧者，病本在心，法当滋离中之真火，随其势之润下，故君黄连之苦寒以泄之。四五日小便不利，下脓血者，病本在肾，法当升坎中之少火，顺其性之炎上，故佐干姜之苦温以发之。此伏明①之火，与升明②之火不同。少阴心烦欲寐，五六日，欲吐不吐，自利而渴，小便色白者，是下焦虚寒，不能制水，宜真武汤，以温下焦之肾水。下利六七日，咳而呕渴，心烦不眠，是上焦虚热，水津不布，宜猪苓汤，以通上焦之津液。

【白话解】《伤寒论·辨少阴病脉证并治》云："少阴病，得之二三日以上，心中烦，不得卧，黄连阿胶汤主之。"本证病位在心，治法应当滋润心中之真火，使其顺势而下，所以用苦寒之黄连为君药以泻火。又云："少阴病，二三日至四五日，腹痛，小便不利，下利不止，便脓血者，桃花汤主之。"本证病位在肾，法当升举肾中之少火，顺应其炎上的特性，因此佐用苦温之干姜以发散。此属气弱之伏明之火，与升明之火不同。又云："少阴病，欲吐不吐，心烦，但欲寐，五六日，自利而渴者，属少阴也，虚故引水自救。若小便色白者，少阴病形悉具。小便白者，以下焦虚有寒，不能制水，故令色白也。"这是属下焦虚寒，不能制水所致，宜用真武汤治疗，以温下焦之肾水。又云："少阴病，下利六七日，咳而呕渴，心烦，不得眠者，猪苓汤主之。"这是上焦虚热，水津不布所致，宜用猪苓汤治疗，以通上焦之津液。

【伤寒论翼】四逆为太阴主方，而诸经可以互用。在太阴本经，固本以逐邪也；用于少阴，温土以制水也；用于厥阴，和土以生木也；用于太阳，益火以扶元阳也。惟阳明胃实、少阳相火，非所宜耳。

【白话解】四逆汤是治疗太阴病的主方，而六经病均可以应用该方。对于太阴本经病证，其可固本逐邪；用于少阴病，其可温土以制水；用于厥阴病，其可调和中土以养肝木；用于太阳病，其可益火以扶助元阳。只有阳明病胃家实证、少阳病相火炽盛，不是四逆汤所适宜治疗的病证。

【伤寒论翼】少阴病四五日，腹痛小便不利，下利不止，若四肢沉重疼痛者，为下焦水郁，用真武汤，是引火归元法；若便脓血者，为下焦火郁，用桃花汤，是升阳散火法。此因坎中阳虚，不得以小便不利作热治。

【白话解】《伤寒论·辨少阴病脉证并治》云："少阴病，二三日不已，

---

① 伏明：运气术语。五运主岁之中，火运不及称为伏明。《素问·五常政大论》："其不及奈何？岐伯曰：木曰委和，火曰伏明。"王冰注："明耀之气，屈伏不申。"
② 升明：运气术语。五运主岁之中，火岁平气的名称。《素问·五常政大论》："愿闻平气何如而名？……火曰升明。"谓火性得以上升明耀，故名。

至四五日，腹痛，小便不利，四肢沉重疼痛，自下利者。"这是下焦水气郁结的缘故，可用真武汤以引火归元；又云："少阴病，二三日至四五日，腹痛，小便不利，下利不止，便脓血者。"是下焦火气郁结的表现，用桃花汤以升阳散火。这都是肾中阳虚所致，不能依据小便不利就当作热证治疗。

【伤寒论翼】小柴胡为少阳主方，乌梅为厥阴主方。二方虽不同，而寒温互用、攻补兼施之法相合者，以脏腑相连、经络相贯、风木合气、同司相火故也。其中皆用人参，补中益气以固本逐邪，而他味俱不相袭者，因阴阳异位。阳宜升发，故主以柴胡；阴宜收降，故主以乌梅。阳主热，故重用寒凉；阴主寒，故重用辛热。阳以动为用，故汤以荡之，其症变幻不常，故柴胡有加减法；阴以静为体，故丸以缓之，其症有定局，故乌梅无加减法也。

【白话解】小柴胡汤为少阳病主方，乌梅丸为厥阴病主方。二方虽组成不同，但都具有寒温并用、攻补兼施的治法特点，这是肝胆脏腑相连、经络相互贯属、风木合气、共同主司相火的缘故。这二方都用人参补中益气以固本逐邪，而其他几味药都不相互袭用，这是厥阴与少阳阴阳异位的缘故。阳宜升发，因此以柴胡为主；阴宜收敛，所以以乌梅为君。阳主热，因此重用寒凉之品；阴主寒，所以重用辛热之药。阳以动为用，所以采用汤剂以荡涤之，其证变幻无常，因此小柴胡汤有加减运用；阴以静为体，所以用丸剂以缓治之，其证有基本固定的症状，因此乌梅丸无加减法。

【伤寒论翼】厥阴下利，用白头翁汤，升阳散火，是火郁发之也。制乌梅丸以收火，是曲直作酸之义。佐苦寒以和阴，主温补以存阳，是肝家调气之法也。其治厥利与久利，故半兼温补。白头翁汤主中风热利与下重，故专于凉散。

【白话解】厥阴病出现下利症，用白头翁汤治疗以升阳散火，即《素问·六元正纪大论》所言"火郁发之"之义。制备乌梅丸是用其收敛火邪，这是顺应木性曲直，其味主酸之义。佐苦寒之品以和阴液，以温补之品固存阳气，这是治疗肝病调理气机的方法。用乌梅丸治疗厥利与久利，所以组方药品有一半兼有温补之性。白头翁汤主治中风热利和下重，因此其功用专于凉散。

【伤寒论翼】按：发表攻里，乃御邪之长技。盖表症皆因风寒，如表药用寒凉，则表热未退而中寒又起。所以表药必用桂枝，发表不远热也，然此为太阳表热言耳。如阳明少阳之发热，则当用柴、芩、栀、豉之类主之。里症皆因郁热，下药不用苦寒，则瘀热不除，而邪无出路。所以攻剂必用大黄，攻里不远寒也，然此谓阳明胃热言耳。如恶寒痞硬，阳虚阴结者，又当以姜、附、巴豆之类兼之矣。

【白话解】按：发表与攻里，都是抵御邪气的有效治法。表证皆由感受风寒所致，若解表药中使用寒凉之品，则表热尚未消退而又产生里寒之证。所以解表药必用桂枝，发散表邪不离热药，然而这是针对太阳表热证而言。如果是阳明病与少阳病出现发热症状，则当用柴胡、黄芩、栀子、豆豉之类的药物治疗。里证皆由郁热所致，若攻下之药中不用苦寒之品，则瘀热不除，而使邪无出路。所以攻下剂必用大黄，即攻里药不远寒凉，然而这是针对阳明胃热证而言。如果是出现恶寒痞硬的阳虚阴结证，则又当同时使用干姜、附子、巴豆之类的药物。

【伤寒论翼】麻黄、桂枝，太阳阳明表之表药；瓜蒂、栀豉，阳明里之表药；小柴胡，少阳半表之表药。太阴表药桂枝汤，少阴表药麻黄附子细辛汤，厥阴表药当归四逆汤。六经之用表药，为六经风寒之出路也。

【白话解】麻黄汤、桂枝汤属治疗太阳病、阳明病表证的解表剂；瓜蒂散、栀子豉汤属治疗阳明里证的解表剂；小柴胡汤为治疗少阳半表证的解表剂。太阴病的解表剂是桂枝汤，少阴病的解表剂为麻黄细辛附子汤，厥阴病的解表剂是当归四逆汤。六经病的解表方剂使用的目的都是给六经风寒邪气以出路。

【伤寒论翼】手足厥逆之症，有寒热表里之各异。四逆散解少阴之里热，当归四逆汤解厥阴之表寒，通脉四逆汤挽少阴真阳之将亡，茯苓四逆汤留太阴真阴之欲脱。四方更有各经轻重浅深之别也。

【白话解】出现手足厥逆症状的病机有寒、热、表、里的不同。四逆散可解少阴之里热证，当归四逆汤可解厥阴之表寒证，通脉四逆汤可挽救少阴将亡之真阳，茯苓四逆汤可挽留太阴欲脱之真阴。这四个方剂的运用更有各经病证轻重浅深的区别。

【伤寒论翼】膀胱主水，为太阳之里，十枣、五苓，为太阳水道之下药；胃腑主谷，为阳明之里，三承气为阳明谷道之下药；胆腑主气，为少阳之里，大柴胡为少阳气分之下药。此三阳之下药，三阳实邪之出路也。大肠小肠，皆属于胃，胃家实则二肠俱实矣。若三分之，则调胃承气胃家之下药，小承气小肠之下药，大承气大肠之下药。戊为燥土，庚为燥金，故加芒硝以润其燥也。桂枝加大黄，太阳转属阳明之下药；桂枝加芍药，太阳转属太阴之下药。凡下剂兼表药，以未离于表故也。柴胡加芒硝，少阳转属阳明之下药。大柴胡下少阳无形之邪，柴胡加芒硝下少阳有形之邪也。桂枝加芍药下太阴无形之邪，三物白散下太阴有形之邪也。四逆散下少阴厥阴无形之邪，承气汤下诸经有形之邪也。其间有轻重之分：下剂之轻者，只用气分药；下剂之重者，兼用血分药。酸苦涌泄，下剂之轻，故芍药、枳实为轻；咸苦涌泄，下剂之重，故大黄、芒硝为重。

【白话解】膀胱主蓄泄水液，为太阳之里，十枣汤、五苓散是通利太阳水道的攻下药；胃腑主受纳腐熟食谷，为阳明之里，三承气汤是通利阳明谷道的攻下药；胆腑主气，为少阳之里，大柴胡汤是少阳气分的攻下药。这些是三阳病的攻下药，其目的都是给予三阳实邪以出路。《灵枢·本输》曰："大肠小肠，皆属于胃，是足阳明也。"因此胃家实则二肠俱实。若按功用不同，承气汤可细分为三种，则调胃承气汤属胃的攻下药，小承气汤为小肠的攻下药，大承气汤是大肠的攻下药。戊为燥土，庚为燥金，因此加芒硝以咸润其燥。桂枝加大黄汤是太阳病转属阳明病的攻下之剂；桂枝加芍药汤是太阳病转属太阴病的攻下剂。凡攻下剂兼有解表药者，是病邪尚未完全离开肌表的缘故。柴胡加芒硝汤是少阳病转属阳明病的攻下剂。大柴胡汤祛少阳无形之邪，柴胡加芒硝汤攻下少阳有形之邪。桂枝加芍药汤祛太阴无形之邪，三物白散攻下太阴有形之邪。四逆散祛少阴、厥阴无形之邪，承气汤攻下诸经有形之邪。其中祛邪攻下力量有轻重的不同：攻下剂之轻者，只用气分药；攻下剂之重者，兼用血分药。酸苦涌泄，为攻下剂之轻者，因此芍药、枳实为轻；咸苦涌泄，为攻下剂之重者，所以大黄、芒硝为重。

【伤寒论翼】仲景用攻下二字，不专指大便。凡与桂枝汤欲攻其表，此指发汗言；表解者乃可攻之，指利水言；有热属脏者攻之，指清火言也；寒湿在里不可下，指利水言；以有热故也，当以汤下之，指清火言也。

【白话解】仲景使用"攻下"二字，不专指通利大便。凡用桂枝汤欲攻其表，这是指发汗而言；表解者乃可攻之，这是指利水而言；有热属脏者攻之，是指清热而言；寒湿在里不可下，是指利水而言；以有热故也，当以汤下之，是指清热而言。

【伤寒论翼】仲景下剂，只重在汤，故曰医以丸药下之，非其治也。观陷胸、抵当二丸，仍用水制，是丸复其汤，重两许，连滓服，则势力更猛于汤、散剂矣。当知仲景方以铢、两、分计者，非外感方；丸如桐子大，每服十丸者，不是治外感法。

【白话解】仲景所设立的攻下剂只重在使用汤剂，因此《伤寒论·辨太阳病脉证并治》云："伤寒十三日，过经谵语者，以有热也，当以汤下之。若小便利者，大便当硬，而反下利，脉调和者，医以丸药下之，非其治也。"观察陷胸丸、抵当丸两种丸剂，仲景仍用水液调服，这是让丸药恢复成汤剂，重约一两，连同药渣一起服用，则药力更猛于汤、散剂。当知仲景所设之方以铢、两、分来计算药量的，不是治疗外感病的方子；而丸如桐子大，每服十丸者，不是治疗外感病的用法。

【伤寒论翼】仲景制方，随方立禁，使人受其功不蹈其弊也。如用发表药，一服汗者停后服。若脉浮紧发热汗不出者，不可与桂枝；若脉微弱汗出恶风者，不可服大青龙汤；脉浮发热无汗，表不解者，不可与白虎；诸亡血虚家，不可用瓜蒂；病人旧微溏者，不可与栀子；阳明病汗出多者，不可与猪苓；外未解，其热不潮者，未可与承气；呕家不可与建中。皆仲景慎重出之者也。仲景加减有深意。如腹中痛者，少阳加芍药，少阴加附子，太阴加人参。若心下悸者，少阴加桂枝，少阳加茯苓。若渴者，少阳加栝蒌根、人参，太阴加白术。加减中分阴阳表里如此。故细审仲景方，知随症立方之妙；理会仲景加减法，知其用药取舍之精。

【白话解】仲景制备方剂，随方设立使用禁忌，使医者充分利用方剂的功用而不再犯误用之错。如用发表药物，一服汗出者停后服。例如《伤寒论·辨太阳病脉证并治》所云"桂枝本为解肌，若其人脉浮紧，发热汗不出者，不可与之也""太阳中风，脉浮紧，发热恶寒，身疼痛，不汗出而烦躁者，大青龙汤主之。若脉微弱，汗出恶风者，不可服""伤寒脉浮，发热无汗，其表不解者，不可与白虎汤""诸亡血虚家，不可与瓜蒂散""凡用栀子汤，病人旧微溏者，不可与服之""阳明病，汗出多而渴者，不可与猪苓汤"；"若汗多微发热恶寒者，外未解也，其热不潮，未可与承气汤""呕家不可用建中汤"。这些都反映了仲景用方极其慎重。仲景于方剂加减运用也有深意。如出现腹中痛的症状，在少阳病则加芍药，在少阴病则加附子，在太阴病则加人参。若出现心下悸的表现，在少阴病加入桂枝，在少阳病加入茯苓。若出现口渴症状，在少阳病则加栝蒌根、人参，在太阴病则加白术。加减运用中分阴阳表里就如上所述。因此细审仲景方，可知随证立方的精妙之处；理解领会仲景方剂加减法，可探知其用药取舍之精髓所在。

【伤寒论翼】小青龙设或然五症，加减法内即备五方。小柴胡设或然七症，即具加减七方。要知仲景有主治之方，如麻、桂等方是也；有方外之方，如桂枝汤加附子加大黄辈是也；有方内之方，如青龙、真武之有加减法是也。仲景书法中有法，方外有方，何得以三百九十七法、一百一十三方拘之耶？

【白话解】小青龙汤证设有或然五症，于加减法之中即制备五方以对应。小柴胡汤证设或然七症，即具备加减七方。要知道仲景治疗病证有主治之方，如麻黄汤、桂枝汤等方剂；有方外之方，如桂枝加附子汤、桂枝加大黄汤之类；有方内之方，如小青龙汤、真武汤之有加减法。仲景书中法中有法，方外有方，怎能拘泥于三百九十七法、一百一十三方呢？

【伤寒论翼】昔岐伯创七方以制病，仲景更穷其病之变幻，而尽其精微。如发表攻里，乃逐邪大法，而发表攻里之方，各有大小，如青龙、柴胡、陷胸、承气是也。夫发表既有麻黄、桂枝方矣，然有里邪夹表而见者，治表不及里，非法也。而里邪又有夹寒夹热之不同，故制小青龙以治表热里寒，制大青龙以治表寒里热，是表中便兼解里也，不必如坏病之先里后表、先表后里之再计也。然大、小青龙，即麻、桂二方之变，只足以解营卫之表，不足以驱腠理之邪。且邪留腠理之间，半表之往来寒热虽同，而半里又有夹虚夹实之悬殊。因制小柴胡而防半里之虚，大柴胡以除半里之实，是表中便兼和里也，不必如后人之先攻后补、先补后攻之斟酌也。攻里既有调胃承气矣，然里邪在上焦者有夹水夹痰之异，在中焦者有初硬后溏、燥屎定硬之分，非调胃所能平也。因制小陷胸以清胸膈之痰，大陷胸以下胸膈之水，小承气以试胃家之矢气，大承气以攻肠胃之燥屎，方有分寸，邪气去而元气无伤，不致有顾此遗彼、太过不及之患也。按发表攻里之方，各有缓急之法。如麻黄、大承气汗下之急剂也，而桂枝则发表之缓剂。其用桂枝诸法，是缓汗中更有轻重矣。小承气下之缓剂也，曰少与之令小安，曰微和胃气，曰不转矢气者勿更与之。其调胃承气下之尤缓者也，曰少少温服之，且不用气分药，更加甘草。是缓下中亦有差别矣。若夫奇偶之法，诸方既已备见，而更有麻桂各半之偶，有桂枝二麻黄一之奇，是奇偶中之各有浅深也。服桂枝汤已，须更啜热粥，为复方矣，而更有取小柴胡一升加芒硝之复，是复中又分汗下二法矣。若白散之用复方更异，不利，进热粥一杯，利不止，进冷粥一杯，是一粥中又寓热泻冷补之二法也。

【白话解】昔日《内经》根据病情创造了制备方剂的七法，仲景则更是穷究病证之变幻，而详尽治方之精微。如发表、攻里是逐邪大法，而发表、攻里之方，各有大小，如青龙汤、柴胡汤、陷胸汤、承气汤等。发表已经有麻黄汤、桂枝汤等方，然而有里邪夹表证者，若治表证不考虑里证，就不是正确的治法。而里邪又有夹寒夹热的不同，因此仲景制小青龙汤以治表热里寒，制大青龙汤以治表寒里热，这是解表中便兼以治里证，不必如变证治疗用先里后表、先表后里的方法。然而大、小青龙汤就是麻黄汤、桂枝汤二方的变方，仅仅足以解营卫之表邪，而不足以祛除腠理之邪。且邪留腠理之间，半表证之往来寒热的症状虽然相同，而半里证又有夹虚夹实的不同。因而创制小柴胡汤而预防半里之虚，用大柴胡汤以祛除半里之实，这是解表中便兼以调和里证，不必如后人斟酌先攻后补、先补后攻等治法。攻里已经有调胃承气汤，然而里邪在上焦者有夹水夹痰的不同，在中焦者有初硬后溏、燥屎定硬的区别，这些都不是调胃承气汤所能胜任的。因而创制小陷胸汤以清胸膈之痰，大陷胸汤以下胸膈之水，小承气汤以试胃肠之矢气，大承气汤以攻肠胃之燥屎，运用时才有分寸把握，可使邪气去而正气无伤，不至于有顾此失彼、太过与不及的隐患。按：发表攻里之方，各有缓急之法。如麻黄汤、大承气汤分别为发汗、攻下的急剂，而桂枝汤则为发表的缓剂。仲景应用桂枝汤治疗各种病证，体现了缓汗中更有轻重之法的不同。小承气汤为攻下的缓剂，《伤寒论·辨阳明病脉证并治》小承气汤的用法中有云"少少与，微和之，令小安""微和胃气""不转矢气者，慎不可攻也"。调胃承气汤攻下之力更缓，《伤寒论·辨阳明病脉证并治》调胃承气汤的用法中有云："少少温服之。"而且不用气分药，又加入甘草，这是缓下中亦有用法的差别。至于制方的奇偶之法，诸方既已备见，而更有麻桂各半之偶，有桂枝二麻黄一之奇，这是奇偶制方用法中的各有功效浅深的区别。服桂枝汤已，须再大口地喝热粥，这是为复方，而更有取小柴胡汤一升加芒硝的复方，这是复方中又分汗、下两种治法。如三物白散使用复方的方法更有不同，《伤寒论·辨太阳病脉证并治》云："不利，进热粥一杯，利过不止，进冷粥一杯。"这是一粥中又寓含热泻与冷补之两种方法。

【伤寒论翼】

病有虚热相关，寒热夹杂，有时药力所不能到者，仲景或针或灸以治之。自后世针、药分为两途，刺者勿药，药者勿刺，岂知古人刺、药相须之理。按岐伯治风厥，表里刺之，饮之以汤。故仲景治太阳中风，服桂枝汤反烦不解者，刺风池、风府，复与桂枝汤而愈。阳明中风，刺之小差，如外不解，脉弦浮者，与小柴胡，脉但浮无余症者与麻黄汤。吾故曰：仲景治法，悉本《内经》，先圣后圣，其揆一也。

【白话解】病证有虚热相关、寒热夹杂的情况，有时药力不能起效，仲景则或用针法或用灸法来治疗。自从后世将针刺、药剂分为两种疗法以后，则针刺者不用汤药，用药者不用针刺，这样怎么能知道古人针刺、药液相辅相成相须为用的道理呢？根据《素问·评热病论》中治风厥："表里刺之，饮之服汤。"因此《伤寒论》中治太阳中风证，"太阳病，初服桂枝汤，反烦不解者，先刺风池、风府，却与桂枝汤则愈"。治疗阳明中风证，"刺之小差。外不解，病过十日，脉续浮者，与小柴胡汤""脉但浮，无余证者，与麻黄汤"。因此我说："仲景治法，悉本《内经》，无论是《内经》，还是《伤寒论》，其医道是一致的。"

【伤寒论翼】仲景方备十剂之法：轻可去实，麻黄葛根诸汤是已；宣可决壅，栀豉、瓜蒂二方是已；通可行滞，五苓、十枣之属是已；泄可去闭，陷胸、承气、抵当是已；滑可去着，胆导、蜜煎是已；涩可固脱，赤石脂桃花汤是已；补可扶弱，附子、理中丸是已；重可镇怯，禹余粮、代赭石是已；湿可润燥，黄连阿胶汤是已；燥可去湿，麻黄连翘赤小豆汤是已；寒能胜热，白虎、黄连汤是已；热能制寒，白通、四逆诸汤是已。

【白话解】仲景方剂具备十剂之法：轻可去实法，方如麻黄汤、葛根汤诸方；宣可决壅法，方如栀子豉汤、瓜蒂散二方；通可行滞法，方如五苓散、十枣汤之属；泄可去闭法，方如陷胸汤、承气汤、抵当汤；滑可去着法，方如猪胆汁方、蜜煎方；涩可固脱法，方如赤石脂禹余粮汤、桃花汤；补可扶弱法，方如附子汤、理中丸；重可镇怯法，方如禹余粮丸、旋覆代赭汤；湿可润燥法，方如黄连阿胶汤；燥可去湿法，方如麻黄连翘赤小豆汤；寒能胜热法，方如白虎汤、黄连汤；热能制寒法，方如白通汤、四逆汤诸汤。

伤寒附翼

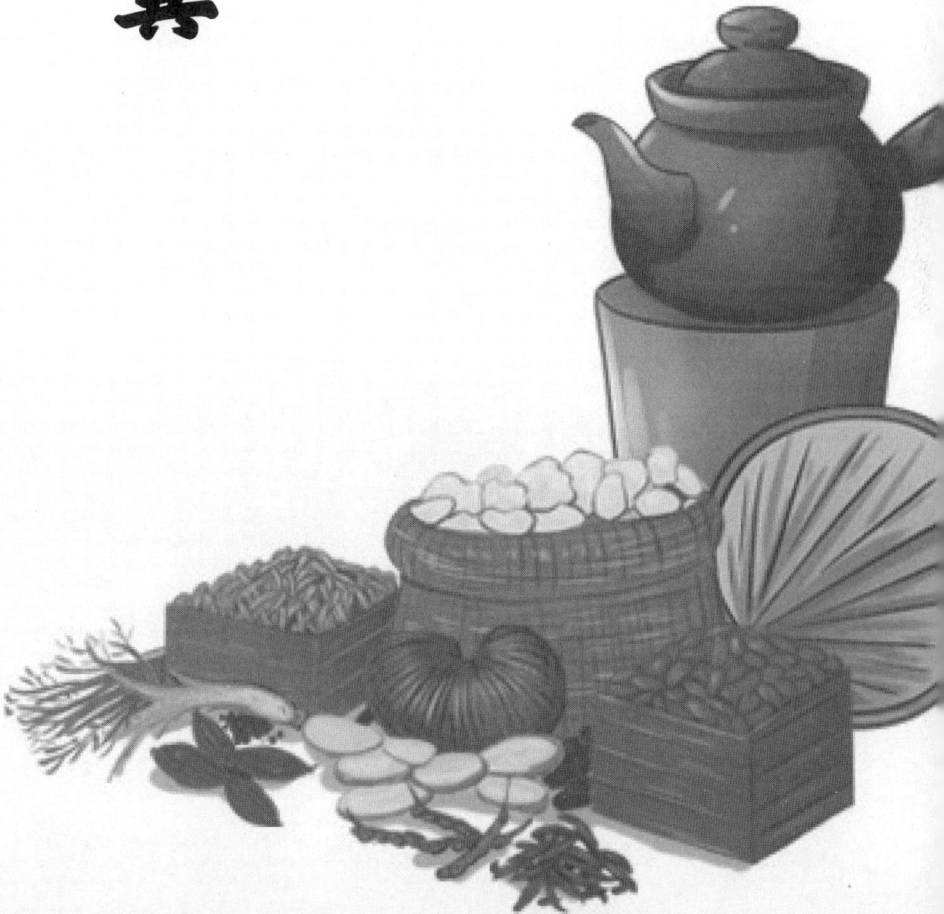

伤寒附翼

目 录

卷 上

★太阳方总论

【伤寒附翼】太阳主表，故立方以发表为主，而发表中更兼治里，故种种不同。麻黄汤于发表中降气，桂枝汤于发表中滋阴，葛根汤于发表中生津，大青龙汤与麻杏甘膏汤、麻翘赤豆汤，于发表中清火，小青龙汤与五苓散，于发表中利水。清火中复有轻重，利水中各有浅深也。若白虎之清火，十枣之利水，又解表后之证治。其陷胸、泻心、抵当、调胃、四逆、真武等剂，又随症救逆之法矣。大抵太阳之表，不离桂枝、麻黄二汤加减，以心为太阳之里也。今将诸方详论，表章仲景治法，令后人放胆用之，则麻黄汤治伤寒而不治中风，桂枝汤治中风而不治伤寒等说，其可少息乎？

【白话解】太阳主表，所以为太阳病设立的方剂以发表为主，而发表的同时更要治疗里证，故而有种种不同的方法。麻黄汤能在发表的同时降气，桂枝汤能在发表的同时滋阴，葛根汤能在发表的同时生津液，大青龙汤与麻杏甘膏汤、麻翘赤豆汤，能在发表的同时清火，小青龙汤与五苓散，能在发表的同时利水。这些方剂的清火作用又有轻重不同，利水功效各有强弱之别。如以白虎汤清火，以十枣汤利水，是表证得解之后的证治。陷胸汤、泻心汤、抵当汤、调胃承气汤、四逆汤、真武汤等方剂，是随证治之的救逆之法。大体上讲太阳表证的治疗以桂枝汤、麻黄汤二方为基础进行加减运用，乃因少阴心经为太阳经之里。现将诸方详细论述，阐明仲景治法特点，令后人可大胆使用，则麻黄汤治伤寒证而不治中风证，桂枝汤治中风证而不治伤寒证的这类说法能少些了吧？

【伤寒附翼】

桂枝汤

桂枝 芍药 甘草 生姜 大枣

此为仲景群方之魁，乃滋阴和阳，调和营卫，解肌发汗之总方也。凡头痛发热恶风恶寒，其脉浮而弱，汗自出者，不拘何经，不论中风、伤寒、杂病，咸得用此发汗。若妄汗妄下，而表不解者，仍当用此解肌。如所云头痛、发热、恶寒、恶风、鼻鸣干呕等病，但见一症即是，不必悉具，惟以脉弱自汗为主耳。桂枝赤色，通心温经，能扶阳散寒，甘能益气生血，辛能解散外邪，内辅君主，发心液而为汗。故麻黄、葛根、青龙辈，凡发汗御寒者咸用之，惟桂枝汤不可用麻黄，麻黄汤不可无桂枝也。本方皆辛甘发散，惟芍药微苦微寒，能益阴敛血，内和营气。先辈之无汗不得用桂枝汤者，以芍药能止汗也。芍药之功，本在止烦，烦止汗亦止，故反烦、更烦，与心悸而烦者咸赖之。若倍加芍药，即建中之剂，非复发汗之剂矣。是方也，用桂枝发汗，即用芍药止汗，生姜之辛，佐桂以解肌，大枣之甘，佐芍以和里。桂、芍之相须，姜、枣之相得，阴阳表里，并行而不悖，是刚柔相济以为和也。甘草甘平，有安内攘外之功，用以调和气血者，即以调和表里，且以调和诸药矣。而精义尤在啜稀热粥以助药力。盖谷气内充，外邪勿复入，热粥以继药之后，则余邪勿复留，复方之妙用又如此。故用之发汗，自不至于亡阳；用之止汗，自不至于贻患。今人凡遇发热，不论虚实，悉忌谷味，刊桂枝方者，俱削此法，是岂知仲景之心法乎？要知此方专治表虚，但能解肌，以发营中之汗，不能开皮毛之窍，以出卫分之邪。故汗不出者，是麻黄症，脉浮紧者，是麻黄脉，即不得与桂枝汤矣。然初起无汗，当用麻黄发汗。如汗后复烦，即脉浮数者，不得再与麻黄而更用桂枝。如汗后不解，与下后脉仍浮，气上冲，或下利止而身痛不休者，皆当用此解外。盖此时表虽不解，腠理已疏，邪不在皮毛而在肌肉。故脉证虽同麻黄，而主治当属桂枝也。粗工妄谓桂枝汤专治中风一证，印定后人耳目，而所称中风者，又与此方不合，故置之不用。愚常以此汤治自汗、盗汗、虚虐、虚痢，随手而愈。因知仲景方可通治百病，与后人分门证类，使无下手处者，可同年而语耶？

【白话解】桂枝汤

桂枝 芍药 甘草 生姜 大枣

此为仲景群方之首，是滋阴和阳，调和营卫，解肌发汗的总方。凡见头痛发热，恶风恶寒，脉浮而弱，汗自出的病人，不拘为何经病，不论中风、伤寒、杂病，都可用此方发汗。若因乱用汗、下之法而表证不解者，仍当用此方解肌祛邪。如条文中所云头痛、发热、恶寒、恶风、鼻鸣、干呕等症状，只要见到一项即可，不必每个症状都具备，唯独要以脉弱、自汗出为主症。桂枝为赤色，具有通心阳温经脉、扶阳散寒的功效，甘能益气生血，辛能解散外邪，在内能辅佐君主之官，发越心液而为汗。故麻黄汤、葛根汤、青龙汤类的方剂，凡是具有发汗御寒功能的都用到桂枝，唯独桂枝汤中不可用麻黄，而麻黄汤中却不可无桂枝。本方组成药物皆是辛甘发散之品，只有芍药微苦微寒，能益阴敛血，内和营气。先辈治疗无汗病证不用桂枝汤，是芍药能止汗的缘故。芍药之功效，本在止烦，烦止汗亦止，故反烦、更烦、心悸而烦的病证都需要它。如果芍药剂量增加一倍，即是建中汤方，就不再是发汗的方剂了。桂枝汤方用桂枝发汗，用芍药止汗，生姜之辛，佐桂枝以解肌，大枣之甘，佐芍药以和里。桂枝、芍药相须而行，生姜、大枣相得而用，能调和阴阳表里，使诸药相合并行不悖，是刚柔相济的调和之方。甘草甘平，有安内攘外之功，用以调和气血，调和表里，调和诸药。而本方之精义更在于喝稀热粥以助解肌发汗使药力发挥得更好。喝粥可使谷气内充，避免外邪再次侵入，热粥在药后服用，则可使余邪不得再羁留体内，这就是复方应用的巧妙之处。因此用本方发汗而不易导致亡阳，用本方止汗也不至于留邪为患。今人凡遇发热症，不论病机虚实，都禁忌谷味，使用桂枝汤治病，都去除喝热稀粥之法，这样怎么能领悟仲景用桂枝汤的心法呢？要知此方专治表虚，只能解肌而发营中之汗，不能开泄皮毛之孔窍，祛除卫分的病邪。故汗不出的症状属麻黄汤证，脉浮紧是麻黄汤证的脉象，就不能用桂枝汤治疗。病变初起无汗，当用麻黄汤发汗。如出现汗后再次心烦、脉浮数的症状，就不得再用麻黄汤而改用桂枝汤治疗。如汗后病不解，以及下后脉仍浮，气上冲，或下利止而身痛不休的病人，都应当用桂枝汤以解外邪。因此时表证虽未解除，但腠理已经疏松，邪气不在皮毛而在肌肉。故脉证虽与麻黄汤证相同，但主治当属桂枝汤证。医术粗劣、平庸的医生妄自称谓桂枝汤专治中风一证，束缚了后人的见解，而其所称的中风证的病情，又与此方证不相符合，故将桂枝汤弃而不用。本人常以此汤治疗自汗、盗汗、虚疟、虚痢，用后则病愈。由此可知仲景方可通治百病，与后人分门类证治病，而处方无法度者，不可同年而语。

【伤寒附翼】

麻黄汤

麻黄 桂枝 杏仁 甘草

治风寒在表，头痛项强，发热身痛，腰痛，骨节烦疼，恶风恶寒，无汗，胸满而喘，其脉浮紧浮数者，此为开表逐邪发汗之峻剂也。古人用药用法象之义，麻黄中空外直，宛如毛窍骨节，故能去骨节之风寒，从毛窍而出，为卫分发散风寒之品。桂枝之条纵横，宛如经脉系络，能入心化液，通经络而出汗，为营分散解风寒之品。杏仁为心果，温能助心散寒，苦能清肺下气，为上焦逐邪定喘之品。甘草甘平，外拒风寒，内和气血，为中宫安内攘外之品。此汤入胃行气于玄府，输精于皮毛，斯毛脉合精而溱溱汗出，在表之邪，其尽去而不留，痛止喘平，寒热顿解，不烦啜粥而藉汗于谷也。其不用姜、枣者，以生姜之性，横散解肌，碍麻黄之上升；大枣之性，滞泥于膈，碍杏仁之速降。此欲急于直达，稍缓则不迅，横散则不峻矣。若脉浮弱汗自出者，或尺脉微迟者，是桂枝所主，非此方所宜。盖此乃纯阳之剂，过于发散，如单刀直入之将，投之恰当，一战成功，不当则不戢而召祸。故用之发表，可一而不可再，如汗后不解，便当以桂枝汤代之。若汗出不透，邪气留连于皮毛骨肉之间，又有麻桂合半与桂枝二麻黄一之妙用。若阳盛于内而无汗者，又有麻黄杏仁石膏连翘赤小豆等剂。此皆仲景心法也。予治冷风哮与风寒湿三气成痹等证，用此辄效，非伤寒一证可拘也。

　　按：麻、桂二方，治伤寒中风者，遇当用而不敢用，注疏伤寒家于不当用者，妄言其当用。如太阳衄血证，宜桂枝汤句，语意在当须发汗下，麻黄主之句，在当发其汗下，二句皆于结句补出，是倒序法也。仲景于论证时，细明其所以然，未及于方故耳。夫桂枝乃行血之品，仲景用桂枝发汗，不是用桂枝止衄，是用在未衄时，非用在已衄后，且夺血者无汗，此理甚明。麻黄乃上升之品，夫既云衄乃解，又云自衄者愈，若复用升提之药，衄流不止可必矣，且衄家不可发汗，此禁甚明矣。又如小青龙主之句，语意在服汤已上，岂有寒去欲解，反用燥热之剂，重亡津液，令渴不解乎？且云服药已，服药已者，是何药何汤耶？观仲景于所服药不合法者，必明斥之。如所云服泻心汤，复以他药下之，利不止。又云知医以他药下之，非其治也。粗工不知倒序等法，又溺于风寒二字，而曰是虽热甚，邪由在经，以麻黄治衄，是发散经中邪气耳。请问邪气寒乎？热乎？若寒邪则血凝不流，焉得有衄？若热邪则清降不遑，而敢升发耶？且云点滴不成流者，必用服药。若成流不止，将何法以善其后乎？此误天下苍生之最盛者，余因表而出之。

【白话解】麻黄汤

麻黄　桂枝　杏仁　甘草

　　麻黄汤治疗风寒表证，症见头痛项强，发热身痛，腰痛，骨节烦痛，恶风恶寒，无汗，胸满而喘，脉象为浮紧或浮数，此为开表逐邪发汗的峻剂。古人用药依照取类比象的方法，麻黄中空外直，就像人体的毛窍骨节，故其能去骨节之风寒，使邪气从毛窍而出，为卫分发散风寒之品。桂枝细长纵横，就像人体的经脉系统，能入心化液，通经络而出汗，为营分散解风寒之品。

杏仁果形像心，性温能助心散寒，味苦能清肺下气，为上焦逐邪定喘之品。甘草甘平，具有外拒风寒、内和气血的功效，为中焦安内攘外之品。此汤入胃可使药效达于汗孔，输精于皮毛，使皮毛血脉精气相合而汗出顺畅，尽散表邪，使痛止喘平，发热恶寒顿解，不需喝粥借水谷之力而发汗。不用姜、枣，是由于生姜之性横散解肌，阻碍麻黄升发；大枣之性滞泥于膈，阻碍杏仁肃降。本方欲使药力急速直达病所，药性稍缓则药力不迅，药性横散则药力不峻。若见脉浮弱汗自出，或尺脉微迟，是桂枝汤所主治的病证，非此方所宜。本方为纯阳之剂，药力过于发散，如单刀直入之将，若辨证论治准确，则可一战成功，若使用不当则将招祸不止。故用本方发表，可暂用一时而不可反复使用，如汗后不解，便当以桂枝汤代之。若汗出不透，邪气流连于皮毛骨肉之间，又有桂枝麻黄各半汤与桂枝二麻黄一汤之妙用。若阳热炽盛于内而无汗者，又有麻黄杏仁甘草石膏汤、麻黄连翘赤小豆汤等剂。此皆仲景遣方用药之经典内容。本人治冷风哮及风寒湿三气成痹等证，用此方治疗显效，并非拘于伤寒一证使用。

按：麻黄汤、桂枝汤二方分别治疗伤寒证、中风证，遇当用二方的情况却不敢用，或注疏伤寒各家反而在不当用的情况下，妄言当用。如太阳衄血证，"宜桂枝汤"句，按语意应在"当须发汗"下，"麻黄汤主之"句，按语意应在"当发其汗"下，两句皆于句尾补出方剂，是倒序之法。这是仲景在论证时，着重阐明疾病的产生和其机制，而未论及方剂的缘故。桂枝是行血之品，仲景用桂枝发汗，不是用桂枝止衄血，是用在未衄血之时，非用在已衄血之后，且血液外夺者无汗出，这个道理是很明白的。麻黄乃升浮之品，条文既云"衄乃解"，又云"自衄者愈"，若再用升提之药，势必会导致鼻血流而不止，且"衄家不可发汗"，这条禁忌非常明确。又如"小青龙汤主之"句，按语意应在"服汤已"前，怎有寒去欲解时，反而使用燥热之剂，使津液大量亡失，令口渴不解的道理？且云"服药已"，服药已者，是服何药何汤呢？仲景对所服药不合法理的，必然明确斥责。如所云"服泻心汤，复以他药下之，利不止"。又如"知医以他药下之，非其治也。"医术粗劣、平庸的医生不知倒序语法，又拘泥于风寒二字，而认为本证虽热盛，但邪气仍然在经，以麻黄汤治衄，是为了发散经中邪气。请问邪气是寒？是热？若是寒邪则可导致血凝不流，怎么会出鼻血呢？若是热邪则用清降之法还来不及，怎敢用升发之法呢？并且还错误地认为鼻血点滴不成流，必须服药。若成流不止，将用什么方法来善其后呢？这真是最严重的贻误天下苍生的情况，因此本人特意将此种情况列举出来。

【伤寒附翼】

葛根汤

葛根 麻黄 桂枝 白芍 甘草 姜 枣

治头项强痛，背亦强，牵引几几然，脉浮无汗恶寒，兼治风寒在表而自利者，此开表逐邪之轻剂也。其证身不疼，腰不痛，骨节不痛，是骨不受寒矣。头项强痛，下连于背，牵引不宁，是筋伤于风矣。不喘不烦躁，不干呕，是无内症；无汗而恶风，病只在表；若表病而兼下利，是表实里虚矣。比麻黄、青龙之剂较轻，然几几更甚于项强，而无汗不失为表实，脉浮不紧数，是中于鼓动之阳风，故以桂枝汤为主，而加麻、葛以攻其表实也。葛根味甘气凉，能起阴气而生津液，滋筋脉而舒其牵引，故以为君。麻黄、生姜，能开玄府腠理之闭塞，祛风而出汗，故以为臣。寒热俱轻，故少佐桂、芍，同甘、枣以和里。此于麻、桂二方之间，衡其轻重，而为调和表里之剂也。故用之以治表实，而外邪自解，不必治里虚，而下利自瘳，与大青龙治表里俱实者异矣。要知葛根秉性轻清，赋体厚重，轻可去实，重可镇动，厚可固里，一物而三美备。然惟表实里虚者宜之，胃家实者，非所宜也。故仲景于阳明经中不用葛根。东垣用药分经，不列于太阳，而列于阳明；易老^①云：未入阳明者不可服，皆未知此义。喻氏^②谓仲景不用于阳明，恐亡津液，与本草生津之说左；又谓能开肌肉，又与仲景治汗出恶风桂枝汤中加葛根者左矣。盖桂枝葛根俱是解肌和里之剂，故有汗无汗，下利不下利，皆可用，与麻黄专于治表者不同。麻黄葛根俱有沫，沫者浊气也。故仲景皆以水煮去其沫，而后入诸药，此取其清扬发腠理之义。桂枝汤啜稀粥者，因无麻黄之开，而有芍药之敛，恐邪有不尽，故假谷气以逐之，此汗生于谷也。

【白话解】葛根汤

葛根 麻黄 桂枝 白芍 甘草 姜 枣

葛根汤用于治疗头项强痛，后背部有牵引感强直不舒，脉浮无汗恶寒的

---

① 易老：指张元素，字洁古，本句出于《珍珠囊》，原书佚，其内容被《汤液本草》所引而今得见。见《汤液本草·卷三·草部》："易老又云：太阳初病未入阳明，头痛者，不可便服葛根发之；若服之，是引贼破家也。"

② 喻昌《尚论篇·阳明经下篇·附·问难门人大意》："……因诲之曰，此有二义，太阳而略兼阳明，则以方来之阳明为重，故加葛根，阳明而尚兼太阳，则以未罢之太阳为重，故不用葛根，且阳明主肌肉者也，而用葛根大开其肌肉，则津液尽从外泄，恐胃愈躁而阴立亡，故不用者，所以存津液耳。"

症状，兼治风寒在表而自下利之证，属于开表逐邪的轻剂。其症见身不痛，腰不痛，骨节不痛，是因骨未受寒。头项强痛，下连于背，牵引不舒，是由于筋脉被风邪所伤。不喘，不烦躁，不干呕，说明没有里证；无汗而恶风，说明病只在表；若表病而兼见下利，属于表实兼里虚证。葛根汤比之麻黄汤、大青龙汤这类的方剂解表作用更轻，然而项背强几几的症状感觉更甚于项强，无汗为表实，脉浮不紧数，是由于感受属阳的风邪，故治疗以桂枝汤为主，而加麻黄、葛根以攻在表的实邪。葛根味甘气凉，能起阴气而生津液，滋润筋脉舒缓项背部牵引不适的症状，故以其为君药。麻黄、生姜，能开泄闭塞的汗孔和腠理，祛除风邪而使汗出，故以其为臣药。恶寒发热的症状都较轻微，故少量佐用桂枝、芍药，协同甘草、大枣以调和里气。此方与麻黄汤、桂枝汤比较，权衡其药力轻重，居于二方之间，为调和表里之剂。故用其治疗表实，外邪可得自解，而不需治疗里虚，下利即能自愈，这与大青龙汤治疗表里俱实之证有别。要知道葛根药性轻清，而质地厚重，性轻可去表实，质重可镇压摇摆之状，体厚可固护里气，这一味药物具备了三种功效。然而本方只有表实里虚证适用，阳明实热证不是其适用范围。故仲景在阳明病中不用葛根。李东垣分经用药，葛根不用于太阳病，而用于阳明病；张元素云："太阳初病未入阳明，头痛者，不可便服葛根发之。"皆属未能领会仲景原意。喻昌称仲景治疗阳明病不用葛根，是怕葛根消耗津液，与本草所述的葛根能生津之说相反；又称其能开肌肉，与仲景治汗出恶风用桂枝汤加葛根的方法相反。桂枝汤、葛根汤都是解肌和里的方剂，故有汗、无汗，下利、不下利的情况，都可使用，与麻黄汤专于治表证不同。麻黄、葛根煮汤都会产生浮沫，浮沫就是浊气。故仲景皆先以水煮掠去浮沫，而后加入其他药物，这是取其药性清扬能开发腠理之义。服桂枝汤需喝热稀粥，是因桂枝汤中没有开泄之性的麻黄，而有酸敛之性的芍药，唯恐祛邪不尽，故借用谷气以逐邪，这是汗液生于水谷精气的道理。

【伤寒附翼】

大青龙汤

麻黄 桂枝 石膏 杏仁 甘草 姜 枣

太阳中风，脉浮紧，头痛发热，恶寒身疼，不汗出而烦躁，此麻黄证之剧者，故加味以治之也。诸证全是麻黄，有喘与烦躁之别。喘者是寒郁其气，升降不得自如，故多用杏仁之苦以降气；烦躁是热伤其气，无津不能作汗，故特加石膏之甘以生津。然其性沉而大寒，恐内热顿除而表寒不解，变为寒中而挟热下利，是引贼破家矣。故必倍麻黄以发表，又倍甘草以和中，更用姜枣以调营卫。一汗而表里双解，风热两除，此大青龙清内攘外之功，所以佐麻、桂二方之不及也。夫青龙以发汗命名，其方分大小，在麻黄之多少，而不关石膏，观小青龙之不用可知。石膏不能驱在表之风寒，但能清中宫之燔灼，观白虎之多用可知。世不知石膏为烦躁用，妄为发汗用，十剂之轻可去实，岂至坚至重之质而能发汗哉？汗多亡阳者，过在麻黄耳。少阴亦有发热恶寒烦躁之症，与大青龙同，但脉不浮、头不痛为异。若脉浮弱汗自出者，是桂枝证。二证妄与石膏，则胃气不至于四肢而手足厥冷；妄用麻黄，则卫阳不周于身而筋惕肉瞤。此仲景所深戒也。要知少阴见阳证而用麻黄，必固以附子。太、少异位，阴阳殊途，故寒温有别。桂枝证之烦，因于木旺，故用微苦微寒之剂以升降之；大青龙之兼躁，因于风动，故用至阴至重之品以镇坠之。有汗无汗，虚实不同，轻重有差也。必细审其所不用，然后不失其所当用耳。

按：许叔微云[1]：桂枝治中风，麻黄治伤寒，大青龙治中风见寒脉、伤寒见风脉，三者如鼎立。此方氏三大纲所由来。而大青龙之证治，自此不明于世矣。不知仲景治表，只在麻、桂二法，麻黄治表实，桂枝治表虚，方治在虚实上分，不在风寒上分也。盖风寒二证，俱有虚实，俱有浅深，俱有营卫，大法又在虚实上分浅深，并不在风寒上分营卫也。夫有汗为表虚，立桂枝汤治有汗之风寒，而更有加桂去桂、加芍去芍，及加附子、人参、厚朴、杏仁、茯苓、白术、大黄、龙骨、牡蛎等剂，皆是桂枝汤之变局。因表虚中更有内虚内实浅深之不同，故加减法亦种种不一耳。以无汗为表实，而立麻黄汤治无汗之风寒，然表实中亦有夹寒夹暑、内寒内热之不同，故以麻黄为主而加减者，若葛根汤，大小青龙、麻黄附子细辛甘草、麻黄杏仁甘草石膏、麻黄连翘赤豆等剂，皆麻黄汤之变局，因表实中亦各有内外寒热浅深之殊也。葛根汤因肌肉津液不足，而加芍药、葛根，大青龙因内热烦躁而加石膏，小青龙以干呕而咳，而加半夏、细辛、干姜，麻黄附子细辛甘草二方，以脉沉而加附子，若连翘赤豆梓皮，湿热发黄而加。诸剂皆因表实，从麻黄汤加减，何得独推大青龙为鼎立耶？何但知有风寒，而不知有风热，但知有中风见寒、

---

[1] 许叔微《伤寒发微论·卷上·论桂枝麻黄青龙用药三证》："仲景论表证，一则桂枝，二则麻黄，三则青龙。桂枝治中风，麻黄治伤寒，青龙治中风见寒脉，伤寒见风脉。此三者人皆能言之，而不知用药对病之妙处。故今之医者不敢用仲景方，无足怪也。"

伤寒见风之症，而不知小青龙之治风寒、大青龙之治风热、麻杏甘膏之治温热、麻翘豆汤之治湿热，表实中更有如是之别耶？且前辈之凿分风寒者，拘于脉耳。不知仲景之论脉甚活而不拘，如大青龙之条，有中风而脉浮紧、伤寒而脉浮缓，是互文见意处。言中风脉缓，然亦有脉浮紧者；伤寒脉紧，然亦有脉浮缓者。盖中风伤寒，各有浅深，或因人之强弱而异，地之高下而异，时之乖和而异。证既不可拘，脉即不可执。如阳明中风而脉浮紧，太阴伤寒而脉浮缓，不可谓脉紧必伤寒，脉缓必中风矣。按《内经》脉滑曰风，则风脉原无定象；又盛而紧曰胀，则紧脉不专属伤寒；又缓而滑为热中，则缓脉亦不专指中风矣。且阳明中风，有脉浮而紧者，又有脉弦浮大者。必欲以太阳之脉缓自汗、脉紧无汗，定分风寒，割裂营卫，他经皆有中风，皆不言及何耶？要知脉紧固为有力，脉浮缓亦不是浮弱，即《内经》缓而滑为热中之脉也。盖仲景凭脉辨证，只审虚实。故不论中风伤寒脉之缓紧，但于指下有力者为实，脉弱无力者为虚；不汗出而烦躁者为实，汗出多而烦躁者为虚；证在太阳而烦躁者为实，证在少阴而烦躁者为虚。实者可服大青龙，虚者便不可服，此最易知也。凡先烦不躁而脉浮者，必有汗而自解；烦躁而脉浮紧者，必无汗而不解。大青龙汤为风寒在表而兼热中者设，不是为有表无里而设。故中风无汗烦躁者可用，伤寒而无汗烦躁者亦可用。盖风寒本是一气，故汤剂可以互投。论中有中风伤寒互称者，如大青龙是也；有中风伤寒兼提者，如小柴胡是也。仲景但细辨脉证而施治，何尝拘拘于中风伤寒之别其名乎？如既立麻黄汤治寒，桂枝汤治风，而中风见寒、伤寒见风者，曷不用桂枝麻黄合半汤，而更用大青龙为主治耶？且既有中风恶风不恶寒，伤寒恶寒不恶风之说，曷不用大青龙之恶寒主伤寒，麻黄证之恶风主中风，桂枝证之恶风复恶寒，主中风见寒、伤寒见风耶？方氏因三纲之分，而有风寒多少之陋见。喻氏[1] 又因大青龙之名，而为龙背龙腹龙尾之奇说。又谓[2] 纵横者，龙之所以飞期门及大青龙之位。青龙之说愈工，而青龙之法愈湮，此所谓好龙而不识真龙者也。大青龙之点睛，在无汗烦躁、无少阴证二句。合观之，

———————

① 喻昌《尚论篇·太阳经下篇·用小青龙汤外散风寒内涤水饮二法》："……特以大青龙为纲，于中桂麻诸法，悉统于青龙项下，拟为龙背龙接龙腹，然后以小青龙尾之，或飞或潜，可弈可伏，用大用小，曲畅无遗，居然仲景通天手眼，驭龙心法矣！"

② 喻昌《尚论篇·太阳经下篇·用小青龙汤外散风寒内涤水饮二法》：或问："……然则脉证之纵横，何与青龙事耶？"答曰："……盖屈蟠者，龙之所以伏也，纵横者龙之所以飞也。纵横之脉证不同，刺穴同用期门，期门乃肝木所主，东方青龙之位也。刺其穴者，正所以制龙本而预弈亡阳之变耳。"
《尚论篇·太阳经下篇·青龙项中辨脉证之纵横而刺其经穴二法》一段中亦有相关内容提及。

知本方本为太阳烦躁而设。仲景恐人误用青龙，不特为脉弱汗出者禁，而吃紧尤在少阴。盖少阴亦有发热、恶寒、身疼、无汗而烦躁之症，此阴极似阳，寒极反见热化也。误用则厥逆筋惕肉瞤所必至，全在此处着眼，故必审其非少阴证，而为太阳烦躁无疑。太阳烦躁为阳盛，非大青龙不解。故不特脉浮紧之中风可用，即浮缓而不微弱之伤寒，亦可用也。不特身疼身重者可用，即身不疼与身重而乍有轻时者，亦可用也。盖胃脘之阳，内郁胸中而烦，外扰四肢而躁，第用麻黄发汗于外，不加石膏泄热于内，烦躁不解，阳盛而死矣。诸家不审烦躁之理，以致少阴句无所着落，妄谓大青龙为风寒两伤营卫而设，不知其为两解表里而设。请问石膏之设，为治风钦？治寒钦？营分药钦？卫分药钦？只为热伤中气，用之治内热耳。

【白话解】大青龙汤

麻黄 桂枝 石膏 杏仁 甘草 姜 枣

太阳中风，脉浮紧，头痛发热，恶寒身痛，不汗出而烦躁，这是麻黄证加重后的表现，故于麻黄汤中加味药物以治疗。以上皆是麻黄汤证的症状表现，但有喘与烦躁的区别。喘症是由于寒郁肺气，升降失司，故治疗多用杏仁之苦味以降气；烦躁是热伤正气，津伤不能作汗，故特加石膏之甘味以生津。然而石膏药性沉且大寒，恐怕能即刻祛除内热而表寒却不得解，变为寒邪伤中而挟热下利之证，这是引邪入内伤中的变证。故必须加倍使用麻黄以发表，又倍用甘草以和中，更用姜、枣调和营卫。一经发汗则表里双解，外在风寒和内在里热得以两除，这是大青龙汤清内攘外的功用，所以能补充麻黄汤、桂枝汤二方功效上的不足。青龙汤是以其发汗作用而得名，方名分大、小，区别在于麻黄用量的多少，而不在于是否用石膏，这一点看小青龙汤中不用石膏便可知晓。石膏不能祛除在表的风寒，但能清泄中焦炽盛的热邪，这一点看白虎汤的多种功效用途便可知晓。世人不知石膏是为治疗烦躁症而用，错误地认为其作用在于发汗，"十剂"之中质轻之剂方可解除外感表实证，怎有质地坚硬重镇之品却能发汗的道理？造成汗出过多而亡阳的原因，是过用麻黄。少阴也有发热恶寒、烦躁的病症，与大青龙汤证相似，但少阴病脉不浮、头不痛与其形成了区别。若有脉浮弱、汗自出的症状，则属桂枝汤证。上述二证若乱用石膏，则可导致胃气受伤不能达于四末，而见手足厥冷；乱用麻黄，则使卫阳外泄不能固护周身，而导致筋肉跳动。这是仲景警示我们要非常注意的地方。要知少阴病见有阳证而用麻黄，必配合使用附子以固护正气。太阳经、少阴经处于不同的位置，阴阳属性不同，故而寒温有别。桂枝汤证之烦，原因在于肝木气旺，故用微苦微寒的药物以升降气机；大青龙汤证兼有躁动，是因于风动，故用至阴至重之品镇坠治之。症状中有汗或无汗，说明病证的虚实不同，因此治疗用药有轻重之别。必须先详细辨别其不应使用的情况，而后不错过应当使用它的病证。

　　按：宋·许叔微云："桂枝治中风，麻黄治伤寒，（大）青龙治中风见寒脉、伤寒见风脉。"三者如同三足鼎立，是明·方有执创立三纲鼎立学说的依据。而大青龙汤的证治特点，自此就混淆不明了。这是由于他不知仲景治疗表证，只在于麻黄汤、桂枝汤二法，麻黄汤治表实证，桂枝汤治表虚证，治病处方在病机虚实上区分，不在中风、伤寒上区分。因中风、伤寒二证，病情都有虚有实，病位都有深有浅，营卫都有损伤，治疗大法在辨别病机虚实的基础上区分病位深浅，并不应以风寒伤营或伤卫来区别。有汗者属表虚证，设立桂枝汤治有汗之风寒，而更有加桂去桂、加芍去芍，以及加附子、人参、厚朴、杏仁、茯苓、白术、大黄、龙骨、牡蛎等不同的方剂，这些都是桂枝汤的灵活运用。因表虚证中又有里虚、里实及病位深浅的不同，故桂枝汤的加减法也有各种不同情况。无汗者为表实证，设立麻黄汤治无汗之风寒，然而表实证中也有夹寒夹暑、里寒里热的不同，故以麻黄汤为主进行加减运用，如葛根汤，大小青龙汤、麻黄细辛附子汤及麻黄附子甘草汤、麻黄杏仁甘草石膏汤、麻黄连翘赤小豆汤等方剂，都属于麻黄汤的灵活运用，因表实证亦有寒热在内在外及病位浅深的不同。葛根汤证因肌肉津液不足而加芍药、葛根，大青龙汤证因内热烦躁而加石膏，小青龙汤证因干呕而咳故加半夏、细辛、干姜，麻黄细辛附子汤和麻黄附子甘草汤二方，因脉沉而加附子，至于连翘、赤小豆、梓白皮等药物，都因湿热发黄而加。这些方剂都为表实证而设，依据麻黄汤加减而成，为何独以大青龙汤为鼎立呢？为何只知有风寒，而不知有风热，只知有中风证见伤寒脉、伤寒证见中风脉的病证，而不知小青龙汤治风寒、大青龙汤治风热、麻黄杏仁甘草石膏汤治温热、麻黄连翘赤小豆汤治湿热，表实证中更有如此区别呢？且以前的医家区分中风证与伤寒证，是拘于脉象而言。岂不知仲景论及脉象甚为灵活而不拘泥，如大青龙汤条文，有中风而脉浮紧、伤寒而脉浮缓的表述，这是互文见义的方法。意思是中风证虽脉缓，但也有脉浮紧的情况；伤寒证虽脉紧，但也有脉浮缓的情况。因中风证和伤寒证，病机各有不同，或因人体质之强弱而异，或因所处地理环境不同而异，或因季节气候变化而异。故不能拘泥其症状，亦不可认为脉象固定不变。如阳明中风见脉浮紧，太阴伤寒见脉浮缓，不能认为脉紧必为伤寒证，脉缓必为中风证。《素问·平人气象论》有曰："脉滑曰风。"可见风邪致病之脉本无定象；又曰："盛而紧曰胀。"可见紧脉不专属伤寒证；又曰："缓而滑曰热中。"则缓脉亦不专指中风证之脉象。且阳明中风证，有脉浮而紧的，又有脉弦浮大的。若一定要以太阳病的脉缓自汗、脉紧无汗来区分中风证与伤寒证，割裂营卫关系，那么他经皆有中风证，为何都不讨论呢？要知脉紧虽为有力之象，但脉浮缓也不等于浮弱，如同《内经》所谓缓而滑为热中之脉。仲景凭脉象辨证，只审病机虚实。故不讨论中风证与伤寒证脉象的缓或紧，但凡指下有力的即为实证，脉弱无力的即为虚证；不汗出而烦躁的为实证，汗出多而烦躁的为虚证；病在太阳而烦躁的为实证，病在少阴而烦躁的为虚证。实证可服大青龙汤，虚证不可服，这是最容易知晓的。凡先发烦不躁动而脉浮者，必然通过汗出而病解；烦躁而脉浮紧者，必定无汗而病不得解。大青龙汤为风寒在表而兼里热之证设立，不是为有表证而无里热之证设立。故中风证见无汗烦躁者可用，伤寒证见无汗烦躁者亦可用。因风寒之邪本是同一类邪气，故治疗汤剂可以互用。《伤寒论》中有中风与伤寒互称的，大青龙汤就属于此种情况；有中风与伤寒并提的，小柴胡汤就属于此种情况。仲景只是细辨脉证而施治，何尝拘于中风、伤寒之名而遣方用药？既然制备麻黄汤治伤寒证，桂枝汤治中风证，那么中风证见伤寒脉、伤寒证见中风脉的情况下，为何不用桂枝麻黄各半汤，而用大青龙汤为主治方剂呢？且既然有中风证恶风不恶寒，伤寒证恶寒不恶风之说，为何不用大青龙汤证中的恶寒症状对应伤寒证，麻黄汤证中的恶风症状对应中风证，桂枝汤证恶风又恶寒的症状对应中风见寒、伤寒见风之证以治疗呢？明·方有执因三纲之分，而形成以受风寒多少为区分中风证、伤寒证依据的错误见解。清·喻昌又因大青龙汤之名，形成龙背、龙腹、龙尾这种奇说。又说"纵""横"这两种病证（宋本《伤寒论》原文108、109），是青龙飞离了期门穴本位所致。青龙之说越形象，则青龙汤所体现的治疗大法就越不清，这就是所说的好龙者却不识真龙之意。大青龙汤证的证治要点，在无汗烦躁、无少阴证二句。参合来看，可知本方本为太阳烦躁证而设。仲景恐人误用大青龙汤，不只脉弱汗出者禁用，少阴病尤其应该禁用。少阴病亦有发热、恶寒、身痛、无汗而烦躁的症状，这是阴极似阳，寒极反见热化的表现。若误用大青龙汤则可导致四肢厥逆、筋肉跳动，辨证施治全在此处着眼，故一定要审明无少阴证，确是太阳烦躁证才可用。太阳烦躁证为阳盛，非大青龙汤不能汗解。故不只脉浮紧之中风证可用，脉浮缓而不微弱的伤寒证亦可用。不只身痛身重者可用，即使身不痛或身重而乍有轻时者，亦可应用。因胃脘之阳内郁扰于胸中则心烦，外扰四肢则躁动，但若只用麻黄汤发汗外解表邪，而不加石膏清泄里热，则烦躁不得解，阳热内盛而预后不良。其他医家不辨烦躁的病机，导致"无少阴证者"一句没有明确的意义，妄言大青龙汤为风寒营卫两伤之证而设，不知其为表里两解而设。请问本方使用石膏，是为治风吗？为治寒吗？是营分药吗？是卫分药吗？只因热伤中气，用其治内热罢了。

【伤寒附翼】

小青龙汤

麻黄 桂枝 白芍 甘草 干姜 细辛 半夏 五味

伤寒表不解，心下有水气，干呕发热而渴，或利，或噎，或小便不利少腹满，或喘者，用此发汗利水。夫阳之汗，以天地之雨名之。水气入心则为汗，一汗而外邪顿解矣。此因心气不足，汗出不彻，故寒热不解而心下有水气。其咳是水气射肺之征，干呕知水气未入于胃也。心下乃胞络相火所居之地，水火相射，其病不可拟摹。如水气下而不上，则或渴或利；上而不下，则或噎或喘；留于肠胃，则小便不利而少腹满耳。惟发热干呕而渴，是本方之当证。此于桂枝汤去大枣之泥，加麻黄以开玄府，细辛逐水气，半夏除呕，五味、干姜以除咳也。以干姜易生姜者，生姜之味气不如干姜之猛烈，其大温足以逐心下之水，苦辛可以解五味之酸，且发表既有麻黄、细辛之直锐，更不藉生姜之横散矣。若渴者，是心液不足，故去半夏之燥热，加栝蒌根之生津。若微利与噎，小便不利与喘者，病机偏于向里，故去麻黄之发表，加附子以除噎，芫花、茯苓以利水，杏仁以定喘耳。两青龙俱两解表里法，大青龙治里热，小青龙治里寒，故发表之药同，而治里之药殊也。此与五苓，同为治表不解而心下有水气。在五苓治水蓄而不行，故大利其水而微发其汗，是为水郁折之也。本方治水之动而不居，故备举辛温以散水，并用酸苦以安肺，培其化源也，兼治肤胀最捷。

葛根与大、小青龙皆合麻、桂二方加减。葛根减麻黄、杏仁者，以不喘故，加葛根者，和太阳之津，升阳明之液也。大青龙减桂枝、芍药者，以汗不出故，加石膏者，烦躁故也。若小青龙减麻黄之杏仁，桂枝之生姜、大枣，既加细辛、干姜、半夏、五味，而又立加减法。神而明之，不可胜用矣。

此方又主水寒在胃，久咳肺虚。

【白话解】小青龙汤

麻黄 桂枝 白芍 甘草 干姜 细辛 半夏 五味

《伤寒论·辨太阳病脉证并治》云："伤寒表不解，心下有水气，干呕，发热而咳，或渴，或利，或噎，或小便不利少腹满，或喘者。"用小青龙汤发汗利水。阳气推动阴液形成汗液，与天地间雨水的形成相类似。津液通过心阳的推动作用而成为汗液，汗出通畅则外邪顿解。本证是因心气不足，汗出不彻，发热恶寒的表证不解而心下有水气停留所致。咳是水气射肺，影响肺肃降功能所致的症状；干呕表明水气尚未入胃。心下部位乃是心包络相火所居之地，水饮相火相争，所致的病证复杂难以描述。如果水气下行而不上逆，则见或渴或利；若上逆而不下行，则见或噎或喘；若水饮留于肠胃，则见小便不利而少腹满。只有发热干呕而渴是本方的主症。本方由桂枝汤去泥滞之性的大枣，加麻黄以开通汗孔，加细辛逐水气，加半夏除呕，加五味子、干姜以除咳。用干姜替换生姜是因生姜之气味不如干姜猛烈，干姜其性大温足以驱逐心下水气，味苦辛可以解五味子之酸敛，且发表已有麻黄、细辛之直接发散，所以不需再用生姜的横散之性。若见口渴的症状，是由于心液不足，故去燥热之性的半夏，加具有生津作用的栝蒌根。若见微下利与噎，小便不利与喘的症状，表明病机偏于向里，故去具有发表作用的麻黄，加附子以除噎，加芫花、茯苓以利水，杏仁以定喘。大、小青龙汤都是表里两解之法，大青龙汤治里热，小青龙汤治里寒，故用于发散表邪的药物相同，而治里的药物不同。小青龙汤与五苓散都治疗表不解而心下有水气的病证。但五苓散所治水饮的特点是水蓄膀胱而不行，故着重利水而微发其汗，此为《素问·六元正纪大论》"水郁折之"的道理。本方所治水饮的特点是水饮动而不居，故多用辛温药物以散水，并配用酸苦之药以培护肺之化源，且兼治皮肤肿满最为迅捷。

葛根汤与大、小青龙汤都是合用麻黄汤、桂枝汤二方加减而成。葛根汤去掉杏仁、减少麻黄剂量是其无喘症的缘故，加入葛根是为调和太阳津液、升举阳明津液。大青龙汤去掉芍药、减少桂枝剂量是因其汗不出，加石膏是出现了烦躁症状的缘故。小青龙汤去掉了麻黄汤中的杏仁，去掉了桂枝汤中的生姜、大枣，又加入细辛、干姜、半夏、五味子，同时设立了本方的加减法，其中的道理看起来玄妙，但若领会了其真意，就学到了享用不尽的治病方法。

本方又主水寒在胃，久咳肺虚。

【伤寒附翼】

五苓散

泽泻 白术 茯苓 猪苓 桂枝

太阳本病脉浮，发汗表证虽解，而膀胱之热邪犹存，用之利水止渴，下取上效之法。桂性热，少加为引导。五苓能通调水道，培助土气，其中有桂枝以宣通卫阳，停水散，表里和，则火热自化，而津液得全，烦渴不治而治矣。

治太阳发汗后，表热不解，脉浮数，烦渴饮水，或水入即吐，或饮水多而小便不利者。凡中风伤寒，结热在里，热伤气分，必烦渴饮水。治之有二法：表症已罢而脉洪大，是热邪在阳明之半表里，用白虎加人参，清火以益气；表症未罢，而脉仍浮数，是寒邪在太阳之半表里，用五苓散，饮暖水利水而发汗。此因表邪不解，心下之水气亦不散，既不能为溺，更不能生津，故渴。及与之水，非上焦不受，即下焦不通，所以名为水逆。水者肾所司也。泽泻味咸入肾，而培水之本；猪苓黑色入肾，以利水之用；白术味甘归脾，制水之逆流；茯苓色白入肺，清水之源委，而水气顺矣。然表里之邪，谅不因水利而顿解。故必少加桂枝，多服暖水，使水精四布，上滋心肺，外达皮毛，漐漐汗出，表里之烦热两除也。白饮和服，亦啜稀粥之微义，又复方之轻剂矣。本方非能治消渴也，注者不审消渴之理，及水逆之性，称为化气回津之剂。夫四苓之燥，桂枝之热，何所恃而津回？岂知消渴与水逆不同，消字中便见饮水多能消则不逆矣。本论云：饮水多者，小便利必心下悸，是水蓄上焦为逆；小便少者，必苦里急，是水蓄下焦为逆也。又云：渴欲饮水者，以五苓散救之。可知用五苓原是治水，不是治渴，用以散所饮之水，而非治烦渴、消渴之水也。且本方重在内烦外热，用桂枝是逐水以除烦，不是热因热用；是少发汗以解表，不是助四苓以利水。其用四苓是行积水留垢，不是疏通水道。后人不明此理，概以治水道不通。夫热淫于内者，心下已无水气，则无水可利，无汗可发，更进燥烈之品，津液重亡，其能堪耶？本论云：下后复发汗，小便不利者，亡津液故也，勿治之。又云：若亡津液，阴阳自和者，必自愈。又云：汗出多，胃中燥，不可用猪苓汤复利其小便。夫利水诸方，惟猪苓汤为润剂，尚不可用，其不欲饮水而小便不利者,五苓散之当禁,不待言矣。

【白话解】五苓散

泽泻 白术 茯苓 猪苓 桂枝

太阳病脉浮,发汗后表证虽解,但膀胱中的热邪仍在,故用五苓散利水止渴,这属于治下焦病而于上焦取效的方法。桂枝性热,方中加入少量为引导。五苓散能通调水道,培助脾胃之气,其中用桂枝宣通卫阳,使内停之水饮外散,表里之气调和,则使火热之邪自然能够化解,津液得以保全,虽未直接治疗烦渴而其症得自愈。

五苓散用于治疗太阳病发汗后,身热不解,脉浮数,烦渴饮水,或见水入即吐,或见饮水多而小便不利的病证。但凡中风证或伤寒证,若邪与热互结在里,而损伤气分,一定会出现烦渴饮水的症状。其治法有二:表证已解而见脉洪大,是热邪在阳明之半表半里,用白虎加人参汤治疗,清火益气;表证未解而脉仍浮数,是寒邪在太阳之半表半里,用五苓散治疗,并需饮暖水以利水助发汗。本证因表邪不解,心下水气亦不得消散,既不能化生小便,又不能生成津液,故见口渴。饮水即吐并非因上焦不受,而是由于下焦不通,所以被称为水逆。水液由肾所主司。泽泻味咸入肾,能培护水之本源;猪苓黑色入肾,有通利水饮的作用;白术味甘归脾,能治理逆流的水液;茯苓色白入肺,能清理水液的上源和归宿,从而使水气通顺。然而推想可知表里之邪不会因水气通利而立刻解除。故必须加入少量桂枝,多饮暖水,使水精四布,上滋心肺,外达皮毛,汗出顺畅,表里之烦热才可两除。用米汤调服,与喝热稀粥的意义相同,又是复方轻剂应用的例子。本方不是治消渴的方剂,注释者不辨别消渴的病机及水逆的特性,称本方为化气回津之剂。方中茯苓、猪苓、泽泻、白术利水渗湿而性燥,桂枝性热,用什么来回津液呢?哪知消渴与水逆不同,从"消"字中便可知饮水多而能消受则不叫水逆。《伤寒论·辨太阳病脉证并治》云:"太阳病,小便利者,以饮水多,必心下悸。"这是水蓄上焦为逆;"小便少者,必苦里急也",这是水蓄下焦为逆。又云:"渴欲饮水,水入则吐者,名曰水逆,五苓散主之。"可知用五苓散原本是在治水,而不是治渴,用本方以散所饮之水,而非治烦渴、消渴之水。且本方病机重在内有烦躁外有微热,方中用桂枝是为逐水以除烦,不是热因热用之法;是为了轻微发汗以解表,不是为了助茯苓、猪苓、泽泻、白术以利水。方中用茯苓、猪苓、泽泻、白术是为通行积留之水饮与污浊,不是为了疏通水道。

后人不明此理,认为本方能治理水道不通之证。若热盛于内,心下已无水气内停,则是无水可利,无汗可发的情况,再服用燥烈之品,津液受损更重,病人能忍受得了吗?《伤寒论·辨太阳病脉证并治》云:"大下之后,复发汗,小便不利者,亡津液故也,勿治之。"又云:"亡津液,阴阳自和者,必自愈。"《伤寒论·辨太阳病脉证并治》又云:"阳明病,汗出多而渴者,不可与猪苓汤,以汗多胃中燥,猪苓汤复利其小便故也。"在诸多利水方剂中,只有猪苓汤为滋阴利水的润剂,尚且不可用,至于不欲饮水而小便不利者,五苓散更应禁用,道理就无须多言了。

【伤寒附翼】

十枣汤

大枣 芫花 甘遂 大戟

治太阳中风,表解后里气不和,下利呕逆,心下至胁痞满硬痛,头痛短气,汗出不恶寒者。仲景利水之剂种种不同,此其最峻者也。凡水气为患,或喘或咳,或利或吐,或吐利而无汗,病一处而已。此则外走皮毛而汗出,内走咽喉而呕逆,下走肠胃而下利,水邪之泛溢者,既浩洁莫御矣。且头痛短气,心腹胁下皆痞硬满痛,是水邪尚留结于中,三焦升降之气,拒隔而难通也。表邪已罢,非汗散所宜;里邪充斥,又非渗泄之品所能治。非选利水之至锐者以直折之,中气不支,亡可立待矣。甘遂、芫花、大戟,皆辛苦气寒,而秉性最毒,并举而任之,气同味合,相须相济,决渎而大下,一举而水患可平矣。然邪之所凑,其气已虚,而毒药攻邪,脾胃必弱。使无健脾调胃之品主宰其间,邪气尽而元气亦随之尽。故选枣之大肥者为君,预培脾土之虚,且制水势之横,又和诸药之毒,既不使邪气之盛而不制,又不使元气之虚而不支。此仲景立法之尽善也。用者拘于甘能缓中之说,岂知五行承制之理乎?张子和制浚川、禹功、神祐等方,治水肿痰饮,而不知君补剂以护本,但知用毒药以攻邪,所以善全者鲜。

【白话解】十枣汤

大枣 芫花 甘遂 大戟

十枣汤用于治疗太阳中风证,表解后出现里气不和,下利呕逆,心下至两胁痞满硬痛,头痛短气,汗出不恶寒的症状。仲景制备的利水方剂有种种不同,这是其中力量最为峻烈的。凡水气为病,出现或喘或咳,或利或吐,或吐利且无汗等症状,实际上病位往往只在一处而已。然而十枣汤证则可见水邪向外走皮毛而汗出，向内走咽喉而呕逆，向下走肠胃而出现下利，水邪泛溢全身各处的浩大之势难以抵挡。且头痛短气，心腹胁下皆痞硬满痛，也是因为水邪停留结聚于心下，使三焦升降之气不通所致。本证表邪已解，非汗法所适宜；里邪充斥周身，又非渗泄之品所能治。若不选取逐水峻剂以直驱水邪外出，则将导致中气虚少不能御邪，衰亡就在顷刻之间。甘遂、芫花、大戟，皆为辛苦气寒之品，且毒性很大，若共同使用，气同味合，相须相济，通利前后二阴，攻下后可使水邪祛除。然而邪之所凑，其正气已虚，但用毒性大的药物攻邪，脾胃必定因之而虚弱。若没有健脾调胃之品固护正气，则邪气祛尽之时而元气也会随之消散。故选用肥大的大枣为君药，预先培护即将虚损的脾胃之气，且能制约水势之横逆，又可缓解诸药之毒，既能制约亢盛的邪气，又能扶助虚损的元气。这便是仲景立法处方的完善之处。医者拘于甘能缓中之说不敢用，哪知五行承制的道理？张子和制浚川、禹功、神祐等方剂，治水肿痰饮，却不知重用补益之品以固护正气，只知用毒药攻邪，可见能处方用药周全者不多见。

【伤寒附翼】

麻黄杏仁甘草石膏汤

此温病发汗逐邪之主剂也。凡冬不藏精之人，热邪内伏于脏腑，至春风解冻，伏邪自内而出，法当乘其势而汗之，势随汗散矣。然发汗之剂，多用桂枝。此虽头项强痛，反不恶寒而渴，是有热而无寒。桂枝下咽，阳盛则毙。故于麻黄汤去桂枝之辛热，易石膏之甘寒，以解表里俱热之症。岐伯所云未满三日可汗而已者，此法是也。此病得于寒时而发于风令，故又名风温。其脉阴阳俱浮，其症自汗身重。盖阳浮则强于卫外而闭气，故身重，当用麻黄开表以逐邪；阴浮不能藏精而汗出，当用石膏镇阴而清火。表里俱热，则中气不运，升降不得自如，故多眠息鼾，语言难出，当用杏仁、甘草以调气。此方备升降轻重之性，足以当之。若攻下火熏等法，此粗工促病之术也。凡风寒在表，头痛发热恶寒无汗者，必用麻黄发汗，汗后复烦，更用桂枝发汗。若温病发汗已而身灼热，是内热猖獗，虽汗出而喘，不可更用桂枝汤。盖温暑之邪，当与汗俱出，而勿得止其汗。即灼然之大热，仍当用此方开表，以清里降火而平喘。盖治内蕴之火邪，与外感之余热不同法也。若被下而小便不利，直视失溲者，真阴虚极而不治。若汗出而喘，是热势仍从外越，虽未下前之大热，因下而稍轻，仍当凉散，亦不得仿风寒未解之例。下后气上冲者，更行桂枝汤也。是方也，温病初起，可用以解表而清里，汗后可复用，下后可复用，与风寒不解而用桂枝汤同法。仲景因治风寒汗下不解之证，必须桂枝，故特出此凉解之义，以比类桂枝加厚朴杏仁汤证，正与风寒温病分泾渭处，合观温病提纲，而大旨显然矣，此大青龙之变局，白虎汤之先着也。石膏为清火重剂，青龙白虎，皆赖以建功，然用之谨甚。故青龙以恶寒脉紧，兼用姜、桂以扶卫外之阳；白虎以汗后烦渴，兼用参、米以保胃脘之阳也。此但热无寒，佐姜、桂则脉流薄疾，斑黄狂乱作矣。此但热不虚，加参、米则食入于阴，气长于阳，谵语腹胀矣。凡外感之汗下后，汗出而喘为实，重在存阴者，不必虑其亡阳也。然此为解表之剂，若无喘鼾语言难出等证，则又白虎汤之证治矣。此方治温病表里之实，白虎加参、米，治温病表里之虚，相须相济者也。若葛根黄连黄芩汤，则治利而不治喘。要知温病下后，无利不止证，葛根、黄连之燥，非治温药。且麻黄专于外达，与葛根之和中发表不同；石膏甘润，与黄连之苦燥悬殊。同是凉解表里，同是汗出而喘，而用药有毫厘千里之辨矣。

【白话解】麻黄杏仁甘草石膏汤

本方是温病发汗祛邪的主要方剂。凡冬季不能闭藏精气之人，往往热邪内伏于脏腑，至春风起而解冻之时，伏邪从内而出，治疗当顺其势而发其汗，使邪由汗出而外散。发汗的方剂，多用桂枝汤。本证虽头项强痛，反不恶寒而渴，表明其有内热而无寒。《伤寒论·伤寒例》有"桂枝下咽，阳盛则毙"之说，故从麻黄汤中去掉辛热之性的桂枝，改为甘寒的石膏，以解表里俱热之证。本法即是《素问·热论》所谓"其未满三日者，可汗而已"之意。本病得于冬季而发于风气为令的春季，故又名风温。其脉象阴阳俱浮，其症状见自汗身重。脉阳浮则卫气强于外而气机郁闭，故身重，当用麻黄开表以逐邪；脉阴浮则阴精不能内藏而汗出，当用石膏镇阴液而清火。表里俱热，则中气不得运化，升降失司，故见多眠、息鼾、语言难出，当用杏仁、甘草以调气。此方具备升清降浊的功能，足以治病祛邪。若使用攻下、火熏等治法，就属于加速病情恶化的粗劣医术。凡风寒在表，症见头痛发热恶寒无汗者，必用麻黄汤发汗，若汗后又发烦，再用桂枝汤发汗。若温病发汗后出现身灼热的症状，是由于内热炽盛，虽见汗出而喘，不可再用桂枝汤。治疗温暑之性的邪气所致之病，应当使其与汗俱出，而不可人为地令其汗止。即使身灼热严重的病人，仍当用此方解表清里降火而平喘。治内蕴之火邪，与治外感余热的方法不同。若因用下法而导致小便不利、双目直视、二便失禁的症状，说明真阴已虚极而预后不良。若见汗出而喘，表明热势仍从外越，虽经攻下大热稍减，但仍当治以凉散之法，不得仿效风寒未解的治法。若攻下之后自觉有气上冲者，可再服桂枝汤。这首方剂在温病初起时可用以解表而清里，汗后可再用，下后可再用，与风寒表证不解而用桂枝汤同法。仲景因治风寒汗下不解之证，必须用桂枝汤，故特提出此凉解之义，以便与桂枝加厚朴杏仁汤证形成比较，从而区分中风伤寒与温病的不同，故可明晓温病提纲证的特性。本方证是大青龙汤证的变化，属白虎汤证的先期病变。石膏为清火重剂，大青龙汤与白虎汤，皆赖其发挥作用，然用时须十分谨慎。大青龙汤证因有恶寒脉紧的症状，治疗兼用生姜、桂枝以扶助卫阳；白虎汤证因有汗后烦渴的症状，治疗兼用人参、粳米以保护胃脘阳气。本证但热无寒，治疗若佐以生姜、桂枝则可使脉流搏疾且导致发斑、发黄、发狂、精神错乱等坏病。本证但热不虚，加人参、粳米就会形成《素问·病能论》所述的"食入于阴，长气于阳"的情况，出现谵语、腹胀的症状。凡外感病经汗、下法治疗后，见汗出而喘为实证，治疗应重在保存阴液，不必考虑亡阳的可能。然本方为解表之剂，若无喘、鼾、语言难出等症状，则又属白虎汤的证治。本方治温病表里的实证，白虎汤加人参、粳米，治温病表里的虚证，二者相须相济。如葛根黄连黄芩汤，实质是治下利而非治喘。要知温病用下法后，理应没有下利不止的症状，葛根、黄连性燥，不是治疗温病的药物。且麻黄专于向外发散，与葛根的和中而发表不同；石膏甘润，与黄连的苦燥之性不同。同是凉解表里，同是汗出而喘，而用药却有非常明显的区别。

【伤寒附翼】

麻黄连翘赤小豆汤

麻黄 连翘 赤小豆 梓白皮 杏仁 甘草 生姜 大枣

治太阳伤寒妄下热入，但头汗出，小便不利，身体发黄。此以赤小豆、梓皮为君，而冠以麻黄者，见此为麻黄汤之坏症，此汤为麻黄汤之变剂也。伤寒不用麻黄发汗，而反下之，热不得越，因瘀于里，热邪上炎，故头有汗。无汗之处，湿热熏蒸，身必发黄，水气上溢皮肤，故小便不利。此心肺为瘀热所伤，营卫不和故耳。夫皮肤之湿热不散，仍当发汗，而在里之瘀热不清，非桂枝所宜。必择味之酸苦，气之寒凉，而能调和营卫者，以凉中发表，此方所由制也。小豆赤色，心家谷也，酸以收心气，甘以泻心火，专走血分，通经络，行津液，而利膀胱。梓白皮色白，肺家药也，寒能清肺热，苦以泻肺气，专走气分，清皮肤，理胸中，而散烦热，故以为君。佐连翘、杏仁以泻心，麻黄、生姜以开表，甘草、大枣以和胃。潦水味薄，流而不止，故能降火而除湿，取而煮之。半日服尽者，急方通剂，不必缓也。夫麻黄一方，与桂枝合半，则小发汗；加石膏、姜、枣，即于发表中清火而除烦躁；去桂枝之辛热，加石膏之辛寒，则于发表中清火而定喘；君以文蛤，即于发表中祛内外之湿热；加连翘等之苦寒，即于发表中清火而治黄。仲景于太阳中随证加减，曲尽麻黄之长技，不拘于冬月之严寒而用矣。若加附子、细辛之大辛热，加附子、甘草之辛甘，亦因少阴表里之微甚，并非为严寒之时拘也。

【白话解】麻黄连翘赤小豆汤

麻黄 连翘 赤小豆 梓白皮 杏仁 甘草 生姜 大枣

本方治疗太阳伤寒表证乱用攻下后热邪入里，出现只有头部汗出，小便不利，身体发黄等症状。此方以赤小豆、梓白皮为君药，而冠以麻黄之名，是因本证为麻黄汤证的变证，此汤是麻黄汤的变方。伤寒表证不用麻黄汤发汗，而却反用下法，使热邪不得外越而郁于里，热邪上炎，故头有汗出。无汗之处，由于湿热熏蒸，身必发黄，水气外溢于皮肤而不能下行，故小便不利。这是误下后心肺为郁热所伤，营卫不和的缘故。体表皮肤的湿热郁阻不散，治疗仍当发汗，但里有郁热未清，又非桂枝汤所适宜。故选用本方，以其酸苦之味，寒凉之气，而能调和营卫，用以凉中发表，本方以此为根据配伍组成。赤小豆色红，为归心经的谷物，其味酸能收心气，甘以泻心火，专走血分，通经络，行津液，而利膀胱。梓白皮色白，为归肺经药，其性寒能清肺热，味苦以泻肺气，专走气分，清皮肤，理胸中而散烦热，故合为君药。佐用连翘、杏仁以泻心，麻黄、生姜以发表，甘草、大枣以和胃。潦水味薄，流而不止，故能降火且除湿，以其煮取诸药。半日将药物服尽，因其为急方通利之剂，不必缓服。麻黄汤这一方剂，若与桂枝汤相合而用量取其一半，则可轻微发汗；加石膏、生姜、大枣，可于发表中清火而除烦躁；去辛热之性的桂枝，加辛寒之性的石膏，则可于发表中清火而定喘；君以文蛤，即可于发表中祛内外湿热；加连翘等苦寒之品，即于发表中清火而治黄疸。仲景于太阳病中随证加减，用尽麻黄汤的药效，不拘于冬月严寒才敢使用。若加大辛大热的附子、细辛，加辛甘之味的附子、甘草，也是为了治疗少阴表证，并非是因为处于严寒季节而拘泥。

【伤寒附翼】

文蛤汤

文蛤 麻黄 石膏 杏仁 甘草 姜 枣

病发于阳，应以汗解。庸工用水攻之法，热被水劫而不得散。外则肉上粟起，因湿气凝结于玄府也；内则烦热，意欲饮水，是阳邪内郁也。当渴而反不渴者，皮毛之水气入肺也。夫皮肉之水气，非五苓散之可任，而小青龙之温散，又非内烦者之所宜，故制文蛤汤。文蛤生于海中而不畏水，其能制水可知。咸能补心，寒能胜热，其壳能利皮肤之水，其肉能止胸中之烦，故以为君。然阳为阴郁，非汗不解，而湿在皮肤，又不当动其经络，热淫于内，亦不可发以大温，故于麻黄汤去桂枝而加石膏、姜、枣。此亦大青龙之变局也。其不差者，更与五苓散以除未尽之邪；若汗出已而腹中痛者，更与芍药汤以和肝脾之气。

按：本论以文蛤一味为散，以沸汤和方寸匕，服满五合。此等轻剂，恐难散湿热之重邪。《金匮要略》① 云，渴欲饮水不止者，文蛤汤主之。审症用方，则此汤而彼散，故移彼方而补入于此。

【白话解】文蛤汤

文蛤 麻黄 石膏 杏仁 甘草 姜 枣

病发于表，治疗应用汗法。庸医用逐水的方法治疗，则导致表热被水劫而不得外散。在表则肉上粟起，这是由于湿气凝结于汗孔而成；在体内则出现烦热，想要饮水的症状，这是由于阳邪内郁。应当有渴的症状反而不渴，这是皮毛中的水气入肺所致。治疗皮肉中的水气，不是五苓散可以胜任的，而小青龙汤的温散之性，又不是内有烦热者都适用，故制文蛤汤。文蛤生于海中而不畏水，可推知其有制水的特性。其味咸能补心，性寒能胜热，壳能利皮肤之水，肉能祛胸中之烦热，故以其为君药。然而阳热被阴水所郁结，故非发汗不能解；湿在皮肤，又不应当扰动其经络；而热淫于内，亦不可用大温之品以发汗，故于麻黄汤中去桂枝而加石膏、生姜、大枣，这也是大青龙汤的变方。汗后若病邪未解，再与五苓散祛除未尽之邪；若汗出后见腹中

---

① 《金匮要略·呕吐哕下利病脉证并治》云："吐后，渴欲得水而贪饮者，文蛤汤主之。兼主微风，脉紧，头痛。"《金匮要略·消渴小便不利淋病脉证治》云："渴欲饮水不止者，文蛤散主之。"此处疑柯琴引用之误。

痛的症状，再用芍药汤以调和肝脾之气。

按：《伤寒论》原文以文蛤一味为散，以热开水调和方寸匕，服满五合。此等轻剂，恐怕难散湿热重邪。《金匮要略》云，渴欲饮水不止者，文蛤汤主之。审症用方，此处用汤剂而彼处用散剂，故将彼处的汤剂方子补录在此。

【伤寒附翼】

桂枝二麻黄一汤

桂枝汤二分　麻黄汤一分

服桂枝汤后，而恶寒发热如疟者，是本当用麻黄发汗，而用桂枝则汗出不彻故也。凡太阳发汗太过，则转属阳明，不及则转属少阳。此虽寒热往来，而头项强痛未罢，是太阳之表尚在，故仍在太阳。夫疟因暑邪久留，而内着于募原，故发作有时，日不再作。此因风邪泊于营卫，动静无常，故一日再发，或三度发耳。邪气稽留于皮毛肌肉之间，固非桂枝汤之可解，已经汗过，又不宜麻黄汤之峻攻。故取桂枝汤三分之二，麻黄汤三分之一，合而服之，再解其肌，微开其表。审发汗于不发之中，此又用桂枝后更用麻黄法也。后人合为一方者，是大背仲景比较二方之轻重偶中出奇之妙理矣。

【白话解】桂枝二麻黄一汤

桂枝汤二分　麻黄汤一分

服桂枝汤后，见恶寒发热往来如疟的症状，表明这是当用麻黄汤发汗的病证，却用桂枝汤治疗而使汗出不透彻的缘故。凡太阳病发汗太过，则易转属阳明，发汗不及则易转属少阳。本证虽有寒热往来，但头项强痛的症状未罢，表明这是太阳表邪尚在，故病仍在太阳。疟证的形成是因暑邪久留，在体内留着于募原，故发作定时，而不是日发二三次。本证因风邪留于营卫，变化无常，所以可能出现一日发作二次或三次。邪气稽留于皮毛肌肉之间，本就不是桂枝汤能治疗的，又已经发汗过，故不宜再用麻黄汤猛攻。因此取三分之二份的桂枝汤，三分之一份的麻黄汤，二汤合在一起服下，再次略微解肌、发表。审此方将发汗寓于不发汗之中，又是使用桂枝汤后再用麻黄汤治疗的方法。后人将其合为一方，是严重背离仲景比较二方用量轻重、偶中出奇之妙理。

【伤寒附翼】

桂枝麻黄合半汤

桂枝汤三合　麻黄汤三合

太阳病，得之八九日，如疟状，发热恶寒，热多寒少，面有赤色者，是阳气怫郁在表不得越。因前此当汗不汗，其身必痒，法当小发汗，故以麻、桂二汤各取三分之一，合为半服而急汗之。盖八九日来，正气已虚，表邪未解，不可不汗，又不可多汗，多汗则转属阳明，不汗则转属少阳。此欲只从太阳而愈，不再作经，故立此法耳。此与前症大不同，前方因汗不如法，虽不彻，而已得汗，故取桂枝二分，入麻黄一分，合为二升，分再服而缓汗之。此因未经发汗，而病日已久，故于二汤各取三合，并为六合，顿服而急汗之。两汤相合，泾渭分明，见仲景用偶方轻剂，其中更有缓急、大小、反佐之不同矣。原法两汤各煎而合服，犹水陆之师，各有节制，两军相为表里，异道夹攻之义也。后人算其分两合为一方，与葛根、青龙辈何异？

【白话解】桂枝麻黄合半汤

桂枝汤三合 麻黄汤三合

太阳病，得之八九日，出现类似疟疾的症状，见发热恶寒，发热重恶寒轻，面色红，是由于阳气郁滞在表不得外越。因本证之前在治疗时当汗不汗，身上必然发痒，治法当轻微发汗，故各取三分之一份的麻黄汤和桂枝汤，两方剂量各占一半而急发其汗。因病已八九日，正气已虚，表邪未解，既不可不汗，又不可多汗，多汗则可使病转属阳明，不汗则转属少阳。本证应只从太阳经祛邪而使病愈，不应使病情再传经生变，故用此法治疗。此时病证与前证大不相同，前方因汗不如法，虽汗出不彻，但已经发汗，故取桂枝汤三分之二份，加入麻黄汤三分之一份，合为二升，分两次服用而缓缓发汗。此证因未经发汗，而得病时日已久，故于两汤中各取三合，并为六合，一次性服完而快速发汗。两汤相合，泾渭分明，可见仲景用偶方轻剂，其中更有缓急、大小、反佐的不同。按原法两汤各自煎煮而合服，犹如水军与陆军，各有节制，两军互为表里，有从不同的道路夹攻病邪之义。后人按照本方的药物剂量来解析方义，将两方合为一方，这样一来与葛根汤、青龙汤类方剂又有什么不同呢？

【伤寒附翼】

桂枝二越婢一汤

金匮越婢汤 麻黄 石膏 甘草 姜 枣

太阳病，发热恶寒，热多寒少，脉微弱者，此无阳也，不可发汗，故立此方。按本论无越婢症，亦无越婢汤，后人取《金匮》方补之。窃谓仲景言不可发汗，则必不用麻黄；言无阳，是无胃脘之阳，亦不用石膏。古方多有名同而药不同者，安可循名而不审其实也？此等脉证最多，宜用柴胡桂枝为恰当。

按：喻嘉言云：越婢者石膏之辛凉也，以此兼解其寒。夫辛凉之品，岂治寒之剂乎？考越婢方，比大青龙无桂枝、杏仁，与麻黄杏子石膏汤同为凉

解表里之剂。此不用杏仁之苦,而用姜、枣之辛甘,可以治太阳阳明合病,
热多寒少而无汗者,犹白虎汤证背微恶寒之类,而不可以治脉弱无阳之证也。
按:外台秘要云:越脾汤易此一字,便合《内经》脾不濡,脾不能为胃行其
津液之义。是脾经不足而无汗者,可用此起太阴之津,以滋阳明之液而发汗。
如成氏① 所云,发越脾气者是也。然必兼见烦渴之症,脉虽不长大,浮缓而
不微弱者宜之。

【白话解】桂枝二越婢一汤

金匮越婢汤 麻黄 石膏 甘草 姜 枣

太阳病见发热恶寒,发热重恶寒轻,脉微弱的症状,表明阳气不足,不
能再用汗法治疗,因此创立了此方。《伤寒论》中原本没有关于越婢汤证的
论述,也没有越婢汤这个方子,后世人选取《金匮要略》中的方子作为补充。
我个人认为仲景明言不能用汗法,就不需要再用麻黄;文中说阳气不足,是
指胃阳不足,也就不能用石膏了。古方中有很多方名相同,组成的药物却不
同的情况。怎么能够只凭名字就选定《金匮要略》中的方子,而不审明此证
的病机实质呢?这种脉象和症状在临床上最为多见,最适宜用柴胡桂枝汤。

按:清·喻昌(字嘉言)说过,越婢汤中的石膏性属辛凉,可以用此药
来解除寒证。辛凉的药物,怎么能用在治疗虚寒证的方剂中呢?考查越婢汤
这个方剂,它与大青龙汤相比少了桂枝、杏仁,与麻黄杏仁甘草石膏汤相同,
都是辛凉双解表里证的方子。本方中不用味苦的杏仁,却用辛甘的生姜、大枣,
可以用来治疗太阳与阳明合病中,那些表现为发热重恶寒轻且无汗的病证,
这种恶寒与白虎汤证背微恶寒相似,因而不能用来治疗脉弱阳气不足的病证。
按:《外台秘要》中说,换一个字就是"越脾汤",就符合《内经》脾气不濡润,
就不能为胃输布津液的含义。这条是脾气不足因而无汗,可以用此方激发太
阴输布津液,滋养阳明,使汗源充足,因而发汗。此即金·成无己所说的"发
越脾气"之意。所以此证一定会伴有心烦、口渴,脉象虽然不长、大,但也
是浮缓不微弱,这种情况下才适合使用此方。

【伤寒附翼】

桂枝加附子汤

太阳病发汗,遂漏不止,其人恶风,小便难,四肢微急,难以屈伸者,

---

① 金·成无己《注解伤寒论》:"胃为十二经之主,脾治水谷为卑脏若婢……是汤所以谓之越婢者,
以发越脾气,通行津液。"

此发汗不如法也。病在太阳，固当发汗，然得微似有汗者佳。发汗太过，阳气无所止息，而汗出不止矣。汗多亡阳，玄府不蔽，风乘虚入，故复恶风；津液外泄，不能润下，故小便难。四肢者，诸阳之本，阳气者，柔则养筋，开阖不得，寒气从之，故筋急而屈伸不利。此离中阳虚，不能敛液，当用桂枝汤补心之阳，阳密则漏汗自止，恶风自罢矣。坎中阳虚，不能制水，必加附子以固肾之阳，阳回则小便自利，四肢自柔矣。漏不止与大汗出不同：服桂枝汤后，大汗出而大烦渴，是阳陷于里，急当滋阴，故用白虎加参以和之；用麻黄汤遂漏不止，是阳亡于外，急当扶阳，故用桂枝加附以固之。要知发汗之剂，用桂枝太过，则阳陷于里，用麻黄太过，则阳亡于外。因桂枝汤有芍药而无麻黄，故虽大汗出，而玄府仍能自闭，但能使阳盛，断不致亡阳。又与汗出不解者异：此发汗汗遂不止，是阳中之阳虚，不能摄汗，所以本证之恶风不除，而变症有四肢拘急之患、小便难之理，故仍用桂枝加附，以固太阳卫外之气也；彼发汗汗出不解，是阴中之阳虚，汗虽出而不彻，所以本证之发热不除，而变症见头眩身振之表、心下悸之里，故假真武汤以固坎中真阴之本也。与伤寒自汗条似同而实异。彼脚挛急在未汗前，是阴虚；此四肢急在发汗后，是阳虚。自汗因心烦，其出微；遂漏因亡阳，故不止。小便数，尚不难；恶寒微，不若恶风之甚；脚挛急，尚轻于四肢不利也。彼用芍药甘草汤，此用桂枝加附子，其命剂悬殊矣。

【白话解】桂枝加附子汤

太阳病用发汗的方法治疗后，出现漏汗不止的情况，病人怕冷，小便不利，四肢轻度拘急，屈伸不利，这些都是发汗的方法不合适造成的。病位在太阳，固然当用汗法，然而发汗时应以微微汗出为宜。发汗过多，阳气不得停歇，不断向外鼓动，汗出就不能停止。汗多卫阳损伤，汗孔不能闭合，风邪乘虚侵入人体，所以再次出现怕冷；津液外泄，不能向下输布，所以小便不利。四肢是诸阳经的根本，阳气能够温养筋脉，使之柔和，如果卫阳司汗孔开合的功能失常，寒气乘虚侵入人体，就会出现筋脉拘急，屈伸不自如的症状。这是心阳不足，不能收敛阴液，应当用桂枝汤补益心阳，阳气固密则漏汗自然停止，恶风的情况自然也停歇了。肾中阳虚，不能制约水气，必定要加上附子才能固摄肾阳，阳气回归肾中，小便自然畅通，四肢自然柔软。漏汗不止与大汗出不同，服用桂枝汤后，大量汗出，烦渴严重，是因阳邪陷入体内，应尽快滋养阴液，所以用白虎加人参汤来治疗；

服用麻黄汤后汗液漏出不能自止，表明阳气耗散于外，应尽快扶助阳气，所以用桂枝汤加附子来固摄阳气。发汗的这些方剂中，过分使用桂枝汤，就会使阳邪内陷于体内，过分地使用麻黄汤就会使阳气耗伤于外。这是由于桂枝汤中有芍药而没有麻黄，所以虽然汗出量大，但汗孔还能自动闭合，只可能导致阳热内盛，断不至于亡阳。漏汗不止与汗出而病不解也不同，此证发汗后，汗出不能自止，是循行于体表的阳气不足，不能固摄汗液，所以本证的恶风症状不能解除，出现的变证有四肢拘挛、小便不利，所以仍然用桂枝汤加附子，来固摄太阳卫外的阳气；那种发汗后汗出而病不解的，是循行于体内的阳气不足，即使有汗出但汗出的不彻底，所以出现发热不退，兼见的变证有表现于外的头晕，身体颤动，表现于内的心悸，因此借真武汤来固摄肾中真阴的根本。与《伤寒论·辨太阳病脉证并治》"伤寒脉浮，自汗出，小便数，心烦，微恶寒，脚挛急……"的芍药甘草汤证条文症状相似而病机不同。彼条的小腿痉挛是在没发汗前出现的，是阴液不足的表现；本条的四肢拘急是在发汗后出现的，是阳气不足的表现。彼条自汗出是心烦的虚火内扰而致，其症状轻微；本条汗漏不止是阳气耗伤严重而致，所以汗出不能停止。彼条小便频数，尚未出现小便不利；怕冷轻微，不像恶风那么严重；小腿痉挛，尚且比四肢拘急轻。彼条用芍药甘草汤，本条用桂枝汤加附子，它们的立方原则相差悬殊呀。

【伤寒附翼】

芍药甘草附子汤

发汗而病不解，反恶寒，其里虚可知也。夫发汗所以逐寒邪，故只有寒去而热不解者。今恶寒比未汗时反甚，表虽不解，急当救里矣。盖太阳有病，本由少阴之虚，不能藏精而为阳之守。若发汗以扶阳，寒邪不从汗解，是又太阳阳虚，不能卫外，令阴邪得以久留。亡阳之兆，已见于此，仍用姜、桂以攻里，非以扶阳，而反以亡阳矣。故于桂枝汤去桂枝、姜、枣，取芍药，收少阴之精，甘草缓阴邪之逆，加附子固坎中之火，但使肾中元阳得位，表邪不治而自解矣。

按：少阴亡阳之症，未曾立方，本方恰与此症相合。芍药止汗，收肌表之余津；甘草和中，除咽痛而止吐利；附子固少阴而招失散之阳，温经络而缓脉中之紧。此又仲景隐而未发之旨欤！作芍药甘草汤治脚挛急，因其阴虚。此阴阳俱虚，故加附子，皆治里不治表之义。

【白话解】芍药甘草附子汤

发汗后病情没有缓解，反而出现恶寒的症状，可以断定病人里虚。发汗的目的是驱逐寒邪，所以只能出现汗后恶寒消退，却仍然发热的情况。现在恶寒较发汗前更重了，这说明表证虽不解，但里证更加严重，所以急当救里。大体来说太阳发生病变，多源于少阴亏虚，不能封藏阴精固守阳气。如果此时用发汗之法来扶助阳气，那么寒邪不但不能被汗解，更使太阳经的阳气进一步虚弱，不能够抵御外邪，使得寒邪久留于体内。阳气衰竭的征兆，已表现为这些症状，如果仍然使用生姜、桂枝攻伐里气，不但不能扶助阳气，反而更加速阳气的衰竭。所以从桂枝汤中去掉桂枝、生姜、大枣，留下芍药用以收敛少阴的阴精，甘草能够缓解寒邪造成的损害，加上附子能固守肾阳，只需使肾中元阳复位，则表证不需治疗就能自解了。

按：少阴亡阳证，没有设立专门的方子，本方恰好与该证相符合。芍药能止汗，收敛肌表中留存的阴液；甘草能和中，消除咽痛而止呕吐、下利；附子能固守少阴，使耗散于外的阳气回归，又能温通经络，缓解脉象中的紧象。这又是仲景隐藏没有阐发的一条原则！用芍药甘草汤治疗小腿拘挛，是由于其证属于阴虚。本证是阴阳皆虚，所以加入附子，这些都体现了表里同病里证为急为重时，先治里证不治表证的原则。

【伤寒附翼】

桂枝甘草汤

此补心之峻剂也。发汗过多，则心液虚，心气馁，故心下悸。又手冒心则外有所卫，得按则内有所依。如此不堪之状，望之而知其虚矣。桂枝本营分药，得麻黄、生姜，则令营气外发而为汗，从辛也；得芍药，则收敛营气而止汗，从酸也；得甘草，则内补营气而养血，从甘也。此方用桂枝为君，独任甘草为佐，以补心之阳，则汗出多者，不至于亡阳矣。姜之辛散，枣之泥滞，固非所宜，并不用芍药者，不欲其苦泄也。甘温相得，气和而悸自平，与心中悸而烦、心下有水气而悸者迥别。

【白话解】桂枝甘草汤

桂枝甘草汤是补益心气的峻剂。发汗太多，就会使心阴亏虚，心气不振，所以出现心下悸动不安的症状。双手交叉护住心胸使心外有所护卫，按压心胸可以使心在内有所依靠。这种心气严重不足的状况，通过望诊便可确定病人是虚证。桂枝本来是入营分的药物，配伍麻黄、生姜后，就能使在内的营气向外发散而形成汗液，表现出辛味药物的作用；配伍芍药，就能收敛营气止住汗出，表现出酸味药的作用；配伍甘草，就能够补益体内的营气而滋养血液，表现出甘味药的作用。这个方子中将桂枝作为君药，只配伍了甘草一味药，目的在于补益心阳，那么即使汗出过多，也不至于达到阳气亡失的程度。生姜辛散，大枣泥滞的药性，实在不适合这个病证使用。本证也不使用芍药，原因在于不想让它发挥出苦寒涌泄的作用。甘味和温性药物协同作用，使心气调和，悸动不安感自然停止。这种心悸与心中悸而烦，以及心下有水气产生的悸动不安是迥然不同的。

【伤寒附翼】

茯苓桂枝甘草大枣汤

发汗后，心下悸欲得按者，心气虚而不自安，故用桂枝甘草汤以补心。若脐下悸欲作奔豚者，是肾水乘心而上克，故制此方以泻肾。豚为水畜，奔则昂首疾驰，酷肖水势上攻之象，此症因以为名。脐下悸时，水气尚在下焦，欲作奔豚之兆而未发也，当先其时而急治之。君茯苓之淡渗，以伐肾邪；佐桂枝之甘温，以保心气；甘草、大枣，培土以制水。亢则害者，承乃制矣。澜水状似奔豚，而性则柔弱，故又名劳水，用以先煮茯苓，水郁折之之法。继以诸甘药投之，是制以所畏，令一惟下趋耳。

【白话解】茯苓桂枝甘草大枣汤

发汗后，出现心下悸欲得按压的症状，属于心气虚不能自然平复的情况，所以用桂枝甘草汤补益心阳。如果出现脐下悸动不安感觉要发作奔豚气的症状，则是肾水趁心阳不足而逆上，所以创立此方以泻肾水。小猪是一种属水的牲畜，奔跑时昂着头快速狂奔，这种状态酷似水邪向上攻冲的态势，此证因此而得名。脐下悸动时，水气还停在下焦，有要发生奔豚的征兆但还没真正发作，因此应当在其发作前就尽快治疗。以淡渗的茯苓为君药，用它来攻伐肾水之邪；配伍甘温的桂枝，来保护心气；甘草、大枣能够培补土气而制约水邪，这就是"亢则害，承乃制"的道理。甘澜水流动的状态与奔豚相似，其水性柔弱，所以又被称为劳水，用它来先煮茯苓，这就是《素问·六元正纪大论》"水郁折之"的治疗方法。然后再用各种甘味药，补益土气以制水，使水邪只能下趋而行。

【伤寒附翼】

桂枝去芍药生姜新加人参汤

发汗后，又见身疼痛，是表虚，不得更兼辛散，故去生姜；脉沉为在里，迟为脏寒，自当远斥阴寒，故去芍药。惟在甘草大枣以佐桂枝，则桂枝当入心养血之任，不复为解肌发汗之品矣。然不得大补元气之味以固中，则中气不能遽复，故加人参以通血脉，则营气调和，而身痛自瘳。名曰新加者，见表未解者，前此无补中法，今因脉沉迟，故尔始加也。此与用四逆汤治身疼脉沉之法同。彼在未汗前而脉反沉，是内外皆寒，故用干姜、生附大辛大热者，协甘草以逐里寒，而表寒自解。此在发汗后而脉沉迟，是内外皆虚，故用人参之补中益气者，以助桂枝、甘草而通血脉，是调中以发表之义也。此与桂枝人参汤不同者，彼因妄下而胃中虚寒，故用姜、术。表尚协热，故倍桂、甘；此因发汗不如法，亡津液而经络空虚，故加人参，胃气未伤，不须白术，胃中不寒，故不用干姜耳。是敦厚和平之剂也。（坊本作加芍药、生姜者误。）

【白话解】桂枝去芍药生姜新加人参汤

发汗之后，又出现身体疼痛的症状，表明卫阳不足，不能再用辛散的药物，所以去掉生姜。脉象沉表明病在体内，脉迟表明脏有寒，自然应当避免使用阴寒的药物，所以去掉芍药。只用甘草、大枣来配伍桂枝，那么桂枝就会入心经发挥温养血脉的作用，而不再是解肌发汗的药物了。然而没有大补元气的药物来固护中气，那么中气就不能迅速恢复，所以加人参来通行血脉，这样营气自然调和，身体疼痛的症状自然痊愈了。命名为新加汤的原因在于，在这个方证之前，在表证未解的情况下没用过补中的治法，现在由于脉象沉迟，才开始增加这一治法。这与用四逆汤治身痛脉沉的治法相同。四逆汤证是在未发汗前就出现脉象沉，表明体内外皆寒，所以使用干姜、生附子这类大辛大热的药物，配伍甘草来驱逐里寒，里寒得散则表寒就自然解除了。本证是在发汗后出现脉象沉迟，表明体内外都虚，所以用人参来补中益气，协助桂枝、甘草温通血脉，这是通过调理中气来发越表邪。本证与桂枝人参汤证不同，桂枝人参汤证是因乱用下法导致胃中虚寒，所以使用干姜、白术。体表仍然有热，因此倍用桂枝、甘草。本证是发汗方法不当，损伤津液而致经络空虚，所以加人参，胃气没有损伤，就不用加白术，胃中不寒，所以不用干姜。本方是个敦厚平和的方剂（坊间流传的一些版本中有加芍药、生姜一说，是错误的）。

【伤寒附翼】

桂枝去桂加茯苓白术汤

服桂枝汤已，桂枝症仍在者，当仍用桂枝如前法。而或妄下之，下后，其本症仍头痛项强，翕翕发热，而反无汗，其变症心下满微痛，而小便不利，法当利小便则愈矣。凡汗下之后，有表里症兼见者，见其病机向里，即当救其里症。心下满而不硬，痛而尚微，此因汗出不彻，有水气在心下也，当问其小便。若小便利者，病仍在表，仍须发汗；如小便不利者，病根虽在心下，而病机实在膀胱。由膀胱之水不行，致中焦之气不运，营卫之汗反无，乃太阳之腑病，非桂枝症未罢也。病不在经，不当发汗；病已入腑，法当利水。故于桂枝汤去桂而加苓、术，则姜、芍即为利水散邪之佐，甘、枣得效培土制水之功，非复辛甘发散之剂矣。盖水结中焦，可利而不可散，但得膀胱水去，而太阳表里之邪悉除，所以与小青龙、五苓散不同法。经曰：血之与汗，异名而同类。又曰：膀胱津液气化而后能出。此汗由血化，小便由气化也。桂枝为血分药，但能发汗，不能利水。观五苓方末云：多服暖水出汗愈。此云小便利则愈。比类二方，可明桂枝去桂之理矣。今人不审，概用五苓以利水，岂不悖哉？

【白话解】桂枝去桂加茯苓白术汤

服用桂枝汤后，桂枝汤的适用证仍然存在，应当继续使用桂枝汤治疗，具体的煎服法与前面论述的方法相同。如果乱用下法，那么攻下后，病人原有的一些症状仍然存在，即头痛项部拘急，轻微发热，却没有汗出，又出现了变证，如心下满闷及轻微的疼痛，小便不利，按常理应当通利小便，使疾病痊愈。大凡用汗、下之法治疗后，兼有表里症状的，判断其病机偏重于里的，就应当救治里证。心下满闷但不硬的，疼痛也轻微，这主要由于汗出不彻底，有水气蓄积在心下，因此应询问病人小便情况。如小便自利的，病位仍然在表，仍然须用发汗的方法；如果小便不畅的，病位虽然在心下，但病机实际在膀胱。由于膀胱中的水液不能正常运行，导致中焦之气不能运化，营卫化生的汗液就不足了，这是太阳之腑膀胱的病证，而不是桂枝汤证没解除。病不在经，不应当发汗；病深入腑，按常法应当利水。所以在桂枝汤中去掉桂枝，加上茯苓、白术，那么生姜、白芍就是利水散邪的佐药，甘草、大枣能够发挥培补土气以制水的功效，而不再是辛甘发散的方剂。水邪结聚中焦，只应通利而不能宣散，只要膀胱中积聚的水液能被祛除，那么太阳表里的邪气都能解除了，所以这个方证与小青龙汤、五苓散所体现的治法是不同的。《灵枢·营卫生会》曰："夫血之与汗，异名同类。"《素问·灵兰秘典论》曰："膀胱者，州都之官，津液藏焉，气化则能出矣。"这就是说汗液是由血液化生的，小便是因气化作用而排出。桂枝是入血分的药物，只能发汗，没有利水的作用。观五苓散方的末尾云："多饮暖水，汗出愈。"本条说"小便利则愈"，这表明小便通利后就病愈了。比较这两个方子，就可以明白桂枝汤去桂枝的道理了。现在的医者不仔细研究，一概用五苓散来利水，这难道不是错误的吗？

【伤寒附翼】

桂枝人参汤

桂枝 甘草 干姜 白术 人参

葛根黄连黄芩汤

葛根 黄连 黄芩 甘草

太阳病，外症未解而反下之，遂协热而利，心下痞硬，脉微弱者，用桂枝人参汤。本桂枝症，医反下之，利遂不止，其脉促，喘而汗出者，用葛根黄连黄芩汤。二症皆因下后外热不解，下利不止。一以脉微弱而心下痞硬，是脉不足而症有余；一以脉促而喘反汗出，是脉有余而症不足。表里虚实，当从脉而辨症矣。弱脉见于数下后，则痞硬为虚，非辛热何能化痞而软硬，非甘温无以止利而解表。故用桂枝、甘草为君，佐以干姜、参、术，先煎四味，后内桂枝，使和中之力饶，而解肌之气锐，是又于两解中行权宜法也。桂枝症，脉本缓，误下后而反促，阳气重可知。邪束于表，阳扰于内，故喘而汗出。利遂不止者，此暴注下迫，属于热，与脉微弱而协热利者不同。表热虽未解，而大热已入里，故非桂枝、芍药所能和，亦非厚朴、杏仁所能解矣。故君气轻质重之葛根，以解肌而止利；佐苦寒清肃之芩、连，以止汗而除喘；用甘草以和中。先煮葛根，后内诸药，解肌之力优，而清中之气锐，又与补中逐邪之法迥殊矣。上条脉证是阳虚，表虽有热，而里则虚寒。下条脉证是阳盛，虽下利不止，而表里俱热。同一协热利，同是表里不解，而寒热虚实攻补不同。前方用理中加桂枝，而冠桂枝于人参之上；后方用泻心加葛根，而冠葛根于芩、连之首。不名理中、泻心者，总为表未解，故仍不离解肌之名耳。仲景制两解方，补中亦能解表，凉中亦能散表，补中亦能散痞，凉中亦能止利。若失之毫厘，差之千里矣。

【白话解】桂枝人参汤

桂枝 甘草 干姜 白术 人参

葛根黄连黄芩汤

葛根 黄连 黄芩 甘草

太阳病，表证未解，却使用攻下的方法，就会出现发热下利，心下痞满而硬，脉象微弱的症状，用桂枝人参汤治疗。如果原本是桂枝汤证，医生反而用下法，导致下利不止，病人脉急促，气喘汗出的，用葛根黄连黄芩汤治疗。这两个方证都是由于使用下法后，出现发热不退，下利不止。一证见脉象微弱且有心下痞硬的，是不足的脉象而出现有余的症状；一证见脉象急促伴气喘汗出的，是有余的脉象兼见不足的症状。表里虚实，应当是根据脉象来辨别症状得出的。弱脉出现在屡次攻下后，那么痞硬就是属虚的，没有辛热的药物不能够化解痞满软化坚硬，没有甘温的药物不能止住下利而解除表证。所以用桂枝、甘草为君药，用干姜、人参、白术为佐药，先煎煮四味药，后放入桂枝，使其和中的力量充足，而解肌的作用增强，这样能在表里双解中发挥作用。桂枝汤证，本应脉缓，误下后反而见急促的脉象，表明里热已盛。表邪未解，里热又盛，故可见喘而汗出。下利不能停止，出现下利发作突然且量大，伴有肛门下迫感的情况，表明为热邪所致，与脉微弱伴有发热下利的病证不同。表热还未解除，大热已经深入体内，所以不再是运用桂枝、芍药就能够调和的，也不是厚朴、杏仁能够解决的。因此用药气轻而质重的葛根为君药，用来解肌而止利；用具有苦寒清肃作用的黄连、黄芩，止汗而除喘；用甘草来调和中气。先煮葛根，后下其他药物，这样解除肌表症状的力量强，而清泄里热的力量大，这又与补中逐邪的治法不同。上条脉证是阳气不足，体表虽有热，但体内已经有虚寒了。下条的脉证反映了阳盛，虽然下利不止，但是表里都是热证。同样都是发热下利，同样都是表里证不缓解，但寒热虚实的病机不同，攻补的方法也不同。前方用理中汤加桂枝，且将桂枝放在人参之前命名。后方用泻心汤加葛根，且将葛根放在芩连之前。不叫理中、泻心的原因在于，表邪未解，所以这种命名始终没离开解肌的含义。仲景创制表里两解的方剂，补益中气也能解除表邪，凉解里热也能发散表邪，补益中气也能驱散痞闷，凉解里热也能止住下利。所以说失之毫厘，差之千里呀。

【伤寒附翼】

桂枝去芍药汤

桂枝去芍药加附子汤

太阳病，下之后，脉促胸满者，桂枝去芍药汤主之。若更见微恶寒者，去芍药方中加附子主之。夫促为阳脉，胸满为阳症。然阳盛则促，阳虚亦促；阳盛则胸满，阳虚亦胸满。此下后脉促而不汗出，胸满而不喘，非阳盛也，是寒邪内结，将作结胸之脉。桂枝汤阳中有阴，去芍药之寒酸，则阴气流行而邪自不结，即扶阳之剂矣。若微见恶寒，则阴气凝聚，恐姜、桂之力薄不能散邪，加附子之辛热，为纯阳之剂矣。仲景于桂枝汤一减一加，皆成温剂，而更有浅深之殊也。

【白话解】桂枝去芍药汤

桂枝去芍药加附子汤

太阳病，攻下之后，出现脉象急促、胸部满闷的症状，用桂枝去芍药汤来治疗。在此基础上如果又见轻度恶寒的，就在桂枝去芍药汤方中加上附子来治疗。脉象急促是属阳的脉象，胸满是属阳的症状。然而阳气盛会出现脉象急促，阳气虚也会出现脉象急促；阳气盛出现胸满，阳气虚也会出现胸满。本条在攻下之后见脉象急促且无汗出，胸满且无气喘，表明这不是阳气盛，而是寒邪在体内积聚，将要出现结胸的脉象。桂枝汤在阳性药物之中有阴柔之品，所以去掉阴寒味酸的芍药，那么阴气自然流动运行，不能积聚成邪，桂枝汤去芍药就成扶助阳气的方剂了。如果又出现轻度的恶寒，表明阴寒之气已经凝聚了，恐怕生姜、桂枝的温阳力量单薄难以驱散寒邪，因此加入辛热的附子，成为纯阳的方剂。仲景对于桂枝汤一减一加的调整，使两者都成为温热的方剂了，只是温阳力量大小的不同。

【伤寒附翼】

桂枝加厚朴杏仁汤

治太阳下后微喘，而表未解者。夫喘为麻黄症，方中治喘者，功在杏仁，桂枝本不治喘。此因妄下后，表虽不解，腠理已疏，则不当用麻黄而宜桂枝矣。所以宜桂枝者，以其中有芍药也。既有芍药之敛，若但加杏仁，则喘虽微，恐不能胜任，必加厚朴之辛温，佐桂以解肌，佐杏仁以降气。故凡喘家不当用麻黄汤，而作桂枝汤者，加厚朴、杏仁为佳法矣。

【白话解】桂枝加厚朴杏仁汤

本方适于治疗太阳病使用下法后出现轻微气喘，且表证没有解除的病证。气喘是麻黄汤的适应证，本方中治喘的，主要是靠杏仁的作用，桂枝原本不能治疗喘症。本证是由于乱用下法后，表证虽没有解除，但腠理已疏松了，此时就不应当再用麻黄汤而只适合用桂枝汤了。适用桂枝汤治疗的原因在于，桂枝汤中有芍药。既然方中有收敛作用的芍药，但如果只加上杏仁，喘症虽轻，恐怕也不能止住，必定加上辛温的厚朴。厚朴可以助桂枝解除肌表之邪，也可以助杏仁使肺气下降。所以说大凡平素患喘病者不宜用麻黄汤治疗，而适用桂枝汤治疗者，加厚朴、杏仁为最好的治疗方法。

【伤寒附翼】

桂枝加芍药汤

桂枝加大黄汤

妄下后，外不解，而腹满时痛，是太阳太阴并病。若大实痛，是太阳阳明并病。此皆因妄下而转属，非太阴阳明之本证也。脾胃同处中宫，位同而职异。太阴主出，太阴病则秽腐之出不利，故腹时痛。阳明主纳，阳明病则秽腐燥结而不行，故大实痛。仍主桂枝汤者，是桂枝证未罢，不是治病求本，亦不是升举阳邪。仲景治法，只举目前，不拘前症，如二阳并病，太阳证罢，但潮热汗出，大便难而谵语者，即用大承气矣。此因表症未罢，而阳邪已陷入太阴，故倍芍药以滋脾阴而除满痛，此用阴和阳法也。若表邪未解，而阳邪陷入于阳明，则加大黄以润胃燥，而除其大实痛，此双解表里法也。凡妄下必伤胃气，胃阳虚即阳邪袭阴，故转属太阴；胃液涸则两阳相搏，故转属阳明。属太阴则腹满时痛而不实，阴道虚也；属阳明则腹大实而痛，阳道实也。满而时痛，下利之兆；大实而痛，是燥屎之征。桂枝加芍药，小试建中之剂；桂枝加大黄，微示调胃之方。

【白话解】桂枝加芍药汤

桂枝加大黄汤

乱用下法后，表证不解，又出现腹部胀满时有疼痛的症状，这是太阳与太阴并病。如果出现严重且拒按的腹痛，就是太阳阳明并病。这些都是因乱用下法导致的，并不是太阴病与阳明病的本证。脾胃共同位于中焦，位置相同，但功能各异。太阴主司转输，如果太阴病有秽腐之物排出不畅的情况，就会出现腹部时有疼痛的症状。阳明主司受纳，如果阳明病出现秽腐之物燥结在体内不能下行，就会出现疼痛严重且拒按的症状。仍然用桂枝汤为治疗主方的原因在于，桂枝汤证仍在，这不是因为治病求本，也不是因为升散表邪外出。仲景的治病之法，只是凭借现有的症状，不拘于以前的症状，比如二阳并病，太阳病症状已经解除，只是出现潮热汗出，大便困难而谵语的，就用大承气汤。本证由于表证未解，且表邪又侵入太阴，所以加倍芍药的用量来滋养脾阴治疗腹满疼痛，这是用阴性的药来抑制阳邪的一种方法。如果表邪没有解除，而侵入阳明，就加上大黄，大黄通过清泻胃肠之火达到缓解胃燥的目的，从而消除腹痛严重且拒按的病情，这就是表里双解的方法。大凡乱用下法必定会损伤胃气，胃阳不足则表邪乘虚侵入阴经，所以转为太阴病；胃液亏虚则热邪与阳气相搏结，因此转为阳明病。属太阴病时则见腹部胀满时有疼痛但不拒按的病情，此为阴经发病多虚证。属阳明病时则见腹痛严重且拒按的病情，此为阳经发病多实证。腹满时有疼痛，是下利的征兆；腹痛严重且拒按，是有燥屎的征兆。桂枝汤加芍药，体现了小建中汤的意义；桂枝汤加大黄，显示了调理胃气的含义。

【伤寒附翼】

茯苓桂枝白术甘草汤

治伤寒吐下后，心下逆满，气上冲胸，起则头眩，脉沉紧，复发汗而动经，身为振摇者。此太阳转属厥阴之症也。吐下后，既无下利胃实症，是不转属太阴阳明；心下又不痞硬而逆满，是病已过太阳矣。此非寒邪自外而内结，乃肝邪自下而上达，其气上冲心可知也。下实而上虚，故起则头眩，脉因吐下而沉，是沉为在里矣。复发汗以攻其表，经络空虚，故一身振摇也。夫诸紧为寒，而指下须当深辨。浮沉俱紧者，伤寒初起之脉也；浮紧而沉不紧者，中风脉也。若下后结胸热实而脉沉紧，便不得谓之里寒，此吐下后热气上冲，更非里寒之脉矣。紧者弦之转旋，浮而紧者名弦、是风邪外伤；此沉而紧之弦，是木邪内发。凡厥阴为病，气上冲心。此因吐下后胃中空虚，木邪因而为患，是太阳之转属，而非厥阴之自病也。君以茯苓，以清胸中之肺气，则治节出而逆气自降；用桂枝以补心血，则营气复而经络自和；白术培既伤之元气，而胃气可复；甘草调和气血，而营卫以和，则头自不眩而身不振摇矣。若粗工遇之，鲜不认为真武症。

【白话解】茯苓桂枝白术甘草汤

本方用于外感表证，用吐、下之法治疗后，出现胃脘部气逆满闷，气上冲胸，站起时头晕目眩，脉象沉紧，再次发汗就影响到经脉，发生身体振动摇晃的病证。本证是由太阳发展到厥阴的病证。使用吐法、下法后，没有出现下利及胃家实证，因此判断疾病没有发展成太阴病与阳明病；胃脘部没有痞硬而出现满闷不舒之感，表明病已经不在太阳。本证不是寒邪从体外侵入，在体内结聚，而是肝经邪气从下向上，冲顶于心所致。下焦邪气充斥而上焦正气不足，所以站起时出现头晕目眩的症状，脉象因涌吐、攻下而见沉象，则本证脉沉表明病在里。再次发汗，攻除表邪，造成经络空虚，所以全身振动摇晃。各种紧脉都表明有寒，在诊脉时必须仔细辨别。脉浮取沉取都是紧脉，这是伤寒证始发的脉象；脉浮取紧，沉取不紧的，是中风证的脉象。如果是攻下后发生结胸证，实热壅盛而出现的沉紧脉，就不能称为里寒，本证是涌吐攻下后，热气上冲，更不是里寒的脉象。紧脉是弦脉中有回旋之象，脉浮且紧称为弦，是风邪外伤的表现；本证的沉紧而弦，是肝经邪气内发所致。大凡厥阴病，都有气逆上冲于心的表现。本证由于涌吐、攻下后，胃中空虚，肝经邪气乘虚为害，是由太阳病不解发展而来的，并不是厥阴经本身的病变。以茯苓为君药，用以清疏胸中积郁的肺气，肺气运行正常则治节功能正常，逆乱之气自然下降；用桂枝来补益心血，能使营气恢复而经络调畅；白术能培补已经损伤的元气，使胃气得以恢复；甘草能调和气血，营卫自然调和，则头自然不再眩晕，身体也不振动摇晃了。如果一个医术粗劣、平庸的医生见此证，没有不把它当成真武汤证的。

【伤寒附翼】

桂枝加桂汤

烧针令其汗，针处被寒，核起而赤者，必发奔豚，气从少腹上冲心者，先灸其核上各一壮，乃与此汤。寒气外束，火邪不散，发为赤核，是将作奔豚之兆也；从少腹上冲心，是奔豚已发之象也。此因当汗不发汗，阳气不舒，阴气上逆，必灸其核以散寒，仍用桂枝以解外。更加桂者，补心气以益火之阳，而阴自平也。前条发汗后，脐下悸，是水邪乘阳虚而犯心，故君茯苓以清水之源。此表寒未解，而少腹上冲，是水邪挟阴气以凌心，故加肉桂以温水之主。前症已在里而奔豚未发，此症尚在表而奔豚已发，故治有不同。桂枝不足以胜风，先刺风池、风府，复与桂枝以祛风；烧针不足以散寒，先灸其核，与桂枝加桂以散寒。皆内外夹攻法，又先治其外后治其内之理也。桂枝加芍药，治阳邪下陷；桂枝更加桂，治阴邪上攻。只在一味中加分两，不于本方外求他味,不即不离之妙如此。

【白话解】桂枝加桂汤

用烧针的方法强迫病人发汗,针刺的部分受到寒邪的侵袭,产生红色的小肿块,必定要发生奔豚证,自感有气从少腹上冲心胸,治疗上先在肿块上灸一壮艾炷,然后再给病人服下此汤。寒气束表,火邪不能宣散,火热内郁而成红色小肿块,这是将要发生奔豚气的征兆;自感气从少腹上冲心胸,这是奔豚气已经发作的迹象。本证发生的原因在于,应当发汗却没使用汗法,阳气不能舒畅,阴气必然上逆,一定要用艾灸病人的小肿块的方法来驱散寒气,仍然用桂枝汤来祛除表邪。加重桂枝的剂量,目的是补心气益肾阳,使阴气受到抑制而自然平复。前条发汗后,出现脐下悸动的症状,是水邪趁阳气不足而侵袭于心,所以用茯苓为君药,来清疏水之上源。本证是表寒证未解除,又有气从少腹上冲心胸,这是水邪挟持阴气侵袭于心,所以加肉桂来温肾阳。前证的病位在里且奔豚证尚未发作,本证病位在表且奔豚证已发作,所以治法不同。桂枝不足以驱散风邪时,就先刺风池、风府穴,再服用桂枝汤,达到驱散风邪的目的;烧针不足以驱散寒邪,就先灸肿起的小核,再服桂枝加桂汤来驱散寒邪。这些都是内外夹攻的治法,也是先治疗表证后治疗里证的道理。桂枝汤加芍药,用于治疗外邪内陷;桂枝汤加桂枝,用于治疗内邪上攻。只是一味药的药量加减,不再从桂枝汤外再加其他药,不即不离的妙处就在于此。

【伤寒附翼】

桂枝去芍药加蜀漆龙骨牡蛎救逆汤

伤寒者,寒伤君主之阳也。以火迫劫汗,并亡君主之阴,此为火逆矣。盖太阳伤寒,以发汗为主。用麻黄发汗,是为扶阳。用火劫汗犹挟天子以令诸侯,权不由主,此汗不由心也。故惊狂而起卧不安,犹芒刺在背之状矣。心为阳中之阳,太阳之汗,心之液也。凡发热自汗出者,是心液不收,桂枝方用芍药以收之。此因迫汗,津液既亡,无液可敛。故去芍药加龙骨牡蛎者,是取其咸以补心,重以镇怯,涩以固脱,故曰救逆也。且去芍药之酸,则肝家得辛甘之补;加龙骨牡蛎之咸,肾家既有既济之力。此虚则补母之法,又五行承制之理矣。(蜀漆未详。昔云常山之苗则谬。)

【白话解】桂枝去芍药加蜀漆龙骨牡蛎救逆汤

伤寒,是寒邪损伤了心阳。用火法强迫发汗,就会进一步损伤心阴,故本证是火逆证。大凡太阳伤寒证，治疗上证应以发汗为主。用麻黄汤发汗，这是扶助阳气以发汗的一种方法。用火法强迫发汗，就好比是挟持天子来命令诸侯，权力不是由君主发出的，这时所出的汗不是由心气正常控制的。故见惊狂且站起躺下都不安宁，好像麦芒扎在后背上的状态。心作为阳中之阳，太阳病所发之汗来源于心阴。大凡发热自汗出，都是心阴不收所致，桂枝汤中用芍药来收摄心阴。本证由于强迫发汗，津液已经亡散，无津液可以收敛。所以去掉芍药，加上龙骨、牡蛎，用其咸味来补心，用其质重来镇怯，用其涩味以固脱，所以称之为救逆。况且减去酸寒的芍药，有助于肝木得到辛甘药物的滋补。加上味咸的龙骨、牡蛎，肾水就有了既济之力的扶助。这是虚则补其母的治法，又体现了五行承制的道理（原文未言蜀漆是何物，过去认为它是常山的幼苗的观点，是错误的）。

【伤寒附翼】

桂枝甘草龙骨牡蛎汤

火逆又下之，因烧针而烦躁，即惊狂之渐也。急用桂枝、甘草以安神；加龙骨、牡蛎以救逆，比前方简而切当。近世治伤寒者，无火熨之法，而病伤寒者，多烦躁惊狂之变，大抵用白虎、承气辈，作有余治之。然此症属实热者固多，而属虚寒者间有，则温补安神之法，不可废也。更有阳盛阴虚而见此症者，当用炙甘草加减，用枣仁、远志、茯苓、当归等味，又不可不知。

【白话解】桂枝甘草龙骨牡蛎汤

误用火法后又攻下，用烧针法治疗出现烦躁的，这就是惊狂的最初症状。尽快使用桂枝、甘草来安定心神，加上龙骨、牡蛎来救治逆证，此方比前方用药少但很符合病机。现在治疗外感病，没有再用火熨方法的，但患外感病的人，有很多会出现烦躁、惊狂的变证，大部分是因被当作实证治疗，用了白虎汤、承气汤这类的方子造成的。这种烦躁惊狂的症状属实热虽然很多，偶尔也有些属虚寒的，因此不能放弃温补安神的治法。更有因阳邪内盛而阴液亏虚导致此证的，应当用炙甘草汤加减来治疗，方用枣仁、远志、茯苓、当归等药，因此这种情况不能不了解。

【伤寒附翼】

桂枝附子汤

桂枝 附子 甘草 生姜 大枣

桂枝附子去桂加白术汤

治伤寒八九日，风湿相搏，身体烦疼，不能转侧，不呕不渴，脉浮虚而涩者。若其人大便硬，小便自利，去桂加白术。按：桂枝附子汤，即桂枝去芍药加附子汤也。彼治下后脉促胸满而微恶寒，是病在半表，仍当是桂枝为君，加附子为佐。此风寒湿相合而相搏于表，当从君君臣臣之制，则桂、附并重可知。旧本两方，分两相同，误亦甚矣。夫脉浮为风，涩为虚，浮而涩，则知寒之不去，而湿之相承也。风寒湿三气合至，合而成痹，故身体烦疼而不能转侧，病只在表而不在内。桂枝能驱风散寒而胜湿，故重其分两，配附子之辛热，率甘草、姜、枣以主之，三气自平，营卫以和矣。若其人又兼里气不和，大便反硬，小便反利者，此非胃家实，乃脾家虚也。盖脾家实，腐秽当自去。此湿流肌肉，因脾土失职，不能制水，故大便反见燥化。不呕不渴，是上焦之化源清，故小便自利。濡湿之地，风气常存，故风寒相搏而不解耳。病本在脾，法当培土以胜湿，而风寒自解，故君白术以代桂枝。白术专主健脾。脾虚则湿胜而不运，湿流于内，故使大便不实，湿流于表，更能使大便不濡。脾健则能制水，水在内，能使下输膀胱而大便实，水在外，能使还入胃中而大便濡。故方末云：初服其人身如痹，三服尽，其人如冒状。此以术、附并走皮肉，逐水气未得除，故使然耳，法当加桂四两。此本一方二法，以大便硬，小便自利，去桂也。以大便不硬，小便不利，当加桂。因桂枝治上焦，大便硬小便利，是中焦不治，故去桂。服汤已，湿反入胃，故大便不硬，小便不利，是上焦不治，故仍须加桂。盖小便由于上焦之气化，而后膀胱之藏者能出也。《内经》曰：风气胜者为行痹，寒气胜者为痛痹，湿气胜者为着痹。此身痛而不能转侧，是风少而寒湿胜，必赖附子雄壮之力，以行痹气之着。然附子治在下焦，故必同桂枝，始能令在表之痹气散；同白术，又能令在表之痹气内行。故桂枝附子汤是上下二焦之表剂，去桂加白术汤是中下二焦之表剂，附子白术汤仍加桂枝是通行三焦之表剂也。是又一方三法也。世以仲景方、法分两，动称一百一十三方，三百九十七法，不知从何处而起。

【白话解】桂枝附子汤

桂枝 附子 甘草 生姜 大枣

桂枝附子去桂加白术汤

上述方子用于治疗感受风寒邪气，病已八九天，风湿之邪相互搏结，出现身体疼痛，不能转侧自如，没有呕吐、口渴，脉象浮虚且涩的一类病证。

如果病人大便坚硬，小便自利，用桂枝附子汤去桂枝加白术。按：桂枝附子汤，即桂枝去芍药加附子汤。彼方用于治疗攻下之后脉象急促、胸部满闷，且轻度怕冷，是病位在半表，因此仍然用桂枝作为君药，加附子为佐药。本证是风寒湿三邪相合而搏结在体表，根据君君臣臣的制方原则，可知桂枝和附子的用量应当并重。旧本中两个方子的用量相同，这个错误是很严重的。脉象浮是感受了风邪，涩脉是体内气血不足。脉象浮且涩，表明寒邪未被驱散，湿邪又侵袭了人体。风寒湿三气杂合侵袭人体，形成痹证，所以出现身体疼痛不得转侧，病位只在体表未在体内。桂枝能够驱散风寒湿邪，所以它用量应当大，配伍辛热的附子，合用甘草、生姜、大枣共同治疗，风寒湿三邪得到祛除，营卫也得以调和。如果病人还伴有里气不和而出现大便坚硬，小便通利的症状，这些不能判断为胃家实证，应该是脾家虚证。如果脾气充实，腐秽之物自然能排出体外。本证是湿邪流注肌肉，导致脾土功能失常，不能输布水液，所以大便反而出现干燥。不呕不渴，这是上焦宣发功能正常的表现，所以小便畅通。潮湿的地方，常有风气的存在，所以风寒之邪相互搏结不解。病因在脾，按常法应当培补脾气来战胜湿邪，那么风寒之邪自然就能解除，所以以白术代替桂枝为君药。白术是健脾的主药，脾气不足则湿邪胜而致脾失健运，湿邪流注于体内，所以大便稀软，湿邪流注于体表，又能使大便不软而硬。脾气健旺则能约束水液，水液在体内，在脾的输布作用下流入膀胱，从而大便成实，水在体表，能够还流入胃中使大便稀软。因此本方的结尾云："初一服，其人身如痹，半日许复服之，三服都尽，其人如冒状，勿怪。此以附子、术，并走皮肉，逐水气未得除，故使之耳。法当加桂四两，此本一方二法，以大便硬，小便自利，去桂也；以大便不硬，小便不利，当加桂。"因桂枝为治上焦的药物，今大便硬而小便通利，为中焦功能失常，故去掉桂枝。服汤药后，水湿反流入胃肠，故大便不硬，小便不利，属上焦功能失常，故仍需加上桂枝。小便来源于上焦气化的推动，后下降到膀胱，由膀胱贮藏后气化才能排出体外。《素问·痹论》曰："其风气胜者为行痹，寒气胜者为痛痹，湿气胜者为着痹也。"本证的身体疼痛且不得转侧，表明风邪少而寒湿邪多，所以必定要依仗于具有雄壮之力的附子，来驱散痹阻的风寒湿三邪。然而附子主要作用于下焦，所以一定要与桂枝同用，才能外散体表痹阻之邪气；附子与白术同用，能够使在体表痹阻的风寒湿邪气内行而祛除。所以桂枝附子汤是治疗上下二焦之表的方剂，去桂加白术汤是治疗中下二焦之表的方剂，附子白术汤仍加桂枝是通行三焦之表的方剂。这又是一个方剂蕴含着三种治法。世人认为仲景方与法是分开的，动辄称之一百一十三方，三百九十七法，不知这种说法是从何处而来的。

【伤寒附翼】

甘草附子汤

甘草 附子 白术 桂枝

治风湿相搏，骨节疼痛，不得屈伸，近之则痛剧，汗出短气，小便不利，恶风不欲去衣，或身微肿者。此即桂枝附子汤加白术去姜、枣者也。前症得之伤寒，有表无里。此症因于中风，故兼见汗出身肿之表，短气小便不利之里。此《内经》所谓风气胜者，为行痹之症也。然上焦之化源不清，总因在表之风湿相搏，故于前方仍重用桂枝，而少减术、附。去姜枣者，以其短气，而辛散湿泥之品，非所宜耳。

【白话解】 甘草附子汤

甘草 附子 白术 桂枝

该方用于治疗风湿之邪相互搏结，导致骨节疼痛，不得弯曲伸展，触碰时疼痛加剧，汗出、呼吸短促，小便不利，怕冷不愿意脱去衣物，或者身体轻度水肿的一类病证。本方就是桂枝附子汤加上白术去掉生姜、大枣而成的。前证由伤寒所致，有表证没有里证。本证由中风所致，所以既出现汗出、身体水肿这类表证，又出现呼吸短促、小便不畅这类里证。这就是《内经》所谓的风邪胜则为行痹之证。上焦之气化源不清，大多因风湿相搏于体表，所以在前方中仍然重用桂枝，减少白术、附子的用量。去掉生姜、大枣，因为有呼吸短促这一症状，辛散和湿润滋腻的药物，都不合适使用。

【伤寒附翼】

大陷胸丸

大黄 芒硝 杏仁 葶苈 甘遂

大陷胸汤

大黄 芒硝 甘遂

病发于阳，而反下之，邪入于胃中与不得为汗之水气，结而不散，心中硬痛，因名结胸。然结胸一症，有只在太阳部分者，有并病阳明者。此或丸或汤，有轻重缓急之不同也。结在太阳部分者，身无大热，但头汗出，项亦强如柔痉状，寸脉浮，关脉沉，是病在上焦。因气之不行，致水之留结耳。

夫胸中者，太阳之都会，宗气之所主，故名气海。太阳为诸阳主气，气为水母，气清则水精四布，气热则水浊而壅瘀矣。此水结因于气结，用杏仁之苦温，以开胸中之气，气降则水下矣。气结因于热邪，用葶苈之大寒，以清气分之热，源清而流洁矣。水结之所，必成窠臼，甘遂之苦辛，所以直达其窠臼也。然太阳之气化，不行于胸中，则阳明之胃腑，亦因热而成实，必假大黄、芒硝，小其制而为丸，和白蜜以缓之，使留恋于胸中，过一宿乃下，即解心胸之结滞，又保肠胃之无伤。此太阳里病之下法，是以攻剂为和剂者也。其并病阳明者，因水结于胸，上焦不通，则津液不下，无以润肠胃。故五六日不大便，因而舌干口渴，日晡潮热，是阳明亦受病矣。心下至小腹硬满而痛不可近，脉沉紧者，此水邪结于心胸，而热邪实于肠胃。用甘遂以浚太阳之水，硝黄以攻阳明之实，汤以荡之，是为两阳表里之下法也。二方比大承气更峻，治水肿痢疾之初起者甚捷。然必视其人之壮实者施之，如平素虚弱，或病后不任攻伐者，当念虚虚之祸。

【白话解】大陷胸丸

大黄 芒硝 杏仁 葶苈 甘遂

大陷胸汤

大黄 芒硝 甘遂

病发于表，却使用攻下的方法，导致邪气陷入胃内，与没能成为汗液的水气聚结在一起，出现心胸部硬痛的症状，因而称作结胸。然而结胸一证，有些证只在太阳部分，有些证在太阳阳明两经。治疗此证或者用丸剂，或者用汤剂，有轻重缓急的差别。结聚在太阳部分的，身体无严重发热，只是头部有汗出，项部也似柔痉般拘急，寸脉浮，关脉沉，表明病位在上焦。因经气不能运行，导致水停结聚。胸中，是太阳经气会聚之所，宗气主司之处，所以被称作气海。太阳是诸阳经中阳气最多的，气为水之母，气清则水精才能周行全身各部分，气热则水液混浊发生壅积瘀滞。本证水液积聚源于气结不散，用苦温的杏仁，来宣降肺中之气，气降则水液亦随之下降。如果气结源于热邪，则用大寒的葶苈子，清泄气分的热邪，这就是所谓源头清澈则支流洁净。水液聚结的地方，必定成为疾病的老巢，用苦辛的甘遂，可以直达病所。太阳经气的运动变化，不能正常在胸中运行，导致阳明胃腑，也因热形成实证，必须借大黄、芒硝的药力，减少其用量制备成丸剂，混合白蜜缓慢地起效，使药力停留在胸中，过一夜才发生泻下，这样既可以解开胸中结滞，又可以确保肠胃不受到损伤。这是太阳病里证的一种下法，方子本身也从攻下剂变成了和解剂。其病位涉及阳明的，是由于水液结聚在胸部，上焦气机不畅，则津液不能向下输布，无津液濡润肠胃。以至出现五六天不解大便，舌干口渴，下午申酉时发潮热的症状，这些都表明阳明受到病邪的侵袭。出现从心下到小腹部硬满疼痛不能触碰，脉象沉紧的症状，表明水邪结聚在心胸部位，而热邪充斥于肠胃。用甘遂来疏泄太阳水邪，用芒硝、大黄来攻除阳明的燥实，汤剂具有荡涤之性，这就是太阳阳明表里双解的下法。此两方较大承气汤更为峻猛，治疗水肿、痢疾初起时疗效特别好。然而一定要确定病人体质是壮实的才能使用，如果素体虚弱，或病后不能耐受攻伐治法的病人就不能使用，要认识到使虚者更虚所致的危害。

【伤寒附翼】

小陷胸汤

黄连 半夏 栝蒌实

热入有浅深，结胸分大小。心腹硬痛，或连小腹不可按者，为大结胸。此土燥水坚，故脉亦应其象而沉紧。止在心下，不及胸腹，按之知痛不甚硬者，为小结胸。是水与热结，凝滞成痰，留于膈上，故脉亦应其象而浮滑也。秽物据清阳之位，法当泻心而涤痰，用黄连除心下之痞实，半夏消心下之痰结，寒温并用，温热之结自平。栝蒌实色赤形圆，中含津液，法象于心，用以为君，助黄连之苦，且以滋半夏之燥，洵为除烦涤痰开结宽胸之剂。虽同名陷胸，而与攻利水谷之方悬殊矣。

大小青龙攻太阳之表，有水火之分；大小陷胸攻太阳之里，有痰饮之别，不独以轻重论也。

【白话解】小陷胸汤

黄连 半夏 栝蒌实

热邪侵入有浅深的不同，结胸证各有大小之异。出现心腹硬满疼痛，甚或痛达小腹部不能触碰的症状，称为大结胸证。这是阳明燥热与水饮互结所致，所以脉也与此相应呈现出沉紧之象。病位只在心下，不涉及胸腹，按压时病人才感觉疼痛，医生触感不很坚硬的，称为小结胸证。是由于水热互结，凝聚成痰，停留在膈上所致，故脉象也与之相应出现浮滑脉。秽浊之邪占据清阳的位置，按法应泻心且涤荡痰邪，用黄连祛除心下痞实的症状，用半夏消散聚在心下的痰结，寒药和温药共同使用，自然消退了温热之邪形成的痰结。栝蒌实色红形圆，果中含有津液，形状类似于心，用它作为君药，协助黄连发挥清泄的作用，且滋润半夏形成的燥感，是除烦涤痰开结宽胸的方剂。大、小陷胸汤虽都称为陷胸，但是与攻逐水饮及肠中燥结的方剂相差悬殊。

大、小青龙汤可攻除太阳在表之邪，有水气和火邪的区别；大、小陷胸汤攻除太阳在里之邪，有痰和饮的差别，不单是病情轻重的不同。

【伤寒附翼】

生姜泻心汤

人参 甘草 黄连 黄芩 干姜 半夏 生姜 大枣

此小柴胡汤去柴胡加干姜、黄连，又即黄连汤去桂易芩。

伤寒汗出外已解，胃中不和，心下痞硬，干呕食臭，胁下有水气，腹中雷鸣下利者，是阳不足而阴乘之也。凡外感风寒而阳盛者，汗出不解，多转属阳明而成胃实。此心下痞硬而下利者，病虽在胃，不是转属阳明。下利不因误下，肠鸣而不满痛，又非转属太阴矣。夫心为阳中太阳，则心下是太阳之官城，而心下痞是太阳之里也。君主之火用不宣，汗出不彻，内之水气不得越。水气不得散，所以痞硬；邪热不杀谷，故干呕食臭。胁下为少阳之位，太阳之阳气不盛，少阳之相火不支，故水气得支。胁下土虚不能制水，水气从胁入胃，泛溢中州，故腹中雷鸣而下利也。病势已在腹中，病根犹在心下，总因寒热交结于内，以致胃中不和。若用热散寒，则热势猖獗；用寒攻热，则水势横行。法当寒热并举，攻补兼施，以和胃气。故用芩、连除心下之热，干姜散心下之痞，生姜、半夏去胁下之水，参、甘、大枣培腹中之虚。因太阳之病为在里，故不从标本，从乎中治也。且芩、连之苦，必得干姜之辛，始能散痞；人参得甘、枣之甘，协以保心。又君生姜佐半夏，全以辛散甘苦之枢，而水气始散。名曰泻心，实以安心也。此与十枣症，皆表解而里不和。见心下痞硬，干呕下利，然后因于中风之阳邪，故外症尚有余热，是痞硬下利属于热，故可用苦寒峻利之剂以直攻之。此因于伤寒之阴邪，故内症反有郁逆，是痞硬下利属于虚，故当用寒温兼补之剂以和解之。是治病各求其本也。

按：泻心本名理中黄连人参汤，此以病在上焦，故名泻心耳。世徒知膀胱为太阳之里，热入膀胱为犯本，不知心下痞硬为犯本，因有传足不传手之谬。

【白话解】生姜泻心汤

人参 甘草 黄连 黄芩 干姜 半夏 生姜 大枣

此方是小柴胡汤去柴胡加干姜、黄连，又可看作是黄连汤去桂枝加黄芩而成。

外感风寒之邪，发汗后表证已经解除，因胃中不和，导致心下胃脘部痞硬，干呕时有食物气味，胁下有水气，肠间响声很大且下利，这是阳气不足阴邪乘虚侵袭所致。凡是外感风寒之邪而素体阳气充盛的人，汗出后病不解，大多是发展成阳明病形成胃实证。本证的心下胃脘部痞硬又有下利，病位虽在胃，但不是由其他病发展而成的阳明病。下利不是由于误下，肠鸣但无腹满疼痛，又不是发展为太阴病。心是阳中的太阳，那么心下这个部位就是保护心的宫城，心下痞是宫城内的气机失常。心火的作用不能宣散，则汗出不彻底，在内的水气就不能发越。水气不散，所以出现痞硬；邪热使胃不能消化水谷，所以出现干呕食嗅。胁下是少阳经循行的部位，太阳经的阳气不强盛，少阳经的相火就无以充养而不能支撑，所以水气得以充满，支撑于心下。胁下因土虚不能制水气，水气因而从胁进入胃肠，泛溢在中焦，所以出现腹中雷鸣下利。疾病发展到腹中，其根源仍在心下，根本的病因在于寒热之邪交争于体内，从而导致胃中不和。如用热药来散除寒邪，就会导致热邪发展得更加严重；若用寒药攻除热邪，则会导致水邪加重而横逆。按常法应当寒热之药共同使用，攻补兼施，达到调和胃气的目的。所以用黄芩和黄连清泄心下的热邪，干姜驱散心下痞，生姜、半夏祛除胁下的水气，人参、甘草、大枣培补中焦之虚。因心下痞的病位在体内，所以不从标本，而从其本身所处的位置来治疗。且黄芩、黄连味苦能降的作用，一定在得到干姜味辛能散的作用帮助时，辛开苦降才能驱散痞满；人参得甘草、大枣味甘能补，彼此协同发挥出保护心主的作用。以生姜为君药，以半夏为佐药，全依靠辛散甘苦的药性，发挥出枢纽的作用，水气才得以消散。名称为泻心，实际上起到了安心的作用。此证与十枣汤证，都为表证已解而里气不和之证。都可见心下痞硬，干呕下利，然后由于中风感受阳邪，所以外证还有余热发生，这种痞硬、下利都属于热，所以用苦寒峻猛的药物直攻邪气。本证是被寒邪所伤，所以体内症状反而出现阳气郁而上逆，这种痞硬下利属于虚，所以当用寒温并用、兼以补益的方子来和解，这是治病各求其根本的道理。

按：泻心汤原本叫作理中黄连人参汤，由于病在上焦，所以名叫泻心。世人只知膀胱为太阳之里，热邪侵入膀胱是犯本，不知心下痞硬也属犯本，因而才有了伤寒传足经不传手经的误解。

【伤寒附翼】

甘草泻心汤

甘草 黄连 黄芩 干姜 半夏 大枣

伤寒中风，初无下症，下之，利日数十行，完谷不化，腹中雷鸣，其人胃气素虚可知。则心下痞硬而满，非有形之结热，以胃中空虚，客气上逆于胃口，故干呕心烦不得安。所云当汗不汗，其人心烦耳。若认为实热而复下之，则痞益甚矣。本方君甘草者，一以泻心而除烦，一以补胃中之空虚，一以缓客气之上逆也。倍加干姜者，本以散中官下药之寒，且以行芩、连之气而消痞硬，佐半夏以除呕，协甘草以和中。是甘草得位而三善备，干姜任重而四美具矣。中虚而不用人参者，以未经发汗，热不得越，上焦之余邪未散，与用小柴胡汤有胸中烦者去人参同一例也。干呕而不用生姜者，以上焦之津液已虚，无庸再散耳。此病已在胃，亦不曰理中，仍名泻心者，以心烦痞硬，病在上焦，犹未离乎太阳也。心烦是太阳里症，即是阳明之表症，故虽胃中空虚，完谷不化，而不用人参。因心烦是胃实之根，太阳转属阳明之捷路也。凡伤寒中风，下利清谷属于寒，下利完谷属于热。《内经》所云暴注下迫属于热者是也。仲景之去人参，预以防胃家之实欤？

【白话解】甘草泻心汤

甘草 黄连 黄芩 干姜 半夏 大枣

外感风寒之邪，初期无攻下的指征，却用攻下的方法，导致每日下利数十行，便质都是没消化的食物，腹中肠鸣如雷声作响，这些表明病人素体胃气虚弱。那么心下胃脘部痞硬满闷感，就不是由于有形邪气结聚的实热，而是因胃气不足，外邪上逆于胃口所致干呕心烦不安。本证中所说的应当用汗法却不用，是导致病人心烦的原因。如果认为此证是实热证而又用攻下的方法，则痞满的症状会更严重。本方中以甘草为君药，一方面能够泻心而除烦，一方面能够补益胃气使之不虚，一方面能够缓解外邪上逆所致的急迫感。干姜用量加倍的原因在于，其本身可以驱散因用攻下药物所致的中焦虚寒，而且能推动黄芩、黄连药性的运行从而消除痞硬感，佐助半夏消除呕吐症状，协助甘草来和中。由此可见，甘草使用得当且具备三大优点，干姜承担驱散寒邪的重任，且又有四个好处。中气不足却不用人参的原因在于，此证由于没有用发汗的方法，热邪无以外越，上焦的余邪未被祛除，与小柴胡汤或然

· 429 ·

证中的胸中烦时去人参的原因同出一辙。干呕不用生姜的原因在于，上焦的津液已经不足，无须再用辛散的药物了。本证病已在胃，治疗方剂却不称为"理中"，仍称为"泻心"，其原因在于心烦痞硬，病在上焦，仍未离开太阳。心烦是太阳病的里证，也是阳明的表证，所以即使出现胃气不足，完谷不化的情况，却不用人参。因为心烦是胃家实的根本症状，是由太阳发展成阳明病的最先症状。大凡外感风寒之邪，下利清稀夹有未消化完的食物，病机属寒；下利的是未被消化的完整食物，病机属热。这就是《素问·至真要大论》中所说的"诸呕吐酸，暴注下迫，皆属于热"。仲景去掉人参还有预防病情发展成胃家实的意图。

【伤寒附翼】

半夏泻心汤

半夏 干姜 黄连 黄芩 人参 甘草 大枣

本论云，呕而发热者，小柴胡主之。即所云伤寒中风有柴胡证，但见一症即是，不必悉具者是也。又云，呕多虽有阳明证，不可攻之。可见少阳阳明合病，阖从枢转，故不用阳明之三承气，当从少阳之大柴胡。上焦得通，则津液得下，故大柴胡为少阳阳明之下药也。若伤寒五六日，呕而发热，是柴胡汤证，而以他药下之，枢机废弛，变症见矣。少阳居半表半里之位，其症不全发阳，不全发阴。故下后变症偏于半表者，热入而成结胸；偏于半里者，热结心下而成痞也。结胸与痞，同为硬满之症，当以痛为辨。满而硬痛为结胸热实，大陷胸下之，则痛随利减。如满而不痛者为虚热痞闷，宜清火散寒而补虚。盖泻心汤方，即小柴胡去柴胡加黄连干姜汤也。不往来寒热，是无半表症，故不用柴胡。痞因寒热之气互结而成，用黄连、干姜之大寒大热者，为之两解，且取其苦先入心，辛以散邪耳。此痞本于呕，故君以半夏。生姜能散水气，干姜善散寒气。凡呕后痞硬，是上焦津液已干，寒气留滞可知，故去生姜而倍干姜。痛本于心火内郁，故仍用黄芩佐黄连以泻心也。干姜助半夏之辛，黄芩协黄连之苦，痞硬自散。用参、甘、大枣者，调既伤之脾胃，且以壮少阳之枢也。

《内经》曰，腰以上为阳，故三阳俱有心胸之病。仲景立泻心汤，以分治三阳。在太阳以生姜为君者，以未经误下而心下成痞，虽汗出表解，水气犹未散，故微寓解肌之义也。在阳明用甘草为君者，以两番妄下，胃中空虚，其痞益甚，故倍甘草以建中，而缓客邪之上逆，是亦从乎中治之法也。在少阳用半夏为君者，以误下而成痞，邪已去半表，则柴胡汤不中与之，又未全入里，则黄芩汤亦不中与之矣。未经下而胸胁苦满，是里之表症，用柴胡汤解表。心下满而胸胁不满，是里之半里症，故制此汤和里，稍变柴胡半表之治，推重少阳半里之意耳。名曰泻心，实以泻胆也。

【白话解】半夏泻心汤

半夏 干姜 黄连 黄芩 人参 甘草 大枣

《伤寒论·辨厥阴病脉证并治》中云"呕而发热者，小柴胡汤主之"，即是《伤寒论·辨太阳病脉证并治》所说的"伤寒中风，有柴胡证，但见一证便是，不必悉具"之意。《伤寒论·辨阳明病脉证并治》又有"伤寒呕多，虽有阳明证，不可攻之"。由此可见，少阳与阳明合病时，阳明主阖，少阳主枢，由于关门要借助门轴运动才能完成，因此不使用阳明病的代表方剂三承气汤，而应当用少阳病的代表方剂大柴胡汤来治疗。上焦之气得以宣通，那么津液自然能向下运行，所以说大柴胡汤是治疗少阳与阳明合病的具有攻下作用的方剂。如感受风寒之邪已经有五六天了，出现呕吐及发热症状，这是小柴胡汤的适应证，如用其他方药来攻下，那么少阳枢机的作用就会陷入废弛状态，各种变证就都出现了。少阳位居于半表半里的部位，所以少阳病的症状不都表现为表证，也不都表现为里证。因此误用下法出现的变证偏于半表的，热邪乘机侵入体内而形成结胸证；偏于半里的，热邪蕴结在心下胃脘部，就形成了痞证。结胸证和痞证，都表现为心下硬满，应当凭借疼痛的特点来加以鉴别。满闷且触之坚硬疼痛的是结胸热实证，用大陷胸汤来攻下，疼痛随着腹泻的发生而缓解。如果是满闷而不痛的，就是无形实热壅滞所致的痞闷，适宜用清火散寒并补虚的治法。所以说泻心汤方，就是小柴胡汤去掉柴胡加上黄连、干姜后形成的方子。没有往来寒热，就是没有半表的症状，所以不用柴胡。痞满是由寒热之邪互结所致，使用黄连、干姜之类大寒大热的药物，能祛除寒热两方面的邪气。还因为黄连味苦能够先入心经，干姜味辛能驱散寒邪。这种痞证的发生是干呕所致，所以用半夏作君药。生姜有温散水气的作用，干姜则擅于温散寒气。凡是呕吐后出现痞满坚硬的，是由于上焦津液已虚，寒邪留滞所致，所以去掉生姜而倍用干姜。疼痛源于体内心火郁盛，所以仍然用黄芩协助黄连来泻心火。干姜协助半夏发挥辛散的作用，黄芩协助黄连发挥苦降的作用，痞硬的症状自然就解除了。用人参、甘草、大枣调理已经受损的脾胃之气，又能够补益少阳发挥其调节枢机的作用。

《灵枢·阴阳系日月》曰："腰以上者为阳。"所以三阳经病都会出现心胸部位的病证。仲景创立泻心汤，分别治疗三阳的病变。病在太阳就用生姜作君药，因该病是没经过误下就有胃脘部痞闷的症状，虽然汗出表邪已解，但水气仍在，所以用生姜，稍微含有解肌的意味。病在阳明用甘草作君药，由于多次乱用下法，造成胃气不足，痞满的程度更重，所以倍用甘草，起到建立中气的作用，缓解外来邪气引起上逆的病势，这也是从中论治的一种方法。病位在少阳用半夏作君药，因误下所致痞满，邪气已经离开半表，所以小柴胡汤不适宜再用了，邪气又没全部进入里，那么黄芩汤也不适合再用。没经过攻下就出现胸胁苦满的症状，这是里证中病位偏于表，用柴胡汤来治疗。心下满而胸胁不满闷的，这是里证中病位在半里的，所以创制此汤来调和里气，稍微改变柴胡汤组成，将其对半表证的治疗，改为强调对少阳半里证的治疗。方名说泻心，实际为泻胆之意。

【伤寒附翼】

大黄黄连泻心汤

附子泻心汤

附子 大黄 黄连 黄芩

治心下痞，按之濡，其脉关上浮者，用大黄黄连泻心汤。心下痞而复恶寒汗出者，用附子泻心汤。此皆攻实之剂，与前三方，名虽同而法不同矣。濡者湿也，此因妄下汗不得出，热不得越，结于心下而成痞。胃火炽于内，故心下有汗，而按之者，知其濡湿耳。结胸症，因症发于阳，热邪留于上焦，故其寸脉独浮，而但头汗出，余处无汗。此心下痞，因症发于阴，热邪已蓄于中焦，故其脉独关上浮，而汗但出于心下。心下者，胃口之气。尺寸不浮而关上独浮，此浮为胃实外见之征，不得责之浮为在表矣。子能令母实，故心下之痞不解，母实而兼泻其子，是又治太阳阳明并病之一法也。云泻心者，泻其实耳。热有虚实，客邪内陷为实，脏气自病为虚。黄连苦燥，但能解离宫之虚火，不能除胃家之实邪。非君大黄之勇以荡涤之，则客邪协内实而据心下者，漫无出路。故用一君一臣，以麻沸汤渍其汁，乘其锐气而急下之，除客邪须急也。夫心下痞而大便硬者，是热结于中，当不恶寒而反恶寒，当心下有汗，而余处皆无汗。若恶寒已罢，因痞而复恶寒，初无汗，今痞结而反出汗，是伤寒之阴邪不得散，而两阳之热邪不得舒，相搏于心下而成痞也。法当佐以附子，炮用而别煮，以温其积寒，三物生用而取汁。欲急于除热，寒热各制而合服之。是又于偶方中用反佐之奇法也。夫结热不速去，必成胃家之燥实；心下痞不散，必转成为大结胸。此二方用麻沸汤之意欤？仲景泻心无定法，正气夺则为虚痞，杂用甘补、辛散、苦泄、寒温之品以和之；邪气盛则为实痞，用大寒、大热、大苦、大辛之味以下之。和有轻重之分，下有寒热之别，同名泻心，而命剂不同如此。然五方中诸药味数分两，各有进退加减，独黄连定而不移者，以其苦先入心，中空外坚，能疏通诸药之寒热，故为泻心之主剂。

【白话解】大黄黄连泻心汤

附子泻心汤

附子 大黄 黄连 黄芩

心下痞满，按上去感觉柔软，病人关脉见浮象的，用大黄黄连泻心汤治疗。心下痞满且又有恶寒汗出的，用附子泻心汤来治疗。这些都属攻除实邪的方剂，与前面三个方子，虽然方名均为泻心汤但治法不同。心下按压柔软表明体内有湿邪，是由于乱用下法，汗没能发出，体内热邪不能外越，遂内结于心下形成痞满。胃火炽盛于体内，所以心下部位有汗出，从触按时的感觉，可知是柔软潮湿的。结胸证，由于病发于阳，热邪滞留在上焦，故其寸部脉明显呈浮象，并且只有头部有汗出，其他部位无汗。本证的心下痞，由于病发于阴，热邪已经蓄积在中焦，所以只有关部脉明显呈浮象，且汗只在心下部位出现。心下，属胃经循行，是胃口这一部位。尺、寸部脉不浮而关脉明显出现浮象，这种浮脉是胃家实证在体表反映出的症状，不能将其视为太阳表证。《难经·七十五难》曰："子能令母实。"所以心下痞满持续不缓解时，可以将其视为母脏邪气盛而泻其子脏，这是治疗太阳与阳明并病的又一种方法。所说的泻心，实际上是泻其实邪。热证有虚实之分，外来邪气内陷就导致实热证，脏气本身不足就导致虚热证。黄连苦燥，只能清泄心中无形之热，不能攻除胃肠燥实。必须用大黄作为君药，借助它的力量来荡涤有形实邪，否则外来邪气只能与体内糟粕相结聚在心下部，而没有别的出路。所以用大黄为君，黄连为臣，用沸水浸泡出汁液，借其轻扬的锐气发挥急下的作用，主要因为清除外来邪气必须迅速。有心下痞满且大便干硬的症状，表明体内有热邪结聚，应当表现出不恶寒的反而出现恶寒，应当心下部位有汗，身体其他部分无汗。如果恶寒本已停止，因痞满而又出现的，发病初期无汗，出现痞结时反而出汗的，都是由外感寒邪不得以宣散，盘踞在太阳、阳明的热邪不能疏散，寒热相互搏结在心下部位从而形成痞满。按常法应当加附子，将附子炮炙使用并且单独煎煮，用它来温散积聚的寒邪，其他三味药物都用生品且沸水浸泡取汁，意在尽快地攻除热邪，寒热不同的药物分别炮制最后合用。这也是在偶数药味组方中用反佐药的奇妙之法。如果热邪不尽快被攻除，那么势必会发展成胃肠燥实证；如果心下痞满不得宣散，一定会发展成大结胸证。上述两个方剂用沸水浸泡取汁的用意是什么呢？仲景治疗心下痞满没有固定的方法，正气被夺就成虚痞证，甘补、辛散、苦泄、寒温的药物掺杂在一起使用使气机调和；邪气充盛就是实痞证，用大寒、大热、大苦、大辛的药物来攻下实邪。和法有轻重的不同，下法也有寒热的差别，同样都命名为泻心，但制定方剂的意图竟有如此大的差异。然而五个方剂中诸多药物的味数和用量上，都有不同加减，只有黄连这味药固定不变，主要是因为它味苦能先入心经，黄连外形中间空外皮坚硬，能起疏通诸药寒热的作用，所以是泻心的主要药物。

【伤寒附翼】

旋覆代赭汤

旋覆 代赭 人参 甘草 半夏 生姜 大枣

伤寒发汗，若吐若下，表解后，心下痞硬，噫气不除者，此心气大虚，余邪结于心下，心气不得降而然也。心为君主，寒为贼邪。表寒虽解而火不得位，故使闭塞不通，而心下痞硬；君主不安，故噫气不除耳。此方乃泻心之变剂，以心虚不可复泻心，故去芩、连、干姜辈苦寒辛热之品。心为太阳，通于夏气。旋覆花开于夏，咸能补心而软痞硬；半夏根成于夏，辛能散结气而止噫。二味得夏气之全，故用之以通心气。心本苦缓，此为贼邪伤残之后，而反苦急，故加甘草以缓之；心本欲收，今因余邪留结，而反欲散，故倍生姜以散之。虚气上逆，非得金石之重为之镇坠，则痞硬不能遽消，而噫气无能顿止。代赭秉南方之赤色，入通于心，坚可除痞，重可除噫，用以为佐，急治其标也。人参、大枣，补虚于余邪未平之时，预治其本也。扶正驱邪，神自安。若用芩、连以泻心，能保微阳之不灭哉？旋覆、半夏作汤，调代赭末，治顽痰结于胸膈，或涎沫上涌者最佳。挟虚者加人参甚效。

【白话解】旋覆代赭汤

旋覆 代赭 人参 甘草 半夏 生姜 大枣

外感病发汗或者用涌吐或者用攻下的方法治疗后，表证解除了，但心下部位出现痞硬感，嗳气不除，这是心气大虚，残留的邪气结聚在心下，心气不能下降所致。心为君主之官，寒为贼邪。表寒证虽然解除了但心火不能正常运行，以至于心下气机闭塞不通，从而形成心下痞硬；心主不安，所以嗳气不除。这个方子是泻心汤的加减变方，因心气虚不能再用泻心汤的治法，所以减去黄芩、黄连、干姜这类苦寒或辛热的药物。心是太阳之官，与四季中的夏气相通。旋覆花盛开在夏季，味咸能补益心气且能软化痞硬；半夏根在夏季充实，其味辛能消散结聚之气因而止住嗳气。两种药物都得到夏气的充养才得以成熟，所以用它们来宣通心气。心气易于涣散，现在被寒邪损害后，反而心气紧急，所以加甘草来缓解；心气本来应收敛，现因余邪留结，反而要宣散，所以加倍用生姜来散邪气。虚气上逆，必须用金石类重镇的药物使其下降，否则痞硬不能迅速消退，嗳气不能豁然停止。代赭石秉承了南方之赤色，入通心经，质坚可以消除痞满，质重可以中止嗳气，用代赭石作为佐药，体现了急则治其标的治则。人参、大枣，在余邪没有被清除之时补益正气虚损，这是预先治本的方法。扶助正气驱散邪气，则心神自然安定。如果用黄芩、黄连来泻心，怎么能保证微弱的阳气不被熄灭呢？旋覆花、半夏制成的汤剂，调入代赭石末，治疗顽痰结聚在胸膈，或是涎沫上涌的一类病证效果最佳。若病人还有虚证，加人参效果更好。

【伤寒附翼】

干姜黄连黄芩人参汤

治伤寒吐下后，食入口即吐。此寒邪格热于上焦也，虽不痞硬而病本于心，故用泻心之半。干姜以散上焦之寒，芩、连以清心下之热，人参以通格逆之气，而调其寒热以至和平。去生姜、半夏者，胃虚不堪辛散；不用甘草、大枣者，呕不宜甘也。凡呕家夹热者，不利于香砂桔半，服此方而晏如。妄汗后，水药不得入口，是为水逆；妄吐下后，食入口即吐，是为食格。此肺气胃气受伤之别也。入口即吐，不使少留，乃火炎上之象，故苦寒倍于辛热。不名泻心者，以泻心汤专为痞硬之法耳。要知寒热相结于心下，而成痞硬，寒热相阻于心下，而成格逆，源同而流异也。

【白话解】干姜黄连黄芩人参汤

治疗外感病吐下以后，饮食入口即吐的病情。这是寒邪格拒，热邪壅滞于上焦所致，虽然没有痞硬的症状但病位仍在心，所以仍用泻心汤方中部分药物。干姜能温散上焦寒邪，黄芩、黄连可以清泄心下的热邪，人参可以联系格拒上逆之气，调节其寒热之性从而达到平和。去掉生姜、半夏，因胃气不足不能耐受二药的辛散之性；不用甘草、大枣，因呕吐不适合再用甘味药。

大凡呕吐挟有热象的，不适合再用木香、砂仁、桔梗、半夏，服这个方子之后就明晓了。乱用汗法导致水药不能入口，这是水逆；乱用吐法和下法，导致饮食入口即吐，就是格拒食物之证。这些都是肺气和胃气损伤的另一种称谓。入口即吐，不停少留，都是心火上炎的征象，所以苦寒药是辛温药用量的一倍。不命名为泻心汤的原因在于，泻心汤是专为清除痞硬而设立的一种方剂。因此要了解寒热之邪互结于心下，从而形成痞硬，寒热之邪阻滞于心下，从而形成格拒上逆，病源相同但是表现不同。

【伤寒附翼】

赤石脂禹余粮汤

下后下利不止，与理中汤而痢益甚者，是胃关不固，下焦虚脱也。夫甘、姜、参、术，可以补中宫大气之虚，而不足以固大肠脂膏之脱。故利在下焦者，概不得以理中之理收功矣。夫大肠之不固，仍责在胃；关门之不闭，仍责在脾。土虚不能制水，仍当补土。然芳草之气，禀甲乙之化，土之所畏，必择夫禀戊土之化者，以培土而制水，乃克有成。石者，土之刚也。二石皆土之精气所结，味甘归脾，气冲和而性凝静，用以固堤防而平水土，其功胜于草木耳。且石脂色赤入丙，助火以生土，余粮色黄入戊，实胃而涩肠，用以治下焦之标，实以培中宫之本也。此症土虚而火不虚，故不宜于姜、附。本条云：复利不止者，当利其小便。可知与桃花汤异局矣。凡下焦虚脱者，以二物为本，参汤调服最效。

【白话解】赤石脂禹余粮汤

攻下后病人出现下利不止，服用理中汤后却见下利更甚，是胃关不固，下焦虚脱所致。甘草、干姜、人参、白术这类药都可以补中焦气虚，但不能够固摄大肠内脂膏的脱失。所以病位在下焦的下利，一概不能靠理中汤调理中焦的作用取得疗效。大肠不能固摄其津液，主要问题出在胃；泄泻不止，主要问题出在脾。土虚不能制约水，因此应补益土气。然而草木之类的药物，禀受于木之气，是土所畏惧的，必须要选择禀受戊土之气化生的，以培益土气制约水气，才能发挥土克水的作用。石是土中坚硬的部分。赤石脂、禹余粮两味石性药物都是土中精气凝结而成，味甘归脾经，气冲和且性凝静，用它们来加固堤防平抑水土，它的功效强于草木。况且赤石脂颜色赤入心经，助火资生脾土，禹余粮颜色黄入脾经，补益脾胃固涩肠道，服用它来治疗下焦下利滑脱的标症，实际上是培补脾胃之本。本证属于脾土虚而真火并不虚，所以不适宜再使用干姜、附子。本条文中说："复不止者，当利其小便。"从这一点可知晓本方与桃花汤的不同。凡是下焦亏虚滑脱不尽的，就用赤石脂、禹余粮两药为基本药，用人参煎汤调服最有效。

【伤寒附翼】

抵当汤丸

水蛭 大黄 虻虫 桃仁

太阳病六七日，而表症仍在，阳气重可知。脉当大而反微，当浮而反沉。沉为在里，当作结胸之症，反不结胸，是病不在上焦；诸微无阳，而其人反发狂者，是病不在气分矣。凡阳病者，上行极而下，是热在下焦可知。下焦不治，少腹硬满，是热结于膀胱，当有癃闭之患。而小便反利者，是上焦肺家之气化行，经络之营气不利也。人知内热则小便不通，此热结膀胱，而小便反利，当知小便由肺气矣。凡阳盛者阴必虚，气胜者血必病。瘀热内结于膀胱，营血必外溢于经络。营气伤，故脉微而沉；瘀血蓄，故少腹硬满。血瘀不行，心不得主，肝无所藏，神魂不安，故发狂，或身黄而脉沉结者，皆由营气不舒故也。只以小便之自利决之，则病在血分而不谬矣。夫瘀血不去，则新血不生，营气不流，则五脏不通而死可立待。岐伯曰：血清气涩，疾泻之，则气竭焉；血浊气涩，疾泻之，则经可通也。非得至峻之剂，不足以抵其巢穴，而当此重任矣。蛭，虫之巧于饮血者也；虻，飞虫之猛于吮血者也。兹取水陆之善取血者攻之，同气相求耳。更佐桃仁之推陈致新，大黄之苦寒以荡涤邪热，名之曰抵当者，谓直抵其当攻之所也。若虽热而未狂，小腹满而未硬，宜小其制，为丸以缓治之。若外证已解，少腹结急而满，人如狂者，是转属阳明也，用桃仁、桂枝于调胃承气汤中以微利之，胃和则愈矣。或问血得热则行，此何以反结？膀胱热则小便不通，此何以反利乎？答曰：冲脉为血海，而位居少腹之上，膀胱居小腹之极底。膀胱热而血多，则血自下而不蓄；膀胱热而血少，则血凝而结于少腹矣。水入于胃，上输脾肺，下输膀胱，膀胱为州都之官，全藉脾肺气化而津液得出。此热在下焦，上中二焦之气化不病，故小便自利也。膀胱不利为癃，由太阴之不固；不约为遗溺，由太阴之不摄。仲景制大青龙、大柴胡、白虎汤，治三阳无形之热结。三承气之热实，是糟粕为患，桃仁、抵当之实结，是蓄血为眚，在有形中又有气血之分也。凡仲景用硝、黄，是荡热除秽，不是除血。后人专以气分血分对讲，误认糟粕为血，竟推大黄为血分药，不知大黄之芳香，所以开脾气而去腐秽，故方名承气耳。若不加桃仁，岂能破血？非加蛭、虻，何以攻坚？是血剂中又分轻重也。凡癥瘕不散，久而成形者，皆蓄血所致。今人不求其属而治之，反用三棱等气分之药，重伤元气，元气日衰，邪气易结。盖谓糟粕因气行而除，瘀血因气伤而反坚也。明知此理，则用抵当丸，得治癥瘕及追虫攻毒之效。

按：水蛭赋体最柔，秉性最险，暗窃人血而人不知。若饮水而误吞之，留恋胃中，消耗血液，腹中或痛或不痛，令人黄瘦而死。观牛肚中有此者必瘦，可类推矣。虻虫之体，能高飞而远举，专吮牛血，其形气猛于苍蝇。观苍蝇取人血汗最痛，误食入胃，即刻腹痛，必泻出而后止。可知飞虫为阳属，专取营分之血，不肯停留胃中，与昆虫之阴毒不同也。仲景取虻、蛭同用，使蛭亦不得停留胃中，且更有大黄以荡涤之，毒物与蓄血俱去，而无遗祸。然二物以毒攻毒者也，若非邪气固结，元气不虚者，二物不可轻用矣。

上共四十六方，其桂枝加葛根、葛根加半夏等，最为易晓，故不具论。如四逆、真武等剂，乃太阳所借用，其方论各归本位，经论列于后。

【白话解】抵当汤丸

水蛭 大黄 虻虫 桃仁

太阳病已六七天，但表证仍在，表明阳气被郁遏得很严重。脉象应大反而微，应浮反而沉。沉脉表明病在里，应当发生结胸证，反而没发生结胸证，这是病不在上焦；各种微象之脉都表明阳气不足，病人反而出现发狂，这是病不在气分。大凡阳病，邪气向上侵袭到极端就会向下发展，因此可知热在下焦。下焦气化不利，少腹坚硬闷满，本证是热邪结聚在膀胱，应当出现小便癃闭类的疾病。而小便反而通利的，这是上焦肺的气机运行正常，经络之内的营气运行不畅。人们了解体内有热则小便不畅通，这是热邪结聚在膀胱，而小便反而通畅，应当推知小便的通与闭是由肺气所主。凡阳亢盛者阴必然不足，气有余者血必受其害。瘀热内结在膀胱，营血必然向经络外溢出。营气损伤，所以脉象微且沉；瘀血蓄积，所以少腹坚硬胀满。血液瘀滞不能正常运行，心无血可推动，肝无以藏血，神魂因此不安定，所以发狂，或者身黄且脉沉结，都是营气不正常运行的原因。只凭借小便的自利就可确定病是在血分，这是没错的。瘀血不祛除，新血就不能萌生，营气也不能周流全身，以至于五脏气机不通，那么死亡就指日可待了。《灵枢·逆顺肥瘦》曰："血清气浊，疾泻之，则气竭焉……血浊气涩，疾泻之，则经可通也。"不用极峻猛的药物，就不能够直捣病巢，从而承担起疏通经脉的重任。水蛭，属于虫中善于吸血的；虻虫，属于飞虫中吮血凶狠的。本方选取水中陆上善于吸血的虫类药物来攻除瘀血，这体现了同气相求的道理。还用桃仁作佐药，发挥推陈致新的作用，用大黄的苦寒之性来荡涤邪热，方名称作抵当，意在直抵瘀血所在之处。如果虽然有瘀热但未见发狂，小腹虽然满闷但不坚硬，就适合减少抵当汤的剂量，用丸剂来缓治。如果表证已经解除，出现少腹急结闷满，病人像发狂一般，这表明病情转为阳明病，用桃仁、桂枝加在调胃承气汤中来使病人轻度下利，使胃气调和，则疾病痊愈。有人会问血液受热温煦得以运行，本证为什么反而出现少腹急结？膀胱热壅则小便不通畅，本证为什么反而小便通利呢？回答：冲脉作为血海，其循行的部位在少腹之上，膀胱位居小腹部的最下面。膀胱热壅但血多，那么血液自然下行不能蓄积；膀胱热壅但血少，那么血就会凝结在小腹了。水进入胃，向上输布于脾和肺，向下输布到膀胱，膀胱作为主管水液的器官，完全借助脾肺之气推动才能有津液排出。现在瘀热结聚在下焦，上中二焦的气化正常，因此小便自然畅通。膀胱不利称为癃，膀胱不能约束称为遗尿，皆由太阴不能固摄所致。仲景创立大青龙汤、大柴胡汤、白虎汤，治疗三阳无形邪热壅结。三承气汤证的热实，实际是糟粕为患，桃仁、抵当汤所致实结，实际上属蓄血为害，在有形瘀血中又有偏于气和血分的不同。大凡仲景用芒硝、大黄，皆是荡涤热邪除去污秽，不是攻除蓄血。后人将气分和血分对立讨论，错误地认为糟粕就是瘀血，竟然推举大黄作为治血分的药物，不知道大黄气味芳香，因而能开启脾气去腐秽之物，所以方子叫作承气汤。如果不加桃仁，怎么能有破血的作用？不加水蛭、虻虫，怎么能攻除坚积？这说明治血的药物也有轻重之分。凡癥瘕聚结不散，或久而成为有形肿块的病证，都是蓄积瘀血形成的。现在的人不推求疾病实质以治疗，反而使用三棱等治气分的药，严重损伤元气，元气日益衰弱，邪气更易结聚。所以说糟粕因气的运行而被攻除，瘀血因气的损伤反而更加顽固。明白了这个道理，就会用抵当丸治疗癥瘕及驱虫、攻克邪毒了。

按：水蛭虫体最为柔软，秉性最为险恶，暗自吸食人血而人没有觉察。如果饮水时误吞食了它，它停留在胃中，吸食血液，腹中或痛或不痛，使人黄瘦直至死亡。观察牛肚中有水蛭的，该牛必定消瘦，这种现象可以类推至人。虻虫，能飞得很高远，专门吸吮牛血，它身形力量都比苍蝇要凶猛。观苍蝇取食人的血汗最让人痛，误食入胃，即刻出现腹痛，必须要泻出，疼痛才能停止。可以推知飞虫属阳，专吸取营分的血液，不能停留在胃中，这与阴毒的昆虫不同。仲景将虻虫、水蛭一起使用，使水蛭也不停在胃，并且还有大黄的荡涤作用，使毒物与蓄血一同被祛除，不留遗祸。然而这两种药必定是以毒攻毒的药物，如果不是邪气顽固结聚、元气不虚的，这两种药物不要轻易使用。

上面一共四十六个方剂，其中桂枝加葛根汤、葛根加半夏汤等方，极容易明白其理，所以不详尽论述了。至于四逆汤、真武汤这类方剂，只是太阳病变证借其所用，它们的方论应归其所属的六经病中，详细论述列在后面了。

卷 下

★阳明方总论

【伤寒论】阳明之病在胃实，当以下为正法矣。然阳明居中，诸病咸臻，故治法悉具。如多汗无汗，分麻黄桂枝；在胸在腹，分瓜蒂栀豉；初硬燥坚，分大小承气。即用汗吐下三法，亦有轻重浅深之不同也。若大烦大渴而用白虎，瘀血发黄而用茵陈，小便不利而用猪苓，停饮不散而用五苓，食谷欲吐而用茱萸等法，莫不各有差等。以棋喻之，发汗是先着，涌吐是要着，清火是稳着，利水是闲着，温补是怂着，攻下是末着。病至于攻下，无别着矣。故汗之得法，他着都不必用。其用吐法，虽是奇着，已是第二手矣。他着都非正着，惟攻下为煞着，亦因从前之失着也。然诸法皆因清火而设，则清火是阳明之上着与？

栀子豆豉汤

栀子甘草豆豉汤

栀子生姜豆豉汤

栀子厚朴汤

栀子 厚朴 枳实

栀子干姜汤

栀子柏皮汤

栀子 柏皮 甘草

此阳明半表里涌泄之和剂也。少阳之半表是寒，半里是热。而阳明之热自内达外，有热无寒。故其外症身热汗出，不恶寒反恶热，身重，或目痛、鼻干、不得眠；其内症咽燥、口苦、舌苔、烦躁，渴欲饮水，心中懊憹，腹满而喘。此热半在表半在里也。脉虽浮紧，不得为太阳病，非汗剂所宜，又病在胸腹而未入胃腑，则不当下，法当涌泄以散其邪。栀子苦能泄热，寒能胜热，其形象心，又赤色通心，故主治心中上下一切症。豆形象肾，又黑色入肾，制而为豉，轻浮上行，能使心腹之浊邪，上出于口，一吐而心腹得舒，表里之烦热悉除矣。所以然者，二阳之病发心脾，以上诸症，是心热不是胃家热，即本论所云有热属脏者攻之，不令发汗之谓也。若夫热伤气者少气，加甘草以益气,虚热相搏者多呕,加生姜以散邪,此可为夹虚者立法也。若素有宿食者,加枳实以降之,地道不通者,加大黄以润之,此可为实热者立法也。叔和用以治太阳差后劳复之症,误甚矣。如妄下后,而心烦腹满起卧不安者,是热已入胃,便不当吐,故去香豉;心热未解,不宜更下,故只用栀子以除烦,佐枳、朴以泄满。此两解心腹之妙,是小承气之变局也。或以丸药下之,心中微烦,外热不去,是知寒气留中,而上焦留热,故任栀子以除烦,用干姜逐内寒以散表热,此甘草泻心之化方也。若因于伤寒而肌肉发黄者,是寒邪已解而热不得越,当两解表里之热。故用栀子以除内烦,柏皮以散外热,佐甘草以和之,是又茵陈汤之轻剂矣。此皆栀豉汤加减,以御阳明表症之变幻者。夫栀子之性,能屈曲下行,不是上涌之剂,惟豉之腐气上熏心肺,能令人吐耳。观瓜蒂散必用豉汁和服,是吐在豉而不在栀矣。观栀子干姜汤去豉用姜,是取其横散;栀子厚朴汤以枳、朴易豉,是取其下泄,皆不欲上越之义。旧本二方后俱云得吐止后服,岂不谬哉?观栀子柏皮汤与茵陈汤,方中俱有栀子,俱不言吐,又病人旧微溏者不可与,则栀子之性自明矣。

【白话解】阳明病的病机在于胃家实,应当用攻下的方法作为基本治法。然而阳明胃居中属土,病入阳明会形成各种各样的疾病,所以各种治法悉尽具备。如按照症状多汗或无汗,分为麻黄汤和桂枝汤;按照胸部症状或腹部症状,分为瓜蒂散或栀子豉汤;根据大便的初硬燥坚的不同,分大、小承气汤。即便使用汗吐下三种治法,也有药量轻重药力浅深的不同。例如大烦大渴用白虎汤,瘀血所致的发黄证就用茵陈蒿汤,小便不利就用猪苓汤,停饮不散就用五苓散,食谷欲吐就用吴茱萸汤等,没有一个不是各有不同的。用下棋来比喻,发汗是第一招,涌吐是重要的一招,清火是稳妥的一招,利水是用来防御的一招,温补是忿而发之的一招,攻下是最后一招。病情发展至攻下的时候,已经再没有别的招数可用了。所以说发汗法用得正确,其他法就不需再用了。其中有涌吐法,虽然是奇妙的一招,但已经是第二招了。其他招法都不是常规招法,只有攻下法是消减的治法,也是由于初治时不能正确使用各种治法造成的。然而各种治法都是为清火这一目的,那么清火法实际上是阳明病治疗中最好的招法。

栀子豆豉汤

栀子甘草豆豉汤

栀子生姜豆豉汤

栀子厚朴汤

　　栀子　厚朴　枳实

栀子干姜汤

栀子柏皮汤

　　栀子　柏皮　甘草

　　这些方剂都是治疗阳明病在半表半里具有涌泄作用的和解剂。少阳病的半表是寒证，半里是热证。而阳明病发热是从里向外发作的，只有发热没有怕冷。所以它表现在体表的症状为身热汗出，不怕冷反而怕热，身体沉重，或目痛、鼻干、不能睡；它反映体内的症状是咽燥、口苦、有舌苔、烦躁，口渴想饮水，心中烦闷、不可名状，腹满且喘。这种热是发在阳明病的半表半里的。脉虽然浮紧，不应认为是太阳病，不能用发汗的方剂，又由于病位在胸腹没有进入肠胃，不能用攻下的方法，按常规只应当使用涌吐清泄的方法达到散除邪气的目的。栀子味苦能泄热，性寒能清热，其外形像心，又是赤色的，因而能入心经，所以主治表现在机体上部和下部的一切与心相关的病证。豆的形状类似于肾，又是黑色的，通入肾经，将豆炮制后成为豆豉，其气轻浮向上，能使心腹内的浊邪从口而出，吐后心腹气机舒畅，表里的烦热能够全部解除。这是由于阳明病发于心脾，上述诸多症状，是心经有热而不是胃腑有热，此即《伤寒论·辨脉法》所云"有热属脏者，攻之，不令发汗"。如果邪热损伤正气形成少气的症状，加甘草补益正气，已虚的正气与热邪相搏结者形成呕吐，故加生姜散邪，这是为实中夹虚证设立的治法。如平常体内有宿食，就加枳实降气消积，肠腑不通的，加大黄荡涤逐积，这可以作为治疗实热证的治法。王叔和用枳实栀子豉汤治疗太阳病好转后劳复证，这个错误是很严重的。如果乱用下法，引起心烦腹满卧起不安，是热邪已侵入胃腑，就不应再用涌吐之法了，所以去掉香豉；心热未除，就不适宜用下法，所以只能用栀子除心烦，配伍枳实、厚朴泄气除满。这是两解心腹的妙剂，也是小承气汤变化的用法。如用丸药缓下，出现心中微烦，表热不除的症状，表明寒气滞留中焦，而上焦又有热，所以用栀子除烦，用干姜驱逐内寒而退表热，这是甘草泻心汤所化裁的方剂。如果因感受风寒邪气而出现皮肤发黄的，这是寒邪已散但热邪不能外越所致，应当用表里双解的方法泄热。所以用栀子清除内烦，柏皮宣发外热，配伍甘草调和表里，这又是由茵陈蒿汤化裁而来的轻剂。这些都是栀子豉汤的加减用法，用来治疗阳明表证的诸多变化。

栀子这味药，药性能深入体内向下运行，不是向上涌吐的药物，只有豆豉气味腐臭，向上熏蒸心肺，能令人呕吐。瓜蒂散使用时必用豉汤冲服，这表明涌吐是豆豉的作用而不是栀子的作用。对比栀子干姜汤去掉豆豉加用干姜，是发挥干姜温散的作用；栀子厚朴汤中用枳实、厚朴换掉豆豉，是发挥枳实、厚朴降气除满的作用，两者都不需要向上涌吐的作用。因此，旧本两方后都附有"得吐者，止后服"，难道不是很荒谬吗？对比栀子柏皮汤和茵陈蒿汤，方中都有栀子，都不提及呕吐，《伤寒论》中还有病人平素大便微稀的不宜用栀子豉汤的记载，那么对于栀子的药性就不言自明了。

【伤寒附翼】

瓜蒂散

瓜蒂 赤小豆 香豉

此阳明涌泄之峻剂，治邪结于胸中者也。胸中为清虚之府，三阳所受气，营卫所由行。寒邪凝结于此，胃气不得上升，内热不得外达，以致痞硬。其气上冲咽喉不得息者，此寒格于上也；寸脉微浮，寒束于外也。此寒不在营卫，非汗法所能治。因得酸苦涌泄之品，因而越之，上焦得通，中气得达，胸中之阳气复，肺气之治节行，痞硬可得而消也。瓜蒂色青，象东方甲木之化，得春升生发之机，能提胃中阳气，以除胸中之寒热，为吐剂中第一品。然其性走而不守，与栀子之守而不走者异，故必得谷气以和之。赤小豆形色象心，甘酸可以保心气。黑豆形色象肾，性本沉重，霉熟而使轻浮，能令肾家之精气交于心，胃中之浊气出于口。作为稀糜，调服二味，虽快吐而不伤神，奏功之捷，胜于汗下矣。前方以栀子配豉，此方以赤豆配豉，皆以形色取其心肾合交之义。若夫心中温温欲吐复不吐，始得之，手足寒，脉弦迟者，以不腹满，不得为太阴病。但以欲寐而知其为少阴病，不在上焦而在胸中，亦有可吐之理矣。夫病在少阴，当补无泻，而亦有可吐可下之法者，以其实也。实在胸中可吐，实在胃腑当下，此皆少阴阳明合并之病，是吐下二法，仍属阳明也。如病人手足厥冷，脉乍紧，心下满而烦，饥不能食者，是厥阴阳明合病。病本发于厥阴，而实邪结于阳位，急则治其标，亦当从阳明涌吐之法矣。余义见制方大法。

【白话解】瓜蒂散

瓜蒂 赤小豆 香豉

这是阳明涌泄剂中的峻剂，用于治疗邪气聚结胸中的病证。胸中是清气聚结的场所，三阳经从胸中受气，营卫从胸中向外运行。寒邪凝聚在此，胃气就不能向上升发，体内热气也不得向外透达，由此形成痞硬。病人感觉有气向上冲击咽喉，呼吸困难，这是寒邪格拒，肺气上逆所致；寸脉微浮，是寒邪束缚体表所致。由于这种寒邪不在营卫间，所以不能用汗法治疗。因此须用酸苦涌泄的药物，以《素问·阴阳应象大论》"其高者，因而越之"的治法，使上焦得以畅通，中气调达，胸中阳气得以恢复，肺主治节的功能正常，痞硬自然就解除了。瓜蒂色青，是由东方甲木所化生的，得到春天生发之气的滋养，能够提升胃中阳气，因而可以清除胸中寒热之邪，是涌吐药中的第一品药。然而它的药性善行不善守，与栀子守而不走的药性不同，所以必须用谷气来调和它。赤小豆形状和颜色都像心，药味甘酸可以补益收敛心气。黑豆形状和颜色都像肾，其性原本是沉重向下的，发酵后药性轻清向上，能够使肾中精气上交于心，胃中的浊气从口而出。将豆豉做成稀糜状，调服瓜蒂和赤小豆，起到迅速呕吐但不损伤正气的作用，全方效力快速，胜过发汗和攻下法。前方用栀子配伍豆豉，本方用赤小豆配伍豆豉，都是根据形状和颜色与心肾相似，取心肾交泰之义。如果心中烦闷不舒想吐又吐不出来，开始发病时，手足发冷，脉象弦迟，因没有腹满症，故不得认为是太阴病。只是由于有精神萎靡想要睡觉的症状，可以推知这是少阴病，邪气不在上焦而在胸中，所以也存在可以用吐法的道理。病位在少阴，应当用补法不用泻法，但也有可用吐法下法的情况，主要因为有实邪。实邪在胸中就可以用吐法，实邪在胃腑就可用攻下之法，这些都属于少阴与阳明合病、并病的情况，所以吐法和下法，都是治疗阳明病的主要方法。如果出现病人手足逆冷，脉时而紧，心下满闷且烦，感觉饥饿却吃不下食物，这是厥阴与阳明合病。病发于厥阴，进而实邪结聚在心下部位，病情紧急应治其标证，也应当从阳明论治用涌吐法。其他机制在后文制方大法里有所阐述。

【伤寒附翼】

甘草干姜汤

芍药甘草汤

二方为阳明半表半里症，误服桂枝之变症而设也。桂枝汤本为中风自汗而设，若阳明病汗出多微恶寒而无里症者，为表未解，故可用桂枝汤发汗。其脉迟，犹中风之缓，与脉浮而弱者同义。若但浮之脉，在太阳必无汗，在阳明必盗汗出，则伤寒之脉浮而自汗出者，是阳明之热淫于内，而非太阳之浮为在表矣。心烦是邪中于膺，心脉络小肠，心烦则小肠亦热，故小便数。微恶寒而脚挛急，知恶寒将自罢，趺阳脉因热甚而血虚筋急，故脚挛也。此病在半表半里，服栀豉汤而可愈。反用桂枝攻表，汗多所以亡阳；胃脘之阳不至于四肢，故厥；虚阳不归其部，故咽中干呕吐逆而烦躁也。势不得不用热因热用之法，救桂枝之误以回阳，然阳亡实因于阴虚而无所附，又不得不用益津敛血之法以滋阴，故与甘草干姜汤而厥愈，更与芍药甘草汤脚伸矣。且芍药酸寒，可以止烦、敛自汗而利小便，甘草甘平，可以解烦和肝血而缓筋急，是又内调以解外之一法也。

仲景回阳，每用附子，此用干姜、甘草者，正以见阳明之治法。夫太阳少阴所谓亡阳者，先天之元阳也，故必用附子之下行者回之，从阴引阳也。阳明所谓亡阳者，后天胃脘之阳也，取甘草、干姜以回之，从乎中也。盖桂枝之性辛散，走而不守，即佐以芍药，尚能亡阳；干姜之味苦辛，守而不走，故君以甘草，便能回阳。然先天太、少之阳不易回，回则诸症悉解。后天阳明之阳虽易回，既回而前症仍在，变症又起，故更作芍药甘草汤继之。盖脾主四肢，胃主津液，阳盛阴虚，脾不能为胃行津液以灌四旁，故足挛急。用甘草以生阳明之津，芍药以和太阴之液，其脚即伸，此亦用阴和阳法也。或因姜、桂之遗热，致胃热而谵语，少与调胃承气以和之，仗硝、黄以对待姜、桂，仍不失为阳明从乎中治之法。只以两阳合明之位，气血俱多之经，故不妨微寒之而微利之，与他经亡阳调理不同耳。甘草干姜汤，得理中之半，取其守中，不须其补中；芍药甘草汤，减桂枝之半，用其和里，不取其攻表。是仲景加减法之隐而不宣者。

【白话解】甘草干姜汤

芍药甘草汤

这两个方子，都是治疗阳明病半表半里证因误用桂枝汤后形成的变证。桂枝汤本是治疗太阳中风自汗出证的，如果是阳明病见汗出多、轻度怕冷又没有里证的，为表证未解，所以可以用桂枝汤发汗治疗。这时所出现的脉迟，犹如中风证的脉缓，与脉浮而弱意义相同。如果只是浮脉，属太阳病时一定出现无汗，属阳明病则一定出现盗汗，则本条文所述的"伤寒脉浮，自汗出"，必是阳明热盛充斥于体内，并非是太阳病脉浮为病在表之义。心烦是因邪侵袭胸部，心脉络于小肠，心烦时小肠也有热，所以出现小便数。轻度怕冷而小腿痉挛，表明怕冷将会自然停止，跌阳脉因邪热壅盛而血虚不足以养筋脉，导致筋脉拘急，所以出现小腿痉挛的症状。此病在阳明的半表半里之间，服用栀子豉汤就能痊愈。反而用桂枝汤攻散表邪，必定会造成发汗过多导致阳气亡失；胃脘阳气不能达到四肢，所以出现四肢逆冷；浮越的阳气不能收敛于内，所以出现咽干呕吐、烦躁不安。这种危急的情况下不得不以热因热用的治法来回阳救逆，救治因误用桂枝汤而造成的亡阳证，又因阳气亡失的原因在于阴液不足，阳气无所依附，就不得不用益津敛血的治法来滋阴，因此给予甘草干姜汤则四肢逆冷的症状可得治愈，再给予芍药甘草汤则小腿也能伸展开。况且芍药酸寒，能够止烦、敛汗且通利小便，甘草甘平，两者合用可以止烦、和肝血而缓解筋脉拘急，这是又一种调内解外的治法。

仲景回阳救逆，每每使用附子，在此却用干姜、甘草，正表明这是阳明病的一种治法。太阳病与少阴病中亡阳证，是先天元阳之气亡失，所以必须用附子下行入肾经以回阳，从阴寒之中引阳气回归。阳明病出现的亡阳证，是中焦脾胃的阳气亡失，用甘草、干姜来回阳，这是从中焦进行治疗。桂枝药性辛温发散，药力循行全身而不会固守某处，即使配伍了芍药，如果发散太过还是能够使阳气亡失；干姜药味苦辛，药力固守于某处而不会循行全身，因此以甘草为君药，就能回复阳气。然而先天太阳、少阴的阳气不易回复，如果能够回复则各种症状都能解除。中焦脾胃的阳气虽然容易回复，但即使阳气回复而之前的症状却仍然存在，还会出现新的症状，所以再给予芍药甘草汤继续服用。由于脾主司四肢肌肉，胃主司津液，阳盛阴虚，脾不能助胃运行津液滋养周身，所以出现足部拘挛的症状。用甘草来滋生阳明的津液，芍药来收敛太阴的津液，那么小腿自然就伸展开了，这也是养阴以和阳的治法。如果因为干姜、桂枝药性过热使体内有余热产生，就会导致胃中热盛而形成谵语的症状，稍微用调胃承气汤来调和一下即可，用芒硝、大黄的寒性对抗干姜、桂枝的热性，仍然可以认为是阳明病从中焦进行治疗的一种方法。由于阳明经是两阳合明、阳气很重的部位，气血俱盛的经脉，即使用苦寒的药物造成轻微的下利也不会加重病情，这与其他经亡阳的调理方法不同。甘草干姜汤，药物组成是理中汤的一半，取它只固守中焦，不必补益中焦之义；芍药甘草汤，是桂枝汤减去一半药物所成的，用它来调和里气，不用它来攻除表邪。这是仲景方剂的加减方法中隐匿而没有公开说明的一类。

【伤寒附翼】

白虎加人参汤

石膏 知母 甘草 粳米 人参

外邪初解，结热在里，表里俱热，脉洪大，汗大出，大烦大渴，欲饮水数升者，是阳明无形之热。此方乃清肃气分之剂也。盖胃中糟粕燥结，宜苦寒壮水以夺土；若胃口清气受伤，宜甘寒泻火而护金。要知承气之品，直行而下泄，如胃家未实而下之，津液先亡，反从火化，故妄下之后，往往反致胃实之眚，《内经》所谓味过于苦，脾气不濡，胃气反厚者是已。法当助脾家之湿土，以制胃家燥火之上炎。经曰：甘先入脾。又曰：以甘泻脾。又曰：脾气散津，上归于肺。是甘寒之品，乃土中泻火而生津液之上剂也。石膏大寒，寒能胜热，味甘归脾，性沉而主降，已备秋金之体；色白通肺，质重而含津，已具生水之用。知母气寒主降，味辛能润，泄肺火而润肾燥，滋肺金生水之源。甘草土中泻火，缓寒药之寒，用为舟楫，沉降之性，始得留连于胃。粳米稼穑作甘，培形气而生津血，用以奠安中宫，阴寒之品，无伤脾损胃之虑矣。饮入于胃，输脾归肺，水精四布，烦渴可除也。更加人参者，以气为水母，邪之所凑，其气必虚，阴虚则无气，此大寒剂中，必得人参之力，以大补真阴，阴气复而津液自生也。若壮盛之人，元气未伤，津液未竭，不大渴者，只须滋阴以抑阳，不必加参而益气。若元气已亏者，但用纯阴之剂，火去而气无由生，惟加人参，则火泻而土不伤，又使金能得气，斯立法之尽善欤！此方重在烦渴，是热已入里，若伤寒脉浮，发热无汗恶寒表不解者，不可与。若不恶寒而渴者虽表未全解，如背微恶寒时恶风者，亦用之。若无汗烦渴而表不解者，是麻黄杏子甘草石膏症。若小便不利，发热而渴，欲饮水者，又五苓猪苓之症矣。若太阳阳明之疟，热多寒少，口燥舌干，脉洪大者，虽不得汗，用之反汗出而解。陶氏以立夏后立秋前天时不热为拘，误人最甚。乌知方因症立，非为时用药也。

【白话解】白虎加人参汤

石膏 知母 甘草 粳米 人参

外邪刚解除，热邪结聚在体内，充斥表里，脉象洪大，汗大出，大烦大渴，想喝数升水，这是充斥阳明的无形实热所致。本方是清肃气分实热的。胃肠中如有糟粕燥结，适宜用苦寒的药物充实津液以攻克肠中燥实；如胃中清气受到损伤，宜用甘寒之药泻火来保护肺气。要知道承气汤这类药物，药力向下直行且攻下泻热，如果胃腑内燥屎没有形成就攻下，津液先受到损伤，会使体内出现火热之象，所以乱用下法后，往往反而导致胃腑燥实的形成，《素问·生气通天论》所云"味过于苦，脾气不濡，胃气反厚"就是这个道理。按法应当扶助属湿土的脾，来制约胃腑燥火上炎。《素问·宣明五气》曰："夫五味入胃，各归所喜……甘先入脾。"《素问·脏气法时论》又曰："心欲软，急食咸以软之，用咸补之，甘泻之。"《素问·经脉别论》又曰："脾气散精，上归于肺。"所以说，味甘寒之药在入脾土的药物中属于能泻火又能生津液的上等品。石膏性大寒，寒能退热，味甘入脾经，性沉重主沉降，已经具备了秋天肃杀之性；颜色白与肺的颜色相通，质重又含有液体，已经具备了滋生水液的功用。知母性寒主降，味辛能润，能泄肺火润肾燥，从而滋养生水之源的肺金。甘草能泻土中之火，缓和寒药的药性，用它作为舟楫，载着沉降药品，始终停留在胃部。粳米为耕种的粮食而有甘味，能够培补形气，滋生津血，用它来养护中焦，就不必有阴寒药物损伤脾胃的顾虑了。水液进入胃中，输送到脾转归入肺，水精在体内布散，烦渴因而解除。再加入人参，是因元气可以化生津液，邪气之所以能够侵袭人体，是因体内正气一定是虚弱的，阴虚则气亦伤，因此方中大寒的药物，必须得到人参的扶助才能发挥功用，人参能很好地补益真阴，阴气回复那么津液自然产生了。如是身体壮实的人，元气没有损伤，津液也没有枯竭，没有大渴症状的，只要甘寒滋阴抑制阳热就可以了，不需要再加人参补益元气。如果元气已经亏虚，只用寒性的药剂，虽大热之邪可去但易伤及真阳，导致元气没有化生的源头，这时只能加人参，才能保证清泄火热的同时，脾胃又不受损伤，还能使肺气得以充养，这种立方之法实在是到了极为完善的程度呀！这个方子治疗的关键症状是烦渴，其表明热邪已经侵入体内，如果是感受寒邪出现脉浮，发热无汗恶寒，表证不解的，不能使用此方。即使此时表证尚未完全解除，若病人不怕冷且口渴，并且出现后背轻微怕冷，时有怕风症状的，也可以使用。如果出现无汗烦渴且表证不缓解的，这是麻黄杏仁甘草石膏汤治疗的适应证。如果小便不畅，发热口渴，想饮水的，又是五苓散、猪苓汤治疗的适应证了。如果是属太阳、阳明证的疟疾，见发热多恶寒少，口舌燥干，脉象洪大，虽然不能用汗法，但服用了本方反而会汗出诸症得解。陶氏认为本方只能在立夏后立秋前天气不热时使用，极大地限制了后世对本方的应用。要知道方剂是依证候而制定的，并非是依天气而用药的。

【伤寒附翼】

竹叶石膏汤

竹叶 石膏 人参 甘草 半夏 麦冬 粳米

　　此加减人参白虎汤也。三阳合病，脉浮大，在关上，但欲睡而不得眠，合目则汗出，宜此主之。若用于伤寒解后，虚赢少气，气逆欲吐者，则谬之甚矣。三阳合病者，头项痛而胃家实，口苦、咽干、目眩者是也。夫脉浮为阳，大为阳，是三阳合病之常脉。今在关上，病机在肝胃两部矣。凡胃不和，则卧不安，如肝火旺则上走空窍，亦不得睡。夫肾主五液，入心为汗，血之与汗，异名同类，是汗即血也。心主血而肝藏血，人卧则血归于肝。目合即汗出者，肝有相火，窍闭则火无从泄，血不得归肝，心不得主血，故发而为汗。此汗不由心，故名之为盗汗耳。此为肝眚，故用竹叶为引导，以其秉东方之青色，入通于肝，大寒之气，足以泻肝家之火。用麦冬佐人参以通血脉，佐白虎以回津，所以止盗汗耳。半夏禀一阴之气，能通行阴之道，其味辛，能散阳跷之满，用以引卫气从阳入阴，阴阳通，其卧立至，其汗自止矣。其去知母者何？三阳合病而遗尿，是肺气不收，致少阴之津不升，故藉知母以上滋手太阴，知母外皮毛而内白润，肺之润药也。此三阳合病而盗汗出，是肝火不宁，令少阴之精妄泄，既不可复濡少阴之津，又不可再泄皮毛之泽，故用麦冬以代之欤！

　　【白话解】竹叶石膏汤

　　竹叶 石膏 人参 甘草 半夏 麦冬 粳米

　　这个方子是白虎加人参汤的加减方。太阳、阳明、少阳三阳合病，出现在关位脉象浮大，想睡觉但又不能闭眼入睡，闭目就出汗的症状，这种病证适宜用这个方子来治疗。如果用于治疗外感病邪解后，身体虚弱，少气懒言，胃气上逆欲呕吐等症状，就与本方原来的病机相差太远了。三阳合病会出现头项痛且胃家燥实，以及口苦、咽干、目眩等症状。脉浮为病位在阳，脉大为病性属阳，这是三阳合病时的常见脉象。现在浮大脉象出在关上，表明病机与肝胃相关。大凡胃气不和，就会出现睡不安稳，如果肝火旺那么肝火上炎行于面部孔窍，也难以入睡。肾主司五液，津液入心为汗，血与汗，名称不同而实质相同，汗就是血。心主全身的血液，肝主藏蓄血液，人休息时血归肝所藏。闭目就出汗，这一症状表明肝经有热，目闭则火没有外泄之所，血液就不能归肝所藏，心不能主血，故血向外发越形成汗。这种汗不是由心气所控制的，因此称作盗汗。这是肝的问题，所以用竹叶作为引导之药，因其秉受东方的青色，通于肝经，是具有大寒之气的药物，足以清泻肝经实火。用麦冬配伍人参起到通利血脉的作用，配伍石膏来挽回津液，用以止住盗汗。半夏秉承一阴之气，能够通行阴经，其药味辛，能温散阳跷经脉的壅滞，用半夏能够引领卫气从阳经入阴经，使阴阳交通，病人自然安卧，汗出自然停止了。方中为什么要减去知母呢？在三阳合病出现遗尿时使用知母，原因在于肺气不能收敛，导致少阴肾的津液不能升散，所以用知母滋养手太阴肺经，知母这味药外表有皮毛而内部白润，是润肺的药物。此证是三阳合病出现盗汗，属于肝火不宁，使少阴津液外泄，因此既不需润养少阴的津液，也不能再泄肺火，故而用麦冬取代它了。

【伤寒附翼】

茵陈蒿汤

茵陈　栀子　大黄

太阳阳明俱有发黄症，但头汗而身无汗，则热不外越，小便不利，则热不下泄，故瘀热在里而渴饮水浆。然黄有不同，症在太阳之表，当汗而发之，故用麻黄连翘赤豆汤，为凉散法；症在太阳阳明之间，当以寒胜之，用栀子柏皮汤，乃清火法；症在阳明之里，当泻之于内，故立本方，是逐秽法。茵陈秉北方之色，经冬不凋，傲霜凌雪，历遍冬寒之气，故能除热邪留结。佐栀子以通水源，大黄以除胃热，令瘀热从小便而泄，腹满自减，肠胃无伤。仍合"引而竭之"之义，亦阳明利水之奇法也。

仲景治阳明渴饮有四法：本太阳转属者，五苓散微发汗以散水气；大烦燥渴，小便自利者，白虎加参，清火而生津；脉浮发热，小便不利者，猪苓汤滋阴而利水；小便不利腹满者，茵陈汤以泄满，令黄从小便出。病情不同，治法亦异矣。窃思仲景利小便必用化气之品，通大便必用承气之味。故小便不利者，必加茯苓，甚者兼用猪苓，因二苓为化气之品，而小便由于气化矣。此小便不利，不用二苓者何？本论之阳明病，汗出多而渴者，不可与猪苓汤，以汗多胃中燥，猪苓复利小便故也。斯知阳明病汗出多而渴者，不可用，则汗不出而渴者，津液先虚，更不可用明矣。故以推陈致新之茵陈，佐以屈曲下行之栀子。不用枳、朴以承气，与芒硝之峻利，则大黄但可以润胃燥，而大便之遄行可知。故必一宿而腹始减，黄从小便去而不由大肠。仲景立法神奇，匪伊所思耳。

【白话解】茵陈蒿汤

茵陈　栀子　大黄

太阳病与阳明病都有发黄证，汗出只在头部而周身无汗，则热邪不能外越，小便不通畅，则热邪不能由下泄出，所以瘀热在体内消耗津液出现口渴饮水浆的症状。然而发黄证有不同病位，有病位在太阳肌表的，应当用汗法宣散邪气，所以用麻黄连翘赤小豆汤治疗，是凉散法；病位在太阳、阳明之间的，应当用寒药来泄热，用栀子柏皮汤治疗，是清火法；病位在阳明之里的，应当使邪从内泻出，因此制定了本方，这是逐秽法。茵陈秉承北方的颜色，经历冬季也不凋落，承受霜雪的吹打，历经寒冬各种天气的考验，所以能够清除热邪留结。配伍栀子来疏通三焦水道，配伍大黄来清泄胃热，使瘀热从小便泄出，腹满自然缓解，且肠胃不受损伤。仍与《素问·阴阳应象大论》"其下者，引而竭之"的含义相一致，这也是阳明病利水的一种奇妙方法。

仲景治疗阳明病见口渴喜饮的症状有四种方法：由太阳病发展而来，用五苓散轻度发汗宣散水气；严重的烦躁口渴，小便通畅，用白虎加人参汤来清泄火热滋生津液；脉浮而发热，小便不利者，用猪苓汤来滋阴通利小便；小便不通畅且腹满的，用茵陈蒿汤来泄除胀满，使大黄从小便排出。病情不相同，治法也就不同了。我认为仲景通利小便一定使用能化气的药物，通泻大便一定用承气类的方药。所以小便不通畅的，必定用茯苓，严重的小便不利还要加猪苓，因为二苓都是能化气的药物，而小便的排出是气化的结果。本证小便不利，怎能不用二苓呢？根据《伤寒论》中关于阳明病的论述，汗出过多且口渴的，就不能用猪苓汤治疗，这是由于汗出过多则胃中干燥，猪苓汤进一步通利小便加重了津液的损伤。本证已知为阳明病汗出多且渴，所以不能用，如果是汗不出且口渴，表明体内津液已经不足了，就更不能再用猪苓汤这类方子。所以用能推陈致新的茵陈，配伍药力屈曲下行的栀子。不使用具有承气作用的枳实、厚朴和有峻利作用的芒硝，则大黄只能起到攻下里实以润通胃肠燥热的作用，因此可以明确大便能够迅速下行。所以必定经过一夜后腹满的症状开始减轻，大黄也从小便排出而不从大肠排出。仲景立法的神奇，不是一般水平的医生所能想象的啊。

【伤寒附翼】

大承气汤

大黄 芒硝 枳实 厚朴

小承气汤

大黄 枳实 厚朴

治阳明实热，地道不通，燥屎为患。其外症身热汗出，不恶寒反恶热，日晡潮热，手足濈濈汗出，或不了了。其内症六七日不大便，初欲食反不能食，腹胀满绕脐痛，烦躁谵语，发作有时，喘冒不得卧，腹中转矢气，或咽燥口干，心下痛，自利纯清水，或汗吐下后热不解，仍不大便，或下利谵语，其脉实或滑而数者，大承气汤主之。如大便不甚坚硬者，小承气汤微和之。如大便燥硬而证未剧者，调胃承气汤和之。若汗多微发热，恶寒未罢，腹未满，热不潮，屎未坚硬，初硬后溏，其脉弱或微满者，不可用。夫诸病皆因于气，秽物之不去，由于气之不顺，故攻积之剂必用行气之药以主之。亢则害，承乃制，此承气之所由。又病去而元气不伤，此承气之义也。夫方分大小，有二义焉：厚朴倍大黄，是气药为君，名大承气；大黄倍厚朴，是气药为臣，名小承气。味多、性猛、制大，其服欲令泄下也，因名曰大；味少、性缓、制小，其服欲微和胃气也，故名曰小。二方煎法不同，更有妙义。大承气用水一斗，先煮枳、朴，煮取五升，内大黄，煮取三升，内硝者，以药之为性，生者锐而先行，熟者气纯而和缓。仲景欲使芒硝先化燥屎，大黄继通地道，而后枳、朴除其痞满。缓于制剂者，正以急于攻下也。若小承气则三物同煎，不分次第，而服只四合。此求地道之通，故不用芒硝之峻，且远于大黄之锐矣，故称为微和之剂。

【白话解】大承气汤

大黄 芒硝 枳实 厚朴

小承气汤

大黄 枳实 厚朴

大承气汤用于治疗阳明实热，肠腑不通，燥屎为患而产生的多种病证。其表现于外的症状为身热汗出，不怕冷反而怕热，午后申酉时有潮热，手足汗出不断，或视物不清等症。其表现于内的症状有六七天不大便，起初想饮食反而不能饮食，腹部胀满绕脐部疼痛，烦躁谵语，发作时喘息不能平卧，腹中转气下趋，或有口咽干燥，心下部疼痛，下利清水无粪渣，或汗吐下后热不解，仍然不大便，或者下利谵语，其脉象实或滑数，用大承气汤来治疗。如果大便不很硬，用小承气汤轻下以调和就可以了。如果大便只是燥硬且诸症不重的，用调胃承气汤来治疗。如果汗出多，微发热，仍怕冷，腹部不胀满，无潮热，大便不坚硬，初硬后稀，其脉弱，或腹微满的，就不能用。这种病都因于气，气运行不顺，则秽浊之物不能排出体外，所以攻下积滞的方剂必用行气的药作为主药。《素问·六微旨大论》"亢则害，承乃制"是承气汤命名的由来。祛邪而元气不受损伤，这是承气的意义。方剂分为大小，有两方面的深义：厚朴用量是大黄的一倍，这是以行气药为君药，故命名为大承气；大黄的用量是厚朴的一倍，是将行气药作臣药，命名为小承气。药味多，药性猛，剂量大，用它治疗欲达到促进泻下的作用，因此称作"大"；药味少，药性缓，剂量小，用它治疗欲达到和顺胃气的作用，所以称为"小"。两方的煎煮法不同，更有其精妙之处。大承气汤用一斗水，先煮枳实、厚朴，煮至五升时，入大黄，煮至三升，放入芒硝，从药性来言，生药药性猛锐且药力迅速，熟药药性纯和且药力缓慢。仲景先用芒硝软化燥屎，然后用大黄通利肠腑，最后用枳实、厚朴降气除满。慢慢煎煮药剂，正是为了急迫地攻下。对于小承气汤，三物一同煎煮，不分先后，且只服四合。这就是要达到通畅肠腑的目的，所以不使用峻下的芒硝，又避开大黄猛锐的药性而将其后下，因此称作微和之剂。

【伤寒附翼】

调胃承气汤

大黄 芒硝 甘草

此治太阳阳明并病之和剂也。因其人平素胃气有余，故太阳病三日，其经未尽，即欲再作太阳经，发汗而外热未解。此外之不解，由于里之不通。故太阳之头项强痛虽未除，而阳明之发热不恶寒已外见。此不得执太阳禁下之一说，坐视津液之枯燥也。少与此剂以调之，但得胃气一和，必自汗而解。是与针足阳明同义，而用法则有在经在腑之别矣。不用气药而亦名承气者，调胃即所以承气也。经曰：平人胃满则肠虚，肠满则胃虚，更虚更实，故气得上下。今气之不承，由胃家之热实。必用硝、黄以濡胃家之糟粕，而气得以下；同甘草以生胃家之津液，而气得以上。推陈之中，便寓致新之义，一攻一补，调胃之法备矣。胃调则诸气皆顺，故亦得以承气名之。前辈见条中无燥屎字，便云未坚硬者可用，不知此方专为燥屎而设，故芒硝分两多于大承气。因病不在气分，故不用气药耳。古人用药分两有轻重，煎服有法度。粗工不审其立意，故有三一承气[①]之说。岂知此方全在服法之妙，少少服之，是不取其势之锐，而欲其味之留中，以濡润胃腑而存津液也。所云太阳病未罢者不可下，又与若欲下之，宜调胃承气汤。合观之，治两阳并病之义始明矣。白虎加人参，是于清火中益气；调胃用甘草，是于攻实中虑虚。

---

① 三一承气汤：出自金·刘完素《黄帝素问宣明论方》，主治伤寒、杂病里热壅盛，大、小、调胃三承气汤证兼备，三一承气汤既合而为一也。大黄半两（去皮），芒硝半两，厚朴半两（去皮），枳实半两，甘草一两。上锉，如麻豆大。水一盏半，加生姜三片，煎至七分，内硝，煎一二沸，去滓，温服。

【白话解】调胃承气汤

大黄 芒硝 甘草

这个方子是治疗太阳与阳明并病的调和方剂。因病人平时胃肠有积热，所以太阳病三天后，邪气循经未尽，就再次侵袭太阳经，用发汗法后，表热仍未解除，这种表热不解，是由肠腑不通所致。所以太阳病的头项强痛还未缓解，又出现发热不怕冷的阳明病外证。这时不能再固执于太阳病禁用下法之说，眼见着津液枯竭。少少地将此剂给病人服用，等胃气一和顺，必然汗出诸症缓解。这与针刺足阳明经的意义相同，只是用法上有经腑的差别。本方不用行气药，也称作"承气"，因为调胃也就是"承气"的意思。《灵枢·平人绝谷》曰："平人则不然，胃满则肠虚，肠满则胃虚，更虚更满，故气得上下。"现在胃肠之气不顺，是由胃腑的实热所致。必定用芒硝、大黄来濡润胃肠中的糟粕，使浊气得以向下运行；同时用甘草滋生胃肠的津液，使清气能够向上运行。推陈之中包含了致新的含义，一攻一补，调和胃气的方法就完备了。胃气调和那么诸气运行都顺利，所以也用"承气"来命名。先前的医家见条文中没有燥屎字样，就云大便未坚硬才可用此方，殊不知这个方子是专为治疗燥屎制定的，所以芒硝的药量较大承气汤中还多。由于病不在气分，所以不用行气药。古人用药剂量轻重有别，煎服方法也有一定的规定。医术粗劣、平庸的医生不能审查仲景立方的深义，于是就有了三一承气汤的说法。哪知这个方子完全在于服法的精妙，少少服之，是不用药势的猛锐，使其药味停留在中焦，起到濡润胃腑保存津液的目的。《伤寒论·辨太阳病脉证并治》中"太阳病，外证未解，不可下也，下之为逆……"和"若欲下之，宜调胃承气汤"这两条对比来看，治两阳并病的道理就显而易见了。白虎加人参汤，是在清泄火热中兼以补气；调胃承气汤中用甘草，是在攻下实邪时兼顾胃气不足。

【伤寒附翼】

桃仁承气汤

桃仁 大黄 芒硝 甘草 桂枝

治太阳病不解，热结膀胱，小腹急结，其人如狂。此蓄血也，如表症已罢者，用此攻之。夫人身之经营于内外者，气血耳。太阳主气所生病，阳明主血所生病。邪之伤人也，先伤气分，继伤血分，气血交并，其人如狂。是以太阳阳明并病所云气留而不行者，气先病也；血壅而不濡者，血后病也。

若太阳病不解，热结膀胱，乃太阳随经之阳热瘀于里，致气留不行，是气先病也。气者血之用，气行则血濡，气结则血蓄，气壅不濡，是血亦病矣。小腹者膀胱所居也，外邻冲脉，内邻于肝。阳气结而不化，则阴血蓄而不行，故少腹急结；气血交并，则魂魄不藏，故其人如狂。治病必求其本，气留不行，故君大黄之走而不守者，以行其逆气，甘草之甘平者，以调和其正气；血结而不行，故用芒硝之咸以软之，桂枝之辛以散之，桃仁之苦以泄之。气行血濡，则小腹自舒，神气自安矣。此又承气之变剂也。此方治女子月事不调，先期作痛，与经闭不行者最佳。

【白话解】桃仁承气汤

桃仁 大黄 芒硝 甘草 桂枝

本方治疗太阳表证未解，热邪结聚膀胱，小腹拘急，其人如同发狂一般。这是蓄血证，如果表证已解，就用本方攻除邪气。人身之中输布营养沟通体内体外的，是气血。太阳病主要是气所主生的病，阳明病主要是血所主生的病。邪气侵袭人体，首先侵犯气分，然后侵犯血分，气分血分都受到侵犯，其人就会如同发狂一般。所以太阳与阳明并病，如《难经·二十二难》所云："气留而不行者，为气先病也；血壅而不濡者，为血后病也。"如果太阳表证不解除，热邪结聚在膀胱，就是邪气随太阳经化热瘀结在体内，导致气留结不运行，是气先受损害。气决定着血的功用，气运行正常则血能发挥濡润作用，气留结则血蓄积，气壅滞则血不能起到濡养的作用，最终血也受到损害。小腹是膀胱所处的部位，向外与冲脉相近，内与肝相邻。阳气结聚不化，那么阴血就会蓄积不流动，故而出现小腹拘急；气血俱病，魂魄不藏，所以病人出现如狂的症状。治病必须要针对疾病发生的根本原因，气留结不运行，所以用药性走而不守的大黄为君药，使逆乱之气正常运行，用药味甘平的甘草，调和体内正气；血结聚不运行，所以用咸味的芒硝来软化瘀血，用辛味的桂枝来温散瘀血，用苦味的桃仁来活血。气行血濡，那么小腹自然舒展，神气自然安定。这个方子也是由承气汤变化而来。本方也用来治疗女子月经不调，月经先期伴疼痛，以及经闭不行诸证，效果最好。

【伤寒附翼】

蜜煎方

猪胆汁

经曰：外者外治，内者内治。然外病必本于内，故薛立斋于外科悉以内治。

故仲景于胃家实者，有蜜煎、胆导等法。蜂蜜酿百花之英，所以助太阴之开；胆汁聚苦寒之津，所以润阳明之燥。虽用甘、用苦之不同，而滑可去着之理则一也。惟求地道之通，不伤脾胃之气。此为小便自利、津液内竭者设，而老弱虚寒无内热症者最宜之。

【白话解】蜜煎方

猪胆汁

《素问·至真要大论》云："调气之方，必别阴阳，定其中外，各守其乡。内者内治，外者外治……"然而反映于体外的疾病其根源都在体内，所以明·薛立斋对外科疾病都用内治法治疗。仲景对于胃家实的病证，有蜜煎、胆汁导下等方法。蜂蜜是酝酿百花的精华，能促使太阴发挥"开"的功能；胆汁汇聚了苦寒的津液，能清润阳明燥热。虽然用甘味药与用苦味药不同，但与元·王好古《汤液本草》所载"滑可以去着"的机制是相同的。只求肠胃通畅，不损伤脾胃之气。这种方法适用于小便通畅、津液枯涸的病人，特别是老弱体内虚寒没有热证的人最合适了。

★ 少阳方总论

【伤寒附翼】六经各有提纲，则应用各有方法。如太阳之提纲主表，法当汗解，而表有虚实之不同，故立桂枝、麻黄二法。阳明提纲主胃实，法当下解，而实亦有微甚，故分大、小承气。少阳提纲有口苦、咽干、目眩之症，法当清火，而火有虚实：若邪在半表，则制小柴胡以解虚火之游行，大柴胡以解相火之热结，此治少阳寒热往来之二法；若邪入心腹之半里，则有半夏泻心、黄连、黄芩等剂。叔和搜采仲景旧论，录其对症真方，提防世急，于少阳太阴二经，不录一方，因不知少阳证，故不知少阳方耳。

【白话解】六经病都有各自的提纲证，在应用时也有各自的治法。例如太阳病提纲证主表证，按法应当用发汗法治疗，而表证有虚实的不同，所以制定桂枝汤、麻黄汤两种治法。阳明病提纲证主胃腑实证，按法应当用攻下法治疗，而实证也有轻重的不同，所以分为大、小承气汤证。少阳病提纲证有口苦、咽干、目眩这些症状，按法应当清泄火热，而火有虚实之分：如果邪在半表，就制定小柴胡汤治疗虚火游行证，用大柴胡汤治疗相火热结证，这就是治少阳病寒热往来的两种治法；如果邪气侵犯心腹的半里部位，就有半夏泻心汤、黄连汤、黄芩汤等方剂。王叔和搜集采用了仲景的著述，整理适应证的正确方剂，以备世人急用，在少阳、太阴二经时，没有录用一方，这是由于他不清楚少阳证，所以不知道治疗少阳病的方剂。

【伤寒附翼】

小柴胡汤

柴胡 人参 黄芩 甘草 半夏 姜 枣

此为少阳枢机之剂，和解表里之总方也。少阳之气游行三焦，而司一身腠理之开阖。血弱气虚，腠理开发，邪气因入与正气相搏，邪正分争，故往来寒热。与伤寒头疼发热而脉弦细、中风两无关者，皆是虚火游行于半表。故取柴胡之轻清微苦微寒者，以解表邪，即以人参之微甘微温者，预补其正气，使里气和而外邪勿得入也。其口苦、咽干、目眩、目赤、头汗、心烦、舌苔等症，皆虚火游行于半里。故用黄芩之苦寒以清之，即用甘、枣之甘以缓之，亦以提防三阴之受邪也。太阳伤寒则呕逆，中风则干呕。此欲呕者，邪正相搏于半里，故欲呕而不逆。胁居一身之半，为少阳之枢，邪结于胁，则枢机不利，所以胸胁苦满默默不欲食也。引用姜、半之辛散，一以佐柴、芩而逐邪，一以行甘、枣之泥滞，可以止呕者，即可以泄满矣。夫邪在半表，势已向里，未有定居，故有或为之证，所以方有加减，药无定品之可拘也。若胸中烦而不呕者，去半夏、人参，恐其助烦也。若烦而呕者，则人参可去，而半夏不得不用矣。加栝蒌实者，取其苦寒降火而除烦也。若渴者，是元气不足而津液不生，去半夏之辛温，再加人参以益气而生津液，更加栝蒌根之苦寒者，以升阴液而上滋也。若腹中痛者，虽相火为患，恐黄芩之苦，转属于太阴，故易芍药之酸以泻木。若邪结于胁下而痞硬者，去大枣之甘能助满，加牡蛎之咸以软坚也。若心下悸、小便不利者，是为小逆，恐黄芩之寒转属于少阴，故易茯苓之淡渗而利水。若内不渴而外微热者，是里气未伤，而表邪未解，不可补中，故去人参，加桂枝之辛散，温覆而取其微汗。若咳者，是相火迫肺，不可益气，故去人参，所谓肺热还伤肺者此也。

凡发热而咳者重在表，故小青龙于麻、桂、细辛中加干姜、五味。此往来寒热而咳者，重在里，故并去姜、枣之和营卫者，而加干姜之苦辛，以从治相火上逆之邪，五味之酸，以收肺金之气也。合而观之，但顾邪气之散，而正气无伤，此制小柴胡之意欤！是方也，与桂枝汤相仿。而柴胡之解表，逊于桂枝；黄芩之清里，重于芍药；姜、枣、甘草，微行辛甘发散之常；而人参甘温，已示虚火可补之义。且去滓再煎之法，又与他剂不同。粗工恐其闭住邪气，妄用柴、芩而屏绝人参，所以夹虚之症，不能奏功，反以速毙也。

按：本方七味，柴胡主表邪不解，甘草主里气不调，五物皆在进退之列。本方若去甘草，便名大柴胡；若去柴胡，便名泻心、黄芩、黄连等汤矣。前辈皆推柴胡为主治，卢氏又以柴胡三生半冬配半夏为主治，皆未审本方加减之义耳。

本方为脾家虚热、四时疟疾之圣药，余义详少阳病解制方大法。

【白话解】小柴胡汤

柴胡 人参 黄芩 甘草 半夏 姜 枣

这是治疗少阳枢机不利的方剂，和解表里的基本方。少阳经气游行于三焦，主司一身腠理的开合。气血不足，腠理开泄，邪气因此侵入体内与正气相搏，邪正交争，所以往来寒热。这与外感寒邪后头痛、发热、脉弦细，以及感受风邪都没关系，都是虚火游行在半表部位。所以选用轻清微苦微寒的柴胡来解除表邪，用微甘微温的人参来预先补益正气，使里气充盛，外邪不能侵入。口苦、咽干、目眩、目赤、头汗、心烦、舌上有苔等症状，都是由虚火游行在半里所致。故用苦寒的黄芩清火，再用甘味的甘草、大枣来缓和药性，也可以预防三阴受到邪气的侵犯。太阳伤寒则呕逆，太阳中风则干呕。本证的欲呕，是邪正交争于半里，所以想吐却没有吐出。胁部处于全身的一半这样一个位置，是少阳的枢纽，邪气结聚在胁部，导致枢机运行不畅，所以出现胸胁满闷，神情默默不想饮食。利用生姜、半夏的辛散，一方面佐助柴胡、黄芩祛除邪气，一方面散行甘草、大枣形成的泥滞，可以用来止呕，也可以用来泄满。邪在半表，病势已迫近里，邪无固定的居处，所以产生了很多或然证，因此在原方上加减，药物不拘于固定之品。如果胸中烦但不呕，去掉半夏、人参，唯恐其加重胸中烦的情况。如果胸中烦且有呕吐的症状，就去掉人参，而半夏是必须用的。添加栝蒌实，是由于栝蒌实有苦寒之性能降火除烦。如果出现口渴，表明元气不足不能生成津液，因此去掉辛温的半夏，加人参来补益元气以滋生津液，再加苦寒的栝蒌根，升举阴液，使之向上发挥滋养的作用。如果腹中疼痛，即便疼痛是由相火所致，也唯恐黄芩清热太过，使疾病向太阴发展，所以用芍药取代黄芩，芍药酸苦能泻肝木。如邪聚结在胁下形成痞硬的，就去掉能助生痞满的甘味药大枣，添加味咸的牡蛎来软化坚痞。如果出现心下悸动、小便不畅的，这是病情轻微加重，唯恐黄芩的寒性使病发展成为少阴病，所以用茯苓代替它，茯苓淡渗且能通利小便。如果不渴但体表有微热，表明里气未受损伤，但表邪未能解除，不能够补益中气，所以去掉人参，添加具有辛散作用的桂枝，并加盖衣被使病人微微出汗。如果出现咳嗽，是相火迫肺，不能补益中气，所以去掉人参，所说的肺中蕴热，热邪会进一步损伤肺气就是这个意思。

凡是出现发热而咳的表现，病位都是偏重于表的，因此小青龙汤在解表药麻黄、桂枝、细辛之中加入干姜、五味子。本证往来寒热而咳，病位偏重于里，所以去掉生姜、大枣这类调和营卫的药，添加苦辛的干姜，用它的辛温之性治疗上逆的火邪，用味酸的五味子，收敛肺气。综上所述，重点在于驱散邪气，同时又不损伤正气，这正是制定小柴胡汤的用意。这个方子，与桂枝汤相类似，但柴胡解表的作用，比桂枝差；黄芩清泄里热的作用，较芍药强；生姜、大枣、甘草，是具有轻度辛甘发散表邪的常用药；但人参是甘温的，表明有虚火的病情亦是可以补气的。去除药滓再次煎煮的方法，又与其他方剂不同。医术粗劣、平庸的医生唯恐人参壅闭邪气，所以任用柴胡、黄芩却摒弃人参，以至于虚实夹杂之证时，往往不能取得疗效，反而加速病人的死亡。

按：本方共七味药，柴胡主治表邪不除，甘草主治里气不和，其他五种药物都属于可加可减之类。本方如果去掉甘草，就称为大柴胡汤；如去掉柴胡，就称为泻心汤、黄芩汤、黄连汤了。前人都推崇柴胡，把它作为君药，明清医家卢之颐又将柴胡配半夏作为主药，都是没审查到本方加减法的用义。

本方也是治疗脾家虚热证，以及四时疟疾的圣药，其他的机制详见少阳病解制方大法。

【伤寒附翼】

大柴胡汤

柴胡 黄芩 半夏 芍药 枳实 姜 枣

伤寒发热，汗出不解，十余日结热在里，心下痞硬，呕吐下利，复往来寒热；或妄下后，柴胡证仍在，与小柴胡汤，呕不止，心下急，郁郁微烦者。此皆少阳半表里气分之症。此方是治三焦无形之热邪，非治胃腑有形之实邪也。其心下急烦痞硬，是病在胃口，而不在胃中，结热在里，不是结实在胃。因不属有形，故十余日复能往来寒热，若结实在胃，则蒸蒸而发热，不复知有寒矣。因往来寒热，故倍生姜，佐柴胡以解表；结热在里，故去参、甘，加枳、芍以破结。条中并不言及大便硬，而且有下利症，仲景不用大黄之意晓然。后人因有下之二字，妄加大黄以伤胃气。非大谬乎？妄作伤寒书者，总不知凭脉辨症以用药，专以并合仲景方为得意。如加甘草于大承气中，而名三一承气，加柴、芩、芍药于承气中，而名六一顺气①，以为可以代三承气、大柴胡、大陷胸等汤。竟不审仲景方分大小，药分表里，设方命剂，当因病人病机变迁轻重耳。岂圣贤之立方不精也，须尔辈更改乎？

大小柴胡，俱是两解表里之剂。大柴胡主降气，小柴胡主调气。调气无定法，故小柴胡除柴胡、甘草外，皆可进退；降气有定局，故大柴胡无加减法。后人每方俱有加减，岂知方者哉！

【白话解】大柴胡汤

柴胡 黄芩 半夏 芍药 枳实 姜 枣

外感病发热，汗出后热不退，十余天热邪结聚在体内，导致心下痞满坚硬，呕吐下利，又有往来寒热；或者乱用攻下法后，柴胡证仍然存在，与小柴胡汤治疗后，如果出现呕吐不止，心下拘急，郁郁微烦，这些都是少阳半表半里的气分证。这个方子是用来治疗三焦无形热邪的，并非是治疗胃腑有形实邪的。病人心下拘急烦闷痞硬，表明病位在胃口，而不是在胃中，是无形热邪聚结在里，不是有形实邪结聚在胃。由于病邪不属于有形之体，所以十余天后又能发生往来寒热。如果说是有形实邪结聚在胃，那就会出现蒸蒸发热，不再感觉到发冷。由于往来寒热，所以加倍用生姜，配合柴胡来解除表邪；结热在里，所以去掉人参、甘草，加上枳实、芍药来破除结热。条文中并不言及大便坚硬，而且有下利症状，仲景不用大黄的意图就很清楚了。后人因条文中有"下之"二字，就乱加大黄以至损伤胃气。这不是很严重的错误吗？乱写伤寒注书的人，总体上不清楚凭脉辨证再用药，只是将仲景方进行合并，并以此为得意。例如将甘草加在大承气汤中，就命名为三一承气汤，在承气汤中加柴胡、黄芩、芍药，就命名为六一顺气汤，并认为可以取代三承气汤、大柴胡汤、大陷胸汤等。竟然不审视仲景方有大小之分，用药也分表里，制定方剂，应当根据病人病机的变化及病情的轻重。这哪里是医圣仲景立方不精密呀，难道还需他们这些后人来更改吗？

大、小柴胡汤，都是表里双解的方剂。大柴胡汤主要用来降气，小柴胡汤主要用来调畅气机。调畅气机没有固定的方法，所以小柴胡汤中除了柴胡、甘草外，余药都可进行加减；降气的方法是固定的，所以大柴胡汤没有加减

---

① 六一顺气汤：出自明·陶华《伤寒六书》。由柴胡、黄芩、芍药、枳实、厚朴、大黄、芒硝、甘草组成，主治伤寒邪热内传，大便结实，口燥咽干，怕热谵语，揭衣狂妄，扬手掷足，斑黄阳厥，潮热自汗，胸腹满硬，绕脐疼痛者。

法。后人对于每个方子都有加减法，难道能算作真的清楚立方之法了吗！

【伤寒附翼】

柴胡桂枝干姜汤

柴胡 桂枝 干姜 黄芩 甘草 牡蛎 栝蒌根

伤寒五六日，发汗不解，尚在太阳界，反下之，胸胁满微结，是系在少阳矣。此微结与阳微结不同：阳微结对纯阴结言，是指结实在胃；此微结对大结胸言，是指胸胁痞硬。小便不利者，因下后下焦津液不足也。头为三阳之会，阳气不得降，故但头汗出；半表半里之寒邪未解，上下二焦之邪热已甚，故往来寒热心烦耳。此方全从柴胡加减。心烦不呕不渴，故去半夏之辛温，加栝蒌根以生津。胸胁满而微结，故减大枣之甘满，加牡蛎之咸以软之。小便不利而心下不悸，是无水可利，故不去黄芩，不加茯苓。虽渴而太阳之余邪不解，故不用参而加桂。生姜之辛，易干姜之温苦，所以散胸胁之满结也。初服烦即微者，黄芩、栝蒌之效；继服汗出周身，内外全愈者，姜桂之功。小柴胡加减之妙，若无定法，而实有定局矣。更其名曰柴胡桂枝干姜，以柴胡证具，而太阳之表犹未解，里已微结，须此桂枝解表，干姜解结，以佐柴胡之不及耳。

【白话解】柴胡桂枝干姜汤

柴胡 桂枝 干姜 黄芩 甘草 牡蛎 栝蒌根

外感病五六天，发汗后症状不缓解，表明病邪仍在太阳的范围内，反而用下法，出现胸胁满微结的症状，这表明邪气侵犯了少阳。本证的微结与阳微结的含义不同：阳微结是相对纯阴结而言，意为邪气结实在胃肠；本证的微结是相对大结胸证而言的，意为胸胁痞满坚硬。小便不利，是由于用下法后下焦津液不充足造成的。头部是三阳经交会的部位，阳气不能下降，所以只是头部汗出；侵入半表半里的寒邪没被解除，上下二焦的邪热已经很严重了，所以出现往来寒热、心烦。这个方子全部是在小柴胡汤基础上进行加减而成的。心烦、不呕、不渴，所以去掉辛温的半夏，加栝蒌根以滋生津液。胸胁满微结，所以去掉能助生满闷的甘味的大枣，加上咸味的牡蛎来软化痞硬。小便不利，但心下没有悸动感，表明没有水邪可以渗利，所以不去掉黄芩，也不加上茯苓。虽然出现口渴，但由于太阳余邪没解除，所以不加人参，只加桂枝。用温苦的干姜代替辛味的生姜，用于宣散胸胁的满闷结聚。初次服用本方心烦就减轻，这是黄芩、栝蒌根的功效；继续服用周身出汗，内外的症状都解除，这是干姜、桂枝的功效。小柴胡汤加减的精妙，在于似乎没有定法，但实际上是有一定规律的。更改了方剂的名字为柴胡桂枝干姜汤，因小柴胡汤证的适应证具备，且太阳表邪没有解除，里邪微结，必须用桂枝汤来解表，干姜散结，来弥补小柴胡汤功效不及的方面。

【伤寒附翼】

柴胡桂枝汤

柴胡 桂枝 人参 甘草 半夏 黄芩 芍药 大枣 生姜

柴胡二汤，皆调和表里之剂。桂枝汤重解表，而微兼清里；柴胡汤重和里，而微兼散表。此伤寒六七日，正寒热当退之时，尚见发热恶寒诸表症，更兼心下支结诸里症，表里不解，法当双解之。然恶寒微，则发热亦微可知；支节烦疼，则一身骨节不痛可知。微呕心下亦微结，故谓之支结。表症虽不去而已轻，里症虽已见而未甚，此太阳少阳并病之轻者。故取桂枝之半，以解太阳未尽之邪；取柴胡之半，以解少阳之微结。凡口不渴，身有微热者，当去人参。此以六七日来邪虽不解，而正气已虚，故用人参以和之也。外症虽在，而病机已见于里，故方以柴胡冠桂枝之前，为双解两阳之轻剂。

【白话解】柴胡桂枝汤

柴胡 桂枝 人参 甘草 半夏 黄芩 芍药 大枣 生姜

小柴胡汤与桂枝汤两方，都是调和表里的方剂。桂枝汤重在解除表邪，又有一定的清里作用；小柴胡汤重在和里，又有一定散除表邪的作用。本证是外感病已经六七天，正是恶寒和发热应当消退的时期，却仍然出现发热、恶寒等表证，还伴有心下支结等里证，表里证都未解除，按常法应当表里双解。因恶寒轻微，那么可以推测发热也轻微；四肢关节痛烦不安，则可推知全身的骨节不痛。呕吐轻微，心下也有微结感，所以称作支结。表证虽然没有解除，但症状已经减轻了，里证虽然出现但也不太重，所以说这是太阳少阳并病中的轻证。因而用桂枝汤一半的剂量，来解除太阳未尽的邪气；取小柴胡汤中一半的剂量，用以解除少阳微结。凡是口不渴，身有微热的，应当去掉人参。本证发病六七天后邪气虽未解除，但正气已经不足，所以用人参来补益正气。外证虽然还存在，里证的病机已显现，所以方名将柴胡放在桂枝的前面，这是一首双解太阳与少阳的轻剂。

【伤寒附翼】

柴胡加龙骨牡蛎汤

柴胡 人参 黄芩 半夏 生姜 龙骨 牡蛎 桂枝 铅丹 茯苓 大黄 大枣

　　伤寒八九日不解，阳盛阴虚，下之应不为过，而变症蜂起者，是未讲于调胃承气之法，而下之不得其术也。胸满而烦，小便不利，三阳皆有是症。而惊是木邪犯心，谵语是热邪入胃。一身尽重，是病在阳明而无气以动也；不可转侧，是关少阳而枢机不利也。此为少阳阳明并病。故取小柴胡之半，以转少阳之枢；辅大黄之勇，以开阳明之阖。满者忌甘，故去甘草；小便不利，故加茯苓。惊者须重以镇怯，铅禀于金之体，受癸水之气，能清上焦无形之烦满，中焦有形之热结，炼而成丹，不特入心而安神，且以入肝而滋血矣。龙骨重能镇惊而平木，蛎体坚不可破，其性守而不移，不特静可以镇惊，而寒可以除烦热。且咸能润下，佐茯苓以利水，又能软坚，佐大黄以清胃也。半夏引阳入阴，能治目不瞑，亦安神之品，故少用为佐。人参能通血脉，桂枝能行营气，一身尽重不可转侧者，在所必须，故虽胸满谵语而不去也。此于柴胡方加味而取龙蛎名之者，亦以血气之属，同类相求耳。

　　【白话解】柴胡加龙骨牡蛎汤

　　柴胡　人参　黄芩　半夏　生姜　龙骨　牡蛎　桂枝　铅丹　茯苓　大黄　大枣

　　外感病八九天不愈，阳热偏盛，阴液亏虚，使用下法应保证不能太过，如果变证迭起，这是没理解调胃承气汤的用法，使用下法没掌握好分寸。胸满而烦，小便不利，这是三阳经病变时都可以出现的症状。惊是由于肝木之邪影响心神，谵语是由于热邪入胃。全身沉重，这是病邪侵犯阳明，导致正气不足而活动乏力；不能转侧，是邪气影响少阳导致枢机不利。本证是少阳阳明并病。所以用小柴胡汤的一半，以调畅少阳之枢机；借助大黄的勇猛之性，开启阳明合于里的功能。患满闷症的人忌食甘味，所以去掉甘草；小便不利，所以加用茯苓。有惊恐的症状，必须用重坠之品以镇怯，铅禀受金之质地，接受了癸水之气的滋养，能清除上焦无形热邪所致的烦满，以及中焦形成的有形实热，铅炼成丹，不只是入心经安定心神，还可以入肝经滋养阴血。龙骨能够镇心惊平肝木，牡蛎质坚不易破碎，其性守不易转移，不只是性静可以镇惊，而且性寒能清除烦热。况且味咸能够润下，配合茯苓来利水，又能软化硬结，配合大黄能清胃火。半夏能够引阳气入阴经，故能治疗眼不闭的症状，也是一种安神的药物，所以少量使用作为佐药。人参能够温通血脉，桂枝能够温行营气，在出现感觉全身沉重不能转动的情形时，必须使用，所以说即使出现胸满谵语时也不能去掉。这个方子就是小柴胡汤加味而成，用龙骨、牡蛎命名方剂的原因在于，龙骨、牡蛎都属于血肉有情之品，取同类相求之义。

【伤寒附翼】

黄连汤

黄连 人参 甘草 桂枝 干姜 半夏 大枣

伤寒表不发热，而胸中有热，是其人未伤寒时素有蓄热也。热在胸中，必上形头面，故寒邪不得上干；上焦实，必中气虚，故寒邪得从胁而入胃。《内经》云：中于胁则入少阳，此类是已。凡邪在少阳，法当柴胡主治。此不往来寒热，病不在半表，则柴胡不中与之。胸中为君主之宫城，故用半夏泻心加减。胸中之热不得降，故炎上而欲呕；胃因邪气之不散，故腹中痛也。用黄连泻心胸之热，姜、桂祛胃中之寒，甘、枣缓腹中之痛，半夏除呕，人参补虚。虽无寒热往来于外，而有寒热相搏于中，所以寒热并用，攻补兼施，仍不离少阳和解之治法耳。此症在太阴、少阳之间，此方兼泻心、理中之剂。

【白话解】黄连汤

黄连 人参 甘草 桂枝 干姜 半夏 大枣

外感病肌表没有发热症状，但胸中有热，这是病人在未患外感病时平素就内有蓄热。热邪积聚胸中，必然会上至头面表现出相应的症状，所以寒邪就不能再侵犯头面了；上焦热邪充斥，必然导致中气亏虚，所以寒邪乘虚侵袭从胁部入胃。《灵枢·邪气脏腑病形》云："中于颊，则下少阳。其中于膺背两胁，亦中其经。"意即外邪中于两胁则入少阳，说的就是这类情况。凡邪气侵犯少阳，按法应当用柴胡为君药。本证没有往来寒热，表明病位不在半表，因此不能用柴胡。胸中是心君的宫城，所以用半夏泻心汤为基本方进行加减。胸中有热不能下降，所以热势上炎形成欲呕吐的症状；胃腑因邪气不散而气机壅滞，所以腹中疼痛。用黄连清泻心胸积热，干姜、桂枝祛除胃中寒邪，甘草、大枣缓解腹中疼痛，半夏降逆止呕，人参补益正气不足。虽然没有表现出往来寒热，但有寒热之邪搏结于内，所以寒热药物一同使用，攻补兼施，仍然没有脱离少阳和解之法的范围。本证病位在太阴、少阳之间，所以说本方是具有泻心汤、理中汤治法的方剂。

【伤寒附翼】

黄芩汤

黄芩 芍药 甘草 大枣

太阳阳明合病，是寒邪初入阳明之经，胃家未实，移寒于脾，故自下利，此阴盛阳虚，与葛根汤辛甘发散以维阳也。太阳少阳合病，是热邪陷入少阳之里，胆火肆逆，移热于脾，故自下利，此阳盛阴虚，与黄芩汤苦甘相淆以存阴也。凡太、少合病，邪在半表者，法当从柴胡桂枝加减。此则热淫于内，不须更顾表邪，故用黄芩以泄大肠之热，配芍药以补太阴之虚，用甘、枣以调中州之气。虽非胃实，亦非胃虚，故不必人参以补中也。若呕是上焦之邪未散，故仍加姜、夏。此柴胡桂枝汤去柴桂人参方也。凡两阳之表病，用两阳之表药；两阳之半表病，用两阳之半表药。此两阳之里病，用两阳之里药。逐条细审，若合符节。然凡正气稍虚，表虽在而预固其里，邪气正盛，虽下利而不须补中，此又当着眼处。《内经》热病论云：太阳主气，阳明主肉，少阳主胆。伤寒一日太阳，二日阳明，三日少阳。冬不藏精，则精不化气，故先气病，次及肉之病而及胆，仍自外之内。此病本虽因于内，而病因为伤于寒，故一病两名耳。胆汁最苦最寒，乃相火中之真味。火旺之水亏，胆汁上溢而口苦，故用芩、连之品以滋胆汁而清相火也。

【白话解】 黄芩汤

黄芩　芍药　甘草　大枣

太阳与阳明合病，是寒邪刚刚侵入阳明经，胃家实证尚未形成，寒邪影响及脾，所以出现下利，这是寒邪盛阳气不足，用葛根汤辛甘发散来维护阳气。太阳与少阳合病，是热邪侵入少阳，胆火肆虐，火热影响及脾，所以出现下利，这是热邪盛阴液不足，用黄芩汤苦甘相兼以保存阴液。凡是太阳、少阳合病，邪气在半表的，按法应当以柴胡桂枝汤为基础方进行加减治疗。本证是热邪肆虐于里，不能再兼顾表邪，所以用黄芩来清泄大肠之热，配伍芍药来补益太阴脾的不足，用甘草、大枣来调补脾胃之气。本证虽然不是胃家实证，但也不是胃家虚证，所以不再用人参来补益中气。出现呕吐是上焦邪气未散所致，故仍然加生姜、半夏。本方是柴胡桂枝汤去掉柴胡、桂枝、人参而成。凡是两阳表证，用两阳解表的药物；两阳半表证，用解除两阳半表的药物。本证是两阳里证，因此用解除两阳里证的药物。逐条详细审查，使之符合辨治规律。然而凡是正气轻度不足，即使表证存在也要预先固护正气，如果邪气正盛，即使下利也不须补益中气，这些情况又要根据具体的症状而定。《素问·热论》曰："巨阳者，诸阳之属也……故为诸阳主气也……伤寒一日，巨阳受之……二日阳明受之，阳明主肉……三日少阳受之，少阳主胆。"冬天不能封藏精气，那么精不能化生气，所以正气先病，然后累及肌肉，进而累及胆，仍然是从外向内的发展过程。本病发病的根本因素虽然在内，但发病原因在于外感寒邪，所以同一个病用两个名称。胆汁最为苦寒，是胆中的真味。胆火旺盛则阴液不足，胆汁上溢而致口苦，故而用黄芩、黄连这样的药物来滋生胆汁，从而清泄胆火。

★太阴方总论

【伤寒附翼】太阴主内，为阴中至阴，最畏虚寒，用温补以理中，此正法也。然太阴为开，故太阴亦能中风，则亦有可汗症。若见四肢烦疼之表，而脉浮者，始可与桂枝汤发汗。若表热里寒，下利清谷，是为中寒，当用四逆以急救其里，不可攻表，以汗出必胀满也。又恐妄汗而腹胀满，故更制厚朴生姜甘草半夏人参汤以解之。太阴本无下症，因太阳妄下而腹满时痛者，是阳邪内陷，故有桂枝加芍药汤之下法。若病不从太阳来，而腹满时痛，是太阴本病。倘妄下之，必胸下结硬而成寒实结胸，故更制三物白散以散之。此仲景为太阴误汗误下者立救逆法也。叔和不能分明六经之方治，而专以汗吐下之三法教人，重集诸可与、不可与等浮泛之辞，以混仲景切近的当之方法，是点金成铁矣。

【白话解】太阴主内，是阴中的至阴，最怕虚寒证，用温补法来调理中气，这是正确的治法。然而太阴在阴经的最外边，具有开的功能，所以太阴也能被风邪所伤，也可用汗法治疗。如果出现四肢疼痛不安的表证，且脉浮，就可以用桂枝汤来发汗解除表证。如果出现表有热里有寒证，下利清稀夹杂不消化的食物，这是中寒证，应当用四逆汤来尽快救治里证，不能再攻除表邪，因为汗出伤阳必定会使里更虚寒而出现胀满的症状。又担心乱用汗法导致腹胀满，所以制定了厚朴生姜甘草半夏人参汤来治疗。太阴病本来没有可以用下法的病证，因太阳病时乱用下法出现腹满时痛的，是外邪向内侵犯，所以有桂枝加芍药汤这种属于下法的方子。如病证不是从太阳病发展而来，那么腹满时痛，是太阴病的本证。倘若乱用下法，必然会导致胸下痞结胀硬从而形成寒实结胸证，所以又制定了三物白散来祛散寒结。这是仲景为太阴病误用汗法，误用下法制定的救治方法。王叔和不能分清六经病的治疗方剂和法则，只是用汗吐下三法来教导后人，重新集录了可与、不可与等浮泛的言辞，却混淆了仲景贴切精当的治病方法，实在是点金成石呀。

【伤寒附翼】

理中丸

人参 白术 干姜 甘草

太阴病，以吐利腹满痛为提纲，是遍及三焦矣。然吐虽属上，而由于腹满，利虽属下，而由于腹满，皆因中焦不治以致之也。其来由有三：有因表虚而风寒自外入者，有因下虚而寒湿自下上者，有因饮食生冷而寒邪由中发者。总不出于虚寒，法当温补以扶胃脘之阳，一理中而满痛吐利诸症悉平矣。故用白术培脾土之虚，人参益中宫之气，干姜散胃中之寒，甘草缓三焦之急也。且干姜得白术，能除满而止吐，人参得甘草，能疗痛而止利。或汤或丸，随机应变，此理中确为之主剂欤！夫理中者理中焦，此仲景之明训，且加减法中又详其吐多下多腹痛满等法。而叔和录之于大病差后治真吐一症，是坐井观天者乎！

按：太阴伤寒，手足自温者，非病由太阳，必病关阳明。此阴中有阳，必无吐利交作之患，或暴烦下利，或发黄便硬，则腹满腹痛，是脾家实，而非虚热，而非寒矣，又当于茵陈、调胃辈求之。

【白话解】理中丸

人参 白术 干姜 甘草

太阴病，以呕吐、下利、腹满、腹痛为提纲证，这些症状涉及上中下三焦。然而呕吐虽然属于上焦的病变，但却是由于腹满所致的，下利虽然属于下焦的病变，但也是由于腹满导致的，都是由于中焦脾胃功能不正常所致。疾病来源有三种，有的因为表虚导致风寒之邪从外侵入，有的是因为下元空虚导致寒湿之邪从下袭上，有的是因饮食生冷使寒邪从中而发。总之与虚寒证分不开，按法应以温补之法来扶助胃脘阳气，只要调理中焦，则腹满、腹痛、呕吐、下利诸症都治愈了。所以用白术培补脾土，人参补益脾胃之气，干姜温散胃中的寒气，甘草能缓解三焦症状的急迫。况且干姜配伍白术，能够除腹满止呕吐，人参配伍甘草，能够治疗腹痛止住泄利。或者做成汤剂，或者做丸剂，根据病情的不同而进行改变，理中汤这个方子确实为太阴病的基本方！《伤寒论·辨太阴病脉证并治》云："理中者，理中焦。"这是仲景的明训，况且其加减用法中详细论述了吐多、下多、腹痛、腹满等症的治法。可是王叔和却将此方录在大病愈后治疗呕吐一症中，实在是坐井观天一样的眼界狭小呀！

按：太阴伤寒证，手脚温暖，表明病不是从太阳发展而来的，病机一定与阳明有关。本证为阴中有阳，必然无吐利交相发作的症状出现，如果出现突然烦躁下利，或者发黄便硬，那么此时的腹满腹痛，是脾家实证，而非虚热证，也非中寒证，因此应当用茵陈蒿汤、调胃承气汤之类方子进行治疗。

【伤寒附翼】

四逆汤

干姜 附子 甘草

脉浮而迟，表热里寒二句，是立方之大旨。脉浮为在表，迟为在脏，浮中见迟，是浮为表虚，迟为脏寒矣。腹满吐利，四肢厥逆，为太阴症。姜、附、甘草，本太阴药，诸条不冠以太阴者，以此方为太阳并病立法也。按四逆诸条，皆是太阳坏病转属太阴之症。太阳之虚阳留于表而不罢，太阴之阴寒，与外来之寒邪相得而益深。故外症则恶寒发热，或大汗出，身体痛，四肢疼，手足冷，或脉浮而迟，或脉微欲绝；内症则腹满腹胀，下利清谷，小便自利，或吐利交作。此阴邪猖獗，真阳不归，故云逆也。本方是用四物以救逆之谓，非专治四肢厥冷而为名。盖仲景凡治虚症，以补中为主，观协热下利，脉微弱者用人参，汗后身疼，脉沉迟者加人参。此脉微欲绝，下利清谷，且不烦不咳，中气大虚，元气已虚，若但温不补，何以救逆乎？观茯苓四逆之治烦躁，且用人参，其冠以茯苓而不及参，则本方有参可知。夫人参通血脉者也，通脉四逆，岂得无参？是必因本方之脱落而仍之耳。薛新甫用三生饮，加人参两许，而驾驭其邪，则仲景用生附，安得不用人参以固其元气耶？叔和以太阴之吐利四逆，混入厥阴，不知厥阴之厥利，是木邪克土为实热，太阴之厥利，是脾土自病属虚寒，径庭自异。若以姜、附治相火，岂不逆哉？按：理中、四逆二方，在白术、附子之别。白术为中宫培土益气之品，附子为坎宫扶阳生气之剂。故理中只理中州脾胃之虚寒，四逆能佐理三焦阴阳之厥逆也。后人加附子于理中，名曰附子理中汤，不知理中不须附子，而附子之功不专在理中矣。盖脾为后天，肾为先天，少阴之火所以生太阴之土。脾为五脏之母，少阴更太阴之母，与四逆之为剂，重于理中也。不知其义者，谓生附配干姜，补中有发。附子得生姜而能发散，附子非干姜则不热，得甘草则性缓。是只知以药性上论寒热攻补，而不知于病机上分上下浅深也，所以不入仲景之门也哉！

【白话解】四逆汤

干姜 附子 甘草

《伤寒论·辨阳明病脉证并治法》云："脉浮而迟，表热里寒，下利清谷者，四逆汤主之。""脉浮而迟""表热里寒"二句原文，是制定此方的根本原则。脉浮为病位在表，迟为病位在脏，浮中有迟，表明浮为表虚，迟为脏寒。腹满呕吐下利，四肢逆冷，都是太阴病的症状。干姜、附子、甘草，本是治疗太阴病的药物，诸条都没有将太阴字样放在条文的最前面，因为本方是作为治太阳太阴并病而设立的方剂。按：涉及四逆汤的诸多条文，都是由太阳病变证发展而成的太阴病。风寒表邪留于太阳之表不解，太阴经的阴寒之气，与外感寒邪相应使机体受到的损伤更重。所以在外可见恶寒发热，或者大汗出，身体疼痛，四肢疼痛，手足冷，或脉浮迟，或脉微欲绝；在内则出现腹满腹胀，下利清谷，小便自利，或呕吐和下利交替发作的症状。这些都说明阴寒之邪猖獗，真阳不能回归本位，所以称为逆。本方意为用四种药物来救治逆证，并非因为只是用于治疗四肢逆冷才得名的。仲景凡是治疗虚证，都是以补益中气为主，分析协热下利证，脉微弱时用人参，汗后身体疼痛，见脉沉迟的加人参。本证见脉微欲绝，下利清谷，且不烦躁、不咳嗽，表明中气严重不足，元气已经虚损，如果只是用温法而不用补法，那怎么能救治逆证呢？分析茯苓四逆汤治疗烦躁，尚且用人参，方子以茯苓为名，并未提及人参，因此可以明确本方是应有人参的。人参能通行血脉，通利脉道而治疗四肢逆冷，怎么能没有人参呢？这一定是由于本方中有脱落的内容才如此。薛新甫用三生饮时，加一两多的人参，用其抗邪于外，那么仲景用生附子，怎么能不用人参来固护元气呢？王叔和将太阴病的吐、利、四逆诸证，混杂在厥阴病中，因其不清楚厥阴病的厥、利证，是木邪克制脾土的实热证，而太阴病的厥、利证，是脾土本身的病变属于虚寒证，两者大相径庭。如果用干姜、附子来治疗肝火横逆证，难道不是严重的错误吗？按：理中汤、四逆汤两方，只是在于用白术和附子的差别。白术是入脾经的培土益气的药物，附子是入肾经扶阳生气的药物。所以理中汤只是调理中焦脾胃虚寒证的，而四逆汤能够处理三焦阴阳失调的厥逆证。后人在理中汤中加附子，命名为附子理中汤，这是不了解理中汤不必加附子，而附子的功效不专在调理中焦虚寒所致。脾为后天之本，肾为先天之本，少阴真火能够滋生太阴脾土。脾能够濡养五脏，因此为五脏之母，少阴又为太阴之母，所以四逆汤的功效重于理中汤。不清楚其中深义的人，认为生附子配干姜，是补药中有发散之品。附子配伍生姜则能够发挥发散的作用，附子如果不配伍干姜则辛热的作用发挥不好，配伍甘草则药性缓和。这是只明白药性理论方面的寒热攻补，却不了解病机方面的上下浅深，所以这是没有入仲景学说之门的表现。

【伤寒附翼】

厚朴生姜半夏甘草人参汤

此太阴调胃承气之方也。凡治病必分表里，而表里偏有互呈之证，如麻黄之喘，桂枝之自汗，大青龙之烦躁，小青龙之咳，皆病在表而夹里症也。用杏仁以治喘，芍药以止汗，石膏以治烦躁，五味、干姜以治咳，是于表剂中兼治里也。若下利腹胀满者，太阴里症而兼身体疼痛之表症，又有先温其里，后解其表之法。若下利清谷，而兼脉浮表实者，又有只宜治里，不可攻表之禁。是知仲景重内轻外之中，更有浅深之别也。夫汗为阳气，而腰以上为阳，发汗只可散上焦营卫之寒，不能治下焦脏腑之湿。若病在太阴，寒湿在肠胃而不在营卫，故阴不得有汗，妄发其汗，则胃脘之微阳随而达于表，肠胃之寒湿入经络，而留于腹中，下利或止，而清谷不消，所以汗出必胀满也。凡太阳汗后胀满，是阳实于里，将转属阳明；太阴汗后而腹满，是寒实于里，而阳虚于内也。邪气盛则实，故用厚朴、姜、夏，散邪而除胀满；正气夺则虚，故用人参、甘草，补中而益元气。此亦理中之剂软！若用之于太阳汗后，是抱薪救火，如此症而妄作太阳治之，如水益深矣。

【白话解】厚朴生姜半夏甘草人参汤

本方是太阴病中的调胃承气汤。凡是治病一定要分清表里，而表里证中常有相互兼有的情况，例如麻黄汤证中的喘，桂枝汤证中的自汗，大青龙汤证中的烦躁，小青龙汤证中的咳，都是病位在表又兼夹里证。用杏仁来治疗气喘，用芍药来止汗，用石膏来治疗烦躁，用五味子、干姜来治疗咳嗽，这些都是在解表剂中兼以治里的情况。如果太阴里证下利腹胀满兼有身体疼痛的表证，则有先温中后解表的治法。如出现下利清谷，又兼有脉浮等表实证的，则有只适宜治疗里证，不能攻表的禁忌。由此可知仲景在表里同病中重视里证的同时，还有对病位浅深差别的重视。汗液依靠阳气推动而出，腰以上属于阳位，发汗只能宣散上焦营卫中的寒邪，不能祛除下焦脏腑中的湿邪。如病在太阴，寒湿壅聚在肠胃而不在营卫，所以说病在太阴不能用汗法，若乱用汗法，那么胃脘中原本不足的阳气随汗而至体表，导致肠胃中的寒湿侵入经络，停留在腹中，下利或许能缓解，但便中会有不消化的食物，所以汗出后必然出现腹胀满。凡是太阳病汗后腹胀满的，这是阳邪充盛于里，将要向阳明病发展；太阴病汗后出现的腹满，是寒湿壅滞于里，而阳气虚损于内。"邪气盛则实"，所以用厚朴、生姜、半夏散寒湿之邪祛除胀满；"精气夺则虚"，所以用人参、甘草补益中焦培补元气。这也是一首调理中焦的方子呀！如果将它用在太阳病发汗后，就像是抱柴去救火，若将本证轻易诊为太阳病而治疗，那么将像是处在更深的水中一般，加重病情。

【伤寒附翼】

三物白散

桔梗 贝母 巴豆

太阳表热未除，而反下之，热邪与水气相结，成实热结胸；太阴腹满时痛，而反下之，寒热相结，成寒实结胸。夫大小陷胸用苦寒之品者，为有热也。此无热症者，则不得概以阳症之法治之矣。三物小陷胸汤者，即白散也。以其结硬而不甚痛，故亦以小名之；以三物皆白，欲以别于小陷胸之黄连，故以白名之。在太阳则或汤或丸，在太阴则或汤或散，随病机之宜也。贝母善开心胸郁结之气，桔梗能提胸中陷下之气。然微寒之品，不足以胜结硬之阴邪，非巴豆之辛热斩关而入，何以使胸中之阴气流行也？故用二分之贝、桔，必得一分之巴豆以佐之，则清阳升而浊阴降，结硬斯可得而除矣。和以白饮之甘，取其留恋于胃，不使速下，散以散之，比汤以荡之者，尤为的当也。服之而病在膈上必吐，在膈下者必利，以本症原自吐利，因胸下结硬而暂止耳。今因其势而利导之，使还其出路，则结硬自散也。然此剂非欲其吐，本欲其利，亦不欲其过利。故不利进热粥一杯，利过不止进冷粥一杯，此又复方之妙理欤！仲景每用粥为反佐者，以草木之性各有偏长，惟稼穑作甘为中和之味，人之精神血气，皆赖之以生。故桂枝汤以热粥发汗，理中汤以热粥温中，此以热粥导利，复以冷粥止利，神哉！东垣云，淡粥为阴中之阳，所以利小便。则利水之剂，未始不可用也。今人服大黄后用冷粥止利，尚是仲景遗意乎？此证叔和编在太阳篇中水渍病后，云寒实结胸无热症者，与三物小陷胸汤，白散亦可服。按本论小陷胸汤是黄连、栝蒌、半夏三物，而贝母、桔梗、巴豆亦是三物。夫黄连、巴豆，寒热天渊，岂有可服黄连之症，亦可服巴豆之理？且此外更无别方，则当云三物小陷胸汤为散亦可服。如云白散亦可服，是二方矣。而方后又以身热皮粟一段杂之，使人昏昏不辨。今移之太阴胸下结硬之后，其症其方，若合符然。

【白话解】三物白散

桔梗 贝母 巴豆

太阳病发热的症状尚未解除，反而用下法治疗，导致热邪与水气相互搏结，形成实热结胸证；太阴病见腹部胀满，时时疼痛的症状，反而用下法治疗，导致寒热相互结聚，形成寒实结胸证。大、小陷胸汤中都用苦寒的药物，是针对热证的。本证没有热证，就不能全以治阳热证的方法进行治疗。三物小陷胸汤，就是白散。由于其症状有结聚坚硬但没有严重疼痛，所以也用"小"来称呼；由于三种药物都是白色的，为与小陷胸汤中的黄连相区别，所以用"白"来命名方剂。病在太阳时用汤剂或丸剂，病在太阴时，用汤剂或散剂，都是根据病机进行变化的。贝母善于开散心胸气机郁结，桔梗能够升提胸中下陷之气。然而微寒的药物，难以战胜结聚坚硬的寒邪，不用能够直入结硬之所、有斩关之势的辛热的巴豆，怎么能使胸中结聚的阴寒之邪开散呢？所以用两份的贝母、桔梗，就必须用一份的巴豆与之相配，只有这样才能使清阳上升浊阴下降，结硬才能得以清除。用甘味的米汤调服，意在米汤能够停留在脾胃，不使三物迅速入下焦，散剂的特点在于散邪气，与具有荡涤之性的汤剂相比，更加适合此证。服用此方后，病邪在膈上的必然会发生呕吐，病邪在膈下的必然会出现下利，这是由于本证刚开始时就应该存在呕吐和下利的症状，因为胸下结硬而暂时没有出现。现在因势利导，使邪气回到原来的出路，那么结硬自然就消散了。然而这个方子不是为了使病人呕吐，原本是为了使病人下利，但也不希望病人下利太过。所以出现不下利时服用一杯热粥，下利太过甚至不能歇止时就服一杯冷粥，这又是复方的妙处呀！仲景常常用粥作为反佐药，是因为草木药性各有偏重，只有庄稼味甘而为药性中和之品，人身的精神血气，全依赖它才得以生长。所以桂枝汤借用热粥来发汗，理中汤借用热粥来温补中气，本证借用热粥来通导下利，再借用冷粥来止下利，真是神妙呀！李东垣云，淡粥是阴性之品中属阳的，能够通利小便。那么利水的方剂，就未尝不可以用。现在的人在服用大黄后用喝冷粥的方法止住下利，仍是仲景的遗意吧？本证王叔和将其编录在太阳病篇中的水潠病后，云："寒实结胸无热证者，与三物小陷胸汤，白散亦可服。"根据《伤寒论》中的小陷胸汤是黄连、栝蒌、半夏三味药物，而贝母、桔梗、巴豆也是三味药物。黄连、巴豆在药性上寒热差别极大，哪有既可以用黄连，也可以用巴豆的道理？况且在此之外再没有别的方剂，因此应当说三物小陷胸汤做成散剂也可服用。如果说白散也可服用，这表明是两个方剂了。而方后由于又有身热皮如粟状一段掺杂进正文，使人迷惑不能辨别。现在将此证移在太阴胸下结硬证后，症状和方剂，还是非常相符的。

【伤寒附翼】

麻仁丸

杏仁 芍药 枳壳 厚朴 大黄 麻仁

土为万物之母者，以其得和平之气也。湿土不能生草木，然稻、藕、菱、芡等物，亦有宜于水者。若燥土坚硬无水以和之，即不毛之地矣。凡胃家之实，多因于阳明之热结，而亦有因太阴之不开者，是脾不能为胃行其津液，故名为脾约也。承气诸剂，只能清胃，不能扶脾。如病在仓卒，胃阳实而脾阴不虚，用之则胃气通而大便之开阖如故。若无恶热、自汗、烦躁、胀满、谵语、潮热等症，饮食小便如常，而大便常自坚硬，或数日不行，或出之不利，是谓之孤阳独行。此太阴之病不开，而秽污之不去，乃平素之蓄积使然也。慢而不治，则饮食不能为肌肉，必至消瘦而死。然腑病为客，脏病为主，治客须急，治主须缓。病在太阴，不可荡涤以取效，必久服而始和。盖阴无骤补之法，亦无骤攻之法。故取麻仁之甘平入脾，润而多脂者为君，杏仁之降气利窍，大黄之走而不守者为臣，芍药之滋阴敛液，与枳、朴之消导除积者为佐，炼蜜为丸，少服而渐加焉，以和为度。此调脾承气，推陈致新之和剂也。使脾胃更虚更实，而受盛传道之官，各得其职，津液相成，精血相生，神气以清，内外安和，形体不敝矣。

上太阴五方。按诸经皆有温散温补法，惟少阳不用温；诸经皆有益阴清火法，惟太阴忌寒凉。若热病传经有嗌干等症，仍当清火；素有脾约大便不顺，亦当滋阴。要知制方，全在活法，不可执也。

【白话解】麻仁丸

杏仁 芍药 枳壳 厚朴 大黄 麻仁

土是孕育万物的母体，因为它有和平之气。湿气重的土壤虽然不适合生长草木，但也有适宜生长在水中的作物，例如稻、藕、菱、芡等。如果干燥的土地坚硬没有水来调和，即为不毛之地。胃家实，大多由于阳明热邪结聚，但也有因为太阴不开的情况，即脾不能为胃行其津液，所以命名为"脾约"。各承气汤，只能清胃，不能扶脾。如果发病较急，胃有实热而脾阴不虚，用承气汤则胃气通畅而大便正常。如果没有恶热、自汗、烦躁、腹胀满、谵语、潮热等症状，饮食与小便都正常，而大便经常坚硬，或数日不行，或大便不通畅，这种情况称之为"孤阳独行"。这种太阴受病导致太阴不开，无法将秽污排出去，是长期积累形成的结果。任其逐渐发展，则饮食不能化生精微生长肌肉，必然导致消瘦甚至死亡。然而腑病为客，脏病为主，治腑病须急，治脏病须缓。病在太阴，不可用荡涤的方式取得速效，一定要通过长期服用药物才可达到调和脾胃的效果。一般来讲，脏病无骤补之法，也没有骤攻之法。所以用麻子仁之甘平入脾，其质润而多脂为君药，杏仁降气利窍，大黄走而不守为臣，芍药滋阴敛液，与消导除积的枳壳、厚朴一同为佐，炼蜜为丸，先小剂量服用，逐渐加量，以脾胃功能调和为最终目标。这是调理脾气、承顺胃气、推陈致新的调和之剂。使脾虚胃实的状态得到改善，脾胃各司其职，津液相成，精血相生，神气以清，内外安和，形体不衰。

上述是治疗太阴病的五个方子。按：各经病都有使用温散温补的治法，而唯独少阳病不用温散温补的方法；各经病都有用益阴清火的方法，唯有太阴病忌寒凉之品。但如果热病传至太阴出现咽干的症状，仍当用清火的方法治疗；平常有脾约大便不顺畅，也应当采用滋阴的方法。重要的是开方治病，要灵活变通，不可以拘泥不变。

★少阴方总论

【伤寒附翼】仲景以病分六经，而制方分表里寒热虚实之六法。六经中各具六法，而有偏重焉。太阳偏于表寒，阳明偏于里热，太阴偏于虚寒，厥阴偏于实热，惟少阳与少阴司枢机之职，故无偏重。而少阳偏于阳，少阴偏于阴，制方亦因之而偏重矣。然少阴之阴中有阳，故其表症根于里，热证因于寒。治表症先顾其里，热症多从寒治者，盖阴以阳为主，固肾中之元阳，正以存少阴之真阴也。其或阳盛阴虚，心烦不得卧，见于二三日中，可用芩、连者，无几耳。肾本无实，实症必转属阳明，亦由少阴之虚。知其虚，得其机矣。

【白话解】仲景根据外感病的不同表现将其分为六经病，而制方大法分为表里寒热虚实六种。六经病的治疗中各自均有此六法，只是各有偏重。太阳病偏于表寒，阳明病偏于里热，太阴病偏于虚寒，厥阴病偏于实热，只有少阳与少阴两经司枢机之职，故而在此两经病无所偏重。而少阳经偏于阳，少阴经偏于阴，方剂的制定也应根据此而有所偏重。然而少阴是阴中有阳，所以其在表的症状源于里证，热证因于内寒。治在表的症状要先从内治，治热证多从内寒入手的原因是，阳气对阴津起固护作用，固护肾中元阳正可以保存少阴肾之真阴。病人或许有阳盛阴虚的表现，二三日出现心烦不得卧，可用黄芩、黄连治疗，这样的情况确实很少见。肾病无实证，出现实证一定会转属阳明，也可由于少阴之虚而致实。了解少阴虚弱的程度，就可抓住治病的关键。

【伤寒附翼】

麻黄附子细辛汤
麻黄附子甘草汤

少阴主里，应无表症；病发于阴，应无发热，今始受风寒即便发热，似乎太阳而属之少阴者，以头不痛而但欲寐也。《内经》曰：逆冬气而少阴不藏，肾气独沉。故少阴之发热而脉沉者，必于表剂中加附子，以预固其里。盖肾为坎象，二阴不藏，则一阳无蔽，阴邪因得以内侵，孤阳无附而外散耳。夫太阳为少阴之表，发热无汗，太阳之表不得不开，沉为在里，少阴之本不得不固。设用麻黄开腠理，细辛散浮热，而无附子以固元气，则少阴之津液越出，太阳之微阳外亡，去生远矣。惟附子与麻黄并用，内外咸调，则风寒散而阳自归，精得藏而阴不扰。此里病及表，脉沉而当发汗者，与表病及里脉浮而可发汗者径庭矣。若得之二三日，表热尚未去，里症亦未见，麻黄未可去，当以甘草之和中，易细辛之辛散。佐使之任不同，则麻黄之势亦减，取微汗而痊，是又少阴发表之轻剂矣。二方皆少阴中风托里解外法。

风本阳邪，虽在少阴中而即发，不拘于五六日之期。用细辛、麻黄者，所以治风，非以治寒也；用附子者，所以固本，非热因热用也。寒本阴邪，即在太阳，热不遽发，故有或未发之辞。麻黄、桂枝，长于治风，而非治寒之主剂，故主治在发热恶寒。若无热恶寒者，虽有头项强痛之表急，当以四逆、真武辈救其里矣。盖病发于阴，便已亡阳，不得以汗多亡阳一语为谈柄也。少阴制麻附细辛方，犹太阳之麻黄汤，是急汗之峻剂；制麻附甘草汤，犹太阳之桂枝汤，是缓汗之和剂。盖太阳为阳中之阳而主表，其汗易发，其邪易散，故初用麻黄、甘草而助以桂枝，次用桂枝、生姜而反佐以芍药。少阴为阴中之阴而主里，其汗最不易发，其邪最不易散，故用麻黄、附子而助以细辛，其次亦用麻黄、附子而缓以甘草。则少阴中风，脉阳微阴浮者，为欲愈，非必须阴出之阳而解耶。然必细审其脉沉而无里症者，可发汗，即知脉沉而症为在里者，不可发汗矣。此等机关，必须看破。人皆谓麻黄治太阳之伤寒，而不知仲景用以治少阴之中风。且麻黄在太阳，只服八合，不必尽剂，妙在更发汗，则改用桂枝。在少阴始得之与二三日，皆可温服一升，日三服。则汤液本草分麻黄为太阳经药，犹掘井得泉，而曰水专在是矣。

【白话解】麻黄细辛附子汤

麻黄附子甘草汤

少阴主里，应该没有表证；疾病发生于阴经，应无发热，本证刚刚感受风寒之邪便出现发热，似乎是太阳病却被诊断为少阴病，是根据头不痛却有只想睡觉的症状确定的。《素问·四气调神大论》曰："逆冬气，则少阴不藏，肾气独沉。"所以少阴病出现发热而脉沉，一定要在解表剂中加附子，用来预先固护在里之阳。肾为坎象，少阴不藏，则肾中之一阳无所庇护，阴邪因而可以内侵，孤阳无所依附而向外散越。太阳为少阴之表，出现发热无汗的症状，必须要疏散太阳之表，沉为在里，必须要固护少阴之本。假如用麻黄开腠理，细辛散浮热，而没有用附子固护元气，那么少阴之津液外越，太阳之虚阳外亡，就会导致病情更加危重了。只有附子与麻黄并用，内外同调，则在驱散风寒的同时，虚阳自然还纳于肾，精气被收藏而阴液不受扰动。这是里病感受表邪，脉沉而应当使用发汗的方法治疗，与表病传里脉浮而可发汗的情况不同。如果少阴病得病二三日，表热仍未解除，里证也未出现，治疗上不可去麻黄，应当用甘草和中，替换细辛的辛散作用。佐药与使药的作用不同，所以麻黄的效力也因此而减弱，达到微汗的效果就可痊愈，此属少阴病发表之轻剂。这两个方子都采用了少阴中风托里解外的方法。

风邪本是阳邪，虽然病人是少阴病，但是感受风邪后便会立即发病，没有拘于五六日发病的期限。用细辛、麻黄的目的，是用来治疗风邪，而不是用来治疗寒邪的；用附子的目的，是用来固护肾阳根本的，不是热因热用。寒邪是阴邪，即使侵及太阳，也不会立即出现发热的表现，所以有"或未发"之辞。麻黄汤、桂枝汤善于治风，而不是治疗寒邪的主要方剂，所以治疗的重点在发热恶寒。如果病人出现无热恶寒，虽然有头项强痛这样的在表的急症，也应当用四逆汤、真武汤这样的方剂来挽救在内之虚阳。病发于阴经，就证明已经出现了亡阳，不能再只将汗多亡阳这句话挂在嘴上。张仲景治疗少阴病使用麻黄细辛附子汤，犹如太阳病用麻黄汤，都是急汗之峻剂；选用麻黄附子甘草汤，犹如太阳病用桂枝汤，是缓汗之和剂。太阳为阳中之阳而主表，容易发汗，邪气也易于驱散，所以刚受病时选用麻黄、甘草而用桂枝为帮助，其次选用桂枝、生姜而反用芍药为佐药。少阴为阴中之阴而主里，难于发汗，邪气也最难于驱散，所以用麻黄、附子而用细辛作为辅助，其次用麻黄、附子而用甘草来缓和药力。就像《伤寒论·辨少阴病脉证并治》所载:"少阴中风,脉阳微阴浮者,为欲愈。"不一定脉象为寸浮尺弱才表明是病愈。必须仔细审查,脉沉而没有里证的病人,才可以发汗,由此可知脉沉而有里证的病人,不可以发汗。必须掌握这个要点。许多人只了解麻黄是治疗太阳伤寒的药,而不了解张仲景用麻黄治疗少阴中风证。而且麻黄汤在治疗太阳病时,只服八合,不必尽剂,妙在再次发汗时,改用桂枝汤。在治疗少阴病初得以及患病二三日的病人时,都可以温服一升,一日服三次。《汤液本草》将麻黄列为治疗太阳经的药,犹如掘井得水,便认为水只在此处而它处无水一般,认识过于狭窄。

【伤寒附翼】

附子汤

人参 白术 附子 茯苓 芍药

此大温大补之方,乃正治伤寒之药,为少阴固本御邪之剂也。夫伤则宜补,寒则宜温,而近世治伤寒者,皆以寒凉克伐相为授受,其不讲于伤寒二字之名实久矣。少阴为阴中之阴,又为阴水之脏,故伤寒之重者,多入少阴,所以少阴一经,最多死症。如少阴病,身体痛,手足寒,骨节痛,口中和,恶寒脉沉者,是纯阴无阳之症,方中用生附二枚,取其力之锐,且以重其任也。盖少火之阳,鼓肾间动气以御外侵之阴翳,则守邪之神有权,而呼吸之门有锁钥,身体骨节之痛自除,手足自温,恶寒自罢矣。以人参固生气之原,令五脏六腑之有本,十二经脉之有根,肾脉不独沉矣。三阴以少阴为枢,设使扶阳而不益阴,阴虚而阳无所附,非治法之善也。故用白术以培太阴之土,芍药以滋厥阴之木,茯苓以利少阴之水。水利则精自藏,土安则水有所制,木润则火有所生矣。扶阳以救寒,益阴以固本,此万全之术。其畏而不敢用,束手待毙者,曷可胜计耶?此与麻黄附子汤,皆治少阴表症而大不同。彼因病从外来,表有热而里无热,故当温而兼散。此因病自内出,表里俱寒而上虚,故大温大补。然彼发热而用附子,此不热而用芍药,是又阴阳互根之理钦!此与真武汤似同而实异。此倍术、附去姜而用参,全是温补以壮元阳。彼用姜而不用参,尚是温散以逐水气。补散之分歧,只在一味之旋转钦!

【白话解】附子汤

人参 白术 附子 茯苓 芍药

此为大温大补的方剂,是治疗外感病的正治之法,为少阴病固本御邪的方剂。正气受损宜用补法,寒邪在里宜用温法,而现在的医生研究治疗外感病，多以寒凉克伐之法相互传授，很长时间都不研究伤寒二字的本意了。少阴为阴中之阴，又为阴水之脏，因此感受寒邪较重者，多入于少阴，所以少阴经受病，病情最为危重。如果患少阴病，表现为身体痛，手足寒，骨节痛，口中感觉正常，恶寒脉沉的症状，是阳虚寒盛之证，方中用生附子二枚，选用生品取其力之锐，用二枚的剂量来加强效力。肾中少火之阳，鼓动肾间元气来抵御外侵之寒邪，真阳充实，则呼吸调畅自如，身体骨节之痛自然消除，手足自温，恶寒的症状自然停止。用人参固护气血生化之源，使五脏六腑有本，十二经脉有根，则肾脉不沉。三阴以少阴为枢，假如扶阳而不滋阴，则阴虚而阳无所依附，这不是治法中的最佳选择。所以用白术培补太阴之土，芍药滋养厥阴之木，茯苓通利少阴之水。水饮通利则肾精自藏，脾土健运则水有所制，肝木滋润则火有所生。用扶阳的方法来祛除寒邪，滋阴的方法固护根本，这是一种周全的治法。那些畏而不敢用，束手待毙的庸医怎么可能治好这样的疾病呢？这个方子与麻黄细辛附子汤，都是治疗少阴表证的，但却有很大差别。麻黄细辛附子汤是因为病邪从外侵袭，表有热而里无热，所以应当在温里的同时发散表邪。本方所治之病是邪自内生，表里俱寒而上虚，所以用大温大补的方法治疗。然而麻黄细辛附子汤发热用附子，本方不发热用芍药，又是阴阳互根的道理。这与真武汤好像一致，但在本质上是不同的。本方加大白术与附子的用量，去生姜而用人参，所用全是温补之药以达到强壮元阳的作用。真武汤用生姜而不用人参，是用生姜温散之力来驱逐水气。温补与温散的差别，只在一味药的选用上啊！

【伤寒附翼】

真武汤

附子 生姜 白术 茯苓 芍药

真武，主北方水也。坎为水，而一阳居其中，柔中之刚，故名真武。取此名方者，所以治少阴水气为患也。盖水体本静，其动而不息者，火之用耳。若坎宫之火用不宣，则肾家之水体失职，不润下而逆行，故中宫四肢俱病。此腹痛下利，四肢沉重疼痛，小便不利者，由坎中阳虚，下焦有寒不能制水故也。法当壮元阳以消阴翳，培土泄水，以消留垢。故君大热之附子，以奠阴中之阳；佐芍药之酸苦，以收炎上之气；茯苓淡渗，止润下之体；白术甘温，制水邪之溢；生姜辛温，散四肢之水。使少阴之枢机有主，则开阖得宜，小便得利，下利自止，腹中四肢之邪解矣。若兼咳者，是水气射肺所致，加五味之酸温，佐芍药以收肾中水气，细辛之辛温，佐生姜以散肺中水气，而咳自除。若兼呕者，是水气在胃，因中焦不和，四肢亦不治，此病不涉少阴，由于太阴湿化不宣也。与治肾水射肺者不同法，不须附子以温肾水，倍加生姜以散脾湿，此为和中之剂，而非治肾之剂矣。若大便自利而下利者，是胃中无物，此腹痛因于胃寒，四肢因于脾湿。故去芍药之阴寒，加干姜以佐附子之辛热，即茯苓之甘平者亦去之，此为温中之剂，而非利水之剂矣。要知真武加减，与小柴胡不同。小柴胡为少阳半表之剂，只不去柴胡一味，便可名柴胡汤。真武以五物成方，为少阴治本之剂，去一味便不成真武。故去姜加参，即名附子汤，于此见制方有阴阳动静之别也。

【白话解】真武汤

附子 生姜 白术 茯苓 芍药

真武，主北方之水。坎卦为水，而一阳居其中，柔中之刚，所以命名真武。本方取这个名字，是因此方治少阴水气为患。水体本静，而运动不息的原因是有火的推动。如果坎宫肾之火的作用失常，则肾主水的功能便会失职，水液不向下输布而逆行，所以中焦与四肢俱病。真武汤证中腹痛下利，四肢沉重疼痛，小便不利的症状，都是由于肾中阳虚，下焦有寒不能制水的原因。治疗应当壮元阳以消阴寒，培土泄水，以达到彻底清除病邪的目的。所以用药上以大热的附子为君，以固阴中之阳；以酸苦的芍药为佐，以收上炎之火气；茯苓淡渗，祛除水湿；白术甘温，制水湿之泛溢；生姜辛温，散四肢之水。使少阴枢机运行正常，那么开阖得宜，小便通利，下利自止，腹中与四肢之邪解除。如果兼见咳嗽的症状，则是水气射肺所致，加用味酸性温的五味子，佐以芍药以收敛肾中水气，用味辛性温的细辛，佐生姜以散肺中水气，可使咳嗽自除。如果兼有呕吐的症状，则是水气在胃的表现，因为中焦不和，则四肢沉重，此时病情不涉及少阴，是由于太阴湿邪不得运化所致。与治疗肾水射肺的方法不同，不须使用附子温肾水，只须加大生姜用量宣散脾湿即可，这是和中健脾的方剂，而非治肾之方。如果大便自利且有下利的症状，表明胃肠中无物，这种腹痛是胃寒所致，四肢的症状脾湿所致。所以去阴寒的芍药，加干姜佐助辛热的附子以祛脾湿，当然甘平的茯苓也可祛除脾湿，这种配伍是温中之剂，而非利水之剂。要知道真武汤加减与小柴胡汤不同，小柴胡汤为少阳半表之剂，只要不去除柴胡这味药，便可称为柴胡汤。真武汤由五味药组成，为少阴病治本之方，去掉一味药便不成真武汤。去掉生姜加入人参，就称为附子汤，从此可以看到方剂的配伍有阴阳动静之别。

【伤寒附翼】

白通汤

葱白 干姜 附子

白通加猪胆汁汤

前方加猪胆汁

白通者，通下焦之阴气，以达于上焦也。少阴病，自利而渴，小便色白者，是下焦之阳虚。而阴不生少火，不能蒸动其水气而上输于肺，故渴；不能生土，故自利耳。法当用姜、附以振元阳，而不得升腾之品，则利止而渴不能止，故佐葱白以通之。葱白禀西方之色味入通于肺，则水出高源而渴自止矣。凡阴虚则小便难，下利而渴者，小便必不利，或出涩而难，是厥阴火旺，宜猪苓白头翁辈。此小便色白，属少阴火虚，故曰下焦虚。又曰虚，故引水自救。自救者，自病人之意，非医家之正法也。若厥阴病欲饮水者，少少与之矣。

【白话解】白通汤

葱白 干姜 附子

白通加猪胆汁汤

前方加猪胆汁

白通是指疏通下焦之阴气，使阳气达到上焦之意。少阴病出现自利而渴，小便色白的症状，是下焦阳虚的表现。因肾阴不能滋生肾阳，肾阳不能蒸动阴液上输于肺，故有口渴的症状；肾火不能生土，故见自利。治当用干姜、附子振奋元阳，而不用具有升腾作用的药物，会使利止而渴不能止，所以佐葱白以通之。葱白禀受西方的白色而味辛，入通于肺，则水上承于肺而渴自止。阴虚之证都会出现小便难的症状，有下利而渴表现的病人，小便一定不通利，或者小便涩滞而难，这是厥阴火旺的表现，宜用猪苓汤、白头翁汤之类方剂治疗。本方所治的小便色白，属于少阴阳虚，所以说"下焦虚"。又说"虚故引水自救"，自救，是病人自己的意图，不是医生应当采取的方法。如果厥阴病人者欲饮水的，宜少少与之。

【伤寒附翼】

通脉四逆汤

甘草 干姜 附子 葱

下利清谷，里寒外热，手足厥逆，脉微欲绝，此太阴坏症，转属少阴之症，四逆汤所主也。而但欲寐，是系在少阴。若反不恶寒，或咽痛干呕，是为亡阳，其人面赤色，是为戴阳。此下焦虚极矣，恐四逆之剂，不足以起下焦之元阳，而续欲绝之脉。故倍加其味，作为大剂，更加葱以通之。葱禀东方之色，能行少阳生发之机；体空味辛，能入肺以行营卫之气。姜、附、参、甘，得此以奏捷于经络之间，而脉自通矣。脉通则虚阳得归其部，外热自除，而里寒自解，诸症无虞矣。按：本方以阴症似阳而设。症之异于四逆者，在不恶寒而面色赤；方之异于四逆者，若无葱，当与桂枝加桂加芍同矣。何更加以通脉之名？夫人参所以通血脉，安有脉欲绝而不用者？旧本乃于方后云：面赤色者加葱，利止脉不出者加参。岂非抄录者之疏失于本方，而蛇足于加法乎？且减法所云去者，去本方之所有也。而此云去葱、芍、桂者，是后人之加减可知矣。

【白话解】通脉四逆汤

甘草 干姜 附子 葱

下利清谷，里寒外热，手足厥逆，脉微欲绝，这是太阴病误治之后发生变证，转属少阴病的表现，用四逆汤治疗。而但欲寐一症，是病在少阴的表现。如果出现反而不恶寒，或咽痛干呕的症状，是亡阳的表现，如果病人面赤，是虚阳外越的戴阳证。这是下焦虚极的表现，恐怕四逆汤之力不足以温复下焦元阳，而使病情继续发展出现脉微欲绝。所以增加药物的剂量，作为大剂，另外加入葱白通行阳气。葱禀受东方之青色，能行少阳生发之机；体空而味辛，能入肺以行营卫之气。干姜、附子、人参、甘草，得葱之辅助可更易于将药力发挥于经络之间，使经脉通畅。脉通则虚阳得以归还于内，外热自除，而里寒自解，所有症状都不必担心了。按：本方因真寒假热而设。不同于四逆汤的症状主要体现在不恶寒而面色赤；组成上不同于四逆汤，如果没有葱，应当与桂枝加桂加芍药汤意义相同。为何要加以"通脉"之名？人参有通血脉的功效，哪里有脉欲绝而不用的道理？旧本于方后记载，面色赤者加葱，利止脉不出者加人参。这难道不是抄录者的疏忽导致本方有遗漏，而出现多余的加法吗？况且减法所减去的药物，是本方所应有的药物。而这里所说的去掉葱、芍药、桂枝，可知是后人的加减。

【伤寒附翼】

茯苓四逆汤

茯苓 人参 甘草 干姜 附子

<h2 style="text-align:center">干姜附子汤</h2>

前方去人参 甘草 茯苓

发汗若下之，病仍不解，烦躁者，茯苓四逆汤主之。下后复发汗，昼日烦躁不得眠，夜则安静，不呕不渴，无表症，脉微沉，身无大热者，干姜附子汤主之。此二条皆太阳坏病转属少阴也。凡太阳病而妄汗妄下者，其变症或仍在太阳，或转属阳明，或转系少阳，或系在太阴，皆是阳气为患。若汗而复下，或下而复汗，阳气丧亡，则转属少阴矣。此阳症变阴，阴症似阳，世医多不能辨。用凉药以治烦躁，鲜有不速其毙者，由不知太阳以少阴为里，少阴为太阳之根源也。脉至少阴则沉微，邪入少阴则烦躁。烦躁虽六经俱有，而兼见于太阳少阴者，太阳为真阴之标，少阴为真阴之本也。阴阳之标本，皆从烦躁见；烦躁之虚实，又从阴阳而分。如未经汗下而烦躁，属太阳，是烦为阳盛，躁为阴虚矣。汗下后烦躁属少阴，是烦为阳虚，躁为阴竭矣。阴阳不相附，故烦躁。其亡阳亡阴，又当以汗之先后，表症之解不解为之详辨，则阴阳之差多差少，不致溷淆，而用方始不误矣。先汗后下，于法为顺，而表仍不解，是妄下亡阴，阴阳俱虚而烦躁也，故制茯苓四逆，固阴以收阳。先下后汗，于法为逆，而表症反解，内不呕渴，似于阴阳自和，而实妄汗亡阳，所以虚阳扰于阳分，昼则烦躁也，故专用干姜附子，固阳以配阴。二方皆从四逆加减，而有救阳救阴之异。茯苓感天地太和之气化，不假根而成，能补先天无形之气，安虚阳外脱之烦，故以为君。人参配茯苓，补下焦之元气；干姜配生附，回下焦之元阳。调以甘草之甘，比四逆为缓，固里宜缓也。姜、附者，阳中之阳也，用生附而去甘草，则势力更猛，比四逆为峻，回阳当急也。一去甘草，一加茯苓，而缓急自别，加减之妙，见用方之神乎！

【白话解】茯苓四逆汤

茯苓 人参 甘草 干姜 附子

干姜附子汤

前方去人参 甘草 茯苓

"发汗，若下之，病仍不解，烦躁者，茯苓四逆汤主之""下之后，复发汗，昼日烦躁不得眠，夜则安静，不呕不渴，无表证，脉沉微，身无大热者，干姜附子汤主之"。这两条都是太阳病变证转属为少阴病。凡太阳病乱用汗法和下法治疗，其变证或仍在太阳，或转属阳明，或转属少阳，或转入太阴，都是阳气受损所致。如果汗而复下，或下而复汗，阳气受损较重，则易转属少阴。这种阳证变为阴证，阴证的临床表现类似于阳证的情况，现在的医生大多难以辨识。用凉药来治疗烦躁，很少有不使病情加重的，这是不了解太阳以少阴为里，少阴为太阳之根源的道理所致。少阴病的脉象沉微，邪气入于少阴则出现烦躁的症状。虽然在六经病中都可表现出烦躁的症状，但出现于太阳病和少阴病的原因是太阳为真阴之标，少阴为真阴之本。阴阳之标本，都可以从烦躁一症表现出来；烦躁的虚实，又可以根据阴阳来分别。如果没有经过汗法与下法而表现出烦躁，属于太阳病，这种烦是因为阳盛，躁是因为阴虚。汗法与下法后出现烦躁属于少阴病，这种烦是因为阳虚，躁是因为阴虚。阴阳不相依附，故烦躁。至于亡阳与亡阴，还要根据发汗的先后，表证解与不解等详细辨证，这样才可以清楚地了解阴阳变化的情况，不会有所混淆，使遣方准确无误。如果先汗后下，在治法上为顺序，而表证仍不解，是由于乱用攻下导致阴液受损，阴阳俱虚而烦躁，所以制备茯苓四逆汤，固守阴液以回复阳气。如果先下后汗，在治法上属于逆序，而表证反而解除，没有呕、渴等里证，看似阴阳自和，实际上是乱用汗法导致阳气受损，虚阳扰动于阳分，所以白天烦躁，因此用干姜附子汤，固守阳气以恢复阴液。这两个方子都是从四逆汤加减而来，但是有救阳与救阴的不同。茯苓感受天地太和之气而化生，不用根来生长，能补先天无形之气，安定虚阳外脱导致的烦躁，所以为君药。茯苓四逆汤用人参配茯苓，补下焦元气；干姜配生附子，回复下焦之元阳。用甘草之甘味来调和诸药，使得药效较四逆汤缓和，这是固里宜缓的意思。干姜、附子为阳中之阳，干姜附子汤用生附子而去甘草，使得药力更强，药效比四逆汤更加峻猛，回阳应当更迅速。一方去甘草，一方加茯苓，用药的缓急自然可以区别，可见仲景加减之妙，遣方之神啊！

【伤寒附翼】

吴茱萸汤

吴茱萸 人参 生姜 大枣

少阴吐利，手足厥冷，烦躁欲死者，此方主之。按少阴病吐利，烦躁四逆者死，此何复出治方？要知欲死是不死之机，四逆是兼胫臂言，手足只指指掌言，稍甚微甚之别矣。岐伯曰：四末阴阳之会，气之大路也。四街者，气之经络也。络绝则经通，四末解则气合从。合在肘膝之间，即四街也，又谓之四关。夫四郊扰攘，而关中犹固，知少阴生气犹存。然五脏更相生，不生即死。少阴之生气注于肝，阴盛水寒，则肝气不舒而木郁，故烦躁；肝血不荣于四末，故厥冷；水欲出地而不得出，则中土不宁，故吐利耳。病本在肾而病机在肝，不得相生之机，故欲死。势必温补少阴之少火，以开厥阴之出路，生死关头，非用气味之雄猛者，不足以当绝处逢生之任也。吴茱萸辛苦大热，禀东方之气色，入通于肝，肝温则木得遂其生矣。苦以温肾，则水不寒；辛以散邪，则土不扰。佐人参固元气而安神明，助姜、枣调营卫以补四末。此拨乱反正之剂，与麻黄、附子之拔帜先登，附子、真武之固守社稷者，鼎足而立也。若命门火衰，不能腐熟水谷，故食谷欲呕。若干呕吐涎沫而头痛，是脾肾虚寒，阴寒上乘阳位也。用此方鼓动先天之少火，而后天之土自生；培植下焦之真阳，而上焦之寒自散。开少阴之关，而三阴得位者，此方是钦？

上少阴十一方，皆温散温补法。

【白话解】吴茱萸汤

吴茱萸 人参 生姜 大枣

"少阴病，吐利，手足厥冷，烦躁欲死者，吴茱萸汤主之。"按照《伤寒论·辨少阴病脉证并治》"少阴病吐利，烦躁四逆者死"的说法，怎么还会有治疗的方剂呢？要知道欲死是有不死的机会，四逆是指兼有胫臂而言，手足只包括手指、脚趾、手掌、脚掌，四逆的轻重程度不同而已。《灵枢·动输》："夫四末阴阳之会者，此气之大络也。四街者，气之径路也。故络绝则径通，四末解则气从合，相输如环。"合位于肘膝之间，即四街，又称之为四关。四肢受邪，而内在脏腑功能尚属正常，可知少阴生气犹存。然而五脏之间相互滋生，没有相生的关系即会导致死亡。少阴肾正常的生理之气注于肝，滋养肝木，如果少阴阴寒内盛，则使肝气不舒而出现郁滞，所以产生烦躁；肝血不荣于四末，而导致厥冷；寒水之邪无法正常地经脾土运化而出，则脾胃不调，所以会吐利。本病病位在肾而病机在于肝气不舒，两者相生的关系被破坏，所以说欲死。治疗上必须要温补少阴之少火，以使厥阴气机调畅，病情危重，必须用气味雄猛之药才可以达到起死回生的效果。吴茱萸味辛苦性大热，禀东方之气色，入通于肝，肝温则疏泄功能正常。苦可以温肾，则肾水不寒；辛可以散邪，则土不受湿困。佐以人参固护元气而安神明，协助姜、枣调和营卫以荣养四肢。这是理顺肝、脾、肾之间错乱关系的方剂，与麻黄细辛附子汤之抢占治疗先机的方法，附子汤、真武汤固守脾肾本原以制水的方法，堪称少阴病鼎足而立的三个治法。如果命门火衰，不能腐熟水谷，那么会出现食谷欲呕的表现。如果干呕、吐涎沫而头痛，是脾肾虚寒，阴寒上逆乘袭阳位所致。用本方温补肾阳，使脾土的功能自然正常，而脾土自生；温补下焦肾阳，使上焦之寒自然消散。开通少阴之关闸，而三阴各司其位，不正是此方的作用吗？

以上治疗少阴病的十一个方剂，都为温散温补之法。

【伤寒附翼】

黄连阿胶汤

黄连 阿胶 黄芩 芍药 鸡子黄

内胶烊尽，少冷，内鸡子黄搅令相得，温服七合，日三服，此少阴之泻心汤也。凡泻心必藉芩、连，而导引有阴阳之别。病在三阳，胃中不和而心下痞硬者，虚则加参、甘补之，实则加大黄下之。病在少阴而心中烦不得卧者，既不得用参、甘以助阳，亦不得用大黄以伤胃矣。用黄连以直折心火，佐芍药以收敛神明，所以扶阴而益阳也。然以但欲寐之病情，而至于不得卧，以微细之病脉，而反见心烦，非得气血之属以交合心肾，甘平之味以滋阴和阳，不能使水升而火降。阴火不归其部，则少阴之热不除。鸡子黄禀南方之火色，入通于心，可以补离宫之火。用生者搅和，取其流动之义也。黑驴皮禀北方之水色，且咸先入肾，可以补坎宫之精，内合于心，而性急趋下。则阿井有水精凝聚之要也，与之相溶而成胶，用以配鸡子之黄，合芩、连、芍药，是降火归原之剂矣。经曰：火位之下，阴精承之。阴平阳秘，精神乃治。斯方之谓欤！

【白话解】黄连阿胶汤

黄连 阿胶 黄芩 芍药 鸡子黄

黄连阿胶汤的煎服法为"内胶烊尽，少冷，内鸡子黄搅令相得，温服七合，日三服"，这是治疗少阴病的泻心汤。但凡泻心一定要用黄芩、黄连，而所导引之气有在阴经与在阳经之别。病在三阳经，胃中不和而出现心下痞硬的病人，虚则加人参、甘草补之，实则加大黄下之。病在少阴而心中烦不得卧者，既不可以用人参、甘草补气助阳，也不可以用大黄攻下损伤胃气。用黄连清泄心火，佐以芍药收敛心神，因此有扶阴益阳的功效。然而从但欲寐的病情发展到不得卧的状态，从脉象微细，反而出现心烦的症状可知，必须用具有气血之性的药物来交合心肾，性味甘平之药来滋阴和阳，才能使水升火降。阴火不能归于肾，则少阴之热不会清除。鸡蛋黄禀南方之火色，入通于心，可以补离宫心之火。用生鸡蛋黄搅和，取其流动之义。黑驴皮禀北方之水色，且味咸先入肾，可以补坎宫肾精，内合于心，而性急趋下。则东阿之地的井水为水中精华之凝聚，与黑驴皮相溶而成阿胶，用来与鸡子黄、黄芩、黄连、芍药相配伍，是降火归原之方剂。《素问·六微旨大论》曰："君火之下，阴精承之。"《素问·生气通天论》曰："阴平阳秘，精神乃治。"本方正体现了这种精神！

【伤寒附翼】

猪苓汤

猪苓 茯苓 泽泻 滑石 阿胶

少阴病，得之二三日，心烦不得卧，是上焦实热，宜黄连阿胶汤清之。少阴病，欲吐不吐，心烦但欲寐，至五六日自利而渴者，是下焦虚寒，宜白通汤以温之。此少阴初病而下利，似为虚寒，至六七日反见咳而呕渴，心烦不得卧者，此岂上焦实热乎？是因下多亡阴，精虚不能化气，真阳不藏，致上焦之虚阳扰攘，而致变症见也。下焦阴虚而不寒，非姜、附所宜，上焦虚而非实热，非芩、连之任，故制此方。二苓不根不苗，成于太空元气，用以交合心肾，通虚无氤氲之气也。阿胶味厚，乃气血之属，是精不足者，补之以味也。泽泻气味轻清，能引水气上升，滑石体质重坠，能引火气下降，水升火降，得既济之理矣。且猪苓、阿胶，黑色通肾，理少阴之本；茯苓、滑石，白色通肺，滋少阴之源；泽泻、阿胶，咸先入肾，培少阴之体；二苓、滑石，淡渗膀胱，利少阴之用。五味皆甘淡，得土中冲和之气，是水位之下，土气承之也。五物皆润下，皆滋阴益气之品，是君火之下，阴精承之也。以此滋阴利水而升津，诸症自平矣。

【白话解】猪苓汤

猪苓 茯苓 泽泻 滑石 阿胶

"少阴病，得之二三日以上，心中烦，不得卧"，是上焦实热所致，宜用黄连阿胶汤清热除烦。"少阴病，欲吐不吐，心烦，但欲寐，五六日自利而渴者"，是由于下焦虚寒所致，宜用白通汤温阳，通达上下。猪苓汤证是少阴初病而出现下利，好像为虚寒所导致，至六七日反而出现咳而呕、口渴、心烦不得卧的症状，这难道是上焦实热所致的吗？这是因为攻下太过而导致阴伤，肾精虚损不能化气，肾阳不得归藏，致使上焦虚阳扰动，而引起变证。下焦阴虚而没有寒邪，不是干姜、附子所适宜治疗的，上焦虚热而非实热，用黄芩、黄连也是不适宜的，所以创制此方。茯苓、猪苓没有根和苗，形成于空气之中，用它们来交合心肾，通调虚无弥漫之气。阿胶味厚，为血肉有情之品，是《素问·阴阳应象大论》"精不足者，补之以味"的体现。泽泻气味轻清，能引水气上升，滑石体质重坠，能引火气下降，如此则水升火降，达到水火既济的状态。并且猪苓、阿胶，色黑通于肾，理少阴之本；茯苓、滑石，色白通于肺，滋少阴之母；泽泻、阿胶，味咸先入于肾，培养少阴之体；二苓、滑石，淡渗膀胱，利少阴之用。五味药味皆甘淡，得土中冲和之气，是培土制水的体现。五味药都有润下的作用，都为滋阴益气之品，是滋阴降火的体现。用这个方子滋阴利水而升津液，各种症状都会被消除。

【伤寒附翼】

四逆散

柴胡 枳实 芍药 甘草

少阴病四逆，泄利下重，其人或咳或悸，或小便不利，或腹中痛者，此方主之。少阴为水火同处之脏，水火不和，则阴阳不相顺接。四肢为阴阳之会，故厥冷四逆，有寒热之分，胃阳不敷于四肢为寒厥，阳邪内扰于阴分为热厥。然四肢不温，故厥者必利，先审泻利之寒热，而四逆之寒热判矣。下利清谷为寒，当用姜、附壮元阳之本；泄泻下重为热，故用白芍、枳实酸苦涌泄之品以清之。不用芩、连者，以病于阴而热在下焦也。更用柴胡之苦平者，以升散之，令阴火得以四达。佐甘草之甘凉，以缓其下重。合而为散，散其实热也。用白饮和服，中气和而四肢之阴阳自接，三焦之热自平矣。此症以泄利下重，知少阴之阳邪内扰于阴，四逆即非寒症矣。四逆皆少阴枢机无主，升降不利所致，只宜治下重，不须兼治诸症也。仲景因有四逆症，欲以别于四逆汤，故以四逆散名之。本方有咳者，加五味、干姜；悸者，加桂枝；腹痛加附子；泄利下重加薤白，俱非泄利下重所宜。且五味、姜、桂加五分，于附子加一枚，薤白三升，何多寡不同若是？且以散只服方寸匕，恐不济此症，此后人附会可知也。

【白话解】四逆散

柴胡 枳实 芍药 甘草

四逆散主治少阴病四肢厥逆，泄利下重，其人或咳，或悸，或小便不利，或腹中痛。少阴为水火同处之脏，水火不和，就会导致阴阳气不相顺接。四肢为阴阳交会之处，所以四肢厥逆有寒热之分，若胃阳不能敷布于四肢则为寒厥，阳邪内扰于阴分则为热厥。既然四肢不温，病人一定会有下利的症状，先分辨泻利的寒热属性，而后便可判别四肢厥逆的寒热属性。下利清谷为寒厥，当用干姜、附子补益元阳；泄泻而有后重之感为热厥，所以用白芍、枳实这样的酸苦涌泄之品以清热止利。不用黄芩、黄连的原因是病位在内而热在下焦。用苦平的柴胡来升散郁热，令内郁之火得以宣达四末。佐以甘凉的甘草，来缓解泄泻而有后重之感的情况。四味药合在一起制为散剂，是因散剂可以宣散实热。用米汤调服，可以调和中气，使四肢之阴阳相接，三焦之热自然会祛除。四逆散证从泄利下重可知少阴之阳邪内扰于阴，此四肢厥逆就不属于寒证的表现。四肢厥逆都是少阴枢机不利，升降失调所致，只应治疗下重之症，不须治疗其他兼见症状。仲景因为看到四逆的症状，想与四逆汤相区别，所以给此方命名为四逆散。四逆散证如果出现咳的症状，加五味子、干姜；出现心悸，加桂枝；出现腹痛，加附子；出现泄利下重加薤白，这些都不适合治疗泄利下重之症。况且五味子、干姜、桂枝加五份，附子加一枚，薤白三升，为什么在剂量上有这样的差异呢？而且根据散剂只服方寸匕的剂量来看，恐怕难以治愈此证。可以看出这都是后人牵强附会添加的。

【伤寒附翼】

猪肤汤

猪肤 白蜜 花粉

少阴病多下利，以下焦之虚也。阴虚则阳无所附，故下焦虚寒者，反见上焦之实热。少阴脉循喉咙，挟舌本，其支者，出络心，注胸中。凡肾精不足，肾火不藏，必循经上走于阳分也。咽痛胸满心烦者，因阴并于下，而阳并于上，承不上承于心，火不下交于肾，此未济之象。猪为水畜，而津液在肤，取其肤以治上焦虚浮之火，和白蜜、花粉之甘，泻心润肺而和脾。滋化原，培母气，水升火降，上热下行，虚阳得归其部，不治利而利自止矣。三味皆食物，不藉于草，所谓随手拈来，尽是道矣。

【白话解】猪肤汤

猪肤 白蜜 花粉

少阴病多出现下利的表现，是由于下焦虚弱。阴虚则阳无所依附，所以下焦虚寒的病人，反而可见到上焦有实热的表现。足少阴经脉沿喉咙，到舌根两旁，一分支从肺中分出，络心，注于胸中。所有肾精不足，肾火不藏的病证，虚火一定会循经上走于阳分。咽痛、胸满、心烦，是因为阴精居于下，而虚阳走于上，阴精不能上承于心，心火不能下交于肾，形成水火失济、心肾不交之象。猪为水畜,而津液蓄积于皮肤,取其皮肤用来治疗上焦虚浮之火,与味甘的白蜜、花粉相合,具有泻心润肺和脾的作用。猪肤汤滋津液生化之源,培补母气,使肾水上升心火下降,在上之虚热得以下行,虚阳得以归复于肾,没有治疗下利而使下利自行停止。三味药都是食物,不从草药中选药,算是随手拈来,这真是体现了仲景丰富的经验啊。

【伤寒附翼】

甘草汤

甘草

桔梗汤

甘草 桔梗

半夏汤

半夏 桂枝 甘草

苦酒汤

半夏 鸡子白 苦酒

四方皆因少阴咽痛而设也。少阴之脉循喉咙,挟舌本,故有咽痛症。若因于他症而咽痛者,不必治其咽。如脉阴阳俱紧,反汗出而吐利者,此亡阳也。只回其阳,则吐利止而咽痛自除。如下利而胸满心烦者,是下焦虚而上焦热也。升水降火,上下和调而痛自止。若无他症而但咽痛者,又有寒热之别。见于二三日,是阴火上冲,可与甘草汤,甘凉泻火以缓其热。不瘥者,配以桔梗,兼辛以散之,所谓奇之不去而偶之也。二方为正治之轻剂,以少阴为阴中之阴,脉微细而但欲寐,不得用苦寒之剂也。若其阴症似阳,恶寒而欲吐者,非甘、桔所能疗,当用半夏之辛温,散其上逆之邪,桂枝之甘温,散其阴寒之气,缓以甘草之甘平,和以白饮之谷味,或为散,或为汤,随病之意也。如咽中因痛而且伤,生疮不能言,语声不出者,不得即认为热症。必因呕而咽痛,胸中之痰饮未散,仍用半夏之辛温,取苦酒之酸以敛疮,鸡子白之清以发声。且三味相合,而半夏减辛烈之猛,苦酒缓收敛之骤,取鸡子白之润滋其咽喉,又不令泥痰饮于胸膈也。故其法以鸡子连壳置刀环中,安火上,只三沸即去滓,此意在略见火气,不欲尽出半夏之味也明矣。二方皆少少含咽,是从治缓剂。按鸡卵法太极之形,含阴阳两气,其黄走血分,故心烦不卧者用之。此仲景用药法象之义也。

上少阴七方,皆凉解法,后二方,皆温补法。

【白话解】甘草汤

甘草

桔梗汤

甘草 桔梗

半夏汤

半夏 桂枝 甘草

苦酒汤

半夏 鸡子白 苦酒

以上四方皆为少阴咽痛证而设。少阴经脉循行于喉咙部，夹舌根两边而过，故可见咽痛的症状。若是由于其他病证导致的咽痛，则不必治疗咽喉。如见脉寸关尺俱紧，反而有汗出、呕吐、下利的症状，表明这是阳气亡失。只需使阳气回归本位，则呕吐、下利停止而咽痛的症状自然会消除。如见下利而胸满、心烦的症状，表明下焦亏虚而上焦有热。采用升举肾水清降心火的方法，使上下焦调和则咽痛自然停止。若无其他症状，只是咽痛，则又有寒、热不同的病因。咽痛见于少阴病二三日的，是由于下焦阴火上冲，可用甘草汤治疗，甘凉泻火能缓解热势。服药后没有痊愈的，再配伍桔梗，其味辛能散邪热，即所谓《素问·至真要大论》"奇之不去则偶之，是谓重方"之意。这两方均为少阴咽痛证正治之法的轻剂，因少阴经是阴中之阴，少阴病见脉微细而但欲寐的阳气虚弱之象，不能用过于苦寒的药物。若本是阴经病却有类似太阳表证的症状，见恶寒而欲呕吐，就不是甘草汤、桔梗汤所能治疗的，应当用辛温的半夏消散上逆的寒邪，甘温的桂枝温散咽部阴寒之气，用甘平的甘草缓急止痛，用米汤的谷味调和药性，或为散剂，或为汤剂，随病情而变化。如果咽中痛而且有损伤，咽部生疮不能说话，声音不出，就不能将其认为是热证。这种情况一定是由于呕吐而咽痛，胸中痰饮未散波及咽喉，仍用辛温的半夏，另用味酸的苦酒来敛疮，用清润的鸡蛋清帮助发声。这三味药物相合，半夏辛热峻猛的药性得到减缓，醋缓解了骤然收敛之势，鸡蛋清滋润咽喉，又不会令痰饮泥滞在胸膈。因此本方的制法是将鸡蛋连壳置于刀环中，放在火上，只令其略沸即去药渣，此举的意义在于使药物略见火气，而不使半夏的药性气味尽出。这两方只需少少含咽，是为了缓治。按：鸡蛋像太极的形状，内涵阴阳之气，蛋黄入血分，故有心烦不得卧的症状可用其治疗。这是仲景用药时取类比象的寓意。

以上少阴病七方，皆为凉解之法，后两方，皆为温补之法。

★厥阴方总论

【伤寒附翼】太阴以理中丸为主，厥阴以乌梅丸为主。丸者，缓也。太阴之缓，所以和脾胃之气；厥阴之缓，所以制相火之逆也。观所主诸方，治手足厥冷，脉微欲绝，而不用姜、附；下利、脉沉结，而用黄柏；心动悸、脉代结，而用生地、麦冬。总因肝有相火，当泻无补，与肾中虚阳之发，当补当温者不同耳。夫三阴皆有本经之热：太阴之热，脾家实而行胃脘之阳也；少阴之热，肾阴虚而元阳发越也；厥阴之热，肝胆热而拂郁之火内热也。举世误于传经热邪之说，遇三阴热症，漫无主张。见发热脉沉者，断为阳症见阴脉而不治；中风下利者，妄呼为漏底伤寒。不明仲景之论，因不敢用仲景之方，非不学无术乎？

【白话解】治疗太阴病以理中丸为主，治疗厥阴病以乌梅丸为主。丸剂，具有缓释药力的作用。太阴病缓治，是为了调和脾胃之气；厥阴病缓治，是为了克制相火上逆。厥阴病所主诸方，治手足逆冷、脉微欲绝，不用干姜、附子；见下利，脉沉结症状的，用黄柏；治心动悸、脉代结，用生地黄、麦冬。总体来说，因肝内蕴相火，治疗则当泻不当补，与肾中虚阳上浮，治疗当用补法、温法不同。三阴经都有各自的本经热证：太阴热证，是由于脾家实而胃脘之阳亢盛所致；少阴热证，是由于肾阴虚而肾中元阳浮越所致；厥阴热证，是由于肝胆有热，拂郁化火产生内热所致。世人皆被传经热邪之说误导了，遇到三阴热证，就不知如何治疗了。见发热、脉沉的症状，就认为是阳证见阴脉属预后不良的病情；中风证兼见下利，就乱称为漏底伤寒。不明白仲景的理论，因而不敢用仲景的方剂，这难道不是不学无术吗？

【伤寒附翼】

乌梅丸

乌梅 干姜 桂枝 附子 蜀椒 黄连 黄柏 人参 当归 细辛

六经惟厥阴最为难治，其本阴而标热，其体风木，其用相火，以其具合晦朔之理。阴之初尽，即阳之初出，所以一阳为纪，一阴为独，则厥阴病热，是少阳之相火使然也。火旺则水亏，故消渴；气有余便是火，故气上撞心，心中疼热；木甚则克土，故饥不欲食，是为风化；饥则胃中空虚，蛔闻食臭则出，故吐蛔。此厥阴之火症，非厥阴之伤寒也。《内经》曰：必伏其所主，而先其所因。或收或散，或逆或从，随所利而行之，调其中气，使之和平。

是厥阴之治法也。仲景之方，多以辛甘、甘凉为君，独此方用酸收之品者，以厥阴主肝而属木。洪范云：木曰曲直，曲直作酸。《内经》曰：木生酸，酸入肝，以酸泻之，以酸收之。君乌梅之大酸，是伏其所主也。佐黄连泻心而除痞，黄柏滋肾以除渴，先其所因也。肾者肝之母，椒、附以温肾，则火有所归，而肝得所养，是固其本也。肝欲散，细辛、干姜以散之；肝藏血，桂枝、当归引血归经也。寒热并用，五味兼收，则气味不和，故佐以人参调其中气。以苦酒浸乌梅，同气相求，蒸之米下，资其谷气。加蜜为丸，少与而渐加之，缓以治其本也。仲景此方，本为厥阴诸症之法，叔和编于吐蛔条下，令人不知有厥阴之主方。观其用药，与诸症符合，岂只吐蛔一症耶？蛔为生冷之物，与湿热之气相成，故寒热互用以治之。且胸中烦而吐蛔，则连、柏是寒因热用。蛔得酸则静，得辛则伏，得苦则下，杀虫之方，无更出其上者。久利则虚，调其寒热，扶其正气，酸以收之，其利自止。愚按：厥利发热诸症，诸条不立方治，当知治法不出此方矣。

【白话解】乌梅丸

乌梅 干姜 桂枝 附子 蜀椒 黄连 黄柏 人参 当归 细辛

六经病中只有厥阴病最为难治，因其本属阴经却见热证。厥阴属风木之体，内寄相火，符合阴阳相交变化之理。阴气刚刚行尽之时，就是阳气初出之时，所以少阳为枢纽，厥阴为交通阴阳的使者，厥阴病见热证，是少阳相火所致。相火旺则津液亏虚，故见消渴；气有余便是火，故见气逆上冲心胸，胃脘部灼热疼痛；肝木气盛则克伐脾土，故有饥不欲食的症状，这些是由肝病所致；饥饿则表明胃中空虚，蛔虫闻到食物气味则出来活动，故见吐蛔。这是厥阴火热证，不是厥阴伤寒证。《素问·至真要大论》曰："必伏其所主，而先其所因。""或收或散，或缓或急……所以利而行之，调其气，使其平也。"这是厥阴病的治法。仲景的方剂，多以辛甘、甘凉之品为君药，唯独此方用酸收之品为君药，这是厥阴为肝所主而属木的缘故。《尚书·洪范》云："木曰曲直……曲直作酸。"《素问·阴阳应象大论》："木生酸。"《素问·宣明五气论》："酸入肝。"《素问·脏气法时论》："肝欲散，急食辛以散之，用辛补之，酸泻之。"《素问·至真要大论》："热淫于内，治以咸寒，佐以甘苦，以酸收之，以苦发之。"以味大酸的乌梅为君药，是在治疗疾病的本质。佐以黄连泻心火而除痞，黄柏滋肾而除口渴，这是先探求发病原因的做法。肾为肝之母脏，蜀椒、附子能温肾，则相火有所归，而肝得所养，是固其本元。肝气需要疏散，用细辛、干姜来疏散；肝有藏血的功能，用桂枝、当归引血归经。本方寒热并用，五味兼收，可能出现气味不和的情况，故佐以人参调和中气。用醋浸泡乌梅，是同气相求，放在米饭下蒸熟，是为了借取谷气。加蜜和丸，起初用量少而后逐渐加量，是为了缓治以图本。这个方子，本是仲景用于厥阴诸证的治法，王叔和编于吐蛔条文下，令人不知道这是厥阴病的主方。分析本方用药，与厥阴病诸症相符，怎会只用于治疗吐蛔一症呢？蛔虫是生冷之物，湿热之气有利其生存，故而需要寒热之药互用来治疗。胸中烦且吐蛔虫的症状，用黄连、黄柏是寒因热用的治法。蛔虫接触到酸味药就会安静，接触到辛味药就会潜伏不动，接触到苦味药就会被驱下，排出体外。杀虫的方剂，没有能比本方更好的了。久利则体虚，本方调理其寒热错杂的病势，扶助正气，用酸味药收敛，则下利自止。自按：四肢厥冷、下利、发热等症状，各个条文都不额外立方阐述治法，可知其治法不出于本方的范围。

【伤寒附翼】

当归四逆汤

桂枝 芍药 当归 细辛 通草 甘草 大枣

当归四逆加吴茱萸生姜汤

前方加吴茱萸 生姜 酒

此厥阴伤寒发散表邪之剂也。厥阴居两阴之交尽，名曰阴之绝阳。外伤于寒，则阴阳之气不相顺接，故手足厥冷，脉微欲绝。然相火居于厥阴之脏，脏气实热，则寒邪不能侵，只外伤于经，而内不伤脏，故先厥者，后必发热。凡伤寒初起，内无寒症，而外寒极盛者，但当温散其表，勿遽温补其表。此方用桂枝汤以解外，而以当归为君者，因厥阴主肝为血室也。肝苦急，甘以缓之，故倍加大枣，犹小建中加饴糖法。肝欲散，当以辛散之。细辛，其辛能通三阴之气血，外达于毫端，比麻黄更猛，可以散在表之严寒。不用生姜，不取其横散也。通草即木通，能通九窍而通关节，用以开厥阴之阖，而行气于肝。夫阴寒如此，而仍用芍药者，须防相火之为患也。是方桂枝得归、芍，生血于营；细辛同通草，行气于卫；甘草得枣，气血以和。且缓中以调肝，则营气得至手太阴，而脉自不绝；温表以逐邪，则卫气行四末，而手足自温。不须参、术之补，不用姜、桂之燥，此厥阴之四逆，与太、少不同治，而仍不失辛甘发散为阳之理也。若其人内有久寒者，其相火亦不足。加吴萸之辛热，直达厥阴之脏；生姜之辛散，淫气于筋；清酒以温经络，筋脉不沮弛。则气血如故，而四肢自温，脉息自至矣。此又治厥阴内外两伤于寒之剂也，冷结膀胱而少腹满痛，手足厥冷者宜之。

【白话解】当归四逆汤

桂枝 芍药 当归 细辛 通草 甘草 大枣

当归四逆加吴茱萸生姜汤

前方加吴茱萸 生姜 酒

本方是厥阴伤寒为发散表邪而设的方剂。厥阴处于太阴经与少阴经相合的尽头，被称为"阴之绝阳"。在外被寒邪所伤，则导致阴阳之气不能顺接，故见手足逆冷，脉微欲绝的症状。然而相火居于厥阴肝之中，脏气充实温热，则寒邪不能侵入，只能外伤于经络，而在内不能伤及脏腑，故先出现手足厥冷者，其后必发热。凡是外感病初起，里无寒证，而在表寒邪极盛的，只需温散表邪，切勿温补表气。本方用桂枝汤解表，而方中以当归为君药，是因为厥阴主肝，肝为血室。肝气苦急，宜用甘味药缓之，故加倍大枣的用量，如同小建中汤内加饴糖的意义。肝气需要疏散，当用辛味药散之。细辛这味药，味辛能通三阴经的气血，外达于毫毛和肢体末端，比麻黄药力更猛，可以发散在表的寒邪。不用生姜，是因为不用其横散之性。通草即木通，能通九窍、通关节，用以开厥阴之闭合，而行肝气。本证阴寒极重，却仍用芍药，是为了防止相火为患。方中桂枝配伍当归、芍药，则能生营血；细辛与通草同用，能行卫气；甘草配伍大枣，能调和气血。况且缓中焦之急并调畅肝气，则营气能够到达手太阴经，而使脉搏不绝；温散肌表寒邪，则卫气能达到四肢末端，手脚自然温暖。不须用人参、白术等补益药，不用干姜、肉桂等温燥药，是因为这是厥阴病的四逆，与太阴病、少阴病的治法不同，但仍不失"辛甘发散为阳"这一用药原理。若其人体内久有虚寒，相火也会不足，故加辛热的吴茱萸，可直达厥阴之脏；加辛散的生姜，能使阳气布达于筋脉；清酒能温通经络，使筋脉不会弛缓。气血恢复正常，则四肢自然温暖，脉搏自然恢复。本方又是治疗厥阴内外两伤于寒凉之剂。若因寒邪结于膀胱而见少腹满痛、手足逆冷者也适用。

【伤寒附翼】

小建中汤

桂枝 芍药 甘草 生姜 大枣 饴糖

厥阴为阖，外伤于寒，肝气不舒，热郁于下，致伤中气，故制此方以主之。凡六经外感未解者，皆用桂枝汤解外。如太阳误下，而阳邪下陷于太阴者，桂枝汤倍加芍药，以泻木邪之干脾也。此肝火上逼于心脾，于桂枝加芍药汤中更加饴糖，取酸苦以平肝脏之火，辛甘以调脾家之急，又资其谷气以和中也。此方安内攘外，泻中兼补，故名曰建。外症未除，尚资姜、桂以散表，不全主中，故称曰小。所谓中者有二：一曰心中，一曰腹中。如伤寒二三日，心中悸而烦者，是厥阴之气逆上冲于心也。比心中疼热者稍轻，而有虚实之别。疼而热者为实，当用苦寒以泻心火；悸而烦者为虚，当用甘温以保心气。是建腹中之宫城也。伤寒阳脉涩，阴脉弦，腹中急痛者，是厥阴之逆气上侵脾胃也。比饥不欲食，食则吐蛔者为更重，而有形气之别。食即吐蛔为有形，当用酸苦以安蛔；腹中急痛为无形，当用辛寒以止痛。是建腹中之都会也。世不明厥阴之为病，便不知仲景所以制建中之理；不知胆藏肝内，则不明仲景先里后表之法。盖寒虽外来，而热从中发。必先开厥阴之阖，始得转少阴之枢；先平厥阴阴脉之弦，始得通少阳阳脉之涩。此腹中痛者，先与小建中汤，不差者，继用小柴胡汤之理也。凡腹痛而用芍药者，因相火为患。若因于虚寒者，大非所宜，故有建中、理中之别。或问：腹痛既与小建中温之，更用小柴胡凉之，先热后寒，仲景亦姑试之乎？曰：不差者，但未愈，非更甚也。先之以建中，是解肌而发表，止痛在芍药；继之以柴胡，是补中以逐邪，止痛在人参。按柴胡加减法，腹中痛者，去黄芩加芍药，其功倍于建中。可知阳脉仍涩，故用人参以助桂枝；阴脉仍弦，故用柴胡以助芍药。若一服建中而即差，则不必人参之补，亦不须柴胡之散矣。

【白话解】小建中汤

桂枝 芍药 甘草 生姜 大枣 饴糖

厥阴有闭合的功能，在外被寒邪所伤，导致肝气不舒，热郁于下焦，损伤中气，故制本方主治。凡六经病中外感表证不解者，都用桂枝汤解表。如是因太阳病误用下法，而使热邪下陷于太阴的病证，则用桂枝汤加倍芍药的用量，来疏泄盛而乘脾的肝木之气。本证是肝火上逼于心脾，在桂枝加芍药汤中再加入饴糖，用酸苦之药以平肝之火，用辛甘之药以调脾之急，又借谷气调和中焦。这样才能安内攘外，泻中有补，故命名为"建"。表证未除，还需借生姜、桂枝散表邪，不全以中焦为主，故称为"小"。所说的"中"指两方面，一方面指心中，一方面指腹中。如《伤寒论·辨太阳病脉证并治》所述"伤寒二三日，心中悸而烦者"，是厥阴之气上逆冲于心所致。比心中痛而热的情况稍轻，有虚证、实证的区别。心中痛而热为实证，应当用苦寒药泻心火；心中悸而烦为虚证，应当用甘温药保护心气。这是在建立腹中的宫城。如见《伤寒论·辨太阳病脉证并治》所述的"伤寒，阳脉涩，阴脉弦，法当腹中急痛"，是厥阴之气上逆侵袭脾胃所致。这比饥不欲食，食则吐蛔的情况更加严重，是有形之邪与无形之气的区别。食即吐蛔为有形之邪，当用酸苦之药安蛔；腹中拘急疼痛为无形之气所致，当用辛寒之药止痛。这是在建立中焦脾胃之气。世人不明白厥阴为病的道理，就不能理解仲景制建中汤之方的道理；不知道胆藏于肝之内，就不明白仲景先里后表的治法。寒邪虽从外来，热却从中焦而发。必须先开厥阴之闭合，才能启动少阴枢纽；先平复厥阴沉弦之脉，才能使少阳浮涩之脉得通。这就是腹中疼痛，先以小建中汤治疗，未能治愈，再用小柴胡汤和解表里的道理。凡治疗腹痛时用芍药，都因相火为患。若是因虚寒而腹痛，则不适宜。故而有建中汤、理中汤的区别。有人问，腹痛既然用小建中汤温补，又有小柴胡汤凉散邪气，先用热药后用寒药，仲景也是姑且试试吧？我回答说，腹痛未愈，只是症状未治愈，而非病情加重了。先用小建中汤，是解肌发表，用芍药发挥止腹痛的作用；继而用小柴胡汤，是补益中焦以驱逐邪气，用人参发挥止腹痛的作用。按小柴胡汤方后的加减法，有腹中痛的症状，去掉黄芩加芍药，其功效是大大优于小建中汤的。可推知脉浮取仍涩，故用人参以助桂枝温养气血；脉沉取仍弦，故用柴胡助芍药平横逆的肝气。若服一剂小建中汤里气得振而病愈，则不必用补气的人参，也不需用辛散的柴胡了。

【伤寒附翼】

茯苓甘草汤

桂枝 生姜 茯苓 甘草

此厥阴伤寒发散内邪之汗剂。凡伤寒厥而心下悸者，宜先治水，后治其厥，不尔水渍入胃，必作利也。此方本欲利水，反取表药为里症用，故虽重用姜、桂，而以里药名方耳。厥阴伤寒，先热者后必厥，先热时必消渴。今厥而心下悸，是下利之源，斯时不热不渴可知矣。因消渴时饮水多，心下之水气不能入心为汗，蓄而不消，故四肢逆冷而心下悸也。肺为水母，肺气不化，则水气不行。茯苓为化气之品，故能清水之源。然得猪苓、泽泻，则行西方收降之令，下输膀胱而为溺。桂枝、生姜，则从辛入肺，使水气通于肺，以行营卫阴阳，则外走肌表而为汗矣。佐甘草以缓之，汗出周身，而厥自止，水精四布，而悸自安。以之治水者，即所以治厥也。凡厥阴之渴在未汗时，太阳之渴在发汗后。如伤寒心悸，汗出而渴者，是水气不行，而津液又不足，须小发汗以散水气，故用五苓；伤寒心悸无汗而不渴者，津液未亏，故可用此方大发其汗。五苓因小发汗故少佐桂枝，不用生姜用白术者，恐渍水入脾也；此用姜、桂与茯苓等分，而不用芍药、大枣，是大发其汗。佐甘草者，一以协辛发汗，且恐水渍入胃也。厥阴厥而不利，与见厥复利者，因热少而不能消水，水渍入胃，故仲景言其症而未及治法。与本方汗之则利自止，是下者举之之义也。本方为汗家峻剂，与麻黄汤义异，而奏捷则同。因水气在心下而不在皮毛，故不用麻黄；悸而不喘，故不用杏仁；且外不热而内不渴，故不用小青龙。仲景化水发汗之剂，不同如此。

按：伤寒汗出而渴，是伤寒、温病分歧处，大宜着眼。要知不恶寒反恶热者，即是温病；有水气而心下悸，尚是伤寒。若无水气，则五苓燥热，即温病发火之药矣。

【白话解】茯苓甘草汤

桂枝 生姜 茯苓 甘草

本方是厥阴伤寒发汗以散内邪的方剂。凡患外感病后出现四肢逆冷、心下动悸的情况，应先治水，而后治厥。不然水饮渍入胃中，必然出现下利。此方本为利水，方中选取解表药也是为治里证所用，故虽生姜、桂枝的用量大，仍以治里证的药物为方名。厥阴伤寒证，先发热而其后必然出现四肢逆冷，先发热同时必见口渴。现在手足逆冷而心下动悸，是下利之症的病因源头，可知此时有不发热不口渴的症状。因有口渴时饮水太多，心下水气不能由心气化为汗液，蓄积不消，故见四肢逆冷而心下动悸的症状。肺金为水之母，肺气不化，则水气不行。茯苓是具有化气功能的药物，能清水之上源。配伍猪苓、泽泻，则能使肺肃降的功能恢复正常，使水液下输膀胱成为小便。桂枝、生姜，味辛入肺，能引水气通达于肺，使营卫之气与阴阳二气能够通行无阻，外走肌表发为汗液。佐以甘草缓和药性，待周身汗出，则手足逆冷的症状自然停止，水精四布，则心下动悸的症状自然平复。用本方治水，就是在治厥。大凡厥阴病的口渴出现在未汗出时，太阳病的口渴出现在发汗之后。例如外感病见心悸、汗出而口渴，是因水气不行，而津液又不足，所以须轻微发汗以散水气，故用五苓散；外感病心悸、无汗而不口渴，表明津液未亏，故可用本方着重发汗。五苓散只需轻微发汗故少量佐用桂枝，不用生姜而用白术，是为防水饮渍入脾；本方生姜、桂枝与茯苓用量相等，而不用芍药、大枣，是为了着重发汗。佐以甘草，一方面是助辛味药发汗，而且也为预防水饮渍入胃中。厥阴病但厥不利，与先厥而后下利，都因阳气不足不能气化水液，以致水渍入胃，故仲景叙述了其症状而未言及治法。服本方后汗出则下利自止，是《素问·至真要大论》所说的"下者举之"之理。本方是发汗药中的峻剂，与麻黄汤方义不同，但奏效迅速的特点相同。因水气在心下不在皮毛，故而不用麻黄；心悸而不喘，故而不用杏仁；表不发热而内无口渴，故不用小青龙汤。仲景化水饮发汗的方剂，有如上的各种不同之处。

按：外感病汗出后有口渴的症状，这是伤寒与温病的区分点，应着重留意。有不恶寒反恶热的症状，就是温病；有水气而心下动悸，表明仍属伤寒。若无水气，那么依五苓散的燥热之性，它就成为使温病火热更盛的药物了。

【伤寒附翼】

炙甘草汤

炙甘草 人参 阿胶 麻仁 桂枝 麦冬 生姜 大枣 清酒 生地

厥阴伤寒，则相火内郁，肝气不舒，血室干涸，以致营气不调，脉道涩滞而见代结之象。如程郊倩所云：此结者不能前而代替，非阴盛也。凡厥阴病，则气上冲心，故心动悸。此悸动因于脉代结，而手足不厥，非水气为患矣。不得甘寒多液之品以滋阴而和阳，则肝火不息，而心血不生。心不安其位，则悸动不止；脉不复其常，则代结何以调？故用生地为君，麦冬为臣，炙甘草为佐，大剂以峻补真阴，开来学滋阴之一路也。反以甘草名方者，藉其载药入心，补离中之虚以安神明耳。然大寒之剂，无以奉发陈、蓄秀之机，必须人参、桂枝，佐麦冬以通脉，姜、枣佐甘草以和营，胶、麻佐地黄以补血，甘草不使速下，清酒引之上行，且生地、麦冬，得酒力而更优也。

【白话解】炙甘草汤

炙甘草 人参 阿胶 麻仁 桂枝 麦冬 生姜 大枣 清酒 生地黄

厥阴病外感寒邪，则会使相火内郁，肝气不舒，致使肝不能藏血而血室干涸，以至于营气不充，脉道涩滞而见代、结脉象。正如清·程郊倩所云："此结者不能前而代替，非阴盛也。"大凡厥阴病，病人多自觉有气上冲心胸，故有心动悸的症状。这种心悸跳动是代、结之脉所致，而手足并不逆冷，表明不是水气为患。不用甘寒多津液的药物滋阴和阳，则肝火不会平息，心血也不能化生。心不发挥君主之官的作用，则心悸动不安的症状就不会停止；脉搏不能恢复如常，则代、结的脉象怎能得到调复呢？故本方用生地黄为君药，麦冬为臣药，炙甘草为佐药，大剂量峻补真阴，为后世的滋阴之法开辟了一条道路。反而用甘草为方名，是为了借其载药力达心，补心气之虚而安神明。然而过于阴寒的药物，不能推陈出新，必须用人参、桂枝，配伍麦冬以通血脉，生姜、大枣配伍甘草以调和营卫，阿胶、麻仁配伍生地黄以补血，甘草使药力不会过快地趋下，清酒引药力上行，且生地黄、麦冬得清酒之力，药效能发挥得更为充分。

【伤寒附翼】

烧裈散

男女交媾而病传焉，奇病也。其授者始因伤寒，而实种于欲火，其受者因于欲火，而实发于阴虚，此阴阳易之病所由来也。无恶寒发热之表，无胃实自利之症。此因两精相搏，而当时即发，与冬不藏精，春必病温者不同。夫邪之所凑，其气必虚。阴虚者阳必凑之，故少气而热上冲胸；气少不得运，故头重不举，身体皆重；邪中于阴，故阴中拘挛；冲任脉伤，故少腹里急；精神散乱，故目中生花；动摇筋骨，故膝胫拘急；病由于肾，毒侵水道，故小便不利。谅非金石所能愈，仍须阴阳感召之理以致之。裈裆者，男女阴阳之卫。卫乎外者，自能清乎内。感于无形者，治之以有形。取其隐内，烧而服之，形气相感，小便即利。阴头微肿，浊阴走下窍而清阳出上窍，欲火平而诸症自息矣。男服女，女服男，然更宜六味地黄汤合生脉散治之。

【白话解】烧裈散

本病是因男女交合而传染得病，是一种奇特的病。传病的一方起初是患外感病，实际上却因房事而传病，被传染的一方因房事而染病，实际发病原因在于阴虚，这就是"阴阳易"这一疾病的由来。本病无恶寒发热等表证，也无胃家实或自下利之里证。本病是因男女阴阳两精相搏所致，当时即发病，与冬天不能闭藏精气而至春天必发温病不同。《素问·评热病论》有"邪之所凑，其气必虚。阴虚者阳必凑之"的论述，故见气短且有热气上冲胸部；气虚不能转运精微上行，故觉头部沉重难以抬起，身体沉重；邪气伤及阴部，故阴部拘挛；冲脉任脉被伤，故见小腹挛急；精神涣散错乱，故眼睛发花；精气不足动摇筋脉骨骼，故膝部与小腿拘急痉挛；病起于肾，邪毒侵袭水道，故见小便不利。这不是金石之药所能治愈的疾病，仍须以阴阳交感的道理来治疗。裤裆，是男女阴阳的外卫。外在的护卫，其本身自然也能清洁内里。病人感受无形的邪气，而需用有形之物治疗。取内裤近隐处烧成灰内服，形与气相互感应，小便就能通利。阴头微肿，是因邪毒从下窍而出，精微物质则上输于头面官窍，欲火得平则各种症状自然平息。男子染病则服女子内裤烧成的灰，女子染病则服男子内裤烧成的灰，然而更应以六味地黄汤合生脉散治疗本病。

★六经方余论

【伤寒附翼】既论制方之大法，又分六经之方以论之，亦云详矣。而定方不同之故，更不可不辨也。夫风寒暑湿之伤人，六经各有所受，而发见之脉不同。或脉同而症异，或脉证皆同而主症不同者，此经气之有别也。盖六经分界，如九州之风土，人物虽相似，而衣冠、饮食、言语、性情之不同，因风土而各殊。则人身表里之寒热虚实，亦皆因经气而异矣。如太阳一经，寒热互呈，虚实递见，治之者，当于表中顾里，故发表诸方，往往兼用里药。阳明之经主实热，治者当于实中防虚，故制攻下诸方，而又叮咛其不可轻用。少阳之经气主虚热，故立方凉解，每用人参。太阴之经气主虚寒，故立方温补，不离姜、附。少阴之经气多虚寒，故虽见表热而用附子，亦间有虚热，故亦有滋阴之剂。厥阴之经气主实热，故虽手足厥冷，脉微欲绝，而不用姜、附。然此为无形之实热，与阳明有形之实热径庭矣。仲景制方，因乎经气，《内经》审其阴阳，以别刚柔，阳病治阴，阴病治阳，定其气血，各守其乡之理也。所以表里攻补阴阳之品，或同或异者，亦因其经气血之多少而为之定剂耳。请再以表里论之：三阳主表而有里，三阴主里而无表，何也？太阳为五脏之主，以胸中为里，以少阴为里；阳明为六腑之主，以腹中为里，以太阴为里；少阳为十一脏所决之主，故胸腹皆为其里而无定位，以厥阴为里，犹运筹于帷幄也。治三阳者，既顾心腹之里，又顾三阴之里，所以阳经之方倍于阴经。而阳有多少，病有难易，所以阳明之方不及太阳，少阳之方更少于阳明也。三阴非无表症也，而谓其无表。故少阴之一身尽热，无非太阳渐外之阳；太阴之四肢烦疼，原是胃脘之所发；厥阴之厥而发热，畴非三焦胆甲之气也。第不头痛项强，胃家不实，不口苦目眩，定其为阴经耳。三阴之表自三阳来，所以三阴表剂，仍用麻黄、桂枝为出路。太阴之芍药，少阴之附子，厥阴之当归，得互列于表剂之间，并行而不悖。此《内经》阴阳、表里、雌雄相输应之义也。

【白话解】既然讨论制方大法，又分出六经病的各方来讨论，也是论述得很详细了。然而制定各方的不同缘由，不能不予辨析。风、寒、暑、湿等外邪伤人，六经各自都有所感受，而其发病所见的脉象各不相同。或脉象相同而症状各异，或脉象、症状相同而主要症状有所不同，这是由于六经之气各自有所区别。六经的分界，如同整个国家的风土人情，人种虽然相似，但其衣着打扮、饮食、语言、性情却都不相同，因每地的风俗、环境各异而有各自的特殊之处。人体的表里、虚实、寒热各证，也都因各经的经气不同而有所差异。如太阳病，寒证热证互见，虚证实证次第发生，治疗时，应在发散表邪的同时顾护里气，故而在诸多解表的方剂中，往往兼用顾护里气之药。阳明病多见实热证，治疗应在攻克邪实的同时防止虚损，故仲景虽设立诸多攻下方剂，又叮咛后人不可轻率使用。少阳的经气主虚热，故少阳病多设立凉解散邪的方剂，每每多用人参。太阴之经气主虚寒，故太阴病多设立温补的方剂，用药不离干姜、附子。少阴之经气多虚寒，故少阴病虽有肌表发热的症状也要用附子扶阳，亦间有虚热证，故也有滋阴的方剂。厥阴之经气主实热，故厥阴病虽有手足逆冷、脉微欲绝的症状，也不用干姜、附子。然而这是无形邪气所致的实热，与阳明病有形实邪所致的实热大相径庭。仲景立方，是由六经本身各自的特点决定的，即是《素问·阴阳应象大论》所载的"审其阴阳，以别刚柔，阳病治阴，阴病治阳，定其气血，各守其乡"之理。所以治表治里、攻邪补虚、滋阴扶阳的各种药物，使用的种类与剂量或相同或不同，也是由各经气血多少而决定的。再用表里的观点来分析：三阳主表而有里证，三阴主里而无表证，这是为什么呢？太阳为五脏之主，以胸中为里，与少阴互为表里；阳明为六腑之主，以腹中为里，与太阴互为表里；少阳主五脏六腑的决断，故胸部腹部皆为其里而无固定的位置，与厥阴互为表里，犹如运筹于帷幄之间。治三阳病，既要顾护心腹之里，又要顾护三阴之里，所以治疗阳经病的方剂比治阴经病的多一倍。而每经阳气有多有少，治疗起来也有难易之分，所以治阳明病的方子不及太阳病多，治少阳病的方子比阳明病更少。三阴经不是没有表证，而是说其无在表的阳气。故而少阴病全身发热，无非是太阳经阳气渐渐发越于外；太阴病四肢烦痛，原本也是胃脘之阳所发越；厥阴病手足逆冷而发热，无非是三焦与胆的甲木之气所致。但是没有头痛且项背拘急不舒的症状，无胃肠实证，没有口苦、目眩的症状，因此确定是阴经病。三阴经的表证从三阳经传来，所以三阴病的解表剂，仍用麻黄汤、桂枝汤为散邪的出路。太阴病用芍药，少阴病用附子，厥阴病用当归，也将其加入解表剂之中，而与解表剂的药效并行不悖。这就是《素问·金匮真言论》所说的："此皆阴阳、表里、内外、雌雄相输应也。"

【伤寒附翼】

麻黄升麻汤

麻黄 升麻 黄芩 知母 石膏 芍药 天冬 干姜 桂枝 当归 茯苓 白术 玉竹 甘草

六经方中，有不出于仲景者。合于仲景，则亦仲景而已矣。若此汤其大谬者也。伤寒六七日，大下后，寸脉沉而迟。夫寸为阳，主上焦，沉而迟，是无阳矣。沉为在里，则不当发汗；迟为脏寒，则不当清火。且下部脉不至，手足厥冷，泄利不止，是下焦之元阳已脱，又咽喉不利吐脓血，是上焦之虚阳无依而将亡，故扰乱也。如用参、附以回阳，而阳不可回，故曰难治，则仲景不立方治也明矣。此用麻黄、升麻、桂枝以散之，汇集知母、天冬、黄芩、芍药、石膏等大寒之品以清之，以治阳实之法，治亡阳之症，是速其阳之毙也。安可望其汗出而愈哉！用干姜一味之温，苓、术、甘、归之补，取玉竹以代人参，是犹攻金城高垒，而用老弱之师也。且用药至十四味，犹广罗原野，冀获一兔，与防风通圣等方，同为粗工侥幸之符也。谓东垣用药多多益善者，是不论脉病之合否，而殆为妄谈欤！

【白话解】麻黄升麻汤

麻黄 升麻 黄芩 知母 石膏 芍药 天冬 干姜 桂枝 当归 茯苓 白术 玉竹 甘草

现存的治疗六经病的方剂中，有不是仲景所设立的。伪托为仲景所做的，也仅仅是顶着仲景的名头而不得其精髓罢了。如本方就是一个大错误。外感病六七天，经过大下之后，出现寸脉沉而迟的症状。寸脉为阳，主上焦，寸脉沉而迟，表明阳气严重不足。脉沉表明病位在里，则不应发汗；脉迟表明脏有寒，则不应清热。跌阳脉摸不到，手足逆冷，下利不止，表明下焦元阳已经虚脱，又有咽喉不利、吐脓血的症状，表明上焦虚阳无所依靠也将亡散，故扰乱津液血液的运行。如果用人参、附子回阳救逆，则阳气难以回归本位，故而说难治。则仲景不设立方剂治疗本证的原因也就很明白了。本方用麻黄、升麻、桂枝升散邪气、发越郁阳，用知母、天冬、黄芩、芍药、石膏等大寒药物清热，是治疗阳盛实热证的方法，用来治疗亡阳之证，加速了阳气的亡失。怎能指望其汗出病愈呢！用干姜一味辛温药，茯苓、白术、甘草、当归等补益药，以玉竹取代人参，这样的做法如同攻克坚固的城池堡垒，却用老弱病残之师。况且用药多达十四味，这就如同在旷野撒网，却只捕获一只兔子，与防风通圣散等方剂一样，都是为医术粗劣、平庸的医生用以侥幸取效的方剂。所谓的李东垣用药多多益善的说法，是不论脉与病证是否相合，而胡乱发表的见解呀！